全国中医药行业高等教育"十三五"创新教材

北京市高等教育精品教材立项项目

金匮要略

（第二版）

（供中医药类专业用）

主　编　王新佩（北京中医药大学）
　　　　贾春华（北京中医药大学）
副主编　钟相根（北京中医药大学）
　　　　艾　华（辽宁中医药大学）
　　　　李俊莲（山西中医药大学）
　　　　王　苹（福建中医药大学）
　　　　马晓峰（天津中医药大学）

U0308170

中国中医药出版社

·北　京·

图书在版编目（CIP）数据

金匮要略/王新佩，贾春华主编 . —2 版 . —北京：中国中医药出版社，2017.8（2020.5 重印）

全国中医药行业高等教育"十三五"创新教材

ISBN 978 − 7 − 5132 − 4389 − 6

Ⅰ . ①金… Ⅱ . ①王… ②贾… Ⅲ . ①《金匮要略方论》− 医学院校 − 教材 Ⅳ . ①R222.3

中国版本图书馆 CIP 数据核字（2017）第 184472 号

中国中医药出版社出版

北京经济技术开发区科创十三街 31 号院二区 8 号楼

邮政编码 100176

传真 010 64405750

廊坊市晶艺印务有限公司印刷

各地新华书店经销

开本 850×1168 1/16 印张 23.5 字数 550 千字

2017 年 8 月第 2 版 2020 年 5 月第 4 次印刷

书 号 ISBN 978 − 7 − 5132 − 4389 − 6

定价 59.00 元

网址 www.cptcm.com

社 长 热 线 010 − 64405720

购 书 热 线 010 − 89535836

侵 权 打 假 010 − 64405753

微信服务号 zgzyycbs

微商城网址 https://kdt.im/LIdUGr

官 方 微 博 http://e.weibo.com/cptcm

天猫旗舰店网址 https://zgzyycbs.tmall.com

全国中医药行业高等教育"十三五"创新教材

北京市高等教育精品教材立项项目

《金匮要略》编委会

编写说明

中医四大经典之一的《金匮要略》，是我国现存最早的一部融理、法、方、药于一体的诊治杂病的专著，千百年来一直指导着中医临床实践，推动着中医临床学的进步和不断发展，成为中医理论的根基，临床各科的纲领；历代医家奉之为圭臬，赞誉其为方书之祖、医方之经，治疗杂病的典范，所以对此书的研究尤为后世所重视。从元代赵以德开启注解《金匮要略》至今，阐述发挥的专著已不胜枚举。从中医院校的成立到现在，《金匮要略》的统编（规划）教材就已更新十版，足见中医学界对本书的高度重视，同时也可以看到教材的编写是个漫长、系统而艰巨的工程，需要我们一代一代的不断研究发掘以及继承和发扬。

本教材是在新世纪全国高等中医院校创新教材、北京市高等教育精品教材立项项目《金匮要略》的基础上进行修订而成。该教材于2011年5月出版发行，经合作院校6年的教学与使用，取得了良好的教学效果。然而我们也发现了教材的一些不足与疏漏，尤其近年来《金匮要略》研究所取得的一些新进展新成果，还未能在教材中体现，本着更好地完善该教材的目的，我们对此进行了适当的修订。

本次修订由主编单位北京中医药大学组织进行，除原有合作人员外，吸收了钟相根教授、赵琰教授、王雪茜教授、刘丹彤博士参与此项工作。本次修订坚守的原则是"保持原版的优势与特色，汲取其他教材的优质成分，并结合教学实际情况进行修订，不做大的变动和修改。"

本教材以元代仿宋刻本《新编金匮方论》（邓珍本）为蓝本，参照明代赵开美校刻的《金匮要略方论》编写，为保持该书原貌，保留"金匮要略方论序"，以及"杂疗方""禽兽鱼虫禁忌并治""果实菜谷禁忌并治"等三篇内容于书末，以备研究参考。各篇名称和条文顺序，在保持原文顺序大致不变的基础上，做适当的分类调整，以便于阅读理解和从整体上研究原著的编写思路与学术思想，这也是本版教材与各版教材不同之处。各篇之首均述以简介，每条原文下均有【释义】，并根据需要列有【校勘】【词解】【讨论】和【应用】项目；书末附加"方剂索引"以便参考检阅。

本教材的编写分工如下：绪言、脏腑经络先后病脉证第一、奔豚气病脉证治第八由王新佩、钟相根负责；痉湿暍病脉证治第二、百合狐惑阴阳毒病脉证治第三由艾华负责；疟病脉证并治第四、五脏风寒积聚病脉证并治第十一由李鹏英负责；中风历节病脉证并治第五、血痹虚劳病脉证并治第六由王存芬、赵琰负责；肺痿肺痈咳嗽上气病脉证治第七由蔡向红、刘丹彤负责；胸痹心痛短气病脉证治第九、腹满寒疝宿食病脉证治第十由李成卫负责；痰饮咳嗽病脉证并治第十二由贾春华、王雪茜负责；消渴小便不利淋病脉证并治第十

三、水气病脉证并治第十四由李俊莲负责；黄疸病脉证并治第十五、惊悸吐衄下血胸满瘀血病脉证治第十六由吴晋英负责；呕吐哕下利病脉证治第十七、疮痈肠痈浸淫病脉证并治第十八由马晓峰负责；跌蹶手指臂肿转筋阴狐疝蛔虫病脉证治第十九、妇人妊娠病脉证并治第二十由吕翠霞负责；妇人产后病脉证治第二十一、妇人杂病脉证并治第二十二由王苹负责。衷心感谢教授们付出的艰辛努力，感谢北京市教委、北京中医药大学和中国中医药出版社给予的大力支持。

在编写过程中，我们继承和参考了前辈的诸多优秀内容和编写理念，突出仲景的学术观点和论治杂病的特色，深入浅出，切合实用，虽有如此愿望，但由于任务艰巨，时间仓促，对经典的理解难以统一认识，想必错漏在所难免，我们敬祈您在使用的过程中多提宝贵意见，以便我们今后能进一步修订提高。

《金匮要略》编委会
2017 年 7 月于北京

金匮要略方论序

　　张仲景为《伤寒杂病论》合十六卷，今世但传《伤寒论》十卷，杂病未见其书，或于诸家方中载其一二矣。翰林学士王洙在馆阁日，于蠹简中得仲景《金匮玉函要略方》三卷：上则辨伤寒，中则论杂病，下则载其方，并疗妇人，乃录而传之士流，才数家耳。尝以对方证对者，施之于人，其效若神。然而或有证而无方，或有方而无证，救疾治病其有未备。国家诏儒臣校正医书，臣奇先校定《伤寒论》，次校定《金匮玉函经》。今又校成此书，仍以逐方次于证候之下，使仓卒之际，便于检用也。又采散在诸家之方，附于逐篇之末，以广其法。以其伤寒文多节略，故所自杂病以下，终于饮食禁忌，凡二十五篇，除重复合二百六十二方，勒成上、中、下三卷，依旧名曰：《金匮方论》。臣奇尝读《魏志·华佗传》云：出书一卷曰"此书可以活人"。每观华佗凡所疗病，多尚奇怪，不合圣人之经。臣奇谓活人者，必仲景之书也。

　　大哉！炎农圣法，属我盛旦，恭惟主上，丕承大统，抚育元元，颁行方书，拯济疾苦，使和气盈溢，而万物莫不尽和矣。

太子右赞善大夫臣　　高保衡

尚书都官员外郎臣　　孙　奇

尚书司封郎中充秘阁校理臣　　林亿等传上

目 录

绪 言

  《金匮要略方论》是我国东汉时期著名医学家张仲景所著《伤寒杂病论》的杂病部分，也是我国现存最早的一部论治杂病的专著。由于其融理论与临床为一体，创理、法、方、药悉备的辨病与辨证相结合的诊治杂病的辨证论治体系，为后世临床学的发展奠定了坚实的基础，并产生了深远的影响。所以古今医家对此书推崇备至，誉其为方书之祖，医方之经，治疗杂病的典范，也被后世公认为中医的四部经典著作之一。

一、《金匮要略》的作者与沿革

  张机，字仲景，东汉南阳郡南阳（今河南南阳）人，生于公元 150 年，卒于公元 219 年。世传汉灵帝时举孝廉，曾官至长沙太守。仲景自幼聪睿好学，博通群经，宿尚方术，久慕名医。始从学于同郡名医张伯祖，尽得其传，且"青出于蓝而胜于蓝"，终成大医宗师，被后世誉为医林之圣。然生平业绩不见于正史经传，仅散见于一些医学著述之中，均有失系统全面之缺憾。由于仲景生活于东汉末年，连年战乱，疾疫流行，家族向有二百余人，不到十年，死亡者三分有二，而亡于伤寒者竟占十分之七。一种家族和社会的责任感，使仲景奋力钻研，"勤求古训，博采众方"，把中医理论与临床实践紧密地结合起来，于公元 205 年左右完成了一部理、法、方、药悉备的中医临床学巨著——《伤寒杂病论》，创立了六经辨证和脏腑经络辨证的理论体系，一直指导着中医临床的实践和理论发展，全书共为十六卷，包括"伤寒"和"杂病"两部分。

  《伤寒杂病论》创建了现今所谓的"方证"理论体系，但因战乱而散失。虽经西晋王叔和的搜集和整理，世人仅见到《伤寒论》十卷的流行，而杂病部分未见其书。部分资料散见于《脉经》《千金要方》（简称千金）《外台秘要》（简称外台）《诸病源候论》等医书。北宋仁宗时，翰林学士王洙在翰林院所存的残旧书籍中，发现三卷本《伤寒杂病论》——《金匮玉函要略方》，上卷论伤寒，中卷论杂病，下卷记载方剂和诊治妇科疾病内容。是书的发现，遂被"录而传之士流……尝以对方证对者，施之于人，其效若神"。但由于该书是节略本，其文"或有证而无方，或有方而无证"，以致时人有"救疾治病其有未备"的感叹。故北宋王朝召集林亿、孙奇等整理校订，删除上卷"文多节略"的《伤寒论》部分，将中、下卷内容编辑整理，尤其将所载方剂移列于原文病证之下，"使仓卒之际，便于检用"，遂编成上中下三卷。此外，还采集了各家方书中转载仲景治疗杂病的经方等，分类附于每篇之末"以广其法"。并"依旧名曰《金匮方论》"，即后世通行的《金匮要略方论》，亦称《金匮要略》，或简称《金匮》。所以，本书的沿革，大致可分为成书、散佚、整理校订三个时期。

"金匮"二字，从《汉书·高帝纪》"与功臣剖符作书，丹书铁契，金匮石室，藏之宗庙"的记载看，"金匮"是指藏放古代帝王圣训和极其重要珍贵实物的保险柜。古人为了表示某种文献的珍贵和重要，以引起人们对它的重视，特以"金匮"或"石室"命名，如《素问·金匮真言论》，清·陈士铎《石室秘录》均是此意。故本篇名为"金匮"，言其重要珍贵之意，使人珍之宝之。

"要略"二字，从释《淮南要略训》"鸿烈二十篇，略数其要，明其所指，序其微妙，论其大体也"可以看出，"要略"有简明扼要之意。清人陈修园认为："书之所以名为要略者，盖以握要之韬略在此也。"将诊治疾病比作军家作战，战有战略战术，治有治略治法，握其大要，明其治略，方能诊治不误。

二、《金匮要略》的基本内容与编写体例

（一）基本内容

原书共二十五篇。

第一篇：总纲，论述杂病辨证论治的总原则和一般规律。对疾病的病因、病机、诊断、治疗、预防等方面都以举例的形式作了原则性的论述。

第二至第十七篇：主要论述内科疾病，如痉、湿、暍、百合病、狐惑、阴阳毒、疟、中风、历节、血痹、虚劳、肺痿、肺痈、咳嗽、上气、奔豚气、胸痹、心痛、短气、腹满、寒疝、宿食、五脏风寒积聚、痰饮、消渴、小便不利、淋、水气、黄疸、惊悸、吐衄、下血、胸满、瘀血、呕吐、哕、下利等。

第十八篇：论外科疾病。如疮痈、肠痈、浸淫病。

第十九篇：论述一些不便归类的病证。如跌蹶、手指臂肿、转筋、阴狐疝、蛔虫病。

第二十至二十二篇：论妇科病证。如恶阻、妊娠腹痛、下血、妊娠小便难、产后痉、郁冒、大便难、产后腹痛、产后中风、产后下利、产后烦乱、热入血室、经水不利、带下、漏下、转胞、梅核气、脏躁、前阴疾病等。

第二十三至二十五篇：论述杂疗方和饮食禁忌。

（二）编写体例

原著的编写以病分篇，内容以条文形式论述。

所分篇章，有数病合为一篇者，大致可分三类：一是病机相仿、证候近似或病位相近者合篇论述，如：痉、湿、暍病，都与外邪有关，初起多有恶寒发热的表证，故合篇论述；消渴、小便不利、淋病，与肾或膀胱有关，病位相近，故合为一篇。二是将不便归纳的疾病合篇论述，如：第十九篇的跌蹶、手指臂肿、转筋、阴狐疝、蛔虫病。三是分科合篇，如：疮痈、肠痈、浸淫病皆属外科疾病，故合为一篇。这种数病合篇的方法，便于学习时对比鉴别和掌握。亦有一病独立成篇者，如奔豚气、黄疸病等。书中唯《五脏风寒积聚病》篇风格独特，主要论述五脏发病机理及证候、治法等，与其他各篇有所不同，示人以脏腑

经络辨证在杂病中的主导地位。

在条文的叙述上，仲景常以问答的形式论述疾病的脉因证治，写作笔法可谓丰富多彩，言简意赅，发人深思：有时开门见山，给疾病以明确定义，有时借宾定主托出疾病特点。条文与条文间，有合并同类者，有类比异同者，或详于此而略于彼，或详于方而略于证，或详于证而略于方，上下联贯，前后呼应，形成有机的组合。

从以上内容可以看出，《金匮要略》是一部以内科学为主，包括妇科学、外科学、儿科学、预防医学、护理学、营养学、康复学等方面内容的古代临床医学大全。

三、《金匮要略》的主要学术成就及贡献

《金匮要略》的问世，不仅对中医方剂学和中药学的发展起了巨大的推动作用，而且充实和完善了中医学的基础理论，创立了融理法方药为一体的、较完整的、独具特色的辨证论治理论体系，为中医临床学的深入发展奠定了坚实的基础。

（一）首创以病为纲，辨病与辨证相结合的诊疗体系

在现存中医文献中，以病为纲，辨病与辨证紧密结合的诊疗体系，可谓仲景首创。在临床实践中，同一疾病可以有不同的证，而不同的疾病又可能有相同的证。如肺痿一病有虚寒性肺痿和虚热性肺痿的不同，百合病有其疑似症的特殊性，容易误诊误治。又如黄疸病，从病因来分，有谷疸、酒疸、女劳疸，从病机而论有湿热黄疸、寒湿黄疸，在湿热黄疸中又有湿重于热、热重于湿、湿热并重之别。我们既要掌握黄疸的发病规律和疾病的转归，又要熟悉各阶段的病位、病性和病理变化，才能进行针对性的治疗，获得最满意的疗效。所以辨病，就要面对疾病的病因、病机、发病形式、发展规律和疾病的转归以及不同疾病的特殊性有较明确的认识。而辨证确切，就能对疾病某一阶段病因、病位、病性和邪正关系的病理变化有清楚了解。辨病而不辨证，面对疾病各阶段的变化时就会缺乏针对性治疗，辨证而不辨病，则对疾病整个发展规律和其特点认识不深。故仲景所论各篇，均冠以"病脉证治"，强调四诊合参，辨病与辨证相结合的整体思想。仲景建立的以病为纲、辨病与辨证相结合的杂病诊疗体系，千余年来一直指导着中医临床实践，并推动着中医临床学的深入发展。

（二）整体观为指导，创立了脏腑经络辨证的杂病诊疗方法

中医学把人体五脏六腑和体表各部组织看成是一个有机的整体，相互联系相互影响，同时认为四时气候、地土方宜、社会环境等因素的变化，对人体生理、病理均有不同程度的影响，既强调人体内部的协调完整性，也重视人体和外界环境的统一性。这种从整体出发、全方位的考虑问题的思想方法贯穿于对疾病的诊断和治疗，而不是单纯从局部的病变着眼，头痛医头，脚痛医脚。这种整体观念，正是中医学基本特点之一，在《金匮要略》各篇无不体现这一整体观的指导思想。如论人与自然的整体观，"夫人禀五常，因风气而生长，风气虽能生万物，亦能害万物"。强调顺应于自然，调整自己以适应于自然。论五脏之间的相互资生、相互制约，指出"见肝之病，知肝传脾，当先实脾"、"夫肝之病，补用酸，助用焦苦，益用甘味之药调之。酸入肝，焦苦入心，甘入脾，脾能制肾，肾气微弱，

则水不行，水不行，则心火气盛，心火气盛，则制肺，肺被制，则金气不行，金气不行，则肝气盛。故实脾，则肝自愈"；在病因上，指出"一者经络受邪入脏腑，为内所因也，二者四肢九窍，血脉相传，壅塞不通，为外皮肤所中也"；在发病上，强调"五脏元真通畅，人即安和"；在治疗上，《五脏风寒积聚病》篇论述颇多；在预后上，提出"血气入藏即死，入府即愈"。中风一病，就有在络、在经、入腑、入脏的浅深辨证。所以在整体观的指导下，仲景继《伤寒》六经辨证之后，确立了脏腑经络辨证在杂病诊疗中的主导地位。形成了由《伤寒》而《金匮要略》，由外感而内伤，由六经而脏腑的外内交织，相互为用的辨证论治体系。自仲景始，脏腑经络辨证应用于临床实践，并被后世承续发扬，成为杂病辨证的主要方法。

（三）确立了诸多奇难杂证的治略原则

医学是一门探索生命奥秘的博大精深的学问。历代名医大家对医学的研究都是痛下苦功、穷毕生精力而深入细致地"探赜索隐"。盛唐医学大师孙思邈先生，白首暮年仍"未尝释卷""穷幽洞微"。即使科技发展到今天，医学领域仍然存在着无数疑团，许多疾病还无法被征服和解决，所以面对各种复杂的疑难病证，如何着手施治方能获得较好的疗效，是从医者的首要任务。仲景在对奇难杂证的论治上，遵循《黄帝内经》"谨守病机，各司其属，有者求之，无者求之，盛者责之，虚者责之，必先五脏，疏其血气，令其调达，而致和平"的原则，创立了诸多法活机圆的治略大法，为临床实践奠定了良好基础。

仲景认为学医者须成"上工"，而能治未病者方为"上工"。如何治未病，仲景举一反三地指出："若人能养慎，不令邪风干忤经络，适中经络，未流传脏腑，即医治之。……病则无由入其腠理"；"见肝之病，知肝传脾，当先实脾"。这种无病先防，有病防变的治未病观，正是《黄帝内经》养生防病学术思想的具体体现。"夫诸病在脏，欲攻之，当随其所得而攻之"；"治风湿者，发其汗，但微微似欲出汗者，风湿俱去也"；"百合病见于阴者，以阳法救之；见于阳者，以阴法救之"；五劳虚极羸瘦，肌肤甲错，两目黯黑，内有干血劳者，仲景创立了大黄䗪虫丸的"缓中补虚"法，寓补于缓消瘀血之中，后世久病入络，久病入血的观点即渊源于此。"病痰饮者，当以温药和之"，"诸有水者，腰以下肿，当利小便；腰以上肿，当发汗乃愈"，对于妇人产后失血，加之哺乳过多，气血亏虚而致虚热烦呕者，仲景提出"安中益气"大法，强调顾护脾胃对产妇以及哺乳期妇女的重要性。阴阳俱虚主张"建中"；冲任不固，失血而兼有瘀血，证见寒热错杂，仲景立"温经"大法，养血行血，温经止血。又如扶正以祛邪，祛邪以扶正，同病异治，异病同治，塞因塞用，通因通用，上病下取，下病上取，内病外治，外病内治，因势利导等等，于复杂病证之中抓住主要矛盾，正如《伤寒论》中所云"观其脉证，知犯何逆，随证治之"。仲景的这些治则治法均有效地指导着临床实践。所以后人奉《伤寒》、《金匮》为经典，尊仲景为医圣，认为仲景所论诸法"无一非起死回生之术"。

（四）强调四诊，重视脉法

在辨证论治的过程中，必须把望、闻、问、切四诊所得的材料进行全面细致地综合分析研究，才能确切地判断疾病的病机病位、寒热虚实、标本缓急，从而正确地指导临床治疗。仲景在临证中十分注重四诊合参。"问曰：病人有气色见于面部，愿闻其说。师曰：鼻头色青，腹中痛，苦冷者死。""病人语声寂然喜惊呼者，骨节间病；语声喑喑然不彻者，心膈间病。"认为"五邪中人，各有法度"，强调"观其脉证，知犯何逆，随证治之"。反对那种"按寸不及尺，握手不及足，人迎趺阳，三部不参"、"明堂阙庭，尽不见察"的片面诊断方法。

在四诊之中，仲景论脉甚为丰富，其在继承《黄帝内经》脉理的同时，与临床实践紧密结合，用于诊断疾病、推测病因、确定病位、阐述病机、指导治疗、判断预后等，形成了独具特色的仲景脉法，对后世脉学的发展起着很大的影响作用。全书涉脉条文有145条，占总条文的三分之一以上；诊脉部位，除寸口诊法外，还有趺阳诊法和少阴诊法，从而简化了《黄帝内经》的遍诊法；趺阳诊法与少阴诊法又弥补了单以寸口诊法之不足，从而指导着中医临床实践至今。所以仲景指出："千变万端，审脉阴阳，虚实紧弦；行其针药，治危得安；其虽同病，脉各异源；子当辨记，勿谓不然。"

仲景在一些疑难杂证的诊治过程中，发现了一些对疾病的诊断、治疗和预后有着重要指导作用的纲脉；掌握纲脉，区别于他脉或兼脉，就能作出正确地判断和治疗。如"夫痉脉，按之紧如弦，直上下行"，"发其汗已，其脉如蛇，暴腹胀大者，为欲解"，"太阳病，发热，脉沉而细者，名曰痉，为难治"；又如"疟脉自弦，弦数者多热，弦迟者多寒，弦小紧者下之差"，"病人脉浮者在前，其病在表，浮者在后，其病在里"，"脉得诸沉，当责有水"，"夫男子平人，脉大为劳，极虚亦为劳"……由此可见，仲景对脉诊的重视程度，以及脉诊在临床的重要意义；仲景论脉为后世脉学的发展起了巨大的促进作用，以致后世有"杂病重脉"之说。

（五）推动了方剂学的大力发展

仲景承《黄帝内经》之后，针对杂病证候的病变特点，创立并选取了诸多配伍严谨、用药精当、化裁灵活、治疗广泛、疗效显著、影响深远的经典方剂，被后世尊为方书之祖，医方之经。故朱丹溪认为："仲景诸方，实万世医门之规矩准绳也。"从而对方剂学的发展奠定了坚实的基础。

从现存文献看，《针灸甲乙经》序文中指出："伊尹以亚圣之才，撰用《神农本草》以为《汤液》……仲景《论》广伊尹《汤液》为数十卷，用之多验。"说明仲景在撰写时继承了古《汤液经》的内容。而在载有伊尹经方的《辅行诀脏腑用药法要》中，与《伤寒杂病论》经方相同者有之，而不同者更众。不仅如此，仲景在《金匮要略》载方中明言他人验方者就有"侯氏黑散"。说明仲景是在严格遵守自己订立的"勤求古训，博采众方"的原则下，撰写《伤寒杂病论》的。在《金匮要略》前二十二篇，共有205首方剂，其中4首（水气病篇中的杏子汤、疮痈肠痈浸淫病篇中的黄连粉、趺蹶手指臂肿转筋阴狐疝蛔虫病篇中的藜芦甘草汤、妇人妊娠病篇的附子汤）只列方名未见药味，说明传抄中有失。这已较《黄帝内经》的13方有了很大发展。正如仲景所说："虽未能尽愈诸病，庶可以见病知源。若能寻余所集，思过半矣。"难怪《医宗金鉴》认为"先自张机书起，盖以前之书，皆有法无方"。在所立方剂中，汗、吐、下、和、温、清、补、消等八法悉备，且"八法之中，百法备焉"，以致历经千余年临床实践，仍被广泛应用。如麻黄汤之汗，瓜蒂散之吐，大、小承气汤之下，小柴胡汤之和，大乌头煎之温，泻心汤之清，黄芪建中之补，鳖甲煎丸、枳术丸之消等；还有一些表里双解法、除湿法、润燥法、理血法、固涩法等。有些方剂被临床学家推崇备至，如瓜蒌薤白白酒汤治胸痹心痛，大黄牡丹汤治肠痈，茵陈蒿汤治黄疸，乌梅丸治蛔虫病，半夏厚朴汤治梅核气，甘麦大枣汤治脏燥，甘草泻心汤治狐惑病等。究其原因，仲景制方，配伍严谨，选药精当，化裁灵活，不愧方书之祖。如治百合病的百合地黄汤，药仅两味润肺清心，益气安神，百合甘寒清气分之热，地黄汁甘润泄血分之热，君臣相合，药力精专，对这种心肺阴虚内热而又过于敏感的病人，唯此精当，过则有偏。又如小承气汤、厚朴三物汤、厚朴大黄汤，三方药物相同，药量各异，但君臣有别，治法也就不同，反映了配伍上量变与质变的关系。在剂型的应用上，有汤剂、丸剂、散剂、酒剂、膏剂、舌下含剂等内服剂，又有按摩剂、栓剂、外洗剂、熏剂、滴耳剂等外用剂。可见仲景用方，丰富多彩，剂型多样，既有小而精，又有大而全，内外兼备。急症、重症有快而捷者，如薏苡附子散、乌头赤石脂丸等；慢性虚弱性疾病有薯蓣丸、八味肾气丸等；虚实夹杂攻补兼施者，有鳖甲煎丸、大黄䗪虫丸等，这些均值得我们深入认真地研究。

（六）促进了中药学的深入研究

《金匮要略简释》指出"仲景用药，包括《伤寒》和《金匮要略》在内，共163种，其中111种见于《神农本草经》，但其用法有和本草经相同的，也有和本草经有出入的。"这在很大程度上弥补了《神农本草经》之不足，充实和丰富了《神农本草经》的内容，促进了中药学的大力发展和对药物的深入研究。

仲景在药物的加减变化以及药物的炮制、煎煮方法和用药后的反应上，都有深入研究和较为精详的论述。如附子的应用，若回阳救逆则生用，并配以干姜，用于止痛者多炮用；若属发作性疝痛，或历节疼痛不可屈伸则用乌头，因为乌头止痛作用较附子为强，但须与白蜜同煎，这样既能缓和乌头毒性，又可延长药效，但服后当有一定反应，如乌头桂枝汤有"其知者，如醉状，得吐者，为中病"；为防止乌头中毒，要求先煎、久煎以减其毒性，在服时要求因人制宜"强人服七合，弱人服五合，不差，明日更服，不可一日再服"。如此既要达到药物的最大有效量以驱除寒湿之邪，又要保证是药物的最小中毒量以不危害人的身体，严防蓄积中毒。又如麻黄的应用，解表要求"去节"，以致后世发现麻黄根与节有止汗之功；"先煮麻黄"、"去上沫"，注家认为上沫令人心烦，且去其挥发之性又可防止发汗太过，因为仲景要求发汗者"取微似汗"为佳。大黄的应用，有后下者、有酒洗者、有蒸用之不同。皂荚刮去皮用酥炙、葶苈熬令黄色、云母烧二日夜、牡丹去心、桃仁去皮尖熬等，这些炮制方法不仅丰富了《神农本草经》的内容，也反映仲景对药物有着深入的研究。

《神农本草经》载柴胡："味苦，平。主心腹肠胃结气，饮食积聚，寒热邪气，推陈致新。"仲景应用柴胡和解少阳，创大、小柴胡汤及其加减系列方剂，所治病证已远超出《神农本草经》所载范围。又如《神农本草经》载桂枝："味辛，温。主上气咳逆，结气，喉痹，吐吸，利关节，补中益气"。仲景桂枝汤以及相关方剂，用于太阳中风、奔豚气、胸痹、癥瘕、痰饮、水气、黄汗、蓄水、历节、虚劳、血痹、黄疸等，大大拓展了桂枝的应用和治疗范畴。所以《伤寒杂病论》中的用药，可谓继承与发展相结合，极大地丰富了中药学的理论与应用，为中药学的深入发展奠定了良好的基础。

（七）对中医急证学的巨大贡献

在西方医学未输入中国之前，一直是中医学肩负着中华民族的医疗保健重任，中华民族的繁衍昌盛与中医学的健康发展是分不开的。她不仅要解决常见多发的疾病治疗，更要解决疑难杂证和急证的治疗问题。而《金匮要略》正是一部治疗疑难杂证和危急重证的典范，为中医急证学的发展做出了巨大贡献。

在临床实践中，并非是只有西医能治疗急证重证，中医只能调理慢性疾病。有些疑难重证和急性病证，甚至西医认为无法治疗的一些危重急证，采用中医治疗取得较满意疗效的案例并不少见。仲景可谓治疗疑难病证和危急重证的先圣。如《金匮要略》治疗脾肾阳虚、阴盛格阳的心力衰竭、休克、心肌梗死等急证重证用"四逆汤"回阳救逆；胸满口噤，卧不着席，脚挛急，龃齿的痉病急证用大承气汤；心痛彻背，背痛彻心的冠心病心绞痛、心律不齐、心力衰竭、休克等用乌头赤石脂丸温阳散寒、逐阴止痛；大黄牡丹汤治肠痈急证等。在救自缢死者，要求"徐徐抱解，不得截绳，上下安被卧之。一人以脚踏其两肩，手少挽其发，常弦弦勿纵之，一人以手按据胸上，数动之；一人摩捋臂胫，屈伸之，若已僵，但渐渐强屈之，并按其腹。如此一炊顷，气从口出，呼吸眼开，而犹引按莫置，亦勿苦劳之，须臾，可少桂汤及粥清含与之，令濡喉，渐渐能咽，及稍止。若向令两人以管吹其两耳，采好。此法最善，无不活也。"《金匮要略》所载这种缢死急救术与西医在急救时常用的口对口人工呼吸和心脏体外按摩有着惊人的一致，而且更为细腻周到，如此早于西方医学千余年的急救技术是否对西医的急救方法有所启迪，亦是值得研究的课题。难怪清代医家陈修园认为《金匮要略》"所论者无一非起死回生之术"。

（八）在中医妇科学的卓越成就

中医妇科学是中医学的重要组成部分，其悠久的历史，从现有的文献资料可以上溯到商代。如殷墟甲骨文就有描述胎儿从孕至出生的正常分娩过程。《黄帝内经》的问世，为中医妇科学的形成与发展奠定了坚实的理论基础，书中有关妇科学的内容极为丰富，涉及到妇人的生理、病理、诊断、治则、病证分类等。此后虽有妇科学的专著面世，惜原书均已散佚。如《汉书·艺文志》记载的就有《妇人婴儿方》等，可见当时妇科学已初具规模。在现存文献中，《金匮要略》所论的妇人三篇，可谓现存最早的专篇论述妇科的著作。在三篇妇科专论中，为妇科常见病证作了精辟论述，确立的治则治法，至今有效地指导着妇科辨证论治。

《妇人妊娠病脉证并治第二十》，对妊娠呕吐的调理、妊娠腹痛的论治、妊娠下血、妊娠小便不利和妊娠有水气的诊治等，体现了安胎、养胎，是治疗妊娠疾病总的原则。有病才致胎儿不安，去其疾病则胞胎自安，发育正常。妊娠而有癥病者，化癥保胎；妊娠呕吐者"半夏"的应用；妊娠阳虚寒盛腹痛者"附子"的应用；妊娠水气应用"冬葵子"；妇人伤胎刺泻"劳宫"及"关元"。这些妊娠禁忌的药物和穴位的具体应用，充分体现了

《黄帝内经》"有故无殒，亦无殒"的妇人妊娠的用药法则，也反映了仲景在论治妊娠疾病过程中，祛病安胎的非凡医术。

《妇人产后病脉证并治第二十一》在产后病的论治方面，指出妇人产后多虚，以亡血伤津为特点，但产后多瘀，又以虚中夹实为常见。所以既有血虚里寒腹痛的当归生姜羊肉汤之温补，又有瘀血兼阳明里实的大承气汤苦寒攻下，更有破血逐瘀的下瘀血汤去瘀生新。对于产后中风，妇人乳中虚等病证，强调祛邪扶正，顾护脾胃，安中益气。这些充分体现了治疗产后病证，既勿忘于产后，亦勿拘泥于产后。对于产后病证的治疗，至今未能超出其论治原则。

《妇人杂病脉证并治第二十二》在妇科杂病的治疗上，更是理详法众。文中概括地指出了妇人杂病的病因病机，相关证候和论治原则，对热入血室、经水不调、经闭、漏下与带下疾病，均有详细论述。不仅创制有土瓜根散、抵当汤这类活血通经的方药，亦有大黄甘遂汤逐水破血，治疗水血俱结于血室证的治法；瘀血与崩漏俱见，阴虚与阳虚并存的月经病证，仲景创立温经大法，养血祛瘀，调经止血。带下病证，遵《素问·至真要大论》"从内之外而盛于外者，先调其内而后治其外"。不仅有矾石散、蛇床子散这种类似今之栓剂药物纳药阴中，更有狼牙汤之洗剂，洗涤阴中，治疗阴中蚀疮烂者。这种内外兼治，栓剂、洗剂应用于妇科，可谓仲景首创。梅核气、脏躁、转胞、阴吹等疑难病证的论治，至今亦指导着临床实践。

论治妇科病证，虽然仅此三篇，但为中医妇产科学的发展奠定了良好基础，无论是病因病机的论述，还是就某些病证所创立的方药，迄今仍有效地指导着临床实践。所以《金匮要略》的问世，使中医妇科学的体系基本形成，妇科专篇已成为中医妇科学的典范，使中医妇科学向着更为全面、系统、深入的方向发展。

（九）对中医外科学的重大影响

《金匮要略》的问世，对中医外科学的发展有着深远影响。《疮痈肠痈浸淫病脉证并治第十八》就是专论外科病证的篇章。篇中论述了脉症判断痈肿，并运用触诊的方法，从有热或无热鉴别有脓无脓，对后世痈肿的辨证有很大启发。对肠痈的辨证论治阐述的较为详细，从少腹肿痞的硬与软，发热与无热，脉象的迟紧与洪数，判断肠痈是否成脓。如未成脓或已成脓属于急性里实热证者，主张用大黄牡丹汤清热解毒，消痈排毒，逐瘀攻下；脓已成而属慢性体虚邪恋者，用薏苡附子败酱散排脓消痈，利湿解毒，振奋阳气。本篇对后世急、慢性阑尾炎，以及急腹症的辨证论治有着重要的指导作用。该篇在论述金创出血脉症的基础上，创制了王不留行散消瘀止血镇痛，外敷或内服，是治疗金刃创伤的有效方剂，为后世创伤科的发展奠定了基础。所创排脓汤、排脓散治疗内痈或疮疡，对中医外科的辨证论治有着及其重要的指导意义。浸淫疮的论述，从预后揭示一切疾病转归的一般规律，体现了整体观的指导思想。痈疽、皮肤疾病虽属外疡，但从整体观角度来看，有诸内必形诸外，局部的病变与整体的关系密不可分。所以仲景指出"浸淫疮，从口流向四肢者，可治；从四肢流来入口者，不可治"。病虽在皮肤，然可由表及里，由浅入深，由皮毛而脏腑，万不可掉以轻心。因此，痈疽疮疡这类外科病证的辨证立法、遣方用药与内科的明辨阴阳气血之理相通。所不同者，痈疽疮疡除有全身症状之外，还有明显的局部症状，既要注意整体的调理，还需应用相应的外治方法，如王不留行散"小疮即粉之，大疮但服之"，黄连粉内服外敷等，对后世膏药外敷、手术排脓、药线引流等治疗方法的应用影响深远。

在《金匮要略·杂疗方第二十三》载有"治马坠及一切筋骨损伤方"行瘀止血，舒经止痛，对后世骨伤科的论治有着积极的促进作用。

（十）对养生康复学的突出贡献

《灵枢·本神》云："故智者之养生也，必顺四时而适寒暑，和喜怒而安居处，节阴阳而调刚柔。如是，则僻邪不至，长生久视"。《素问·上古天真论》亦云"法于阴阳，和于术数，食饮有节，起居有常，不妄作劳，故能形与神俱，而尽终其天年"。仲景将这些理论应用于实践，提出了诸多具体有效的方法和措施。在《金匮要略》中指出"若人能养慎，不令邪风干忤经络……无犯王法、禽兽、灾伤，房室勿令竭乏，服食节其冷、热、苦、酸、辛、甘，不遗形体有衰，病则无由入其腠理"。强调无病先防，保持健康体魄，使"正气存内，邪不可干"。而保持身体健康，需要从各个方面加以注意。如在饮食方面，仲景认为"凡饮食滋味，以养于生，食之有妨，反能为害，自非服药炼液，焉能不饮食乎？切见时人，不闲调摄，疾疢竞起，若不因食而生，苟全其生，须知切忌者矣。所食之味，有与病相宜，有与身为害，若得宜则益体，害则成疾，以此致危，例皆难疗"。所以著有专论"禽兽鱼虫禁忌并治"篇，这些血肉有情之品，营养丰富，滋补人体，是食养食疗不可缺少的部分。但这些动物若误食毒品，或感受疫毒、或因病而亡、或死因不明、或腐败变质、或任意生食等，均可导致疾病的产生，甚至人体中毒或死亡。如"秽饭、馁肉、臭鱼，食之皆伤人"，"六畜自死，皆疫死，则有毒，不可食之"。禁止食用和接触这些食物，也是防止一些传染性疾病流行传播的有效措施，强调了饮食卫生对人体健康的重要性，也正是"治未病"思想的具体体现。一旦误食中毒，仲景又载有诸多简便易行的急救治疗法则和方药，有的解毒方药至今仍在临床实践中被广泛应用。

《素问·脏气法时论》云："毒药攻邪，五谷为养，五果为助，五畜为益，五菜为充，气味合而服之，以补精益气"。果实菜谷等植物素食，可滋助充养人体，而饮食不当又可损伤人体。如《金匮要略·果实菜谷禁忌并治》指出"梅多食，坏人齿"、"胡桃不可多食，令人动痰饮"、"胡荽久食之，令人多忘"、"盐多食，伤人肺"等，论述了饮食保健应遵循的原则，以及误食各种不洁植物类食品而引起中毒的治疗方法和方药。无病养生应注意饮食卫生和食物配伍，使营养均衡，阴阳协调，健康长寿。有病应积极治疗，以早日康复，却病延年。故仲景指出"适中经络，未流传脏腑，即医治之。四肢才觉重滞，即导引、吐纳、针灸、膏摩，勿令九窍闭塞"。这种未病先防，已病早治，防其传变的"治未病"思想一直贯穿于《金匮要略》始终。所以仲景不仅是辨证论治的大师，也是一位伟大的中医养生康复学的先驱，对后世养生康复学的发展起着极大地促进作用。

四、结语

从以上论述，可以看出仲景《金匮要略》内容丰富，涉及面广。虽然儿科未列专论，但在文中已有诸多论及。如服用走马汤要求"老小量之",因人制宜;小青龙加石膏汤要求"小儿服四合";"小儿疳虫蚀齿方"治疗小儿疳热生虫,牙龈糜烂,或牙齿蛀蚀之口齿疾病;"救小儿卒死而吐利,不知是何病方"取恶臭之物,开窍醒神,涌吐病邪。尤其蛔虫病的论治,对小儿科影响深远。所以《金匮要略》不愧是三世纪前,集临床医学之大成。

清代医家徐洄溪在《医学源流论》中指出"其论皆本于内经而神明变化之,其用药悉本于神农本草而融会贯通之,其方则皆上古圣人历代相传之经方,仲景间有随证加减之法,其脉法亦皆内经及历代相传之真诀,其治病无不精切周到,无一毫游移参错之处,实能洞见本源,审察毫末,……真乃医方之经也"。这说明仲景是在继承前人理论和经验的基础上,融理论与临床为一体,集临床医学于一部。从中医学的发展可以看出,临床医学在一个相当长的历史时期,处于朴素的经验阶段,仲景以前医方派与医经派峙立分争,二者未能有机结合。医经派多以研究医学理论为重心。如《黄帝内经》的问世,使中医学在生理、病理、诊断、治疗等方面具备了一定的理论体系,但在汤液药物的应用方面,还未能把实践经验上升到理论的高度。医方派多以收集经验药方或单味药物的应用为主,缺乏医学理论为指导。唯张仲景始把医学理论结合药物运用的实践,创造性地将医学理论运用于实践,指导临床确立了外感与杂病的辨证论治原则和方法,以及中药、方剂的具体而灵活的运用,从而推动了中医临床医学的大力发展。《金匮要略》一书,直到今天,仍起着诊治杂病的典范作用;近年来在中西医结合的临床研究和实验研究中,运用《金匮要略》的理论和方药取得了不少成果,并越来越被医家们重视,这也说明《金匮要略》并不因后世医学的发展而失去它的重要作用,其理论原则已渗透到中医学术体系的各个方面,成为中医理论的根基和临床各科的纲领,并保持着无限的生命力,推动着中医学术的不断发展和进步。

脏 腑 经 络 先 后 病 脉 证 第 一

本篇属全书概论性质。以"脏腑经络先后病脉证"名篇，一则与篇中"经络受邪，入脏腑，为内所因也"相合，提示杂病的形成与传变，有着络经腑脏先后不同的问题；二则与《伤寒论》六经辨证相呼应，即本书论治杂病，以脏腑经络辨证为主，从而形成辨证论治的有机整体，推动着中医临床学的进步和发展。

杂病在病因病机、诊断治法等方面都与伤寒有所不同，故仲景在本篇中，以《内经》、《难经》的理论为指导，以前人经方为基础，结合自己的医疗实践经验，对杂病的病因、病机、诊断、治疗、调护、预后以及疾病防控等方面，予以举例说明，作出了原则性的论述，在全书中具有纲领性的意义。

一、治未病

（一）已病防变，注重整体

问曰：上工①治未病②，何也？师曰：夫治未病者，见肝之病，知肝傳脾，當先實脾③，四季脾王④不受邪，即勿補之；中工不曉相傳，見肝之病，不解實脾，惟治肝也。

夫肝之病，補用酸，助用焦苦，益用甘味之藥調之。酸入肝，焦苦入心，甘入脾。脾能傷⑤腎，腎氣微弱，則水不行；水不行，則心火氣盛，心火氣盛，則傷肺，肺被傷，則金氣不行；金氣不行，則肝氣盛。故實脾，則肝自愈。此治肝補脾之要妙也。肝虛則用此法，實則不在用之。

經曰："虛虛實實，補不足，損有餘"，是其義也。餘藏準此。（一）

【词解】

①上工：指最高明的医生。如扁鹊、仓公等人。

②治未病：指治疗未病的脏腑。是在五行理论指导下治疗疾病可能传变而没有发病的脏腑。

③实脾：即调补脾脏。

④四季脾王：王，音义通旺。脾属土，土寄旺于四季，故云四季脾旺。《素问·太阴阳明论》："脾者土也，治中央，常以四时长四脏，各十八日寄治，不得独主于时也。"即三、六、九、十二各月之末十八天，为脾土当旺之时。

⑤伤：《三因方》作"制"，可从。

【释义】

本条从整体观出发，提出了"上工治未病"的学术思想和虚实异治的治疗法则。

上工治未病，《内经》和《难经》中皆有论述。《素问·八正神明论》曰："上工救其萌芽，必先见三部九候之气，尽调不败而救之，故曰上工"，《灵枢·邪气脏腑病形》曰："上工十全九"。上工能治病于未成，疾病初露端倪，即可以望而知之或切而知之，并给予合理的治疗，所以临床治疗率约达百分之九十。《素问·四气调神大论》曰："是故圣人不治已病治未病，不治已乱治未乱，此之谓也"，由此可见上工治未病的思想在《内经》中就已经提出。《难经·七十七难》对其作了更进一步的发挥："经言'上工治未病，中工治已病'者，何谓也？然：所谓治未病者，见肝之病，则知肝当传之与脾，故先实其脾气，无令得受肝之邪，故曰治未病焉。中工治已病者，见肝之病，不晓相传，但一心治肝，故曰治已病也"，所论与本条大致相同，即"见肝之病，知肝传脾，当先实脾"。本条则对《难经》的意思作了进一步的补充。

补哪一脏和是否当补，则是由五脏之间的生克乘侮的关系及脏气虚实决定的。正常情况下，五脏相互滋生、相互制约，以完成人体生长化收藏的生命活动；患病时，若一脏有病，又往往可以影响他脏。故治疗时必须从整体出发，治其未病脏腑，以防止疾病的传变。如高明的医生见到肝病以后，根据肝木克脾土的理论，就应该考虑到肝邪可能侵犯脾土，而传为脾病。故在治肝的同时，调补脾脏，从而防止肝病传变。如果病人脾脏健旺，纳化正常，则可不必实脾。所以疾病的治疗不是机械的、固定不变的，医者必须灵活运用，随证化裁。反之，见肝之病，不解实脾，惟治其肝，就达不到满意的疗效。

治病当分虚实，前论肝实治法，后论肝虚之治。"夫肝之病，补用酸，助用焦苦，益用甘味之药调之"。《素问·阴阳应象大论》曰："东方生风，风生木，木生酸，酸生肝"，所以曲直作酸，酸乃肝之本味。酸入肝，肝虚者当补之以本味，所以补用酸；焦苦入心，心为肝之子，子能令母实，所以助用焦苦；甘药性缓，《难经·十四难》谓："损其肝者缓其中，"所以宜用甘味之药调之。以上是论述肝虚病证治法，如肝实则不适用此法。

"虚虚实实，补不足，损有余"源自《素问·五常政大论》，原文"无盛盛，无虚虚"，即实证不可用补法，虚证不可用泻法。当补其不足，而攻其有余。就是对以上所论肝病当分虚实异治的总结。肝病如此，其他四脏以此类推，所以说"余脏准此"。

至于"酸入肝……此治肝补脾之要妙也"十七句，当是对肝虚之病用酸、甘、焦苦治法的解释。历代注家对此意见不甚一致，如以《医宗金鉴》为代表的认为这正是从五脏整体观出发阐述了用药配伍的复杂性与合理性，认为"伤"应当作"制"解，并非伤害之意。而以尤怡的《金匮要略心典》为代表的则认为这是后人谬添注脚，实不可羽翼仲景原文，当去之，认为"伤"乃伤害之意，这样治肝一脏，反伤肺肾二脏，实为谬矣。且土生金，补脾则金气旺，何来制金之说。二说各有其理，当互为参考。而尤怡的说法对脏病虚实传变规律的阐述也颇具见地，"盖脏病惟虚者受之，而实者不受；脏邪惟实者能传，而虚则不传。故治肝实者，先实脾土，以杜滋蔓之祸；治肝虚者，直补本宫，以防外侮之端。此仲景虚实并举之要旨也"。

【讨论】

《内经》中对五脏传变理论有较详细的论述，如《素问·玉机真脏论》曰："五脏相通，移皆有次。五脏有病，则各传其所胜"；《素问·五运行大论》"气有余，则制己所胜，而侮所不胜"，"气……不及，则己所不胜侮而乘之，己所胜轻而侮之"。而在疾病变化的过程中，传变是复杂多样，难以简述的，临证时须仔细详审，方知病之大体。

有关脏腑虚实补泻理论，《素问·脏气法时论》有"肝苦急，急食甘以缓之"，"肝欲散，急食辛以散之，以辛补之，以酸泻之"等。后世医家对此多有发挥，如《中藏经》、《备急千金要方》、《医学启源》等，都对脏腑虚实、寒热补泻等作了详细论述。明代李中梓认为："夫五脏之苦欲补泻，乃用药第一义也。不明乎此，不足以言医"，可见其重要性。而杂病治法以脏腑经络为主，或缓或急，或散或收，或坚或软，或补或泻等，须知五脏苦欲之不同。所以脏腑虚实苦欲补泻理论，在临床实践中有着重要的指导意义。

肝脏为病较为常见，为历代医家所重视。清人王旭高所论治肝三十法为后世推崇；叶天士论肝病治法"辛以理用，酸以治体，甘以缓急"，源自仲景，简明切用。肝病为祸既广，医家所论也较多，故仲景独举肝病为例，恐非偶然。而且六经传变，厥阴为末，外则由阴出阳，疾病向愈；邪恋于阴，形成杂病，则以五脏为重心。如此伤寒杂病前后一体，相映成趣。

本条所论治肝顾脾之法，在临床运用上意义深远。若遇肝实病证，往往先见头昏头痛、胁痛、目赤、脉弦等症状，此时若苦寒泻肝太过，损伤脾气，则饮食减少、乏力、腹胀、便溏、舌苔白腻等脾虚症状会相继出现，治疗时如能兼顾脾脏，自会收到满意疗效。

（二）未病先防，重在早治

夫人稟五常①，因風氣②而生長，風氣雖能生萬物，亦能害萬物，如水能浮舟，亦能覆舟。若五臟元真③通暢，人即安和。客氣邪風④，中人多死。千般疢難⑤，不越三條：一者，經絡受邪，入臟腑，為內所因也；二者，四肢九竅，血脉相傳，壅塞不通，為外皮膚所中也；三者，房室、金刃、蟲獸所傷。以此詳之，病由都盡。

若人能養慎⑥，不令邪風干忤⑦經絡；適中經絡，未流傳臟腑，即醫治之。四肢纔覺重滯，即導引⑧、吐納⑨、鍼灸、膏摩⑩，勿令九竅閉塞；更能無犯王法、禽獸、災傷，房室勿令竭乏，服食節其冷、熱、苦、酸、辛、甘，不遺形體有衰，病則無由入其腠理。腠者，是三焦通會元真之處，為血氣所注；理者，是皮膚臟腑之文理也。（二）

【词解】

①人稟五常：稟，受的意思。五常，即五行金、木、水、火、土。

②风气：这里泛指自然界的气候。

③元真：指元气、真气。

④客气邪风：外至曰客，不正曰邪，指能够致病的不正常的气候。

⑤疢难：疢（chèn 衬）。《广雅疏证·释诂》曰："疢，病也"，疢难即疾病。

⑥养慎：即慎养。养生之意。慎于饮食起居，勿汗出当风或贪凉饮冷等。

⑦干忤：干，《说文解字·干部》曰："干，犯也"；忤，本作牾，《说文解字·午部》曰："牾，逆也"。干忤，即侵犯，侵袭之意。

⑧导引：《一切经音义》云："凡人自摩自捏，伸缩手足，除劳去烦，名为导引；若使别人握搦身体，或摩或捏，即名按摩也。"

⑨吐纳：是通过调整呼吸以养生却病的一种方法。

⑩膏摩：膏，药膏。摩，按摩。膏摩，一指用膏药敷贴和按摩体表，二指涂以药膏加以按摩。

【释义】

本条从人与自然密切相关的整体观念出发，论述了疾病发生的原因，提出内养元气，未病先防，有病早治，防其传变的学术思想。

自然界正常的气候，能生长万物；不正常的气候，能伤害万物。譬如"水能浮舟，亦能覆舟"。人生长于天地之间，受着自然界气候的影响。既要顺应四时气候的变化，又要注意内养元气，使营卫运行通畅，这样就能抗御自然界不正常气候的影响。即"五脏元真通畅，人即安和"。亦如《内经》所言"正气存内，邪不可干"。

在人体正气不足的情况下，邪气就会乘虚而入，导致疾病的发生，危害人体，由浅入深，甚至造成死亡。疾病的种类虽多，大致可分为三个方面：一是经络受邪，传入脏腑，此为邪气乘虚，由表入里，其病在内。二是四肢九窍，肌表受邪，邪气仅在血脉传注，气血流通不畅，甚至壅滞闭塞，四肢九窍不利，其病在外。三是房劳太过，不知节欲，或与人斗殴，伤于兵刃，或被虫兽咬伤等，此又与上述因素不同。

若人能谨慎养生，未病先防，则邪气就不致侵犯经络；如一时不慎，外邪入中经络，即应在邪气未传入脏腑之前，及早施治，因为病浅易治，病深难除。如邪气中于四肢，四肢刚刚觉得有些沉重不适，即用导引、吐纳、针灸、膏摩等方法疏通气血，祛除邪气，勿使其传注入血脉，而令九窍闭塞不通。又能做到遵纪守法，避开禽兽攻击，严防灾伤危害，房室有节，食饮有度，起居有常，衣着适体，寒温得宜，五味调和，酸咸适度等，这样的人形气俱盛，邪气就不会侵入人体腠理。腠理是人体抵御邪气入侵的第一道最有效屏障，为三焦所主，与元气相通，也是血气流注的地方；外而皮肤，内而脏腑，若人体正气衰退，抗病能力不足，它又是外邪侵入的门户。

【讨论】

上条论人体内部各脏腑之间是相互关联的有机整体，本条言人与自然存在着不可分割的统一关系。从内、外两方面举例论述整体观念的指导思想，疾病的传变规律，以及"治未病"的原则。

注家多认为本条是对疾病病因的分类，但是除"千般疢难，不越三条"中的第三条——房室、金刃、虫兽可作为病因外，所论一、二条并未言病因，更多的是对疾病的病位和病势的论述，由经络入脏腑，由皮肤传注血脉，病势由浅入深，由表入里。脏腑对于皮肤血脉来讲，脏腑属内，皮肤血脉属外；脏腑经络而言，脏腑属内，经络属外。从全书来看，所论疾病多属脏腑经络病证，而房室、金刃、虫兽所伤，会对皮肤经络、或经脉筋骨、或五脏六腑造成直接损伤，与前者不同。而在病程传变上，也有脏腑经络先后内外的问题。故仲景所论是从疾病的形成和病势的发展对疾病的分类，而这种分类正是从杂病本身的发病和传变特点着眼的，与篇名脏腑经络先后病相应，故为全书论治杂病的纲领。

对疾病病因的分类，后世陈无择的"三因学说"，即以六淫外感为外因，情志所伤为内因，房室金刃等为不内外因，简单明了，为此后医家推崇。虽有继承，确有发展，但与本条立论不同，不可混淆。

二、诊法与辨证

問曰：病人有氣色見①於面部，願聞其說。師曰：鼻頭色青，腹中痛，苦冷者死一云腹中冷，苦痛者死。鼻頭色微黑者，有水氣；色黃者，胸上有寒；色白者，亡血也，設微赤，非時②者死；其目正圓者，痙，不治。又色青為痛，色黑為勞，色赤為風，色黃者便難，色鮮明者有留飲。（三）

【词解】

①见：通现，显露之意。

②非时：时，指四时，即所现面色与时不符。如亡血者其色当白而反赤，又非夏季之色，故曰色赤非时。

【释义】

本条论面部望诊在临床上的应用。望诊辨色，是以五行学说为基础，以五脏所主五色及五脏生克关系为依据。肝属木，其色青，心属火，其色赤，脾属土，其色黄，肺属金，其色白，肾属水，其色黑。以鼻为例，鼻为"面王"，内应于脾，其色当黄，如鼻部出现青色，青属肝色，为肝乘脾，症可见腹中疼痛。若其人极度怕冷，则属阳气衰败，为难治。如鼻部色现微黑，黑为水色，土克水，此属肾水反侮脾土之象，所以其色微黑，主有水气。

色黄是指面色黄，不单指鼻部。黄为脾色，多系脾病不能散精四布，因而水饮停于胸膈之间，所以"色黄者，胸上有寒"，寒当指阳虚寒饮而言。后云"色鲜明者，有留饮"，故此处当色黄而鲜明。

面色白多因失血过多，血气不能上荣于面所致，所以说"色白者，亡血也"。亡血之人面色当白，若反现微赤，又非夏时，此为血去阴伤，阴不涵阳，虚阳上浮之象，为难治。五脏六腑之精气皆上注于目，目正圆，指两眼圆睁，目睛直视不能转动，此为热邪伤阴，脏腑精气竭绝，不能上注；经脉失养，四肢拘挛，如此痙病，证属不治。

"色青为痛"以下一段，仍是论面部的望诊。青为血脉凝滞之色，不通则痛，所以色青主痛。黑为肾色，劳指虚劳病，虚劳病人肾精不藏，其色外露，所以主劳。风为阳邪，多从火化，火色赤，所以面赤主风。黄为脾色，若色黄不泽，多是脾气不足，湿邪阻滞，胃失通降，故大便不爽。体内水饮停滞，可见面目浮肿，肤色如水泽鲜亮。

【讨论】

《素问·脉要精微论》云："精明五色者，气之华也。赤欲如白裹朱，不欲如赭；白欲如鹅羽，不欲如盐；青欲如苍璧之泽，不欲如蓝；黄欲如罗裹雄黄，不欲如黄土；黑欲如重漆色，不欲如地苍。五色精微象见矣，其寿不久也。"五脏六腑之精气，皆上注于目而荣于面。故病人有气色见于面部，而望色可知脏腑的盛衰，气血的有余不足。本条举鼻为例并结合面部望色，提示医者在望色时应注意分部，分部不同，主病亦不同。有关面部望诊分部，《素问·刺热篇》和《灵枢·五色》中论述较详。而望诊的内容远比条文中所论丰富，这里仅举例而言，学习时当举一反三，灵活应用。

条文中望色诊病，既要考虑到局部，又要考虑整体，还需结合四时五脏阴阳消长，以及其他具体病情，全面观察，认真分析，才能辨证确切，诊断无误。

师曰：病人語聲寂然①喜驚呼者，骨節間病；語聲暗暗然不徹②者，心膈間病；語聲啾啾然③細而長者，頭中病一作痛。（四）

【词解】

①语声寂然：寂，与静同意，指病人安静无语。

②暗暗然不彻：指声音低微而不清澈。

③啾啾然：啾啾，《说文解字》训："小儿声也"。形容声音细小而长。

【释义】

本条论闻诊在临床的具体应用。骨节间病，指关节疼痛一类病症，如风湿历节、关节损伤等。由于病在关节，屈伸不利，动则作痛，故病人常喜安静，但偶一转动，则其痛甚剧，故突然惊呼。心膈间病，指结胸、心下痞、膈间支饮等病症。由于邪气阻滞，气道不畅，所以声音低微而不清澈。头中病，指头痛一类病症，痛在头中，如作大声则震动头部，其痛愈甚，故声不敢扬，但胸膈气道正常，所以声音虽细小而能清长。

师曰：息搖肩者，心中堅；息引胸中上氣者，欬；息張口短氣者，肺痿唾沫。（五）

【释义】

观察呼吸、形态，与病症结合，判断疾病的部位与深浅。息，指呼吸。息摇肩，是指呼吸困难，两肩上耸的状态，在病情上有虚实之别。条文所言"心中坚"当是实证。由于实邪壅塞在胸，阻塞气道，而致呼吸困难。临床可见此类病人常伴有鼻翼扇动，胸闷咳喘等症，多属痰热内蕴、肺气不能宣降所致。也有因水饮、瘀血阻滞而成者，治疗须祛邪以安正。若因肾不纳气，元气耗散于上而导致的"息摇肩"，往往伴有肢冷汗出，气短胸闷等，治疗较为困难。

"息引胸中上气者"，多因肺气不宣，胸阳闭郁，阻塞气道，以致肺失肃降，呼吸时气逆为咳，如外感风寒而见咳嗽的病人。

肺主气，司呼吸。若肺脏虚弱，不能司正常呼吸，呼吸功能不足，短气以急，不得不张口呼吸，这是肺气萎弱的表现。咳吐涎沫是肺痿主证，以肺气虚而不能化津，故津液停聚而为涎沫，涎沫阻塞气道，故肺气上逆，咳而沫出。肺痿多因上焦有热，长期咳嗽，气阴耗伤所致，可与第七篇互参。

师曰：吸而微數，其病在中焦，實也，當下之即愈，虛者不治。在上焦者，其吸促①，在下焦者，其吸遠②，此皆難治。呼吸動搖振振者，不治。（六）

【词解】

①吸促：指吸气浅短。

②吸远：指吸气深长而困难。

【释义】

本条论望呼吸浅深以辨别病位之上下，并判断其预后。

吸而微数，即吸气浅而短促。如病由邪实壅塞中焦，影响肺气肃降，治当攻下实邪；实邪得去，气机通利，肺气得降，呼吸自能恢复正常，所以说"当下之即愈"。如吸气短促属于虚证的，则如《金匮要略心典》所说"为无根失守之气，顷将自散"，为难治。若中焦有实邪而正气已虚，下之则正气将脱，不下则邪无出路，也是难治之证。若病在上焦，则多为肺气大虚所致，表现为吸气短促。若在下焦，多为肾气虚弱，肾不纳气所致，表现为吸气深长而困难。若呼吸时全身振振动摇，是虚弱已甚，形气不能相保的危重证候。

【讨论】

前条望鼻及面色，本条望呼吸之浅深快慢，从而辨别证候的虚实。大抵实者易治，而虚者难治，故云："实也，当下之即愈，虚者不治"。中焦实证运用下法又当分别寒热，若为热实，从大承气汤类，若为寒实内结，则可用大黄附子汤加减。又本条言及病在上焦与下焦者，都是论述虚证，故为难治证候。

师曰：寸口①脉動者，因其王時②而動，假令肝王色青，四時各隨其色③。肝色青而反色白，非其時色脉，皆當病。（七）

【词解】

①寸口：一名气口，又名脉口。本书脉法，一是独取寸口法，分寸口、关上、尺中；二是三部诊法，分寸口（手太阴动脉处）、趺阳（足阳明冲阳穴处）、少阴（足少阴太溪穴处）。凡条文中寸口与关上、尺中并举的，此寸口仅指两手寸脉；如单举寸口，或寸口与趺阳、少阴对举的，则此寸口包括两手的寸、关、尺三部（有时也需视内容而定）。本条的寸口，则包括两手的六部脉。

②王时：即当令之时，如肝旺于春。

③四时各随其色：指春色青、夏色赤、秋色白、冬色黑。

【释义】

本条论色脉当与四时阴阳相应，望色诊脉当以整体观为指导。寸口脉象会随着四时季节的变化而有所不同，如《内经》所说，春脉弦，夏脉洪，秋脉毛而冬脉石，此四时之主脉。又面部气色等也会因季节不同而有相应变化，如春时肝旺，其色当微青。夏色微赤，秋色微白，冬色微黑。若春季其色反白或脉反毛（毛为秋脉），皆为非其时之色脉。所以色脉皆当与四时相应，若不应，则当病，故云："非其时色脉，皆当病"。

【讨论】

本条从天人相应的整体观角度，论述四时气候的变化可以影响人体的生理功能，表现于色脉，当慎察细辨，学者须领会其精神而不可拘泥。凡是不符合四时变化的色脉，都是疾病的外在表现，当谨守病机，求其根本。

《素问·五脏生成篇》曰："能合脉色，可以万全。"本条色脉并举，示人望色切脉之要旨。四时色脉及其所当病可参阅《素问·平人气象论》等篇。

問曰：有未至而至①，有至而不至，有至而不去，有至而太過，何謂也？師曰：冬至之後，甲子②夜半少陽③起，少陽之時，陽始生，天得溫和。以未得甲子，天因溫和，此為未至而至也；以得甲子，而天未溫和，此為至而不至也；以得甲子，而天大寒不解，此為至而不去也；以得甲子，而天溫如盛夏五六月時，此為至而太過也。（八）

【词解】

①未至而至：前一个"至"是指时令到，后一个"至"是指相应时令的气候到。下同。

②甲子：是古代用天干、地支配合起来计算年月日的方法。天干十个（即甲、乙、丙、丁、戊、己、庚、辛、壬、癸），地支十二个（即子、丑、寅、卯、辰、巳、午、未、申、酉、戌、亥），相互配合，始于甲子，终于癸亥，共六十对。"甲子"是其中的第一对。

③少阳：指阳气初生。这里代指阳气初生的时令。

【释义】

本条举例论述节令和气候不相适应的四种情况，说明掌握四时阴阳变化的一般规律和特殊情况，对辨证论治有着重要的指导意义。

古人以干支纪年，一年之中，五日为一候，三候为一气，六气为一季，四季则成一岁。人们根据一年中气候的变化规律将一年分为二十四个节气，以便于安排谷物播种收获和祭祀等事宜。虽然节气既定，但地球的运转受着宇宙的影响，天之气候会有相应变迁，有适宜者，也有或早或迟者。如冬至甲子的时候，气候则不一定如期而至，于是出现了上面所说的四种情况。冬至之后六十日，正当雨水节，此时少阳当令，阳气开始生长，气候当逐渐转为温和，这是一般的规律。但也有没到雨水节的时候，气候已经变暖，这是时令未到，气候已到，称为"未至而至"；或已到雨水节，天气还未温和，这是时令已到，而气候未到，属"至而未至"；或已到雨水节，气候仍然很冷，这是时令已到，而严寒气候还在，属"至而不去"；或已到雨水节，气候却像盛夏那样炎热，这是"至而太过"。凡未至而至、至而不至、至而不去、至而太过，都属异常气候，常易导致人体阴阳失调，发生疾病。

【讨论】

有关气候与时令的变迁，古人在长期的医疗实践和天文观察中总结出了一系列的变化规律和形成了一套相应的理论知识。《黄帝内经》中就有七篇大论专门论述运气学说，指导着中医的临床实践。所以作为上工必须深入了解和掌握这些，即所谓治病"必先岁气"。

師曰：病人脉浮者在前^①，其病在表；浮者在後^②，其病在裏，腰痛背强不能行，必短氣而極也。（九）

【词解】

①前：指关前寸脉。

②后：指关后尺脉。

【释义】

本条论述同一脉象，因部位不同，主病亦不同，确切诊断须脉证合参。一般情况下，脉浮者病在表，如太阳伤寒、太阳中风。三部之中，寸部属阳主表，故浮脉多见于寸部。寸脉浮，其病在表，是正气抗邪于表的现象。如果浮脉见于尺部，因尺部属阴主里，故尺脉浮，其病在里，在下焦，应是肾阴不足，虚阳外浮，阳气不能潜藏的现象。表证属实者见浮脉，必浮而有力；里证属虚者见浮脉，必浮而无力。病在里，必有在里的相应见症，如腰痛背强和呼吸短促，脉证合参为病在里。尺脉候肾，浮在后当属肾虚。肾藏精主骨，腰为肾之外府，其脉贯脊。肾虚精髓不充，腰脊失养，故腰痛、背强、骨痿不能行走，甚则不能纳气归源，呼吸短促，病较危重，故云"极"。

【讨论】

伤寒脉浮主表，当须解表散邪。而杂病则不尽然，有里虚阳浮者，也可见浮脉，须益阴涵阳，万不可解表，否则，虚实异治，后果严重。

問曰：經云^①"厥^②陽獨行"，何謂也？師曰：此為有陽無陰，故稱厥陽。（十）

【词解】

①经云：经，指古代医经，未详。

②厥：上逆之意。

【释义】

本条论厥阳独行的机理。人体在正常情况下，阴与阳总是维持着相对协调的状态，阴中有阳，阳中有阴，如此则"阴平阳秘，精神乃治"。假如阴气虚弱，不能收摄阳气，则阳失所藏，阳性主升主动，独行于上，故称"厥阳独行"。所以"厥阳独行"，乃阴气虚衰，阳失所附，阴虚阳亢所致。如临床上的肝肾阴虚，肝阳上亢，证见面赤、眩晕、耳鸣，甚至跌仆等，即属这类病证。

【讨论】

这里"有""无"二字，是相对之词，并非绝对。仲景论治重视阳，但并不忽略阴。治病不能伤阳，也不可损阴，有阳无阴即为"厥阳"，亦非正常，在诊治疾病过程中尤其要重视这点。

问曰：寸脉沉大而滑，沉則為實，滑則為氣，實氣相搏，血氣入臟即死，入腑即愈，此為卒厥^①，何謂也？師曰：唇口青，身冷，為入臟即死；如身和，汗自出，為入腑即愈。（十一）

【词解】

①卒厥：卒同"猝"。卒厥，是突然昏倒的一种病证。

【释义】

本条以脉证论述卒厥的病机及预后。"寸脉沉大而滑，沉則為实，滑則為气，实气相搏"四句，是从脉象阐述卒厥的病机。《素问·调经论》云"血之与气并走于上，则为大厥，厥则暴死。"脉见沉大，沉则为阴，大为邪盛，邪实于阴，故为血实。滑脉属阳，阳主气，故滑则气实。实气相搏，说明邪盛于气血相并为实。左寸候心主血，右寸候肺主气，邪盛于血气，脉应于寸部，说明病情危重。但入脏入腑，预后不同：五脏藏而不泻，六腑泻而不藏，病邪入腑尚有出路，故云"即愈"；入脏则病邪无从外泄，故云"即死"。判断卒厥入脏、入腑，还要结合证候来决定。卒然病人昏倒之后，如伴有唇口青，身冷，是血行凝滞，阳气涣散之内闭外脱的证候，此为入脏，病情严重；如伴有身温和，汗自出，是营卫运行，阳气外达，邪气有外泄之机，此为入腑，病情好转。故云血气入脏即死，入腑即愈。

【讨论】

这里入脏、入腑属假设之词，犹言在外、在里。即死、即愈也是相对而言。本条从脉象推测病机，并结合入脏、入腑来判断疾病的轻重和预后，这是脉证合参运用于诊断方面的具体例子。后一条所论与本条大致相同。

問曰：脉脫^①入臟即死，入腑即愈，何謂也？師曰：非為一病，百病皆然。譬如浸淫瘡^②，從口起，流向四肢者可治，從四肢流來入口者不可治；病在外者可治，入裏者即死。（十二）

【词解】

①脉脱：指脉沉伏不见。是因邪实阻遏，气血一时不通所致。

②浸淫疮：是皮肤病之一种，如现在常见的湿疹，初起表现为局部湿疹疮疡，疮面渗流黄水，蔓延成片，甚至可遍及全身。

【释义】

本条续论邪气入脏，入腑的病机和预后。病由外传内者难治；由内出外者易治。这是疾病预后的一般规律，所以说"非为一病，百病皆然"。如浸淫疮，如果疮疡从四肢逐渐向躯干中心蔓延，则病情加重而难治，经过治疗，疮疡由内向外，由胸腹向四肢，逐渐减少，则为病邪向外，有外出之机，其病可治。

【讨论】

以上两条，从脉证预后吉凶。同一疾病，可以出现不同脉象；同一脉象，可以见于不同疾病。即使皮肤疾病，也不能掉以轻心，轻病可以转重，病浅可能入深。因此，在临床实践中，"四诊合参"尤为重要。全书以脉象解释病机、概括证候、判断预后的论述较多，这是仲景脉法的特点，认识和掌握这一特点，对于学习本书有一定帮助。

三、病证分类与邪中规律

問曰：陽病^①十八，何謂也？師曰：頭痛，項、腰、脊、臂、腳掣痛。陰病^②十八，何謂也？師曰：欬、上氣、喘、噦、咽^③、腸鳴、脹滿、心痛、拘急。五臟病各有十八，合為九十病，人又有六微，微有十八病，合為一百八病，五勞^④、七傷^⑤、六極^⑥、婦人三十六病^⑦，不在其中。

清邪居上，濁邪居下，大邪中表，小邪中裏，䅽飪^⑧之邪，從口人者，宿食也。五邪^⑨中人，各有法度，風中於前^⑩，寒中於暮，濕傷於下，霧傷於上，風令脉浮，寒令脉急，霧傷皮腠，濕流關節，食傷脾胃，極寒傷經，極熱傷絡。（十三）

【词解】

①阳病：指在上、在体表、在四肢、在经络的病证。

②阴病：指在下、在内、在脏腑的病证。

③咽：同噎，指咽中梗塞。

④五劳：即久视伤血，久卧伤气，久坐伤肉，久立伤骨，久行伤筋。见《素问·宣明五气篇》及《灵枢·九针论》。

⑤七伤：《金匮》血痹虚劳病篇有"食伤、忧伤、饮伤、房室伤、饥伤、劳伤、经络营卫气伤"。《诸病源候论》以大饱伤脾，大怒气逆伤肝，强力举重、久坐湿地伤肾，形寒、寒饮伤肺，忧愁思虑伤心，风雨寒暑伤形，大恐惧不节伤志为七伤。

⑥六极：《备急千金要方》有气极、脉极、筋极、肉极、骨极、精极为六极。《诸病源候论》有气极、血极、筋极、骨极、肌极、精极。极是极度劳损的意思。

⑦妇人三十六病：《诸病源候论·带下三十六病候》指十二癥、九痛、七害、五伤、三痼。《金匮要略简释》列有妊娠篇十病、产后病篇九病、妇人杂病篇十七病，可参。

⑧䅽饪：䅽，音义同穀（gǔ 谷）。饪（rèn 任），熟食也。䅽饪，泛指饮食，饮食太过，则为病邪。

⑨五邪：指风、寒、湿、雾、饮食五种病邪。

⑩前：指午前。

【释义】

本条论述病证的分类方法和大致计数，以及五邪中人的一般规律。"问曰：阳病十八，何谓也……妇人三十六病，不在其中"一段，是古代医家对疾病的一种分类方法。头、项、腰、脊、臂、脚痛等六者，病兼上下而在外，如项、腰脊痛皆为筋骨肌肉间病，故谓之阳病。咳、上气、喘、哕、咽、肠鸣、胀满、心痛、拘急等九者，病兼脏腑而在内，如咳喘上气属肺病，故谓之为阴病。阳病在表，有营病、卫病、营卫交病的不同，此一病而有三，三六得一十八，故曰阳病十八。阴病在里，有虚与实的区别，此一病而有二，二九得一十八，故曰阴病十八。五脏病各有十八病，谓五脏受风、寒、暑、湿、燥、火等六淫之邪而为病，病有在气、在血、气血兼病三者之别，三六合为十八，所以说五脏病各有十八，五个十八，合为九十病。六微指邪中于六腑，腑病较脏病为轻，所以称为六微。六微亦有气分、血分以及气血兼病之别，三六合为十八，六个十八，合为一百零八病。至于五劳、七伤、六极以及妇人三十六病，多非六淫外感所致，故不包括在内。

五邪中人的一般规律，大抵是以类相从。从伤人的部位而论，雾露之邪轻清属阳，悬浮空中，中人则多伤于头面而见头痛、鼻塞等；水湿之邪属阴，重浊而流于下，中人则多伤于腰膝以下。大邪谓风邪，其性泛散，故中人多伤于肤表；小邪谓寒邪，其性紧束，中人多深入经络脏腑。饮食不节，病起于口，宿食不化，则损伤脾胃。从伤人的时间属性而论，风为阳邪，午前属阳，故多中于午前，而令脉浮缓；寒为阴邪，午后属阴，故多中于日暮，而脉见紧急。湿为重浊之邪，故伤于下而流入关节；雾为轻清之邪，故伤于上而留恋皮腠。脾主运化，故饮食不节，则伤脾胃。经脉在里为阴，络脉在外为阳；寒气归阴，所以"极寒伤经"，热气归阳，所以"极热伤络"。

【讨论】

本条是古人对五邪中人的一般规律的认识，高度概括了阴邪伤阴，阳邪伤阳之法度，对杂病的预防和治疗有着重要的指导意义。

四、缓急治则

问曰：病有急当救里救表者，何謂也？師曰：病，醫下之，續得下利清穀不止，身體疼痛者，急當救裏；後身體疼痛，清便自調者，急當救表也。（十四）

【释义】

本条论表里同病时的先后缓急治则。在表里证同时存在时，应分别证情的轻重缓急，急者先治，缓者后治。如病在于表，医生误用攻下之法，伤其脾胃，导致脾胃虚弱，身体疼痛的表证未除，下利清谷不止的里证又起，形成表里同病。下利清谷不止，属阳气虚衰的表现，任其下去，有导致阳脱于下的可能。若表证未解，而先用汗法，汗出伤阳，表阳亦虚，表里阳气俱虚，病情更加危笃。所以表里同病，里虚寒者，应以里证为急，先温阳止泻以救其里，里阳恢复，泻利得止，身体疼痛的表证仍然存在时，再予解表祛邪。

【讨论】

一般而言，表里同病，里实者，先解表，表解后方可治里；若先攻其里，外邪易乘势内陷，造成变证。如辨证确切，把握时机，表里同治也是符合临床实际的。若表里同病，里虚寒者，又须先温其里，后攻其表。若先解其表，里阳未复，表阳亦衰，导致表里阳气皆虚。所以，表里证同时出现的时候，有先表后里、先里后表、表里同治三种不同治法，须根据表里双方病情的缓急轻重采取相应的治疗方法。

夫病痼疾加以卒病，当先治其卒病，后乃治其痼疾也。（十五）

【释义】

本条论痼疾加以卒病时的先后治则。痼疾，是指久治未愈的疾病，因为病已入里，病根已深，故为难治。卒病，指近时所患病程较短的病证。在痼疾和卒病同时存在时，当先治其卒病，后治其痼疾。因为久病其势已缓，病根已深，所以难以在短时间内根治。新病势急，邪未深入，需及时治疗，以免入深传变。若新病未已，又与久病相合，则更为复杂难治。

【讨论】

本条所述是新旧同病的一般治则，但在临床应用时，也应根据具体证情灵活掌握。如在痼疾与新病互相影响的情况下，治新病又必须照顾到痼疾，如《伤寒论》"喘家作，桂枝汤加厚朴杏子佳"。治疗痼疾时，也需严防新的病邪侵入与久病纠合。所以临证时，要根据新病、久病的证情，以及病人的年龄、体质等，细审轻重缓急，邪正虚实，以定先后缓急的治疗原则。

五、因人制宜

師曰：五臟病各有所得[①]者愈，五臟病各有所惡[②]，各隨其所不喜者為病。病者素不應食，而反暴思之，必發熱也。（十六）

【词解】

①所得：指适合病人病情的饮食、居处等。

②所恶：指病人所厌恶的饮食、居处等。

【释义】

本条论述临证应根据五脏喜恶进行治疗和护理。由于五脏的生理特性不同，故当五脏发生疾病的时候，病人所表现的喜恶也不同。如肝体阴用阳，肝病阴虚则欲酸收；肝病气郁则欲辛散。又如脾恶湿，胃恶燥，脾为湿困则恶肥甘而喜辛开，多食肥甘则令脾病；胃阴不足则恶苦燥而喜凉润，辛辣太过则伤胃阴。在病人饮食居处等护理方面，也应如此。如心主血，心病血热，则禁热衣热食；肺主气，肺病气虚，禁寒饮食寒衣。所以要根据五脏特性和其病情性质，近其所喜，远其所恶，适当选用药味，补偏救弊，恰当给予护理，调理饮食寒热，才能使疾病获得痊愈。故本条云"五脏病各有所得者愈"。

"病者素不应食，而反暴思之，必发热"这一句注家有不同看法，一是认为病人突然想吃平素不爱吃的东西时，是因为邪气改变了脏气所致，食之足以伤正气而助邪气，故令发热。结合《伤寒论》厥阴病篇"伤寒始发热六日，厥反九日而利。凡厥利者，当不能食。今反能食者，恐为除中。"说明久病之人胃气虚弱，本不能食，突然暴思之，可能是胃气将脱，脏气为邪气所改变，故令发热。二是向愈之兆，认为病邪渐退，胃气初复，也可喜食平素不喜之物，然食后可见汗出发热，胃气恢复，发热自止。

【讨论】

本条主要说明治病用药固然要适合病情的需要，而病人的食服居处等护理工作也是十分重要的。如果不注意饮食禁忌和衣着的寒温，以及病人的饮食生活习惯和疾病的特点等，而进行针对性的护理，纵然用药适宜，也难收到应有的疗效。因为杂病病程较长而呈慢性者多，所以这点在杂病的治疗中尤为重要。故临床上在药物治疗的同时，一定要重视护理工作。

六、辨证举例

夫諸病在藏①，欲攻之，當隨其所得②而攻之，如渴者，與豬苓湯。餘皆仿此。（十七）

【词解】

①在脏：泛指在里。

②所得：得事之宜。即通过四诊合参，辨证所得。

【释义】

本条举例说明治疗杂病须随其所得而治之。诸病在脏，泛指在里的疾病缠绵不愈者，往往与体内病理产物如痰湿、水饮、瘀血、宿食等相互搏结所致，医生当详审病因，细辨其证，从而采取相应的治疗措施。如渴而小便不利的病人，观其脉证，知热与水结阴分已伤，当与猪苓汤利水育阴，水去则热除津承，渴亦随之而解。其他病证依此类推。

【讨论】

本条举猪苓汤例而论"口渴"，强调临床实践必须辨证论治，不可见症治症的头疼医头、脚痛医脚。若见口渴即养阴止渴，则治之大谬。

小 结

本篇以整体观念为指导思想，以脏腑经络学说为理论依据，对疾病的预防、病因、病机、诊断、治疗等各方面，都做了概括性的论述。首先提出内养正气，外慎风邪，可以预防疾病。举例说明各种疾病均有一定的发展规律，可以根据脏腑间互相影响，互相制约的关系，先治其未病之脏腑，以预防疾病的传变。未病时重视预防，已病后争取早期治疗的提出，是本篇的一大特色。列"上工治未病"于首条，有临床指导意义。

在病因、病机方面，本篇主要从正邪两方面来阐述，认为人与自然息息相关，不正常的气候，会成为邪气侵袭人体的诱因，但关键还取决于正气的强弱：若五脏元真通畅，人即安和，病则无由入其腠理。而经络受邪，深入脏腑的疾病，必有内在因素。其对于"千般疢难，不越三条"的归纳，为后世病因学说奠定了基础。

关于诊断方面，对望色泽、闻语声、视呼气、问病情、察脉象，都作了示范性的介绍，主张临床运用时，必须四诊合参。指出病在表为浅，入里为深；在腑易治，入脏难愈；四时气候的变动，可以影响色脉。本篇主要精神在于启发后学者重视客观的诊断，以探求疾病的本质，判断预后的吉凶；治疗上必须针对病情，因人因时因地制宜。

在治疗方面，指出虚实必须异治，表里当分缓急，新久宜有先后，攻邪当随其所得，都通过具体病例做出原则性的指示。此外，又提出对病人的饮食居处，也必须加以注意。

本篇条文不多，但所论述的内容，从预防到治疗，从原则到具体，无不悉备，全面而又简明，充分体现了祖国医学的辨证施治特点，是全书的总纲。学好本篇，对于学习以下各篇，会有很大的启发和帮助。

思考题

1. 仲景预防疾病的思想是什么？

2. 五邪伤人各有什么特点？

3. "入脏即死"、"入腑即愈"如何理解？

4. 仲景于本篇是如何论述诊法与辨证的？

5. 仲景于本篇中提出哪些疾病的治疗原则？

痉湿喝病脉证治第二

本篇论述了痉、湿、喝病的病因病机、证候、治疗及其预后。痉、湿、喝病均因外邪诱发，起病多有太阳表证，与伤寒相似，故合为一篇。

痉病为邪在筋脉，经气不利，以项背强急、口噤不开、甚至角弓反张为主证。外感、内伤均可致痉，但本篇所论以外感风寒所致者为主，与温病热盛伤津及内伤引起的痉证有所不同。

湿病邪在肌肉关节，以发热身重、骨节疼烦为主证。湿有外湿、内湿之分，湿邪为病，多有挟风、挟寒、挟热等区别。本篇所论以外湿及其兼证为主。

喝病即伤暑，以发热身重、汗出烦渴、少气脉虚为主证，与后世所谓烈日下远行，猝然昏倒之中暑有所不同。

痉、湿、喝三病的论述具有伤寒与杂病过渡性质，故该篇作为论述杂病具体证治的开端，寓意深刻。

痉　病

一、痉病分类

太陽病，發熱無汗，反惡寒者，名曰剛痙。（一）

太陽病，發熱汗出，而不惡寒，名曰柔痙。（二）

【校勘】

反：《医宗金鉴》认为本条当有"恶寒"。故疑"反"为衍文，可从。亦有将"反"释为"更"或"又"。

"而不恶寒"，《诸病源候论》无"不"字。《脉经》"不恶寒"下有细注"一云恶寒"四字，可资参考。

【释义】

此两条论述外感引起的痉病有刚痉与柔痉的区别。原文冠以"太阳病"，涵义与《伤寒论》同，说明感受风寒，首先表现外感表证。发热恶寒，无汗，为太阳表实证，若见痉病证候，即为刚痉。若太阳表虚证，发热汗出恶风者，再见痉病证候，名曰柔痉。

发痉证候，必有项背强急、口噤不开等现象，条文中未言，是省文法，"痉"字，即已概括主证。

【讨论】

1. 痉，原书作"痓"，《金匮玉函要略辑义》云"案成无己曰：痓当作痉，传写之误也"。考痓，恶也，痉，强急也。《千金要方》、《金匮玉函经二注》、《金匮要略心典》均作"痉"，故从之。

2. 刚痉、柔痉的主要鉴别点是在痉病症状的基础上，无汗、恶寒为刚痉；汗出、恶风为柔痉；虽以表实、表虚别之，却又与伤寒不同。伤寒、中风的病位以肌表为主，痉病的病位以筋脉为主，前者祛风散寒以解表邪，后者解表的同时尤需兼顾津液。

二、论误治成痉

太陽病，發汗太多，因致痙。（四）

夫風病①，下之則痙，復發汗，必拘急。（五）

瘡家②雖身疼痛，不可發汗，汗出則痙。（六）

【词解】

①风病：一说太阳中风病证，一说风温病，并通。

②疮家：久患疮疡或金刃创伤不愈的病人。

【释义】

此三条论述误治伤津致痉。太阳病，属于表证，本应发汗，但须微汗，不可大汗令如水淋漓。若发汗太过，津液耗伤，筋脉失于濡养，则易形成痉病。

风病多汗，本易伤津，如误用攻下法，津液更伤，筋脉失养，容易导致痉病，如再误用汗法，气津两伤，必致筋脉拘挛紧急。

疮家，经常流脓失血，阴液已伤，虽见身体疼痛之表证，也不可单纯发汗，必须照顾到疮家的特点，否则必重伤津液而致痉。

【讨论】

表证过汗或误下，疮家兼外感表证误汗，均可重伤营血津液，导致筋脉失养而致痉病。这三条所论误治成痉，其原发病与误治的经过虽各不同，但伤津劫液、筋脉失养致痉的机理却是一致的。所以误汗、误下等可以继发痉病，这对临床实践有着重要的指导意义。

三、脉证与汗法

病者身熱足寒，頸項強急，惡寒，時頭熱，面赤目赤，獨頭動搖，卒口噤①，背反張②者，痙病也。若發其汗者，寒濕相得，其表益虛，即惡寒甚；發其汗已，其脉如蛇—云其脉浛。（七）

暴腹脹大者，為欲解，脉如故，反伏弦者，痙。（八）

【校勘】

"若发其汗者……其脉如蛇。"二十五字，成本《伤寒论》、《脉经》均无。《金匮玉函要略述义》谓前十七字为湿病中之文，错在此。

【词解】

①口噤：牙关紧闭。

②背反张：背部筋脉拘急，出现角弓反张的症状。

【释义】

以上两条论述外感痉病趋于热化的证候和痉病发汗后的两种转归。病人身热恶寒，属太阳表证；面赤目赤，为阳热内郁，逆而上炎所致。邪不得外解，阳郁热化，逆于上则头热；阴凝于下，则足寒。太阳之脉循背上头，阳明之脉上挟于口，风寒客于太阳累及阳明，化燥伤津，筋脉失于濡养，则可见颈项强急、头摇口噤，背反张等。若汗不得法，过汗伤阳，阳虚而寒，阳不化阴，则恶寒甚。若发汗得法，脉由紧而弦转为缓曲如蛇，症由背反张转为腹胀大，说明痉病势缓症减，痉病入腑，正如脏腑经络先后病脉证篇所云"入腑即愈"之意，故有向愈之机。若脉紧弦如故，反见气阴两伤的伏弦脉，说明痉病不解。

【讨论】

颈项强急与西医学的"脑膜刺激征"相类似。牙关紧急，口噤不开，角弓反张，都是中枢神经系统受到损害的临床表现。痉病包括西医多种疾病，如流行性脑脊髓膜炎、流行性乙型脑炎、各种不同病因引起的脑膜炎和高热惊厥，以及脑血管意外、脑肿瘤、脑寄生虫病等引起的抽搐等。本篇所论以外感痉病为主。

据脉辨病及其推断疾病预后是张仲景诊疗思想的一个重要方面。正确推断疾病的发展趋势，对于把握疾病全过程，选择适宜的治法都具有重要作用。原文第三条是据脉推断预后，此处是据脉推论发展趋势。一般而言凡正胜邪退，由里出表的，预后较好；反之，邪盛正衰，由表入里的，预后较差。

夫痉脉，按之紧如弦，直上下①行—作築築而弦。《脉經》云：痉家其脉伏坚，直上下。（九）

【词解】

①上下：指关脉之上下，即自寸脉至尺脉之谓。

【释义】

本条论述痉病的主脉。"紧如弦"即"紧而弦"，"如"犹"而"，古人往往互用，故痉病的主脉是紧弦之脉。"直上下行"是形容脉象自寸至尺，上下三部，皆见强直而弦。从"按之"二字来看，痉脉为一派筋脉拘急失柔、来去搏指有力、重按不减之象。

四、痉病难治证

太陽病，發熱，脉沉而細者，名曰痙，為難治。（三）

【校勘】

《伤寒论》、《玉函经》、《脉经》，并无"为难治"三字。

【释义】

本条从脉象论述痉病的预后。太阳病发热，为病在表，脉应浮，如发痉，脉亦当弦紧有力或沉迟。今脉沉而细，是正气不足，邪盛正虚，预后不良，故曰难治。不独痉病如此，其他疾病若邪盛正虚亦是如此。

痉病有灸疮①，難治。（十）

【词解】

①灸疮：因火灸（包括艾灸等）而形成的疮疡。

【释义】

本条论述痉病有灸疮的预后。痉病伴有灸疮，因脓液久渍，津血本亏，两病相合，势必血枯津伤，病情较重，所以难治。

五、证治

（一）柔痉

太陽病，其證備，身體强，几几然①，脉反沉遲，此為痉，栝樓桂枝湯主之。（十一）

栝樓桂枝湯方：

栝樓根二兩　桂枝三兩　芍藥三兩　甘草二兩　生姜三兩　大棗十二枚

上六味，以水九升，煮取三升，分温三服，取微汗。汗不出，食頃②，啜熱粥發之。

【词解】

①几（shū 舒）几然：本指小鸟羽毛未丰，伸颈欲飞而不能飞之态。在此指病人身体强直，俯仰转侧不能自如。《素问·刺腰痛》篇："腰痛侠脊而痛至头，几几然。"张志聪《黄帝内经素问集注》："几几，短羽之鸟，背强欲舒之象。"

②食顷：此指服完栝楼桂枝汤后过大约一顿饭的功夫。

【释义】

本条论述柔痉证治。太阳病，其证备，是指头项强痛、发热汗出、恶风等表虚证俱备。身体强，几几然，是筋脉挛急所致。太阳病汗出恶风，脉象当见浮缓，今反沉迟，提示内在津液不足，不能濡养筋脉。由此可知本证病机为风寒邪气阻滞经脉，营卫运行不利，津液不能正常输布。本证脉沉迟是沉弦而迟滞不利，带有弦紧之象，为痉病常见脉象。治疗用栝楼根生津滋液，柔润筋脉，合桂枝汤疏散风邪，调和营卫。

【讨论】

本条证与《伤寒论》太阳病桂枝加葛根汤证，颇为类似，但有轻重之别。彼为项背强几几，邪盛于表，故加葛根，重在解肌；此则身体强几几，津伤于里，故加栝楼根，重在生津柔筋。

【应用】

1. 正确地掌握服药方法并根据服药后的反应采取相应的措施是取得疗效的一个重要方面。本条柔痉，只有使患者微微汗出，才能祛除风邪，调和营卫，故服药要求"温服"。若服药后，汗不出，可以"啜热粥"助其发汗。

2. 本方可用于外感病出现头痛项强，发热恶风，汗出，咽干口渴等外有表邪而兼内伤津液者。亦有用于小儿抽搐症、小儿急慢惊风、席汉氏综合征等病证的报道。

3. 医案举例

金某，男，4岁。发烧头痛，频繁呕吐，儿科以流脑收入院治疗。给予输液、打针，用各种镇静剂40多天，效果不佳，一直处于昏迷状态，遂停西药，改用中药治疗。治以银翘散加花粉，每日一剂，并进安宫牛黄丸半粒，经服上药三剂后，抽搐次数逐渐减少，持续时间缩短，神志渐清，会哭，并能稍进饮食。继以上药加减化裁，体温降至正常，抽搐虽减但未痊愈。后多以寒凉生津之品或以羚羊钩藤熄风解痉之类治之，少有效验。患儿面色㿠白，唇舌色淡，精神疲惫，大便溏，手足不温。据此判断，为过用寒凉，挫伤阳气，不仅脾胃损伤，而且气阴皆虚，不能濡养经脉，抽搐终难治愈。遂以栝楼桂枝汤治疗，连服五剂。十数日后复诊，抽搐次数显著减少，程度也轻，宗此方加白术、当归、党参等调治一月痊愈。（赵明锐．经方发挥．太原：山西人民出版社．1982）

（二）刚痉

太陽病，無汗而小便反少，氣上衝胸，口噤不得語，欲作剛痓，葛根湯主之。（十二）

葛根湯方：

葛根四兩　麻黃三兩（去節）　桂二兩（去皮）　芍藥二兩　甘草二兩（炙）　生薑三兩　大棗十二枚

上七味，㕮咀[①]，以水七升，先煮麻黃、葛根，減二升，去沫，內[②]諸藥。煮取三升，去滓，溫服一升，覆取微似汗，不須啜粥，餘如桂枝湯法將息[③]及禁忌。

【词解】

①㕮咀（fǔjǔ 府举）：咀嚼，指古代在无铁器时代，人们以口将药物咬碎，使其便于煎服的一种原始药物加工方法。引申为将药切碎。

②内（nà 那）：通纳，放入的意思。

③将息：养息、调养的意思，指服药后护理之法。

【释义】

本条论述欲作刚痉的证治。太阳病无汗为表实，是由寒邪束表，卫气闭塞所致。一般而论，有汗则小便少，无汗则小便多，今无汗而小便反少，是邪气阻滞经脉，肺之宣发肃降功能失职，不能正常输布津液所致。气不能正常地升降出入，必逆而上冲，故见气上冲胸之症。津液不能濡润筋脉，筋脉牵急故口噤不得语。此时虽未出现颈项强急、背反张等典型痉症，但已是发痉之先兆。所以说"欲作刚痉"。用葛根汤解表祛邪，滋养津液，舒缓筋脉。此方为桂枝汤加麻黄、葛根，配麻黄加强辛温发散作用，以开泄太阳之邪；配葛根以解肌生津，通经柔筋，兼解阳明经热。

【讨论】

1. 太阳表实证当用麻黄汤，但杂病痉证与伤寒不同，此条为太阳表实欲作刚痉，故在解表的同时必须照顾津液，所以不用麻黄汤而用桂枝汤加麻黄、葛根，这样既能祛散风寒，又能柔筋解痉。

2. 以上两条论述痉病有表证的证治，可谓太阳痉病，表邪不解，痉病不愈，故治疗以解表为主。然而解表又不可损伤津液，故无论柔痉、刚痉均以桂枝汤加味，意在既能驱散表邪，又能养阴生津。

3. 药理实验证明，葛根汤有抗炎、抗病毒作用；在致敏阶段通过被抑制性 T 细胞活化而起抗过敏和免疫抑制作用；可抑制血小板聚集，扩张脑血管，增加脑血流量，具有抗血栓形成作用。

【应用】

1. 葛根汤现代临床上，可用于结肠炎、猩红热、中耳炎、三叉神经痛、肩背痛、风湿病、荨麻疹、遗尿证、低血压、乳汁不足、高血压、心脏病、脑梗塞、脑血管急症、脑供血不足、内耳微血管痉挛性耳聋、糖尿病、流行性乙型脑炎、流行性脑脊髓膜炎、颈椎病、血管神经性头痛、颞颌关节症、软组织损伤、梨状肌综合征、肩关节周围炎、外伤性滑膜炎、关节积液、落枕、小儿秋季腹泻、面神经麻痹、重症肌无力、慢性鼻炎、过敏性鼻炎、咀嚼肌痉挛症、痛经等病证而见发热无汗、恶风、身痛、项背强几几，口噤不得语，小便少，苔薄白，脉浮紧等症者。

2. 医案举例

张某，13 岁。1977 年 9 月 13 日初诊：初起偶有外感症状，身体不适，两天后猝然抽搐，先口噤，继而项背强急，角弓反张，无汗，神清，自觉憋气，困倦酸重。检查：体温 37.5℃，血压：110/70mmHg（14.7/9.33kPa），生理反射正常，无病理反射。化验血象：白细胞 15.2×10^9/L。症见舌苔薄白，脉紧数。诊断：刚痉，由风寒壅阻脉络，气血滞阻，故筋脉挛急，项背强直，治以祛风散寒，解肌和营。处方：葛根 10g，麻黄 3g，桂枝 5g，白芍 12g，天花粉 12g，甘草 3g，生姜 3 片，大枣 4 枚（掰），送服解痉散 3g（全蝎、蜈蚣等份，共研细末，每服 1.5～3g），覆被取汗。复诊：服药一剂，遍身微似有汗，痉止，嘱其再进一剂而愈。［薛近芳. 治疗流行性痉病的经验介绍. 江苏医药・中医分册，1979；（1）：24］

（三）阳明实热痉

痉為病—本痉字上有剛字，胸滿口噤，臥不着席[①]，脚攣急，必齘齒[②]，可與大承氣湯。（十三）

大承氣湯方：

大黃四兩（酒洗）　厚朴半斤（炙，去皮）　枳實五枚（炙）　芒硝三合

上四味，以水一斗，先煮二物，取五升；去滓，內大黃，煮取二升；去滓，內芒硝，更上火微一二沸，分溫再服，得下止服。

【词解】

①卧不着席：指手足向后伸仰，卧时腰背不能着席，亦即角弓反张的意思。

②龉（xiè 械）齿：指上下牙齿相磨切锉有声。

【释义】

本条论述阳明实热致痉的证治。表证不解，邪气内传，郁于阳明，热盛灼筋，而致痉病。足阳明胃经起于鼻旁，环口绕唇，入齿中，上至头，下达足。里热壅盛，耗伤津液，筋脉失于濡养而拘挛，故胸满、口噤、卧不着席、脚挛急、龉齿。病势较邪在太阳之表更为严重。故用大承气汤通腑泄热，急下存阴以解痉。

【讨论】

1. 以上三条原文均论述痉病的证治。栝楼桂枝汤治疗风寒表虚之柔痉；葛根汤治疗风寒表实之刚痉；大承气汤治疗病邪入里，阳明实热之痉病。

2. 大承气汤具有增加肠蠕动，增加肠胃内容积，改进肠管血液循环及降低毛细血管通透性的作用。

【应用】

1. 本方广泛用于高热惊厥、急性单纯性肠梗阻、粘连性肠梗阻、蛔虫性肠梗阻、急性胆囊炎、急性阑尾炎、急性胰腺炎、急性胃炎、急性痢疾、破伤风、颅脑损伤、狂躁证等。只要抓住痞、满、燥、实、坚这一特征性病机，无论何种急性热病，均可选本治疗。

2. 医案举例

里海辛村潘塾师之女，八九岁。发热面赤，角弓反张，谵语，以为鬼物。符箓无灵，乃延予诊。见以鱼网蒙面，白刃拍桌，而患童无惧容。予曰：此痉病也，非魅！切勿以此相恐，否则重添惊疾矣。投以大承气汤，一服，即下两三次，病遂霍然。[黎少庇.庇留医案（八）.广东中医.1958；（7）：37]

湿　病

一、证候与治则

（一）证候与误治

濕家①之為病，一身盡疼一云疼煩，發熱，身色如熏黃②也。（十五）

【词解】

①湿家：患湿病较久的病人。

②熏黄：指黄如烟熏而不明润。

【释义】

本条论述湿病发黄的证候。长期患湿病之人，湿邪阻滞肌表，营卫气血郁而不通，故一身尽疼痛。湿为阴邪，本不发热，湿阻阳郁，日久郁而化热，湿热郁蒸不解，故"发热，身色如熏黄"。"熏黄"，是黄而晦滞，如烟熏之状，属湿重于热的现象。

【讨论】

从临床实际看，凡湿邪停留体内，流注肌肉关节，多见身体沉重，疼痛，低热缠绵以及面色萎黄等症，故本条所述也属湿病常见证候。

濕家，其人但頭汗出，背强，欲得被覆向火。若下之早則噦，或胸滿，小便不利—云利，舌上如胎①者，以丹田②有熱，胸上有寒，渴欲得飲而不能飲，則口燥煩也。（十六）

【词解】

①如胎：胎，同苔。如胎，指舌上湿润白滑，似苔非苔。

②丹田：穴位名，在胸腹正中线脐下三寸处。这里泛指下焦，与胸上对举。

【释义】

本条论述湿病的证候以及误下后的变证。久患湿病之人，寒湿郁滞于表，肌腠闭塞，阳气不能外达，逆而上浮，故但头汗出；湿困经脉，筋脉失柔，故背强拘急；湿阻阳痹，阳气不能温煦肢体，故见恶寒，欲得被覆向火。此时应温经散寒，助阳除湿。若因湿阻气机而误用攻下，胃气被伤而上逆，变生呃逆。表湿内陷，气化不行，在上则见胸满，在下则小便不利。所谓"丹田有热，胸上有寒"，就是指湿病误下后出现的一种寒热错杂、下热上寒的变证。由于寒湿在上，阳郁不能升腾，故舌上"如胎"。阳内郁则渴欲得饮，湿在上虽不欲饮却口燥。凡此种种，均由误下之后，湿遏热伏所致。

【讨论】

对此条的变证与误治，钱天来氏主张用桂枝附子汤或甘草附子汤救治，可供参考。

濕家下之，額上汗出，微喘，小便利—云不利者死；若下利不止者，亦死。（十七）

【释义】

本条论述湿病误下后的坏证。湿邪为患，阳气本已损伤，若误用下法，则里阳更伤，形成阴盛阳衰之势。虚阳上越，则额上汗出，微喘；阴寒内盛，小便清长而不固，此为虚阳上越而阴液下脱之证，病情危重，故曰"死"。假如误下而出现下利不止，亦属真阳失守，阴脱于下，故亦主"死"。

【讨论】

上述两条原文均有头汗出，但病机不一。第十六条但头汗出，是湿郁于表，阳气逆而上出，症见于初病，与误下无关，属邪郁之证；第十七条汗出仅见于额上，为虚阳上越，属误下后所致，当属于虚证。

（二）治则

太陽病，關節疼痛而煩，脉沉而細—作缓者，此名濕痹《玉函》云中濕。濕痹之候，小便不利，大便反快，但當利其小便。（十四）

【释义】

本条论述湿痹的证候和治则。外感湿邪，首犯太阳，流注关节，遏伤阳气，筋脉失煦，故以关节烦疼、沉重不舒为特征。湿从外来，脉应浮缓，今见脉沉而细，说明脾胃功能虚弱，运化不利，外湿内趋，合于脾湿，郁遏阳气。湿邪内阻，影响膀胱气化则小便不利，湿趋大肠而濡，则大便反快。若内湿不去则阳气难以外达，外湿也难以祛除，故其治法，但当利其小便，小便得利则内湿去，阳气通，外湿方得以尽除。

【讨论】

"但当利其小便"涵义深刻，一是应用利尿药物以开水道沟渠。二是恢复膀胱气化以使小便通利，故健脾、温肾诸法皆寓于其中。如王履《医经溯洄集》就有"五苓散及甘草附子汤之类，当意在言表"。三是湿兼表里，当以恢复里阳之气为先。

風濕相搏，一身盡疼痛，法當汗出而解，值天陰雨不止，醫云此可發汗。汗之病不愈者，何也？蓋發其汗，汗大出者，但風氣去，濕氣在，是故不愈也。若治風濕者，發其汗，但微微似欲出汗者，風濕俱去也。（十八）

【释义】

本条论述外感风湿病的发汗法则。风湿袭表，客于肌腠，流注关节，卫外之气痹阻，故一身尽疼痛。此时治疗当发汗解表，使邪从外出。如值天阴雨不止，外湿尤甚，疼痛加剧，更须发汗，以助体内湿气蒸发，但汗之而病仍不愈，这是汗不得法的缘故。因风为阳邪，其性轻扬善行，易于表散；湿为阴邪，其性黏滞重浊，难以速去。若大汗出，则风气虽去而湿邪仍在，不仅病不能愈，反使卫阳损伤。所以仲景指出，正确的发汗方法是"微微似欲出汗者"，使湿邪缓缓蒸发，营卫畅通，风湿俱去而病愈。

【讨论】

1. 治疗风湿在表的要领是微微发汗，禁用大汗。若发汗太过，不仅不能治愈风湿，反而徒伤阳气。可见，运用汗法应当根据疾病特点、证候的性质部位、病人的体质决定其峻缓。汗法如此，其余治法亦然。

2. 利小便是偏重治内湿的基本方法，发汗是偏重治疗外湿的方法。若外湿内湿相合之证，则应根据外湿、内湿的孰轻孰重来决定发汗、利小便的先后缓急。利小便既可单独使用，也可同时并用发汗法，所谓"提壶揭盖"正是二者的相互结合与具体应用。

二、证治

（一）头部寒湿

濕家病，身疼發熱，面黃而喘，頭痛，鼻塞而煩，其脉大，自能飲食，腹中和無病，病在頭中寒濕，故鼻塞，內藥鼻中則愈。《脉經》云：病人喘，而無"濕家病"以下至"而喘"十一字。（十九）

【释义】

本条论述寒湿犯及头部的证治。湿犯肌表，阻滞经脉，脉络不畅则身疼；湿阻阳郁则发热；湿郁于上，脾气不能升达故面黄；湿郁肌表，肺气失宣而喘；脉大，是病邪在上，正欲祛邪，邪正相搏于上。"自能饮食，腹中和无病"，可知湿邪并未传里。治疗纳药鼻中，开肺窍以宣泄上焦，使肺气通利，寒湿得散，病可痊愈。

【讨论】

纳药鼻中，治其外以通其内，对后世启迪深远。原文未出方，后世注家有主张用瓜蒂散搐鼻，或以棉裹塞鼻中，令出黄水以宣泄寒湿。有人用鹅不食草塞鼻，亦有疗效。在本条证治启发下，后世多采用辛香药物作嗅剂，如《证治准绳》辛夷散（辛夷、细辛、藁本、白芷、川芎、升麻、防风、甘草、木通、苍耳子）一类方剂，亦多有效。内服可选用羌活胜湿汤、九味羌活汤等。

（二）寒湿在表

濕家身煩疼，可與麻黃加术湯發其汗為宜，慎不可以火攻①之。（二十）

麻黃加术湯方：

麻黃三兩（去節）　　桂枝二兩（去皮）　　甘草一兩（炙）　　杏仁七十個（去皮尖）　　白术四兩

上五味，以水九升，先煮麻黃，減二升，去上沫，內諸藥，煮取二升半，去滓，溫服八合，覆取微似汗。

【词解】

①火攻：指烧针、艾灸、熨、熏一类外治热法。

【释义】

本条论述寒湿在表的证治和禁忌。寒湿外感，痹阻肌表，营卫郁阻，外见发热、恶寒、无汗等表证；寒湿痹阻、阳郁不伸则见肌肉骨节酸痛重滞，烦扰不宁。治以麻黄加术汤，散寒除湿。方中麻黄得白术，虽发汗而不致过汗，白术得麻黄，能并行表里之湿邪，如此配伍，既可使寒邪从表而散，又能使湿邪从汗而解，是湿病微汗法治则的具体体现。如用火攻发汗，则大汗淋漓，病必不除。且火热内攻，与湿相合，可引起发黄或衄血等病变，故湿病禁用火攻。

【讨论】

1. 麻黄加术汤除用以治疗风寒湿杂至且以湿邪偏胜的痹证外，临床上亦可根据痹证风寒湿之邪各自偏胜不同而灵活化裁。

2. 麻黄去节，一种认为"节"指麻黄根；一种认为"节"指茎间之节，与根同功，能止汗，故宜去之。

【应用】

1. 麻黄加术汤多用于风寒湿杂至且寒湿偏盛的痹证。湿重者加茯苓、薏苡仁；风邪偏胜加防风、羌活；寒邪偏胜加细辛、附子或乌头。此方亦可治疗寒湿在表，肺气不宣，营卫不和，水道不利的肺炎、荨麻疹等。还有以麻黄加术汤为基本方治疗慢性肾功能衰竭氮质血症者，气虚加黄芪，血虚加当归。

2. 医案举例

单某，女，37 岁。时值初冬，因雨淋透衣襟，归后即发热恶寒，周身疼痛而重，少汗，头痛如裹。脉浮而紧，苔白而滑。证属风寒夹湿外侵，邪在太阳。治宜发汗解表，除湿散寒。方拟麻黄加术汤加味：麻黄 6g，桂枝 6g，杏仁 10g，甘草 4g，苍术 12g，生姜 3 片，大枣 3 枚。服药四剂，汗出表解，身痛解除，症状消失。治用原方去麻黄，调和脾胃，注意饮食起居。[张谷才. 从《金匮》方来谈痹证的治疗. 辽宁中医杂志，1980；(9)：18]

（三）风湿在表

病者一身盡疼，發熱，日晡①所劇者，名風濕。此病傷於汗出當風，或久傷取冷所致也，可與麻黄杏仁薏苡甘草湯。（二十一）

麻黄杏仁薏苡甘草湯方：

麻黄（去節）　半兩（湯泡）　甘草一兩（炙）　薏苡仁半兩　杏仁十個（去皮尖，炒）

上剉麻豆大，每服四錢匕，水盞半，煮八分，去滓，溫服。有微汗，避風。

【词解】

①日晡：申时（下午三时至五时）。日晡所指下午三时至五时左右，也有人认为指傍晚时分。

【释义】

本条论述风湿在表的成因和证治。"伤于汗出当风"或"久伤取冷"，肌腠受邪，风湿在表，经脉痹阻，故一身尽疼、发热。日晡属阳明，风与湿合，有化热化燥之势，故发热日晡所剧。治以麻黄杏仁薏苡甘草汤轻清宣化，解表祛湿。方中麻黄配伍炙甘草、薏苡仁，使其发汗而不致太过，以达微汗之目的；杏仁宣肺利气，薏苡仁、炙草健脾祛湿除痹。四味相合，湿祛风解，营卫畅行，诸症自除。本方实为麻黄汤用薏苡仁易桂枝，变辛温发散而偏于辛凉解表。

【讨论】

1. 麻黄加术汤与麻杏薏甘汤，虽同是治疗外湿表实证的方剂，但二者有显著差异。前者麻黄三两、桂枝二两，后者无桂枝，而麻黄仅半两，可知前者表证较后者为重。《神农本草经》记载："薏苡仁味甘，微寒，主风湿痹，筋急拘挛不可屈伸。"可知前者是身痛重着，不能转侧，而后者是身痛轻微，屈伸不利。再从药物与配伍方面看，麻黄配桂枝偏于温散，配薏苡仁则偏于凉散，前者适用于寒湿在表，后者适用于风湿在表。日晡时为阳明所主，阳明气旺，与湿邪抗争，故疼痛、发热加重，此外风湿之邪易于燥化，所以用薏苡仁清化，而不用桂枝温化。

2. 对发热日晡时加剧，历代医家有不同看法：赵以德从阳明之气主乎申西而论。徐忠可则以肺金旺于申酉言。曹颖甫从"日晡为地中蒸气上腾之时，属太阴湿土⋯⋯湿与湿相感，故风湿之证，当日晡所剧"阐发。上论各有一定道理，可供研究时参考。

【应用】

1. 麻杏薏甘汤在现代临床上，应用于风湿性感冒、急性风湿热、风湿性关节炎、类风湿性关节炎、急性肾小球肾炎、结节红斑、银屑病、扁平疣等病证。急性风湿热，本方加老鹳草、秦艽、威灵仙等，以增强祛除风湿、强筋骨之力。急性肾小球肾炎，见日晡发热，水肿不甚者合小柴胡汤，以清化湿热。风湿痹证初起，若颈项强者加葛根、桂枝，足膝肿痛者加防己、细辛、桑枝等。

2. 医案举例

李某，男，36 岁，工人。1975 年因汗出风吹，以致汗郁皮下成湿，湿郁化热，今发热已十余日不解，每日下午热势增重，全身痛重。伴有咽痛而红肿，咳嗽痰白而黏稠，无汗，自用辛凉解表药，更增恶寒，舌苔白腻，脉濡缓略浮，遂议为风湿性感冒病，因风湿郁闭，湿阻气机，气机不畅而出现各症，劝其试服麻杏薏甘汤。麻黄、杏仁各 10g，薏苡仁 30g，甘草 7g，更加秦艽 10g，波蔻（即白豆蔻）7g。仅服一剂，果然热退身安，咽已不痛，咳嗽亦舒，劝其更服二剂，以巩固疗效。[诸葛连祥.《金匮要略》论外湿的临床意义. 云南中医学院学报 1978；（3）：14]

（四）风湿兼气虚

風濕，脉浮，身重，汗出，惡風者，防己黃耆湯主之。（二十二）

防己黃耆湯方：

防己一兩　甘草半兩（炒）　白术七錢半　黃耆一兩一分（去蘆）

上剉麻豆大，每抄五錢匕，生姜四片，大棗一枚，水盏半，煎八分，去滓，温服，良久再服。喘者，加麻黄半兩；胃中不和者，加芍藥三分；氣上衝者，加桂枝三分；下有陳寒①者，加細辛三分。服後當如蟲行皮中②，從腰下如冰，後坐被上，又以一被繞腰以下，温，令微汗，差③。

【词解】

①下有陈寒：指病人下焦寒伤已久。

②虫行皮中：指服药后病人皮肤出现痒如有虫爬一样的感觉。

③差：通瘥，病愈的意思。

【释义】

本条论述风湿兼气虚的证治。脉浮主表，身重主湿，脉浮与身重并见，说明风湿伤于肌表。汗出恶风，一是气虚卫表不固，汗出卫阳更伤，二是风性疏泄，风易行而湿黏滞，故汗出湿不解。证属风湿在表，气虚不固，故治以防己黄芪汤健脾益气，祛风除湿。方中黄芪益气固表，防己、白术祛风除湿，甘草、生姜、大枣调和营卫。如兼见气喘者加麻黄以宣肺平喘，兼胃中不和者加芍药以柔肝和胃，兼气上冲者加桂枝以平冲逆，兼腰冷肢凉陈寒凝滞者加细辛以散寒通阳。"服后当如虫行皮中"，是卫阳振奋，风湿欲解之征。服药的同时要注意护理，强调"坐被上"，"又以一被绕腰以下"，旨在外助以温，远之以寒，配合药物使微微汗出而风湿俱除。

【讨论】

1. 重视患者服药后的反应和护理，是张仲景诊治疾病的重要学术思想之一。本条"坐被上"，"以一被绕腰以下"的护理法，旨在内外兼顾，助之以温，远之以寒，促进疗效的提高。

2. 防己黄芪汤治表虚风湿，麻黄加术汤治表实寒湿，故表虚主以黄芪益气，表实主以麻黄解表，两方对举，以资鉴别（见表2－1）。

表2－1   麻黄加术汤与防己黄芪汤证治鉴别表

方证	症状	治法	证候
麻黄加术汤证	寒湿在表（表实）	一身烦疼，无汗，脉浮紧	辛温散寒微汗祛湿
防己黄芪汤证	风湿在表（表虚）	身重，汗出，恶风，脉浮	调和营卫益气化湿

【应用】

1. 本方加减可用于治疗慢性肾炎、慢性肾盂肾炎、心源性水肿、风湿性关节炎、类风湿性关节炎、慢性活动性肝炎、肝纤维化、肝硬化、晚期血吸虫病腹水、特发性水肿、单纯性肥胖合并高血脂症、狐臭、寒湿带下、荨麻疹等病症。

2. 医案举例

王某，女，25岁。患急性风湿病已月余，肘膝关节肿痛，西医用青霉素、维生素 B_1、阿斯匹林等药。关节肿痛减轻，但汗出不止，身重恶风，舌苔白滑，脉象浮缓。此卫阳不固，汗出太多，风邪虽去，湿气仍在之故。故宜益卫固表，除湿蠲痹，用防己黄芪汤：防己12g，白术10g，黄芪15g，甘草3g，生姜3片，大枣1枚，加防风10g，桂枝6g，酒芍10g。服5剂，汗出恶风遂止，关节肿痛亦有好转。（谭日强．金匮要略浅述．北京：人民卫生出版社．1981；39）

（五）风湿兼阳虚

伤寒八九日，風濕相搏，身體疼煩，不能自轉側，不嘔不渴，脉浮虚而濇者，桂枝附子湯主之；若大便堅，小便自利者，去桂加白术湯主之。（二十三）

桂枝附子湯方：

桂枝四兩（去皮）　　生姜三兩（切）　　附子三枚（炮，去皮，破八片）

甘草二兩（炙）　　大棗十二枚（擘）

上五味，以水六升，煮取二升，去滓，分温三服。

白术附子湯方：

白术二兩　　附子一枚半（炮，去皮）　　甘草一兩（炙）　　生姜一兩半（切）　　大棗六枚

上五味，以水三升，煮取一升，去滓，分温三服。一服覺身痹①，半日許再服，三服都盡，其人如冒狀②，勿怪，即是术、附並走皮中逐水氣，未得除故耳。

【词解】

①身痹：指服药后虽有汗出而不畅，肌肤有麻木之感。

②冒状：指瞑眩、头目晕花。乃形容服药后的反应。

【释义】

本条论述风湿兼阳虚而表证甚者。伤寒八九日，表证不解；是由于风、寒、湿三气合

邪，互相结聚，痹着肌表，经脉不利，故见身体疼烦，不能自转侧等症。不呕不渴，表明湿邪并未传里犯胃，亦未郁而化热。脉浮虚，指脉象浮而无力，涩为湿滞。脉浮虚而涩，是风寒湿邪仍逗留于肌表且表阳已虚的征象。用桂枝附子汤温经助阳，祛风除湿。方中重用桂枝、附子祛风除湿，温经助阳，通阳化气利小便，以除表里之湿；配生姜、大枣、甘草调和营卫。此方是为表阳虚风寒湿盛者而设。

"小便不利，大便反快"，为里虚湿阻。"大便坚，小便自利"，说明里湿得减，气化得行。如果服桂枝附子汤后，由服药前的小便不利、大便溏泻转为大便成形，小便自利，说明里气调和，风邪得去，但表湿未尽，仍有余邪滞留于肌表，需进一步温化。故在原方基础上去桂枝加白术，用白术、附子，逐皮间湿邪，温经复阳；甘草、生姜、大枣调和营卫。此时寒湿之邪已较前减轻，故将原方用量减半应用。方后注云："一服觉身痹，半日许再服，三服都尽，其人如冒状，勿怪，即是术、附并走皮中，逐水气，未得除故耳。"是本方仍为助阳逐湿，微取发汗之剂，从皮肤肌肉驱散湿邪，通行阳气的方法。

【讨论】

1. 《伤寒论》"白术附子汤方"作"去桂加白术汤方"，其用量皆倍于此白术附子汤。方后云："上五味，以水六升，煮取二升，去滓，分温三服。初一服，其人身如痹，半日许复服之，三服都尽，其人如冒状，勿怪。此以附子、术并走皮内，逐水气未得除，故使之耳，法当加桂四两。此本一方二法：以大便鞭，小便自利，去桂也；以大便不鞭，小便不利，当加桂。附子三枚，恐多也。虚弱家及产妇，宜减服之。"

2. 本条争议焦点在于"去桂加白术"的意义，有认为是风邪去，湿邪尚在者；有认为是气化已行，阳通湿减者；有认为是津液不充故去桂枝之走津液，加白术以滋大便之干也。

3. 桂枝附子汤有桂枝且用药量重，故用治风湿在表、表阳虚风邪为甚的较重症；白术附子汤用白术易桂枝且用药量较轻，故用治风湿在表、表阳虚湿邪为甚的较轻症。也说明夹湿为患，因黏腻之性，需逐步化解。

【应用】

1. 桂枝附子汤除常用治湿病、痹证外，由于该方具有助阳和温通血脉作用，故还可用于治疗寒湿阻滞血脉，影响气血运行的心动过缓、低血压、雷诺氏病等。

2. 医案举例

张幼文，年三十二。［病名］伤寒变痹。［原因］贵胄之子，素因多湿，偶感风寒。［证候］发热恶寒，一身手足尽痛，不能自转侧。［诊断］脉浮大而紧，风为阳邪，故脉浮大主病进，紧主寒凝，脉症合参，风寒湿三气合而成痹。［疗法］桂枝附子汤主之。方中桂、附辛热散寒，草、枣奠安中土，生姜利诸气，宣通十二经络，使风寒湿着于肌表而作痛者，一并廓清矣。［处方］桂枝 12g，附子 4.5g，甘草 6g，大枣 6 枚，生姜 9g。［效果］一日二服，三日举动如常，继服平调之剂痊愈。廉按：……今有是症，则用是药，确得仲景之心法。（何廉臣．重印全国名医验案类编．上海：上海科学技术出版社．1959；86）

黄某，男，35 岁。其人素有内湿，大便溏软，又因春播下水，感受寒湿，发热恶寒，一身尽痛无汗，小便不利，大便反快，舌苔白滑，脉浮而濡。此内湿招致外湿，内外合邪为病。用麻黄加术汤，服 2 剂，寒热已除，身痛亦止。惟食欲未复，大便仍溏，拟温阳化湿，健脾扶正，用白术附子汤：白术 12g，附片 6g，甘草 3g，生姜 3 片，大枣 3 枚，加茯苓 10g。嘱服 3 剂以善其后。（谭日强．金匮要略浅述．北京：人民卫生出版社．1981；40）

风湿相搏，骨节疼烦，掣痛不得屈伸，近之①则痛剧，汗出短气，小便不利，恶风不欲去衣②，或身微肿者，甘草附子汤主之。（二十四）

甘草附子汤方：

甘草二两（炙）　　白术二两　　附子二枚（炮，去皮）　　桂枝四两（去皮）

上四味，以水六升，煮取三升，去滓，温服一升，日三服。初服得微汗则解，能食，汗出复烦者，服五合，恐一升多者，服六七合为妙。

【词解】

①近之：近，作动词，意为触、按。

②去衣：即脱衣服或减少衣服的意思。

【释义】

本条论述风湿表里阳气俱虚的证治。"风湿相搏，骨节疼烦掣痛，不可屈伸，近之则痛剧"说明风湿并重，已由肌表侵入关节筋脉，症状比上条明显加重。表阳虚，外卫不固，温煦失职，则见汗出、恶风不欲去衣；不能化湿，则见小便不利、身微肿。里阳虚，不能纳气，则短气。治用甘草附子汤温经助阳，祛风除湿。甘草附子汤中附子与白术相伍温里阳逐湿邪，桂枝与白术相伍振表阳而祛风湿，共起温阳补中，散风除湿的作用。

【讨论】

1. 关于本方以甘草为主药，《金匮玉函经二注》曰："君甘草者，欲其缓也，和中之力短，恋药之用长也。"该方服法更体现出因人制宜，中病即止的辨证观点。其中"恐一升多者，服六、七合为妙"似接在"温服一升，日三服"后理解更顺。

2. 桂枝附子汤、白术附子汤，甘草附子汤三方都有附子，都用治风湿阳虚的病证，但各有特点。桂枝附子汤、白术附子汤用治表阳虚的风湿病证，但桂枝附子汤证，风重于湿，故用桂枝而无白术；白术附子汤证，湿重于风，故用白术而无桂枝。甘草附子汤用于表里阳虚的风湿病证，特点是表里阳气皆虚，风与湿并重，故桂枝、白术、附子并用，且君甘草缓其药力兼和其里。由此可见治疗风湿病，应根据风与湿的轻重以及体内表里阳气虚弱的程度具体对待。

【应用】

1. 甘草附子汤为风湿病风寒湿邪在表，心肾阳虚的常用方。证候表现为肢体关节疼痛，胸闷心悸，小便少，下肢浮肿，脉结代，舌紫苔腻等。如瘀血内阻，加川芎、桃仁、郁金；如痰饮内阻，加薤白、枳实；如心血不足加当归、丹参、熟地黄。慢性肾炎属脾肾阳虚，症见肢体浮肿，小便不利，脉沉细，舌淡苔白者，亦可用本方治疗。

2. 医案举例

杨某，女，22 岁。患风湿性关节痛数年，中药常服祛风除湿、散寒宣痹、活血祛痰诸药无效。西医先服祛风湿止痛药，后服激素治之，疼痛始终不能解。近一月来，周身关节疼痛加剧，手足屈伸不利，汗出恶风，动则短气，头眩心悸，食少便溏，小便不利，下肢足跗浮肿。病邪由表传里，由心脾及肾，形成表里阳虚，心脾肾诸不足证。病情复杂，治极棘手，欲去其风湿，则阳更虚，欲补其心脾肾，则风湿更甚。治当表里兼顾，虚实同治。方选甘草附子汤加味，久服可缓解其症状。药用：附子12g，桂枝10g，白术10g，甘草5g，黄芪10g，防己6g。上方加减服20剂，关节疼痛渐轻，手足屈伸自如，饮食增多，大便已实，小便自利，浮肿消退。药已对证，病已衰退，遂宗原方加活血通络之品，再服20剂，诸证渐次消减，病情缓解，嘱常服原方调治，防病复发。（张谷才. 从《金匮》方来谈痹症的治疗. 辽宁中医杂志. 1980；9：18）

暍　病

一、脉证

太陽中暍①，發熱惡寒，身重而疼痛，其脉弦細芤遲。小便已，洒洒然毛聳，手足逆冷，小有勞，身即熱，口開②，前板齒燥。若發其汗，則惡寒甚；加溫針，則發熱甚；數下之，則淋甚。（二十五）

【词解】

①中暍（yē yè）：即伤暑。

②口开：此指暑热内扰，气逆张口作喘之状。

【释义】

本条论述伤暑的证候以及误治后的变证。太阳中暍，指暑邪外感，病从太阳始，故见恶寒发热等太阳症状。暑多夹湿，故身重而疼痛。夏热之时人身阳气随汗而外泄，阴气以热而内耗，多呈气阴两伤的症状。"其脉弦细芤迟"指脉象可见弦细、可见芤迟，这是因为暑性升散，既能伤阴，又可因气随液泄而损伤阳气，故其脉所见不一。太阳内合膀胱，外应皮毛，小便之后，一时阳气虚馁，所以感洒渐形寒而毛耸。阳气被郁，不能达于四肢则手足逆冷，但与四逆汤证不同。里气已虚，稍劳动，则阳气外浮而身热，口开气喘。阴津内耗口齿失润则前板齿燥。此证虽属外感，但虚实夹杂，治应兼顾，如因见有表证，而贸然发汗，必更伤阳气而恶寒加重；如以为表寒而误用温针法，则更助暑邪，使发热加剧；如误认为口开、齿燥是内有燥热而数用攻下法，则更伤其阴，津液内竭，热邪内陷，致使小便由黄赤而转为淋涩，凡此诸症，皆属误治之变。

【讨论】

本条未出治法，临证当仔细分析，后世医家多主张偏寒湿者用李东垣清暑益气汤，重在升阳益气除湿；偏暑热者，宜用王孟英清暑益气汤，重在益气养阴生津。

二、证治

（一）伤暑热盛

太阳中热者，暍是也。汗出恶寒，身热而渴，白虎加人参汤主之。（二十六）

白虎加人参汤方：

知母六两　石膏一斤（碎）　甘草二两　粳米六合　人参三两

上五味，以水一斗，煮米熟汤成，去滓，温服一升，日三服。

【释义】

本条论述伤暑热盛的证治。"太阳中热"是暑热邪气侵犯太阳肌表。由于暑热熏蒸，故见汗出，汗出阳伤，失于温煦，故汗后恶寒，此乃汗出在先，因汗出而恶寒，与一般表证发热恶寒者不同。暑为阳邪，暑热伤津，故见发热、口渴，这些均是暑病的主证。临床还可见心烦、溺赤、口舌干燥、倦怠少气、脉虚等证。病属暑热内盛，气阴两虚，故用白虎加人参汤清热益气生津，这是暑病的正治法。方中以石膏之辛寒，清内蕴之热，知母之苦寒，滋内耗之阴，加人参益气生津，阴阳兼顾，甘草、粳米补中和胃，共奏清热祛暑，生津益气之效。

【讨论】

中暍恶寒，伤寒亦恶寒，但二者病机不同。中暍恶寒，是腠理开泄，汗出过多所致；伤寒恶寒，是腠理闭塞，阳气被郁所致，当予鉴别。若因汗出过多而恶寒，妄用热药，则立危矣。

【应用】

1. 本方用治伤暑热盛津伤，临床常用于热性病、中暑、热射病等引起的高热、烦渴和脑病。糖尿病、甲状腺机能亢进等引起烦渴、脉洪大等也可应用此方治疗。《医学衷中参西录》用此方以山药代粳米，既能补脾阴，又能防石膏过寒而伤中气。此处加人参当用生晒参为宜，如用西洋参益气养阴，清热生津效果更佳。

2. 药理实验证明，单用石膏退热作用虽快，但作用较弱而短暂；知母退热虽缓，但作用较强而持久。两药合用，退热效果更加显著。

3. 医案举例

陈某，男，18岁。1974年7月15日初诊。外感暑邪，身热气促急，烦渴引饮，汗多，前额痛，日前曾有鼻衄，牙龈肿痛，舌红，唇干，脉洪大。宜解暑热，益津气。党参12g，北沙参9g，生石膏30g，知母9g，生草6g，天花粉9g，赤芍9g，鲜生地30g，粳米1小盅，3剂，7月19日复诊。气促已平，身热见低，牙宣龈痛，便艰。续以泻胃火而益津。太子参9g，北沙参9g，知母6g，生草6g，生石膏12g，麦冬9g，淡竹叶9g，鲜生地30g，生大黄4.5g。本例是暑热之邪干于气分……用白虎加人参合生津等药。3剂而暑热证解，复诊加清胃肠之品。清润泄热合用，病情比较快地得到痊愈。（何任.金匮要略新解.杭州：浙江科学技术出版社.1981；23）

（二）伤暑湿盛

太阳中暍，身热疼重，而脉微弱，此以夏月伤冷水，水行皮中所致也，一物瓜蒂汤主之。（二十七）

一物瓜蒂汤方：

瓜蒂二十箇

上剉，以水一升，煮取五合，去滓，顿服。

【释义】

本条论述伤暑挟湿的证治。伤暑则身热，挟湿则疼重，暑湿伤阳，故脉微弱。其因多由夏月贪凉饮冷，或汗出入冷水，水湿邪气侵入肌腠，郁遏阳气所致。治疗用一物瓜蒂汤去湿散水。瓜蒂，《神农本草经》：主大水，身面四肢浮肿。本证以身体疼重为主，疼重是由于水湿偏盛，用瓜蒂逐散皮肤水气，水气去则暑无所依，而病自解。

【讨论】

因瓜蒂苦寒有毒，目前临床上用一物瓜蒂汤治疗暑病者较少，《医宗金鉴》认为此时可用大顺散（甘草、干姜、杏仁、肉桂）或香薷饮（香薷、厚朴、扁豆）治疗。

【应用】

1. 瓜蒂味苦，性升催吐，对痰涎宿食，填塞上脘，胸中痞硬，烦躁不安等证，用之得当，有立竿见影之效。痰湿重者，可加白矾；痰涎壅塞者，酌加菖蒲、郁金、半夏；风痰盛者，可加防风、藜芦。据临床观察，久用瓜蒂散搐鼻，可引起鼻炎，用时当谨慎。

2. 医案举例

仲师于《金匮》出一物瓜蒂汤，历来注家，不知其效用。予治新北门永兴隆板箱店顾五郎亲试之。时甲子六月也，予甫临病者卧榻，病者默默不语，身重不能自转侧，诊其脉则微弱，证情略同太阳中暍，独多一呕吐，考其病因，始则饮高粱酒大醉，醉后口渴，继以井水浸香瓜五六枚，卒然晕倒。因念酒性外发，遏以凉水浸瓜，凉气内薄，湿乃并入肌腠。此与伤冷水水行皮中正复相似。予乃使店友向市中取香瓜蒂四十余枚，煎汤进之，入口不吐：须臾尽一瓯，再索再进，病者即沉沉睡，遍身微汗。迨醒而诸恙悉愈矣。（曹颖甫.曹氏伤寒金匮发微.上海：上海科学技术出版社，1990；262）

小　结

本篇所论痉、湿、暍三病，均由感受外邪所致，病情变化又均从太阳表证开始，与伤寒有相似之处，但又各有特点，故此三种病证，除见于《伤寒论》外，又列于此，作为论述杂病的开始。

痉病病在筋脉，其脉弦，以颈项强急，口噤不开，甚至角弓反张为主证。致病原因，多由外感风寒，阻滞经脉，加之误汗误下等因素津液内伤，筋脉失养，挛急成痉。故本病初起，具有发热恶寒等表证。根据汗之有无，可分为刚痉和柔痉。发热恶寒无汗发痉者，为刚痉，用葛根汤发汗解表，生津舒脉；发热有汗发痉者，为柔痉，用栝楼桂枝汤滋养津液，解肌祛邪。如病情进一步发展，成为邪入阳明、热伤津液的阳明痉病，则见胸满口噤，卧不着席，脚挛急，齘齿等，当用大承气汤泄热存阴以止痉。总之，治疗痉病，在发表清里时，必须兼顾津液，这是治疗痉病的重要原则。痉病预后以津液的盛衰有无为转移，如津气未亏，无论发表清里，邪解热退，其病可迅即向愈；如病起而脉见沉细，或有灸疮不敛者，为气血津液暗伤，预后多不良。

湿病有外湿内湿之分，本篇所论，重在外湿。以发热身重，骨节疼烦为主证。湿病治疗原则是发汗、利小便，但发汗不能大汗，必微微似欲汗出，方使风湿邪气缓缓蒸发，营卫通利，风与湿邪俱去，否则，汗出太骤，风去湿存，徒伤阳气，病必不愈。因此风湿病过汗、误下都会导致阳气大伤，出现不良后果。湿病辨证，如湿邪偏重者，以身体重着疼痛为主证；偏于寒湿，则其痛较甚；偏于风湿，则多游走性疼痛。湿从外袭，导致人体发病，首先出现表证，寒湿在上，头重疼，鼻塞而烦者，用辛夷散或瓜蒂散纳药鼻中则愈；寒湿在表，身体疼烦，恶寒无汗者，用麻黄加术汤发汗解表，散寒除湿；风湿在表一身尽疼，发热，日晡所剧者，用麻杏薏甘汤宣散风邪，清热祛湿；风湿表气亏虚，脉浮身重，汗出恶风者，用防己黄芪汤益气固表，祛风除湿；风湿表阳虚，身体疼烦，不能自转侧，脉浮虚而涩者，可根据其风与湿的偏胜分别选用桂枝附子汤或白术附子汤。若风湿较重者，用桂枝附子汤温经助阳，祛风化湿；若服了桂枝附子汤后，二便正常，里气调和，但表湿未尽病轻者，用白术附子汤，温经助阳，祛肌表湿邪；如风湿表里阳气俱虚，风湿并重，出现骨节疼烦掣痛，不得屈伸，近之则痛剧，汗出短气，小便不利，恶风不欲去衣，或身微肿者，用甘草附子汤振奋表里之阳，祛风除湿止痛。以上诸方，都属于微发汗之剂，无论表实表虚，都以温服取微汗为佳。

中暍即伤暑，是因夏月感受暑热之气，或贪凉饮冷，汗出入冷水所致。病变初起，每见发热恶寒等太阳表证。暑为阳邪，易耗气伤津，其病多呈气阴两伤，阴阳不足的脉症，故汗、下、温针等伤阳劫阴治法，皆当禁。如暑热偏重，则汗出恶寒，身热口渴，用白虎加人参汤清热益气生津；如暑湿偏盛，身热疼重，脉象微弱，用一物瓜蒂汤祛除暑湿邪气，亦可用后世的香薷饮或大顺散治疗。

思考题

1. 何谓痉病、湿病、暍病？
2. 试述痉、湿、暍三病合篇的含义。
3. 刚痉与柔痉有什么不同，如何治疗？
4. 湿病的基本治法及其机理是什么？
5. 麻黄加术汤与防己黄芪汤、桂枝附子汤与甘草附子汤治疗湿病有何异同？
7. 白虎加人参汤适用暍病的哪种证候，当有哪些症状？
6. 一物瓜蒂汤用于暍病的哪种证候？

百合狐蝥阴阳毒病脉证治第三

本篇论述百合、狐蝥、阴阳毒三种疾病的辨证与治疗。这三种疾病虽然在病因、主证、治疗等方面各有特点，但其发病都与外感邪气有关。如百合病多发生于伤寒热病之后，余热未尽；狐蝥病多是因感受湿热虫毒；阴阳毒则是感染疫毒。此外，这三种病都不同程度地表现有变幻无常的神志方面症状，所以合为一篇论述。

百合病既可由伤寒热病之后，余热未尽，邪热耗伤心肺阴液而引起，亦可由于情志不遂，郁而化火，灼伤肺阴所形成。其临床表现，以精神恍惚不定，及口苦、小便赤、脉微数为其特征。

狐蝥病，原作"狐惑"，蝥字篆文似惑，《春秋公羊传》谓"蝥之犹言惑也"。《金匮要略浅注补正》曰："狐惑二字对举，狐字着实，惑字托空……虫蚀咽喉，何惑之有？盖是蝥字之误耳。"今从《金匮要略浅注补正》改"惑"为"蝥"。狐蝥病是由于感受湿热虫毒所致，其临床表现以目赤、咽喉及前后二阴之蚀烂为特征。

阴阳毒是阴毒病和阳毒病的总称，一般认为是受染疫毒，侵入血分所引起，其临床表现以发斑、咽喉痛为主证，属急性热病范畴。

百 合 病

一、脉证、病机与预后

論曰：百合病者，百脉一宗[①]，悉致其病也。意欲食，復不能食，常默默[②]，欲臥不能臥，欲行不能行，欲飲食，或有美時，或有不用聞食臭[③]時，如寒無寒，如熱無熱，口苦，小便赤，諸藥不能治，得藥則劇吐利，如有神靈者，身形如和，其脉微數。

每溺[④]時頭痛者，六十日乃愈；若溺時頭不痛，淅然[⑤]者，四十日愈；若溺快然[⑥]，但頭眩者，二十日愈。

其證或未病而預見，或病四、五日而出，或病二十日，或一月微見者，各隨證治之。（一）

【词解】

①百脉一宗：百脉，泛指全身的血脉；宗，本也，谓人体百脉，同出一源。

②常默默：默，静也，寂也，谓病人精神不振，寂然不语。

③臭（xiù 绣）：气味也。

④溺（niào 尿）：同尿，即小便。

⑤淅（xī 息）然者：怕风，寒栗之状。

⑥快然：意为排尿通利，无任何不适。

【释义】

本条论述百合病的病因病机、脉症、预后和治疗原则，是百合病的总纲。

百合病是一种心肺阴虚内热的疾病。心主血脉，肺主治节而朝百脉，故心肺正常，则气血调和而百脉皆得其养。如心肺一病，则百脉皆病，所以"百脉一宗"之"宗"，实际上是指心肺。

百合病的临床表现主要是心肺阴虚内热引起心神不安及饮食行为失调等症状，如意欲饮食复不能食，欲卧不能卧，欲行不能行，如寒无寒，如热无热等。虽然使用了多种药物治疗，但效果均不理想，甚至服药后出现呕吐下利的情况，但从形体上观察则似乎一如常人。其次有阴虚内热引起的口苦，小便赤，脉微数等症状。

百合病的临床表现在时间先后上没有一定规律，其痊愈的时间也各不相同。原文以小便时有无头痛、畏寒，推断痊愈的时间，是因为肺与膀胱相关联，肺能通调水道，下输膀胱，膀胱经脉上行至头，入络脑，外达皮毛。其所记载的六十日、四十日的愈期，仅说明病情有轻重之分，愈期有先后之别，并非定数。

百合病多发于热病之后，为心肺阴液被热耗损，或余热未尽所致；有些因情志不遂，日久郁结化火消铄阴液而成。因而在治疗上，应"随证治之"。对于热病后之继发性百合病，预后较好，用药物治疗即可；对于情志内伤所致的原发性百合病，治疗较难，除药物治疗外，更应注意思想开导，这也正是原文"各随证治之"的引申。

【讨论】

1. 关于百合病的命名，魏荔彤认为是百合一味药来治疗此病而得名，黄树曾则认为是"百脉一宗，悉致其病，故命曰百合病"，两种说法于理皆通，可资参考。

2. 辨别百合病临床的主要依据是心肺阴虚内热引起的心神不安及饮食行为失调等症状；其次是阴虚内热所致的口苦、小便不利、脉微数。养心润肺、益阴清热是治疗百合病的基本原则。但是，不同原因所致的百合病和不同体质病人所患的百合病，其证候互有差别，因此治疗应因人而宜，"随证治之"。

二、证治

（一）误汗救治

百合病發汗後者，百合知母湯主之。（二）

百合知母湯方：

百合七枚（擘）　　知母三兩（切）

上先以水洗百合，漬一宿，當白沫出，去其水，更以泉水二升，煎取一升，去滓；別以泉水二升煎知母，取一升，去滓，後合和，煎取一升五合，分溫再服。

【校勘】

《千金要方》在"服"後，有"不差，更依法合服"七字。

【释义】

本条论述百合病误汗后的救治法。百合病本来心肺阴虚，内有燥热，不应使用汗法。若将阴虚内热，气血不行所致的"如寒无寒，如热无热"误认为表证而用汗法，则汗后阴津更伤，燥热尤甚，可出现心烦、口燥等症，此时需用百合知母汤补虚清热，养阴润燥救治。方以百合为君润肺清心，益气安神；以知母为臣养阴清热，除烦润燥；以泉水煎药清其内热，共奏补虚清热而不寒凉，养阴润燥而不滋腻之功效，以此扶正祛邪。

【讨论】

因百合病诸多疑似症状，临床实践容易误诊误治，故仲景先论误治的救逆方法，后论正治方药，符合临床实际，有一定的指导意义。

【应用】

本方除用于百合病误汗后变证外，可用于治疗神经官能症、慢性肝炎、慢性肾炎等；亦可与百合地黄汤合方治疗心动过速、肺结核、大叶性肺炎恢复期等见本方证者。

（二）误下救治

百合病下之後者，滑石代赭湯主之。（三）

滑石代赭湯方：

百合七枚（擘）　　滑石三兩（碎，綿裹）　　代赭石如彈丸大一枚（碎，綿裹）

上先以水洗百合，漬一宿，當白沫出，去其水，更以泉水二升，煎取一升，去滓；別以泉水二升煎滑石、代赭，取一升，去滓，後合和重煎，取一升五合，分溫服。

【释义】

本条论述百合病误用攻下法后的救治法。百合病本为心肺阴虚内热，理当清润为治，若将"意欲食，复不能食"，"口苦，小便赤"误以为是邪热入里的实证，而用苦寒攻下，则阴液亦随大便而失，势必更伤津液，加重阴虚内热，从而出现小便短涩不利症状；同时，苦寒攻下之剂易伤胃气，往往会导致胃气上逆而出现呕恶诸症。故治当养阴泄热，和胃降逆，用滑石代赭石汤。方以百合为君以治本病，用泉水煎煮以增强其清润心肺的作用；用滑石清热利尿，引热下行；代赭石重镇降逆和胃。如此，则心肺得以清润，胃气得以和降，小便清，大便调，呕恶自除。

【讨论】

本方是治疗百合病误用攻下后的救治方。亦有学者认为属百合病夹有湿邪阻滞，误下则胃气失和，故方中有三两滑石以清解湿热。

【应用】

1. 本方治疗泌尿系疾病，如肾盂肾炎、尿道炎，出现尿频、尿急、小腹作胀，甚至尿道涩痛者，酌加淡竹叶、通草、猪苓等。也有用于慢性萎缩性胃炎、慢性胆囊炎、心律不齐、支气管扩张、支气管哮喘、梅尼埃病等见有本方证者。

2. 医案举例

李某，女，来诊时步履艰难，必以他人背负，自述胸痛、胸闷、心悸、气短、头晕，乃按胸痹治之。投以栝楼薤白半夏汤之类，久治不效。细审之，该患者每于发病时除上述症状外，尚喜悲、欲哭、嗳气、善太息，便于前方中加百合、地黄、旋覆花、代赭石之类治之，药后其症渐消。（中医研究院西苑医院. 赵锡武医疗经验. 北京：人民卫生出版社. 1980；74）

（三）误吐救治

百合病，吐之後者，用後方主之。（四）

百合雞子湯方：

百合七枚（擘）　雞子黄一枚

上先以水洗百合，漬一宿，當白沫出，去其水，更以泉水二升，煎取一升，去滓，内雞子黄①，攪匀，煎五分②，温服。

【词解】

①内鸡子黄：鸡子黄即新鲜鸡蛋的卵黄，意为煎好的百合汁中加入新鲜鸡蛋的卵黄。

②五分：分，成数，如《管子·乘马》"人君之守高下，岁藏三分，十年必有三年之余。"三分，即三成，五分，即五成；意为鸡子黄煎五成熟即可，方有滋阴清热养血安神之功。

【释义】

本条论述百合病误用吐法后的救治方。百合病本属阴不足之证，不能用吐法。若将"欲饮食，或有美时，或有不用闻食臭时"误认为是痰涎壅滞或宿食在上而用吐法，虚作实治，不仅更伤脾胃之阴，使燥热愈重，更能扰乱肺胃和降之气，出现虚烦不眠、胃中不和等症。治用百合鸡子汤养阴和中。方中百合养阴清热，鸡子黄养阴润燥以滋胃阴。如此，则阴复胃和，虚烦之证自除。

【讨论】

以上三条，均论述百合病误治后的变证治法。先以本病为主，兼顾变证，所以均以百合为主药，均用泉水煎诸药，再加入救误之品以应变。如百合知母汤治误汗后伤津化燥；滑石代赭汤治误下后呃逆泄泻；百合鸡子汤治误吐后肺胃阴伤。虽各有侧重，但又谨守滋阴原则，仍以百合为君治其本，正是"百脉一宗"而"知犯何逆，随证治之"的体现。

【应用】

1. 本方治百合病误吐不能食者，可加玉竹、石斛、粳米；若惊悸不宁，心烦失眠、盗汗者，可加龙骨、牡蛎、珍珠母、酸枣仁、柏子仁等；若肢体震颤，虚风内动，可加龟板、鳖甲、生地等；对于热病阴伤，或久病精亏，肺胃阴虚者，可合用生脉散等。亦有将此方用于心脏神经官能症、心动过速、植物神经紊乱、高热性疾病脱水等见于本方证者。

2. 医案举例

谢某，女，23岁。患神经官能症，主诉经常头痛、失眠、眼冒金花、口干口苦、手足心烧、食欲有时好有时不好、月经提前、量少、小便短赤、大便秘结，若问其有无其他不适，则恍惚去来疑似有无之间，其人营养中等，面色如常，舌润无苔、边尖俱赤，脉象弦细而数。病已年余，西药谷维素、安定片、利眠宁、维磷补汁之类；中药如丹栀逍遥散、天王补心丹、六味地黄丸之类，遍尝不效。此《金匮》所谓"百脉一宗，悉至其病"，治宜滋养心肺之阴、佐以清热镇静，用百合地黄汤、百合知母汤、栝楼牡蛎散、百合滑石汤合为一方：百合23g、生地15g、知母10g、滑石10g、花粉12g、生牡蛎20g，加淮小麦15g、生白芍10g、炙草6g、大枣三枚，服十剂，口苦口干已好，小便转清，于原方去知母、滑石、花粉，加沙参15g、麦冬10g、枣仁10g、阿胶10g（蒸兑）、鸡子黄二枚（冲服）。连进二十余剂，诸证悉平。（谭日强．金匮要略浅述．北京：人民卫生出版社，1981：56）

（四）正治主方

百合病，不经吐、下、发汗，病形①如初者，百合地黄汤主之。（五）

百合地黄汤方：

百合七枚（擘）　生地黄汁一升

上以水洗百合，渍一宿，当白沫出，去其水，更以泉水二升，煎取一升，去滓，内地黄汁，煎取一升五合，分温再服。中病，勿更服。大便当如漆②。

【词解】

①病形：指病状。

②大便当如漆：指大便色黑，如同黑漆一样。

【释义】

本条论述百合病的正治法。百合病发病后经过一段时间，但没有经吐、下、发汗等误治，其临床表现如病初，即仍同本篇首条所述主证一样，没有发生变化，其病机仍属心肺阴虚内热，故治以百合地黄汤养心润肺，益阴清热。方中百合甘寒，清气分之热，能润肺清心，益气安神。地黄汁甘润，能益心营，清泄血分之热。泉水凉润，清虚热，利小便，用以煎百合增强其清热之效。

【讨论】

1. "大便当如漆"，一云热除之验，一云地黄汁所致。所以服药时当告知病人，停药后即可消失，不必惊惧，以配合治疗。

2. 临床治病应根据服药后的病情变化决定治疗时间的长短。原文注曰"中病，勿更服"，有认为中病即止，"勿使过之，伤其正也"。亦有认为中病后仍应适当守方，予以巩固。具体如何应用，应结合临床。

【应用】

1. 本方常用于治疗各种神经官能症、癔病、植物神经功能紊乱以及热病的善后调理。有以此方与酸枣仁汤、甘麦大枣汤、柴胡疏肝剂等合用，加柏子仁、合欢花、龙骨、牡蛎、磁石等治疗更年期忧郁症、夜游症、轻微脑功能失调以及慢性疲劳综合征；也有用此方加麦冬、沙参、五味子、贝母治疗肺燥喘咳；加丹参、赤芍治疗胸痹；加茅根、黄芩炭、知母等治疗鼻衄。还有用于治疗心肌炎、心动过速、高血压、冠心病、肺心病、肺结核、大叶性肺炎恢复期等病而见本方证者。

2. 医案举例

内翰孟端士尊堂太夫人，因端士职任兰台，久疏定省，兼闻稍有违和，虚火不时上升，自汗不止，心神恍惚。欲食不能食，欲卧不能卧，口苦，小便难，溺则洒淅头晕，自去岁迄今，历更诸医，每用一药，辄增一病。用白术则窒塞胀满，用橘皮则喘息怔忡，用远志则烦扰烘热……遂致畏药如蝎，惟日用人参钱许，入粥饮和服，聊藉支撑。交春，虚火倍剧，火气一升则周身大汗，神气骏骏欲脱，惟倦极少寐，则汗不出而神思稍宁。觉后少顷，火气复升，汗亦随至，较之盗汗迥殊。直至仲春，邀石顽诊之。其脉微数，而左尺与左寸倍于他部，气口按之，似有似无。诊后，疑述从前所患，并用药转剧之由。……石顽曰：此本平时思虑伤脾，脾阴受困，而厥阳之火尽归于心，扰其百脉致病，病名百合。此证惟仲景《金匮要略》言之甚详，本文原云"诸药不能治"，所以每服一药，辄增一病，惟百合地黄汤为之专药，奈病久，中气亏乏殆尽，复经药误而成坏病，姑先用生脉散加百合、茯神、龙齿以安其神，稍兼萸、连以折其势，数剂稍安。即令勿药，以养胃气，但令日用鲜百合煮汤服之，交秋天气下降，火气渐伏，可保无虞。迨后仲秋，端士请假归省，欣然勿药而康。（张璐. 张氏医通. 上海：上海科学技术出版社. 1963；274）

（五）百合病变渴治法

百合病一月不解，变成渴者，百合洗方主之。（六）

百合洗方：

上以百合一升，以水一斗，渍之一宿，以洗身。洗已，食煮饼，勿以盐豉①也。

【词解】

①盐豉：即咸的豆豉。

【释义】

本条论述百合病经久变渴的外治法。百合病本无口渴之症，但经一月之久而不愈，增加口渴的变症，说明阴虚内热较甚，此时单纯用百合地黄汤内服则药力不够，如过用清解，又会损伤气阴，故在内服的同时，兼以外洗。百合浸汤外洗，通过皮毛与肺相合的关系，"洗其外，所以通其内"，起清热生津补液的作用。"洗已，食煮饼"能调养胃气以生津，帮助除热止渴；"勿以盐豉"，以豆豉味咸反能伤津增渴，故当禁用。

【讨论】

1. 煮饼，《千金要方》作"白汤饼"；庞氏《伤寒总病论》谓："煮饼是切面条汤，煮水淘过，热汤渍食之。"丹波元简《金匮玉函要略辑义》引张师正《倦游录》云："凡以面食煮之，皆谓汤饼。"此处所谓煮饼系指淡面条之类。

2. 临床治病要获得好的疗效，不仅要辨证准确，选择合适的治疗手段，注意饮食的宜忌也是非常重要的。本条"洗外治内"的协同治疗，洗后"食煮饼"益胃生津，"勿以盐豉"的告诫，均体现这点。

百合病，渴不差者，用後方主之。（七）

栝樓牡蠣散方：

栝樓根　牡蠣（熬）等分

上為細末，飲服方寸匕，日三服。

【释义】

本条论述百合病渴不差的治法。应与上条合参，如用内服外洗两法治疗后，口渴仍不解者，说明热盛津伤，药不胜病，需在前法基础上，再加用栝楼牡蛎散治疗。方中栝楼根清肺胃之热以生津止渴；牡蛎咸寒镇潜，引热下行，使热不上炎，津生热降。如此，则津液得生，虚热得清，口渴自解。

【讨论】

上述六、七两条，《千金》、《外台》均合为一条，故当前后连贯合参。论"变成渴"与"渴不差"，选百合洗方与栝楼牡蛎散，均是与百合地黄汤主方的配合治疗，如此才符合临床实际。否则，百合病产生口渴变证，仅以百合外洗，或只用栝楼牡蛎散内服，病增而药减，于理不合。

【应用】

1. 本方加味，可治疗糖尿病、甲亢、肺炎、胃炎等阴伤口渴喜冷饮者效佳。

2. 医案举例

患者王某，女，13 岁，学生。1960 年 4 月 15 日在看解剖尸体时受惊吓，随后因要大便跌倒在厕所内。经扶起抬到医院治疗，据代诉查无病，到家后颈项不能竖起，头向左右转动，不能说话，问其痛苦，亦不知答，曾用镇静剂 2 日无效，转来中医诊治。患者脉浮数，舌赤无苔，无其他病状，当即从"百合病"处理，用百合 7 枚，知母 4.5g。服药 1 包后，颈项已能竖起十分之七，问她痛苦，亦稍知道一些，左右转动也减少，但仍不能说话，再服 1 剂，颈项已能竖起，不向左右转动，自称口干燥大渴，改用栝楼牡蛎散（栝楼根、牡蛎各 9g），服 1 剂痊愈。[吴才纶. 百合病治验. 江西中医药. 1960；（12）：14]

（六）百合病变发热治法

百合病變發熱者─作發寒熱，百合滑石散主之。（八）

百合滑石散方：

百合一兩（炙）　　滑石三兩

上为散，饮服方寸匕①，日三服。当微利①者，止服，热则除。

【词解】

①微利：指小便通利，尿量适度。

【释义】

本条论述百合病变发热的证治。百合病可见"如寒无寒，如热无热"的疑似症状，热象并不明显；今变明显发热者，乃因病久不愈，热盛于里，外达肌肤所致。治用百合滑石散，以百合为君滋养肺阴，清其上源，以润其燥；配以滑石清里热而利小便，使热从小便出，则肌肤之热自解。

【讨论】

1.《张氏医通》释本条"若变发热，乃肺郁而成热"，亦有学者认为本证是百合病兼湿热者，故用滑石清热利湿，可为参考。方后云："当微利者，止服"，一是说明临床表现除见明显发热外，应伴有小便短涩不利。二是说明本为心肺阴虚的百合病，不可过用清利，过则阴伤，燥热不除，故药后小便畅利，其热外泄，则应停药。

2. 滑石代赭石汤与百合滑石散只有一味药之差，其所主病症虽成因不同，但主证大同小异，临证宜加鉴别，现列表如下：

表3-1　　　　　　　　　　　滑石代赭石汤与百合滑石散鉴别表

方名	药物	功效	主治
滑石代赭石汤	百合、滑石、代赭石	养阴清热，利水降逆	心神不宁、饮食行为失调症状、口苦、呕恶、小便短涩不利色赤、脉微数
百合滑石散	百合、滑石	养阴润肺，清热利水	心神不宁、饮食行为失调症状、口苦、发热、小便短涩不利色赤、脉微数

3. 百合病变证宜加鉴别，现列表如下：

表3-2　　　　　　　　　　　　　　百合病变证鉴别表

证别	病机	主证	治法	方剂	方义
百合病日久变成渴（六）	病久虚热伤津	百合病证加口渴	内外合治	内服百合地黄汤外用百合洗方	内服外洗，清热养阴润燥，洗已，食煮饼勿以盐豉
百合病渴不差（七）	虚热伤津药不胜病	百合病证加渴不差	养阴清热生津止渴	栝楼牡蛎散	栝楼根，清热生津，牡蛎清虚热，引热下行
百合病变发热（八）	热盛于里外达肌表	百合病证加发热	滋阴润肺清热利尿	百合滑石散	加滑石清热利尿，当微利止服

【应用】

本方原为百合病变发热而设，结合现代临证，热病后期，复发热，而见本方证者，可加减用之，如发热重者，可酌加玄参、太子参、麦冬、地骨皮、白薇等。也有用于中暑、肾盂肾炎、膀胱炎、支气管扩张症等见本方证者。

三、基本治则

百合病见於阴者，以阳法救之；见於阳者，以阴法救之。见阳攻阴，复发

其汗，此為逆，見陰攻陽，乃復下之，此亦為逆。（九）

【释义】

本条论述百合病的治疗原则。百合病的病机，主要是阴虚内热，治当补其阴之不足，以调整阳之偏胜，即所谓"见于阳者，以阴法救之"。本篇治疗百合病诸方，即为此而设，但阴阳互根，阴虚之甚者，阴中之阳亦受损害，往往兼见怯寒、神疲等症，在治疗上又当酌用养阳之法，即所谓"见于阴者，以阳法救之"。本篇对于此种证治，虽未具体论述，意寓其中，学者自当隅反，后世常用温柔养阳之法，临证时可以参考应用。若见阴虚内热之症，不予养阴清热，而误作实热攻其里，则阴更伤，其证不愈，复用汗法，伤阴耗阳，"此为逆"；若阴损及阳而见阳虚之证，不予扶阳以和阴，反用汗法散其寒，则阳更伤，乃复下之，阴阳并受其害，"此亦为逆"；故临床当谨守病机，慎调阴阳，随证治之。

狐　蜜　病

一、证候及内服方

狐蜜之为病，狀如傷寒，默默欲眠，目不得閉，臥起不安，蝕①於喉為蜜，蝕于陰②為狐，不欲飲食，惡聞食臭，其面目乍③赤、乍黑、乍白。蝕於上部④則聲喝⑤—作嘎。甘草瀉心湯主之。（十）

甘草瀉心湯方：

甘草四兩　黃芩三兩　人參三兩　乾姜三兩　黃連一兩　大棗十二枚　半夏半升

上七味，水一斗，煮取六升，去滓，再煎，溫服一升，日三服。

【词解】

①蚀：虫蛀之谓。这里是腐蚀的意思。

②阴：指肛门、生殖器前后二阴。

③乍：忽然之意；一说"或"。二说并通。

④上部：指咽喉。

⑤声喝（yè 夜）：说话声音嘶哑。

【释义】

本条论述狐蜜病的临床表现及内服方。本病由于湿热久郁，化生虫毒，正气渐虚所致。湿热蒸腐，内犯脏腑，上犯咽喉，下及二阴。湿热郁遏，正邪相搏，故见"状如伤寒"的寒热之症。湿热内壅，烦扰心神，则默默欲眠，但又目不得闭，卧起不安。湿热中阻，胃气失和，则不欲饮食，恶闻食臭。湿热为病，热上蒸，则面目赤；湿上遏，则面目黑；湿热下行，阻滞营卫，气血不能上荣，则面目白。湿热虫毒上蚀咽喉，下蚀前后二阴，则见咽喉、前后二阴黏膜溃烂。上部咽喉被蚀，伤及声门，声音嘶哑，名曰"蜜"，治以甘草泻心汤。方中生甘草为君扶正解毒，配以黄芩、黄连苦寒清热，燥湿解毒；干姜、半夏辛燥化湿；人参、大枣和胃扶正，健中化湿；共奏清热燥湿，和中解毒，祛邪扶正之功。

【讨论】

狐惑病，一般认为与现代医学白塞氏病相类似。白塞氏病由土耳其医生于 1937 年首次描述并报告。但也有学者认为不应将狐惑病与白塞氏病完全等同起来。也有人认为狐惑病与粒细胞缺乏症相似，或与羔虫病相似，甚至还有从性病立说者。曲氏等则认为，如从研究的角度作些推测，将有助于理解，如果硬要将狐惑病等同于某一病，则不免有作茧自缚之嫌。[曲丽芳，等. 狐惑病证治源流探讨. 上海中医药大学学报. 2001；（1）：27]

【应用】

1. 本方常用于治疗西医学的"白塞病（亦称白塞氏病、白塞氏综合征、口眼生殖器综合征）"证属湿热内蕴者。本方加减尚可治胃、十二指肠溃疡及慢性胃肠炎、复发性口疮、神经衰弱、产后下利以及磺胺类、解热止痛类药物过敏导致的咽喉、龟头糜烂等。

2. 医案举例

郭某，女，36 岁。口腔及外阴溃疡半年，在某院确诊为口、眼、生殖器综合征，曾用激素治疗，效果不好。据其脉症，诊为狐惑病，采用甘草泻心汤加味。方用：生甘草 30g，党参 18g，生姜 6g，干姜 3g，半夏 12g，黄连 6g，黄芩 9g，生地 30g，大枣 7 枚，水煎服 12 剂。另用生甘草 12g，苦参 12g，4 剂煎水，外洗阴部。复诊时口腔溃疡及外阴溃疡已基本愈合。仍按前方再服 14 剂，外洗方 4 剂，患者未再复诊。（中国中医研究院西苑医院. 赵锡武医疗经验. 北京：人民卫生出版社. 1980；99）

二、外治方

蚀於下部①則咽乾，苦參湯洗之。（十一）

苦參湯方：

苦參一升

以水一斗，煎取七升，去滓，熏洗，日三服。

【校勘】

原本缺"苦参汤方"，现据《四部备要》本补。《金匮悬解》"苦参"作一斤，《医宗金鉴》、《金匮要略心典》无"服"字。

【词解】

①下部：指前阴。

【释义】

本条论述狐惑病前阴蚀烂的外治法。狐惑病由湿热内蕴所致，病涉脾胃肝经。口咽为脾胃之门户，为肝经之所系；魄门直通胃肠，而肝之经脉绕阴器，故湿热邪毒，随经下注，则可见前阴蚀烂，随经上蒸，则见口咽干燥。苦参能解毒、燥湿、杀虫，可作熏洗之用。故前阴蚀烂者，可用甘草泻心汤内服，同时配苦参汤熏洗前阴患处，杀虫解毒化湿，湿热虫毒得清，溃烂腐蚀之患得敛，咽干之症亦随之得愈。

蚀於肛者，雄黄熏之。（十二）

雄黄

上一味为末，筒瓦二枚合之，烧，向肛熏之。

《脉经》云：病人或從呼吸上蚀其咽，或從下焦蚀其肛陰，蚀上為惑，蚀下為狐。狐惑病者，猪苓散主之。

【释义】

本条论述狐惑病后阴蚀烂的治法。二阴皆为肾所主，肝脉所过，幽阴之处多潮湿，易化热生虫，蚀烂肌肤，导致肛门溃烂。此证可在内服甘草泻心汤的同时，配雄黄熏治后阴患处，雄黄有较强的杀虫解毒燥湿祛腐生肌功能，直接作用患处，功效更著。

【讨论】

狐惑病虽有内治、外治之法，但以内治为主。苦参汤和雄黄熏方分别是虫毒腐蚀前阴、后阴的外治方，临床配合甘草泻心汤内服，内外合治，相得益彰，收效明显。

【应用】

1. 苦参汤现代常用于湿疹、疥疮或会阴肛门瘙痒、肿痛及白塞氏综合征，外洗或漱口均宜。治赤白带下、阴道滴虫之阴部瘙痒可加黄柏、龙胆草、蛇床子；治周身风痒、疥疮顽癣，可加地黄、赤芍、白鲜皮。

2. 雄黄可用于治疗白塞氏综合征，慢性支气管炎、支气管哮喘、流行性腮腺炎、热带性嗜伊红细胞增多症、细菌性痢疾、结肠炎、霉菌性阴道炎、滴虫性阴道炎、带状疱疹、皮肤诸疮或疥癣等多种病证。《肘后备急方》用作辟诸蛇毒；《十便良方》用于"百虫入耳，雄黄烧燃，熏之自出"；《丹溪心法》雄黄解毒丸治急喉风、双蛾肿痛汤药难下者。

3. 医案举例

焦某，女，41 岁，干部，1962 年 6 月初诊。患者于 20 年前因在狱中居处潮湿得病，发冷发烧，关节疼痛，目赤，视物不清，皮肤起有大小不等之硬斑，口腔、前阴、肛门均见溃疡。20 年来，时轻时重，缠绵不愈。近来月经先期，色紫有块，有黄白带，五心烦热，失眠，咽干，声嘎，手足指趾硬斑，日久已成角化，肛门周围及直肠溃疡严重，不能正坐，口腔黏膜及舌面也有溃疡，满舌白如粉霜，便干结，小溲短黄，脉滑数，诊为狐惑病，即予治惑丸、甘草泻心汤加减内服，苦参煎水熏洗前阴，并以雄黄粉熏肛。肛门熏后，见有蕈状物突出肛外，奇痒难忍，用苦参汤洗涤后，渐即收回，服药期间，大便排出恶臭黏液多量，阴道也有多量带状浊液排出，病情日有起色，四肢角化硬斑亦渐消失。治疗 4 个月后，诸症消失，经停药观察 1 年余，未见复发。［王子和．狐惑病的治疗经验介绍．中医杂志．1963；（11）：10］

三、酿脓证治

病者脉数，無熱，微煩，默默但欲臥，汗出，初得之三、四日，目赤如鸠眼[①]；七、八日，目四眥[②]一本此有黄字黑。若能食者，膿已成也，赤豆當歸散主之。（十三）

赤豆当归散方：

赤小豆三升（浸令芽出，曝乾）　　当归三两

上二味，杵③为散，浆水④服方寸匕，日三服。

【词解】

①鸠（jiū究）眼：鸠，鸟名，即斑鸠，其目色赤。

②目四眦（zì自）：眦，眼角；目四眦，即两眼的内角、外角。

③杵（chǔ楚）：此言药物炮制的方法之一，用一头粗一头细的圆木棒（或金属棒），在臼里捣碎药物。

④浆水：浆，酢也，《本草纲目》称浆水又名酸浆。嘉谟云："浆，酢也，炊粟米熟，投冷水中，浸五六日；味酸，生白花，色类浆，故名。"

【释义】

本条论述狐惑酿脓的证治。病人脉数、微烦、默默但欲卧，是里热盛之象；无热汗出，说明病不在表，血分有热；目赤如鸠眼，乃血分之热，随肝经上注于目；蓄热不解，湿毒不化，将腐败气血，酿成痈脓；若目四眦黯黑，为热毒壅滞已久，热瘀血腐，痈脓已成。能食，说明胃气未伤，正气未衰，可以解毒排脓。治疗用赤小豆当归散利湿清热，解毒排脓。方中赤小豆渗湿清热，解毒排脓；当归祛瘀生新；浆水服药以增强清热解毒作用。尤怡称此方为"排脓血除湿之良剂也"。

【讨论】

1. "赤豆当归散"，当归后，原本缺计量。《医统》本"作赤小豆当归散"。"当归"后，《千金要方·卷十》、《外台秘要·卷二》、《小品方·卷四》均作"三两"。今从。

2. 本条所论之"脓"究竟在何处？根据条文精神，应在眼部。据临床观察，本病初起即见眼部症状的比较少，往往经过两三年反复发作后才出现。故对"初得之三、四日"、"七、八日"之语，应活看。其眼部症状，最初表现红赤，并可兼见畏光肿痛，进一步发展可形成前房积脓，此时两目由红赤色转为暗黑，若不进行治疗，最后可能致盲，再结合《金匮》惊悸吐衄下血胸满瘀血病篇"下血，先血后便……赤小豆当归散主之"的论述，脓亦可在大肠下端的肛门处。其成脓部位虽有上、下之异，而机理则同。故均以此方渗湿清热，活血解毒排脓。

【应用】

1. 有报道用本方加味，内服外洗治疗渗液性皮肤病、传染性湿疹样皮炎、接触性皮炎、生漆过敏、急性湿疹、女子前阴溃疡、男子阴茎溃烂、尖锐湿疣、脓疱疮等。症见灼热潮红者，加银花、连翘、丹皮；疼痛甚者，加皂角刺；瘙痒甚者，加荆芥、蝉蜕；渗液较多者加苍术、川连。亦有加赤白芍、桃仁、山甲片、牛膝等治疗多发性寻常疣；加败酱草、大黄治疗前列腺肥大；加丹参、薏苡仁、桑枝、忍冬藤等治疗湿热痹；加银花、败酱草、薏苡仁、贯众、冬瓜仁治疗赤白带。

2. 医案举例

李某，女，24岁。1982年8月2日初诊。身无热，喉及前后阴瘙痒溃烂，口唇溃脓，

肿胀，心烦，不思饮食。经喉科、妇科多次治疗不效，于1982年8月2日来诊。现症：精神烦躁，面色及目四眦黑，有少量溃疡并有脓性分泌物，目赤如鸠眼，咽喉、上颚有溃疡，上唇皮肤明显变黑连及下唇，唇内可见脓肿如粟疮状，前阴溃烂，舌质红，苔黄，脉数。治宜清热解毒，活血化瘀。方用赤小豆当归散加味：赤小豆20g，当归20g，茵陈25g，大黄10g，栀子15g，玄参15g，生地25g，麦冬20g，另服牛黄宁宫片，每次4片，日3次，外用苦参汤洗阴部，含化喉痛消炎丸，雄黄熏肛门，连服12剂，病愈。[王晓东等．狐蜮病的辨证施治．辽宁中医杂志1984；(5)：27]

阴 阳 毒 病

陽毒之為病，面赤斑斑如錦文①，咽喉痛，唾膿血。五日可治，七日不可治，升麻鱉甲湯主之。（十四）

陰毒之為病，面目青，身痛如被杖②，咽喉痛。五日可治，七日不可治，升麻鱉甲湯去雄黃、蜀椒主之。（十五）

升麻鱉甲湯方：

升麻二兩　當歸一兩　蜀椒（炒去汗③）一兩　甘草二兩　雄黃半兩（研）鱉甲手指大一片（炙）

上六味，以水四升，煮取一升，頓服之，老小再服，取汗。《肘後》、《千金方》：陽毒用升麻湯，無鱉甲，有桂；陰毒用甘草湯，無雄黃。

【词解】

①锦文：文，通纹。锦文，丝织品上的彩色花纹或条纹，此处指病人的脸部有赤色的斑纹，如同锦纹一样。

②身痛如被杖：杖，泛指棍。古有杖刑，一种用荆条、大竹板或棍棒拷打臀、腿或背的刑罚。句意为身体疼痛，如同受过杖刑一样疼痛难忍。

③去汗：即去水、去油之谓。

【释义】

以上两条论述阳毒阴毒的证治及预后。阴阳毒均系感染疫毒所致，由于体质不同，感邪后表现不同。阳毒者，热毒壅盛，邪热上攻，故见面赤斑斑，状如锦纹；热结咽喉，灼伤脉络，则咽喉痛甚；热壅腐灼，肉腐成脓，故吐脓血。治疗用升麻鳖甲汤。方中用升麻、甘草清热解毒；鳖甲、当归滋阴散血；雄黄、蜀椒解毒，以阳从阳欲其速散，诸药合用清热解毒，活血散瘀。阴毒者，疫毒侵犯血脉，瘀血凝滞，阻塞不通，故见面色青暗；经脉阻滞，血行不畅，故遍身疼痛如被杖刑一般；疫毒壅结咽喉，则咽喉痛。主方仍用升麻鳖甲汤解毒散瘀，去雄黄、蜀椒以防损伤阳气。五日可治，七日不可治既是阴阳毒的预后判断，又指出了早期治疗的重要意义。早期虽邪毒已盛，但正气未衰，故易于治愈；日久则毒盛正衰，治疗困难。

【讨论】

1. 一般而言，阳证宜凉，阴证宜温，故有学者认为阳毒当用升麻鳖甲汤去雄黄、蜀椒，阴毒当用升麻鳖甲汤，可供参考。

2. 阴毒、阳毒之"阴阳"二字，既非指寒热，亦非指表里，此乃疫疠邪毒侵犯人体阳分，显而在上，面赤咽痛唾脓血者为阳毒；侵犯阴分，凝滞血脉，面目青身痛者为阴毒。从临床表现看，二者均有发斑和咽喉疼痛；不同者，阳毒证症状较为明显，阴毒证症状较为隐晦。二者均属疫疠之邪，故只用一方加减。从方义看，有因势利导之意。

3. 历代医家对阴毒、阳毒的认识各有不同，至今仍有争议。魏荔彤等认为是邪毒所在的深浅不同而分阴毒、阳毒；赵良仁等认为是邪毒在阳经和阴经之不同；尤怡认为是邪著而在表者为阳，邪隐而在表之里者为阴；曹家达则以寒热分阴阳。临床实践当合参为是。

4. 多数学者认为升麻鳖甲汤是后世治疗温毒疫疠的祖方。对阴阳毒的中西医结合研究方面，提出阴阳毒类似斑疹伤寒、猩红热、咽部化脓性感染继发败血症、红斑狼疮、流行性出血热、肺结核、登革热，或某些免疫系统疾病在其发病的某一阶段、急性播散性血管内凝血（DIC）的部分表现等。研究表明升麻鳖甲汤有类似免疫调节剂的作用，具有抗组胺药物的作用，以及类似皮质激素的作用等。所以有用于治疗系统性红斑狼疮、流行性出血热、多发性肌炎、皮肌炎、银屑病、血小板无力症、血小板减少性紫癜、幽门梗阻、慢性扁桃体肿大、子宫肌瘤等疾病。

5. 研究表明，升麻鳖甲汤具有抗炎、镇静、解热、增强机体免疫功能的作用，能促进红细胞及血红蛋白的恢复。

【应用】

1. 本方加减可治疗猩红热、红斑狼疮、荨麻疹、血小板减少性紫癜、再生障碍性贫血、毒血症、白血病、多发性肌炎、皮肌炎、银屑病、慢性肝炎、血小板无力症、血小板减少性紫癜、幽门梗阻、慢性扁桃体肿大、子宫肌瘤等属热毒血瘀者。其血热较重者，加犀角、生地黄、大青叶、金银花等；血瘀较重者，加丹皮、赤芍、丹参、䗪虫；吐血衄血者，加茅根、生地黄、大黄等；偏气虚者，加人参、黄芪、白术等。

2. 医案举例

俞某，女，27岁，水泥厂工人。住址马鞍山。门诊病历5606号。1959年5月16日初诊。半年来，每月经来甚多，两大腿经常发生紫色斑块，数日渐自消失。旋又反复性陆续发生，鼻孔亦经常出血，口唇黏膜溃烂，时轻时剧，经用抗坏血酸及核黄素。并红枣七、八斤（每日半斤），仍未好转。6月6日，转我科医治，在两大腿内侧紫色斑块如鸡蛋大数个，手臂上有指头大紫斑数处，压之不褪色，不痛不痒，但在发斑处感觉肌肉麻木．小便时尿道有灼热感，大便秘结，不时头痛鼻衄。诊断为血热内蕴，而风寒郁闭于经络，仿《金匮》升麻鳖甲汤加味：升麻一钱，鳖甲三钱，当归二钱，生地三钱，紫草三钱，甘草一钱，赤芍一钱五分，丹皮二分，出入加减，外解风寒，内清血热，以疏通经络，先后计诊六次，共服药10剂，紫斑逐渐消失，而诸证亦相继痊愈。［牟允方．升麻鳖甲汤治愈紫斑病2例．浙江中医杂志，1959；(10)：41］

王某，女，38岁，患慢性（盘状性）红斑性狼疮二年多。证见面色灰滞沉着，两颧及鼻上部有紫红色斑，大如蛋，小如豆，边缘呈灰白色，里呈鲜红色，全身关节酸痛，时有咽喉痛，头眩心悸，精疲力倦，食少便溏，脉弦而无力，舌淡苔白。病先由热邪侵入血分，日久不愈，继而瘀血凝滞，心脾两虚，治当解毒化瘀，养心健脾，方拟升麻鳖甲汤加减：升麻15g，当归（土炒）8g，鳖甲12g（先煎），露蜂房6g，蛇蜕6g，土茯苓15g，红花3g，甘草6g，白术10g，仙灵脾12g。上方加减连服十五剂，诸证减轻，原方露蜂房、丹参、仙灵脾各加3g，再服20剂，面色渐转红润，斑块消退，饮食增多，头眩心悸，病情稳定，原方加减缓调，以善其后。［张谷才．从《金匮要略》来谈阴阳毒．广西中医药，1981；(6)：10]

小 结

本篇论述百合、狐蛮、阴阳毒三种疾病的证治。

百合病多是热病之后，余热未尽或情志不遂，郁热伤阴，导致心肺阴虚内热，百脉失和。临床可见精神恍惚，语言、行动、饮食、感觉异常，口苦，小便赤，脉微数等病症。治疗以养阴清热，润养心肺为原则，百合地黄汤为主方。若误用汗法，治以百合知母汤；误下者，治以滑石代赭汤；误吐后，治以百合鸡子黄汤。未经误治，日久变渴者，配合百合洗方或栝楼牡蛎散；变发热者，用百合滑石散。总之，应从具体病情出发而随证论治。若因情志所伤者，在应用上法治疗的同时，还应佐以舒肝解郁，配合心理开导，解除心中忧虑，方能彻底治愈。

狐蛮病是湿热虫毒所致的疾患。以咽喉及前后二阴溃烂或"目赤如鸠眼"为特征。以清热除湿、解毒杀虫为原则。可内外兼治，内服甘草泻心汤、赤小豆当归散，外用苦参汤洗或雄黄熏，相互配合，疗效更好。

阴阳毒是感受疫毒所致的疾患，以发斑、咽喉痛为主证。因病人体质不同，感邪后病理反应不一而有阴毒、阳毒之分。均以清热解毒，活血化瘀为大法，故可用升麻鳖甲汤随证加减。

思考题

1. 试从"百脉一宗，悉致其病"论述百合病的主要病机。
2. 百合病的基本治则是什么？
3. 百合病临床表现有何特点，主方是什么？误治如何论治？
4. 狐蛮病临床上有何特征，应该怎样治疗？
5. 甘草泻心汤由哪些药物组成，君药是什么？
6. 阴阳毒的病因是什么？
7. 阴毒与阳毒临床症状有什么特点？
8. 升麻鳖甲汤有哪些药物组成，具有什么功效？

疟病脉证并治第四

本篇专论疟病。在《内经》论疟的理论基础上，论述了疟病的脉象、症状、病机、分类与治法等，为后世疟病辨证论治奠定了坚实的基础。

疟病是以寒战壮热、休作有时为其临床特征。篇中根据疟病的脉证，寒热的状况等分为瘅疟、温疟、牝疟，同时指出疟病日久不愈，结为癥瘕，成为疟母。

本篇所论疟病应包含现代因感染疟原虫引起的疟疾，但范围更为广泛。

一、疟病主脉与治则

師曰：瘧脉自弦，弦數者多熱，弦遲者多寒。弦小緊者下之差，弦遲者可温之，弦緊者可發汗、針灸也，浮大者可吐之，弦數者風發①也，以飲食消息止之②。（一）

【词解】

①风发：风，泛指邪气。风发，指感受风邪而发热。

②以饮食消息止之：指以适当的饮食调理。

【释义】

本条从脉象论述疟病的病机和治则。疟病以寒战壮热，休作有时为特征，其病机为邪搏少阳，弦脉主痰饮，亦主少阳，故曰"疟脉自弦"，以示弦为疟病之主脉。但由于病人的体质和发病的原因不同，发病后其病理变化和症状表现也不一样，故在弦脉基础上，往往兼见其他脉象。如热重者多见弦数，如寒盛者多见弦迟。如弦小而紧，是病偏于里，多兼有食滞，可酌用下法。脉弦迟者，为里寒，可用温热药物以祛寒。如弦紧而兼表证者，为风寒在表，可用汗法或针灸治疗。如脉浮而大，为阳，病偏于上，可酌用吐法。弦而兼数者，属里热炽盛，多是感受风邪而发热，可用清法，热盛易伤胃津，故可酌情配合甘寒饮食，如蔗汁、梨汁等适当调理，以助药力，使热退津复而愈。

【讨论】

1. 从本条所论，说明疟病治法有汗、吐、下、温、清等法，但在临床实践中需结合证候辨证论治，脉证相符者方可用之。如脉浮大者，病在上，必兼有宿食痰涎停胃，泛泛欲吐之证方可吐之。若脉仅见浮大，而无可吐之证，则不可吐之。所以当脉证合参，辨证施治。此外疟有汗、吐、下诸法，说明"疟"不尽在少阳。

2. 治疟除针刺、服药以外，还可辅以导引治之。

二、证治

（一）疟母

病瘧以月一日發，當以十五日愈，設不差，當月盡解；如其不差，當云何？師曰：此結為癥瘕，名曰瘧母，急治之，宜鱉甲煎丸。（二）

鱉甲煎丸方：

鱉甲十二分（炙）　烏扇三分（燒）　黃芩三分　柴胡六分　鼠婦三分（熬）　乾姜三分　大黃三分　芍藥五分　桂枝三分　葶藶一分（熬）　石韋三分（去毛）　厚朴三分　牡丹五分（去心）　瞿麥二分　紫葳三分　半夏一分　人參一分　䗪蟲五分（熬）　阿膠三分（炙）　蜂窠四分（炙）　赤消十二分　蜣蜋六分（熬）　桃仁二分

上二十三味，為末，取煅竈下灰一斗，清酒一斛五斗，浸灰，候酒盡一半，着鱉甲於中，煮令泛爛如膠漆，絞取汁，內諸藥，煎為丸，如梧子大，空心服七丸，日三服。《千金方》用鱉甲十二片，又有海藻三分，大戟一分，䗪蟲五分，無鼠婦、赤消二味，以鱉甲煎和諸藥為丸。

【释义】

本条论述疟母的形成和证治。"病疟以月一日发，当以十五日愈，设不差，当月尽解"者，说明人与自然相通应，天气变化对疾病的转归，有一定的影响。疟病患者若素体强盛，经过正确治疗和清心养体，节食避风，则可正复邪衰，而病渐愈。如疟病在月初而患者，经过正确治疗和调养，十五日后应当痊愈；如未痊愈，再过十五天，也即一个月当尽解。因为古人认为五日为一候，三候为一节气。人与自然息息相关，节气的变更，人身之气亦随之更移，正气旺盛，则祛邪外出，疟病得除，故曰"当以十五日愈"。

假如病者素体虚弱，或失治误治，疟病反复发作，疟邪假血依痰，聚于胁下，结成痞块，名曰疟母。癥瘕结于胁下不消，气血运行受阻，则疟病难解，寒热难除；痰瘀结聚，气血不足，虚实夹杂，更易他变。故宜"急治之"，投以鱉甲煎丸，破瘀化痰，扶正消癥，正如《金匮要略方论本义》所云："鱉甲煎丸，缓以治之"。

方中鱉甲软坚散结消癥瘕，滋阴潜阳以之为君；乌扇、桃仁、丹皮、芍药、紫葳、大黄、赤硝，活血祛瘀；鼠妇、䗪虫、蜂窠、蜣螂，消坚杀虫治疟；葶苈、石韦、瞿麦，通利水道、除湿热；柴胡、黄芩、桂枝、半夏、厚朴、干姜，调寒热、理气机；疟病日久必耗伤气血，故用人参、阿胶益气养血，扶正以祛邪；煅灶下灰、清酒为使药，引经入血分，加强活血消积之功。全方寒热并用，攻补兼施，具有破瘀消癥，杀虫止疟之功，为治疟母的主方。

【讨论】

疟母，又名劳疟。指疟疾日久不愈，顽痰挟瘀，结于胁下，形成痞块；也就是指伴有脾脏肿大的慢性疟疾。所以治疗此类疟病，宜活血通络，行气消坚为主，久病体虚，当攻补兼施。《张氏医通》芎归鳖甲饮，及后世运用补中益气汤加鳖甲等学术思想均源于此。

【应用】

1. 鳖甲煎丸不独专治疟母一病，由其他原因引起的癥瘕，如肝硬化、血吸虫病引起的肝脾肿大、卵巢肿瘤等，凡属于正虚邪恋者均可选用。但本方虽有扶正之药，仍以驱邪为主；久病体弱者，宜与补益之剂合用。

2. 医案举例

张某，以"早期肝硬化"来诊。患者面色黧黑，左右两胁肝脾痛如锥刺，日轻夜重，小便色黄，大便尚可，惟饮食不馨，食后每见腹中夯胀为甚。切其脉弦而责责，舌质紫暗，苔则白润。余辨此证为肝脾血脉瘀滞。肝不疏泄，脾不运化，而气血凝滞，则三焦为之不利。疏方：柴胡12g，黄芩6g，半夏10g，生姜10g，党参6g，炙甘草6g，大枣7枚，桂枝10g，赤芍10g，鳖甲30g，生牡蛎30g，红花10g，茜草10g，䗪虫10g，蜣螂10g，射干10g，紫葳10g，石韦12g，瞿麦12g。患者问余服药见效的时间，余曰：服此方15剂为一疗程，而汝之病症已入血分，大约在服60剂后（为四个疗程），可望病减而肝脾之痛得瘳。患者按所嘱服药，两月后，面色变白精神有增，肝脾之痛消失，而且胃开能食，腹胀不发，体力转佳。再三向余道谢。〔刘渡舟．使用"经方"应灵活变通．光明中医，1989（2）：9〕

（二）瘅疟

师曰：陰氣孤絕，陽氣獨發，則熱而少氣煩冤[①]，手足熱而欲嘔，名曰癉瘧[②]。若但熱不寒者，邪氣內藏於心，外舍分肉之間，令人消鑠脫肉。（三）

【词解】

①烦冤：心中烦闷不舒的感觉。

②瘅疟：瘅（dān 丹），热也，瘅疟是但热不寒的一种疟病，也有认为是温疟的一种。

【释义】

本条论述瘅疟的病机和症状。瘅疟是指里热炽盛，但热不寒的疟病。此条原文源出《素问·疟论》，"阴气先绝，阳气独发"意指阴虚阳盛；"邪气内藏于心，外舍分肉之间"，意指阳热充斥表里内外，此为瘅疟的基本病机。由于阴液不足，阳热亢盛，故症状表现但热不寒，尤其手足发热更为明显，因为手足为诸阳之本；热盛耗气伤阴，故令人少气烦冤，时时欲呕，肌肉消损。

【讨论】

本条只言瘅疟的症状和病机，未出具体方剂，后世医家众说纷纭。有主张用白虎汤或白虎加人参汤，亦有用竹叶石膏汤等，临床实践当依据病人具体情况随证变化灵活应用。

（三）温疟

温瘧者，其脈如平，身無寒但熱，骨節疼煩，時嘔，白虎加桂枝湯主之。（四）

白虎加桂枝汤方：

知母六两　甘草二两（炙）　石膏一斤　粳米二合　桂（去皮）三两

上剉，每五钱，水一盏半，煎至八分，去滓，温服，汗出愈。

【释义】

本条论述温疟的证治。温疟为疟病的一种，临床特征以热为主。本篇首条"疟脉自弦"，"弦数者多热"等论述，说明了疟病脉象的特点。"其脉如平"是指温疟的脉象和平时常见的疟脉一样，多见弦数。身无寒但热，强调温疟内热偏盛。相对而言，恶寒较轻或不恶寒，骨节疼烦，此为表邪未解。太阳经气不和，邪已入里化热，胃气失和，则时时作呕。病系里热炽盛，表邪未解。可用白虎汤清热、生津、止呕，加桂枝以解表邪。

【讨论】

1. "温疟"出于《素问·疟论》"此先伤于风，而后伤于寒，故先热而后寒也，亦以时作，名曰温疟。"而本条是言其脉证和治疗，当相互参考。

2. 瘅疟、温疟均属疟病热盛证型，不同的是：①瘅疟病机是阴气孤绝，阳气独发，症见但热不寒，手足热，欲呕，少气烦冤。温疟病机为里热盛，而表寒未解，症见身无寒但热，骨节疼烦，时呕。②瘅疟病情较重，表里皆热，气阴两伤；温疟较轻，里热挟有表寒。

【应用】

1. 据报道本方可用于风湿热、中暑、风疹等症见里热炽盛，而表邪未尽者可用本方加减。

2. 医案举例

谭某，男，31岁。患温疟，发作时微恶寒，继发高热，头痛面赤，身疼，呕吐，持续约八小时之久，然后大汗自出，高热始退，口渴喜冷饮，小便短赤，舌红无苔，脉弦大而数。前医曾用清脾饮，未效。此阳气独盛，阴气偏虚，治宜抑阳扶阴，清热抗疟，用白虎加桂枝汤：生石膏15g，知母10g，粳米10g，甘草5g，桂枝去皮5g，加栝楼根15g，生牡蛎30g，服三剂，病势减轻，但仍发作，后用清中驱疟饮（首乌、党参、柴胡、黄芩、花粉、知母、贝母、醋炒常山、甘草）连服五剂，其症遂止。（谭日强. 金匮要略浅述. 北京：人民卫生出版社，1981）

（四）牝疟

疟多寒者，名曰牝疟[①]，蜀漆散主之。（五）

蜀漆散方：

蜀漆（洗去腥）　云母（烧二日夜）　龙骨等分

上三味，杵为散，未发前以浆水服半钱。温疟加蜀漆半分，临发时服一钱匕。一方云母作云实。

【词解】

①牝疟："牝"指雌性鸟兽，属阴，疟病发作时寒多亦属阴，故名为牝疟。

【释义】

本条论述牝疟的证治。疟病当以寒热休作有时为主证，然而素体有别，患疟后邪有从寒从热之转化，所以同为疟病而寒热轻重亦不同。若素体阴虚阳亢，阳热偏盛，感邪后从阳化热，表现阳热之证明显，如温疟、瘅疟。若素体阳虚阴盛，感邪后从阴化寒，表现为阴寒之证明显，如本条所云牝疟。此乃素体阳虚，阳气难以外达，或是素有痰饮，阳气被阴邪所遏阻，致使疟邪留于阴分，痰浊阻遏，阳不得伸，故临床以寒多热少为特征，方选蜀漆散以祛痰止疟。方中蜀漆祛痰截疟；云母、龙骨助阳扶正，镇惊安神，且有治疟之功。本方疗效与服药时间有着密切关系，故方后注云："临发时服"颇有临床意义，如《素问·刺疟篇》云："凡治疟，先发如食顷，乃可以治，过之则失时也。"

【讨论】

牝疟，原本作"牡疟"。据《外台》引《伤寒论》原文改。《医方考》云"牝，阴也，无阳之名，故多寒名牝疟。"

方后"温疟加蜀漆半分"，有注家认为，当系"湿疟"之误。张璐云"稍加蜀漆则可以治太阴之湿疟，方后有云，湿疟加蜀漆半分；而坊本误作温疟，大谬。"

目前临床有用此方去云母，加苦参、姜半夏、炙甘草，治疗频发性期前收缩，效果较好，可为参考。

【应用】

1. 根据临床报道，用常山、蜀漆一类方剂治疟，以发作前一天晚上或发作前半天及前两小时各服一次为宜，确能提高疗效。单用蜀漆或常山治疟，虽疗效肯定，但致吐副作用大，且停药后，每易复发，按前人经验，下述方法有助于减轻或避免呕吐的副作用：①酒煎或用姜汁炒熟后使用。②适当配伍半夏、陈皮等和胃治呕药。至于其复发问题，有待进一步研究，应该说明的是中医治疟，并非单一药物，而是从整体出发，辨证论治，这是关键所在。

2. 医案举例

王某，男，25岁，因间日寒战，发热二度，于1958年6月29日入院。患者于6月25日~27日下午两度寒战，继而发热，出汗而热退。入院当天下午又复发作口渴，心烦，全身酸困。以往有慢性咳嗽史，近未发作。急性病容，舌苔薄白，胸闷甚，口渴引饮不多，两脉弦数，其他体检未见明显异常。

化验：白细胞 7500/mm³，中性 51%，淋巴 49%，血片找到间日疟原虫。胸透：左上肺有钙化点。

认证：间日疟湿热两盛，法宜截疟和解。

处方：炒常山五钱，柴胡一钱半，黄芩二钱，姜半夏二钱，茯苓三钱，槟榔三钱。

经过：服上方未吐，翌日疟仍作，时间短，恐与未掌握时间给药有关。第三日于上午4时、8时各服一剂，常山共量一两，无呕吐等不适反应，疟即截止。以后仍给常山等煎剂内服。常山日量四钱，服二剂，疟原虫阴性。住院六日痊愈出院，随访未再发。[徐景藩. 关于常山治疗疟疾的讨论. 广东中医，1959，4（9）：396]

附《外台秘要》方

牡蠣湯：治牝瘧。

牡蠣四兩（熬）　　麻黃四兩（去節）　　甘草二兩　　蜀漆三兩

上四味，以水八升，先煮蜀漆、麻黄，去上沫，得六升，内諸藥，煮取二升，温服一升。若吐，則勿更服。

【释义】

此为治牝疟方。即蜀漆散去云母、龙骨加牡蛎、甘草、麻黄。蜀漆配麻黄开阴邪之固闭，配牡蛎敛阴助阳。有蜀漆散中应用龙骨之意。甘草甘缓调和诸药。从麻黄、甘草的应用分析，此牝疟可兼有表寒症状，如头身疼痛、骨节酸痛、恶寒无汗等。

【讨论】

此方除痰散寒之力较强，且具软坚散结之功。散收兼得，虽汗而不致太过，体现了疟病"可发汗"之精神。方后强调"若吐，則勿更服"，提示中病即止。

柴胡去半夏加栝樓湯：治瘧病發渴者，亦治勞瘧①。

柴胡八兩　人參　黃芩　甘草　各三兩　栝樓根四兩　生姜二兩　大棗十二枚

上七味，以水一斗二升，煮取六升，去滓，再煎，取三升，温服一升，日二服。

【词解】

①劳疟：久疟不愈，反复发作，以致气血虚弱，故称为劳疟。

【释义】

《伤寒论》认为寒热往来为邪在少阳，邪在半表半里。疟病寒热，亦可见寒热往来，邪搏半表半里，所以用小柴胡汤和解少阳，以去表里之疟邪。渴者为内热渐重，津液已伤，故去半夏之辛温，加栝楼根之甘寒清热生津解渴。方中人参、大枣、生姜、甘草健脾和胃，补中益气，如久疟不愈，正虚邪实者，亦可用本方攻补兼施治疗。

【讨论】

此方煮药方法与一般不同，是将药先煮去滓，然后再煎，意在和解。该方所治之疟，实属首条所论"弦数者多热"之类，故辅以适当的甘寒饮食调理，疗效更好。

柴胡姜桂湯：治瘧寒多微有熱，或但寒不熱。服一劑如神。

柴胡半斤　桂枝三兩（去皮）　乾姜二兩　栝樓根四兩　黃芩三兩　牡蠣三兩（熬）　甘草二兩（炙）

上七味，以水一斗二升，煮取六升，去滓，再煎，取三升，温服一升，日三服。初服微煩，復服汗出便愈。

【释义】

本方虽为治疗寒多微有热，或但寒不热的疟病，但从方中药物的配伍来看，实为寒热平调之方剂。方用柴胡为主和解少阳，桂枝、干姜温散寒邪，黄芩、栝蒌根兼清热邪，牡蛎散少阳之结，甘草调和诸药，合为和解少阳，平调阴阳寒热之剂。

【讨论】

此方所治与蜀漆散所主之牝疟，均属寒多热少，但病机和治则不尽相同，蜀漆散为祛痰湿截疟之剂，此为和解少阳，平调寒热之方。

临床有用于治疗胆囊炎、肝炎、肺结核、神经衰弱等证属少阳邪热兼痰饮内停者。

小　结

本篇专论疟病，首条即对疟病作了纲领性论述，指出"疟脉自弦"，从脉象论述病机，提出疟病有偏于表、里、寒、热、在上、在下的不同，故治法也有温、清、吐、汗、下等区别，从而为疟病的辨证论治确定了基本原则。

本篇以寒热多少为依据，将疟病分为但热不寒的"瘅疟"，热多寒少的"温疟"，寒多热少的"牝疟"三种证型。这三种疟病，若迁延日久，疟邪深入血络，假血依痰，均可结为"疟母"。治疗上温疟用白虎加桂枝汤以清热生津，解表和营；如寒热往来，口渴者，可选用柴胡去半夏加栝楼根汤；牝疟用蜀漆散祛痰截疟，扶正助阳，亦可用《外台秘要》牡蛎汤或柴胡桂姜汤；至于瘅疟，篇中虽未出方，但从证候看，当属温疟一类，仅病情较重而已，后世多以人参白虎汤或白虎汤、竹叶石膏汤等加减治疗，清热生津以解疟邪；治疗疟母用鳖甲煎丸，扶正祛邪，消癥化积。此方与篇中所提到的蜀漆散等方药，以及服药方法、饮食调理等，迄今仍为治疗疟疾的有效方法。

思考题

1. 试述疟母的形成和治疗。
2. 鳖甲煎丸的制方意义及实用价值如何？
3. 试述瘅疟的证治。
4. 试述温疟的证治。
5. 牝疟的病因病机、症状特征及治法是什么？

中 风 历 节 病 脉 证 并 治 第 五

本篇主要论述中风与历节病的病因、脉证、分类和论治等。因二者皆属于广义风病范畴，故合为一篇论述。

本篇所述中风，含义较广。文中所论如面部受风，口眼㖞僻；猝然昏倒，见半身不遂，言语謇涩，甚至不能言语；或瘾疹身痒，如今之过敏性皮疹；以及发作性头风头疼等。其证如风之性，善行数变，来去迅速，故云"中风"。与《伤寒论》太阳中风而属外感表证者不同。

历节病是以疼痛遍历关节，痛势剧烈，日久可致骨节变形，行动不便为主要临床表现的病证。其病机与肝肾气血不足，感受风寒湿邪，痹阻关节筋脉有关。

中 风

一、脉证、病机与辨证

夫風之為病，當半身不遂^①，或但臂不遂者，此為痹。脉微而數，中風使然。（一）

【词解】

①不遂：肢体不能随意运动。

【释义】

本条论述中风病的脉证与病机。中风病是以病人突现半身肢体不能随意运动为常见，也有某一臂（肢）不能随意运动者。"此为痹"指出本病主要病机为经脉痹阻，气血不能畅行，筋脉失养。"脉微"为气血不足，"脉数"为病邪有余，说明中风病虽然有半身不遂与但臂不遂之不同，但二者皆因气血不足，外邪诱发而为病，治疗自当正邪兼顾为原则。

【讨论】

对"但臂不遂者，此为痹"，有注家认为是论中风轻证，"痹"主要阐述中风的病机是经脉痹阻。亦有注家认为是中风与痹症的鉴别。即《素问·痹论》"风寒湿三气杂至，合而为痹"之痹证，多见"但臂不遂"和疼痛，或上肢或下肢，无神志改变。中风则以半身不能随意运动，肌肉松弛，肢体麻木为主，多有神志病变。

寸口脉浮而紧，紧则为寒，浮则为虚；寒虚相搏，邪在皮膚^①；浮者血虚，络脉空虚；贼邪不瀉^②，或左或右；邪氣反緩，正氣即急，正氣引邪，喎僻^③不遂。

邪在於络，肌膚不仁；邪在於經，即重不勝^④，邪入於腑，即不識人；邪入於藏，舌即難言，口吐涎。（二）

【词解】

①皮肤：与络脉同义，犹言受邪病位浅表。

②贼邪不泻：指邪气稽留于经络，留滞不泄。

③喎僻不遂：即口眼歪斜，不能随意运动。

④重不胜：即肢体重着，不易举动。

【释义】

本条续论中风的病因、病机和脉证。中风病人寸口脉浮而紧，浮因气血不足，紧因感受外寒。里虚不固，外感风寒，贼邪乘虚入中经络，故云"寒虚相搏，邪在皮肤"。说明正气内虚，外邪入中，经脉痹阻是中风病的基本病机。

由于血气虚于内，络脉空虚，卫外不固，风寒乘虚侵袭；病初邪在皮肤，病位轻浅，络脉空虚，正虚不能驱邪于外，即"贼邪不泄"，痹阻经脉，形成中风病证。由于病侧的肌肉经脉为邪气所阻，经脉瘀阻气血不通，经络失养而筋脉松懈弛缓，故曰"邪气反缓"；而未病的一侧为无邪之处，气血能正常运行，相对于病侧，反显得紧张有力，故曰"正气即急"。因健侧牵引松弛的病侧，左右肌肉筋脉失去了平衡协调，出现口眼喎斜，甚至半身不遂，此即"正气引邪，喎僻不遂"之意，故中风病所见的口眼喎僻，向左歪者邪反在右。

中风病机乃经脉痹阻，痹阻程度有轻重之分。如病变较轻者，即"邪中于络"，只是络脉瘀阻，使营气不能运行于肌表，以致肌肤失养麻木不仁；如病情较重，即"邪中于经"，则可使经脉阻滞不通，气血不能运行于肢体，故肢体沉重而不易举动。中风重证，即"邪入于腑"，邪气深入而累及六腑，六腑不通，神失清灵，可见神志障碍，不辨识人的现象；"邪入于脏"，因心为君主之官，主神明与血脉，开窍于舌，故邪入于脏，不仅神志异常，气血运行严重障碍，五脏之精不能上注于舌，舌失濡养而弛缓不用，故见言语困难，口吐涎沫。

【讨论】

1. 本条将中风病分为中络、中经、入腑、入脏四种证型，目的在于分清中风病的轻重程度，有利于中风病的辨证论治，后世将中风病分为中经络和中脏腑两大类，实源于此。临床中将只有肢体功能障碍者辨为中经络，有肢体障碍同时又有语言神志障碍者辨为中脏腑，可作辨证参考。

2. 中风的"脉微而数"与"脉浮而紧"主要反映了中风的原因。脉"微"或"浮"，为气血不足，"数"或"紧"，为风邪或风寒入中。正虚与外邪相互作用，而正气不能驱邪外出，邪因虚处而滞留，则导致经络痹阻，筋脉失养。所谓"络脉空虚，贼邪不泄"，更具体反映了中风的病因病机，即"内虚邪中"。

3. 后世医家在中风"内虚邪中"的基础上对病因病机的认识有较大发展。对于中风病因病机的认识，认为本病的形成与风、火、痰、虚、瘀有关，应结合学习。中风的含义，自刘河间始，已与前人有不同的、进一步的认识。《河间六书》中已提出本病非外中于风，有"俗云风者，言末而忘其本也"等见解。李东垣也认为："中风者，非外来风邪，乃本气自病也"。至张景岳更驳斥以中风病机为外风的错误观点，他说："非风一证，即时人所谓中风证也。此证多见卒倒，卒倒多由昏愦，本皆内伤积损颓败而然，原非外感风寒所致。而古今相传，咸以中风名之，其误甚矣。"从而可见，历代医家通过实践的观察，对本病已有了相当清楚的认识。故在学习本篇时，首先应该正确的理解"中风"的含义，这样才能分清主次，抓住关键所在。

寸口脉遲而緩，遲則為寒，緩則為虛，榮緩則為亡血[①]，衛緩則為中風。邪氣中經，則身癢而癮疹[②]；心氣不足[③]，邪氣入中[④]，則胸滿而短氣。（三）

【词解】

①亡血：在此作血虚理解。

②癮疹：即风疹。其病常突然发作，起伏无定。

③心气不足：指胸中正气不足。

④入中：谓外邪不泄而内传。

【释义】

本条论述中风与癮疹的发病机理。寸口主表，亦主营卫。假如寸口见到"迟而缓"的脉象，则迟脉属寒，缓为荣卫气血不足，表气不固，故易外中风邪。风寒外邪，乘荣卫气血之虚而侵入，病重的可发为中风，其病机与上条相同，为"内虚邪中"；病轻的亦能发生癮疹风团，是因邪气郁于皮腠；身体奇痒是风邪外泄的表现，病情将趋于缓解，说明正气可祛邪外出；如正气不足，无力抗邪，邪不外散，反而内传入心肺，则出现胸闷、气短等症。由于"癮疹"之来去不定，类似中风的发病特点，故在此论及。

【讨论】

本条大意是说营卫气血不足的人，易为风寒侵袭。既能构成中风，亦可发为癮疹。另有认为，因人体感受外邪而致过敏反应，故出现风疹和胸满短气，并非单指心气不足的短气，可资参考。

二、证治

（一）风入心脾

侯氏黑散：治大風[①]四肢煩重，心中惡寒不足者。《外臺》治風癲。

菊花四十分　白术十分　细辛三分　茯苓三分　牡蠣三分　桔梗八分　防風十分　人参三分　礬石三分　黄芩五分　當歸三分　乾姜三分　芎窮三分　桂枝三分

上十四味，杵為散，酒服方寸匕，日一服，初服二十日，温酒調服，禁一切魚肉大蒜，常宜冷食，六十日止，即藥積在腹中不下也。熱食即下矣，冷食自能助藥力。

【词解】

①大风：古代证候名称。

【释义】

本条论述风邪乘虚入中脏腑，邪在心脾的证治。风邪直中脏腑，传变迅速，故称大风。由于病人气虚失运，痰湿内阻，血虚失濡，虚阳内扰，虚热与痰湿交结，常见面红、目赤、眩晕、昏沉等症；又因风邪入中，经脉痹阻，故见四肢烦重，甚至半身不遂；正气不足以抵御外邪，邪气直趋于内，有凌心之势，故心中恶寒不足，治疗用侯氏黑散正邪兼顾。方中重用菊花清热平肝，以解血分热毒，黄芩、牡蛎清利肝胆，潜敛浮阳；桔梗宣通络脉，化痰利气，矾石涤痰湿降逆气；白术、茯苓、人参、干姜、当归、川芎补益气血，扶正以祛邪；防风、细辛、桂枝搜散风邪，温通阳气。多味相合，共奏祛风化痰，益气养血，清肝利胆，扶正祛邪之功效。

本证风邪直入，湿邪阻滞，病程缠绵难以速愈，故用散剂，以方便长期治疗，每次用酒送服方寸匕，每日一次，以六十日为期。前二十日用温酒调服，以助扶正祛邪，通络开痹，并忌鱼、肉、大蒜、辛、腥、膻、油腻之品，以免滋腻碍邪。二十日之后，药已中病，病已衰其大半，治宜缓图，服药时宜冷食禁热食，酒亦不宜加热，直至六十日为止。因热食易使药力耗散而下走，而冷服能使药积于腹中缓缓发挥作用，即"冷食自能助药力"之意。

【讨论】

1. 本方证是气血不足之体，风邪湿痰乘虚入中经络脏腑之中风重证，病变迅速，以中风猝倒，四肢沉重，心中恶寒不足为特点。侯氏黑散体现了清解热毒，祛风除湿，补虚化痰，养血活血，散瘀活络之法，对临床有广泛的实用价值，如用于治疗脑卒中（俗称中风，包括脑出血，脑栓塞，中风后遗症）或高血压等病，辨证属气血内虚，肝郁脾湿，风痰内壅，入中经络，阻滞脏腑气机者，均可加减应用。

2. 大风：一说指中风重证；一说指今之麻风病。如《素问·长刺节论》载"病大风，骨节重，须眉堕，名曰大风"。《素问·风论篇》"疠者，有荣气热胕，其气不清，故使其鼻柱坏而色败，皮肤疡溃，风寒客于脉而不去，名曰疠风。"《灵枢·四时气》"疠风者，素刺其肿上。……常食方食，无食他食。"从侯氏黑散主证、禁忌及方药配伍看，似后说可从。

【应用】

1. 有报道用本方治疗脑溢血、脑血栓、中风后遗症、高血压、高血脂等均有较好疗效。

2. 医案举例

1978 年 8 月 24 日诊治赵某，男，54 岁。患者平时嗜酒，患高血压已久，近半年来感手足乏重，两腿尤甚。自觉心窝部发冷，曾服中西药未能见效。诊脉弱虚数，苔白。血压 160/120mmHg。乃与侯氏黑散。方用：杭菊花 120g，炒白术 30g，防风 30g，桔梗 15g，黄芩 15g，北细辛 3g，干姜 9g，党参 9g，茯苓 9g，当归 9g，川芎 5g，牡蛎 15g，矾石 3g，桂枝9g。各药研细末和匀，每日两次，每次服3g，以温淡黄酒或温开水吞服，先服半个月。一个月以后来复诊，谓：心窝部冷已很少见，手脚亦有力，能步行来城，血压正常，要求再配一药续服。[何任.《金匮》撷拾（三）.上海中医药杂志，1984（8）：18]

（二）热盛风动

風引^①湯：除熱癱癇^②

大黃　乾薑　龍骨各四兩　桂枝三兩　甘草　牡蠣各二兩　寒水石　滑石　赤石脂　白石脂　紫石英　石膏各六兩

上十二味，杵，麤篩，以韋囊^③盛之，取三指撮，井花水^④三升，煮三沸，溫服一升。治大人風引，少小驚癇瘛瘲^⑤，日數十發，醫所不療，除熱方。巢氏云：脚氣宜風引湯。

【词解】

①风引：即风痫掣引之候。俗称抽风、搐搦。

②癱癇：癱，即风瘫半身不遂；癇，指癫痫。

③韦囊：古代用皮革制成的药袋。《大宋重修广韵·八微》："韦，柔皮也"

④井花水：即为清晨最先汲取的井泉水，水质洁净清凉。

⑤惊痫瘛瘲：惊痫，即惊风或癫痫之疾。瘛为筋脉拘急，瘲为筋脉弛缓，瘛瘲指动风抽搐。

【释义】

本条论述热盛里实，肝阳亢盛，肝风内动的中风证治。阳热亢盛，气血逆行，炼液成痰，故见惊风癫痫。风邪内动而致风引抽搐；热盛风动，风邪入中经络所致癱痪，半身不遂等证。其治法应当清热泻火，平肝熄风，方用风引汤。方中大黄泻血分邪热，引热下行，使热泄谷道；滑石清气分利小便，使热降水道；加之石膏、寒水石咸寒以泻风化之火；紫石英、赤石脂、白石脂重镇潜阳，平肝熄风，除热利湿；龙骨、牡蛎镇惊安神，固敛肝肾；桂枝、干姜反佐以制诸石之寒，甘草和中益气，调和诸药以顾护脾胃之气。

本方十二味共研细末，装入药袋或器具中备用。如用汤剂时，取三指撮（约50至100g为宜），取井中泉水或平常饮用水600毫升，煮数沸，每次服用200毫升，日三服。方中大黄、干姜、桂枝、甘草的常用量以10至15g为宜，其余药的常用量以20至30g为宜。用散剂时，可依照原方剂量按比例制成散剂，成人每次冲服5至10g，每日二至三次。

【讨论】

1. 风引汤可用于因阳热炽盛，气血上升引起的中风、癱痪、癫痫、惊风等证，可清热降火，重镇潜阳，熄风定惊。如辨证为热盛里实，肝风内动，风火痰瘀内盛的神经系统疾病（包括癫痫大发作、小儿痫症、神经官能症、狂症等），均可加减使用本方。痰湿壅盛可加二陈汤及胆南星、僵蚕、全蝎等；痰热炽盛可加礞石、海浮石、天竺黄、鲜竹沥等；瘀血阻滞可加三七粉、丹皮、红花、川芎等。治疗辨证为肝阳亢盛，风火痰内闭清窍的循环系统疾病（包括高血压眩晕、脑动脉硬化性脑缺血、脑血栓形成，中风偏瘫、脑溢血昏迷等），可加减使用本方。肝热炽盛重加石决明、龙胆草、怀牛膝等；痰热瘀合邪可加胆南星、红花、丹皮、水牛角粉等；神志不清者可加石菖蒲、远志等。

2.《金匮要略心典》称本方为"下热清热之剂"。方中大黄为泄热要药，不可虑其攻下而减去不用。

【应用】

1. 本方常用于治疗神经系统疾病（包括癫痫大发作、小儿痫症、神经官能症、狂证）。常见主证为胸中烦热、面赤气粗、便秘尿赤、头痛，脉弦数有力，舌红苔黄，烦躁不安、言语错乱，或狂躁怒骂等。可在本方基础上加胆南星、天竺黄、鲜竹沥、礞石等。

2. 医案举例

黄某，男，4 岁。1982 年 6 月 29 日初诊。因呕吐半月，于 5 月 19 日续发抽筋，颈项强直，角弓反张，诊为结核性脑膜炎而住院，28 天后好转出院。现后遗语言不清，步态不稳，斜视等症。辨证属肝肾阴虚之痿证，予滋水涵木，化痰熄风利窍之药，症状明显改善。7 月 14 日复诊，见患儿斜颈，头向右偏 15°，不能自动纠正。查颈无明显抵抗，亦无其他异常。予养血益阴通络药七剂无效，且颈斜日甚。西医会诊，谓有脑底粘连可能，未予处理。经反复思考，忆及《金匮》风引汤可治"热瘫痫"，并有用本方治愈妇女绝育后斜视的报道，遂于 7 月 22 日处方：滑石、寒水石、赤石脂、紫石英、生龙骨、生牡蛎各 10g，桂枝 1g，制大黄、甘草各 3g，干姜 2g。服 5 剂后颈斜好转，继服 3 剂，已基本纠正，带回前方 5 剂善后，同年 10 月随访，已恢复正常。［楼英芳．风引汤治疗斜颈．浙江中医杂志，1985（9）：419］

（三）血虚风扰

防己地黄汤：治病如狂状，妄行①，獨語不休②，無寒熱，其脉浮。

防己一錢　桂枝三錢　防風三錢　甘草二錢

上四味，以酒一盃，浸之一宿，絞取汁，生地黄二斤，咬咀，蒸之如斗米飯久，以銅器盛其汁，更絞地黄汁，和，分再服。

【词解】

①妄行：即行为反常。

②独语不休：即独自一人胡言乱语不停。

【释义】

本条论述血虚风扰所致如狂的治疗。素有心肝阴血亏虚，不能潜镇风阳，形成肝风上扰，引动心火，故见病者如狂、妄行、独语不休。脉浮而身无寒热，表明并无外感，而是风热上扰，阳气外浮之象。治当用防己地黄汤滋阴涵阳，清热祛风。方中生地黄汁，用量最大，取其滋阴养血，降火熄风之义；桂枝、防风、防己祛风透邪，行散通利，滋中有行，以养血祛风；甘草益气阴而兼调诸药。

【讨论】

1. 从原文所述"治病如狂状、妄行，独语不休"可知，防己地黄汤实为主治属虚如狂的精神病类疾病的方剂。临床可用本方加减治疗精神类疾病。如阴虚血热甚者加天冬、知母、丹参；躁狂不安重者加龙骨、牡蛎、代赭石；肝气郁结者加佛手、郁金、柴胡；兼有痰热者加鲜竹沥、胆南星、桔梗；不识亲疏、妄言乱语、躁动不安者加远志、石菖蒲、合欢花。

2. 对病机、方药主治相符的中风病，亦可用本方加减治疗。

【应用】

1. 心悸辨证属风邪稽留，营血郁热者，本方加麦冬、黄连、木通、赤芍、茯苓。治疗剥脱性皮炎，辨证为血热伤阴，风湿袭表，化火成毒者，本方加荆芥、泽泻、土茯苓、黄连、前胡、野菊花。疗效皆良。

2. 医案举例

王某，30 岁。来诊时精神昏乱，语无伦次，独语不休。其夫代诉：因疑丈夫有外遇，情志抑郁，初则常有头痛健忘，心悸肉瞤。1 月前患感冒发烧，烧退后出现精神错乱，言语不休。在天津市几家大医院遍诊，治疗不效，转寻中医治疗。诊时见其表情淡漠，神志痴呆，喃喃独语，无寒热，舌苔薄黄尖红，脉浮大。杨老诊为血虚火盛之癫证，治以养血祛风清热，方用防己地黄汤。防己 3g，桂枝 9g，防风 9g，生地 60g，甘草 6g。水煎服，每日 1 剂。服药 2 周后，患者独语逐渐减少。原方加减继续治疗月余神志清楚，独语消失。以养血安神，健脾益气调治 1 个月，诸症皆愈，回工厂上班。其夫 1993 年 9 月 26 日给学院领导写来表扬信，并告诉说其妻愈后未再复发，成为厂里先进生产者，家庭和睦。［赵冀生．杨锦堂教授医案四则．天津中医，1997（5）：193］

（四）寒伏头风

頭風①摩散方

大附子一枚（炮）　　鹽等分。

上二味为散，沐了，以方寸匕，已摩②疾上，令藥力行。

【词解】

①头风：发作性头痛、头眩或头重之病。

②摩：外敷涂搽之意，一说涂药后按摩。当合参。

【释义】

本方见于《千金》头面风门及《外台》头风头痛门。头风病，是一种发作性头痛、头眩或头重之病，其病因病机多是因气血不足，风寒之邪乘虚侵袭头部经络，脉络瘀滞，经络拘急所致。病在头部经络，故以头风摩散，先用温水沐浴，再用散药外治涂搽按摩头部，用之便捷。方中附子大辛大热，温经散寒，祛风除湿，通络止痛；盐味咸微辛，能入血分去皮肤之风毒，引附子入经络而通血脉，两药合用共奏散风寒止疼痛之功。

【讨论】

本方由炮附子大者一枚，约为 20g，盐 20g 组成。将二味药共研细末备用。其用法是温水洗头之后，取药末方寸匕（大约为 3 至 5g），即摩涂于痛处，并稍加按摩，使药力行而祛风通络，收效更捷，并根据搽摩部位的大小灵活掌握用量。凡因气血不足，感受风寒湿邪，脉络瘀滞不通所致的头痛、偏头痛、局部肌肤顽麻或疼痛等可用本方治疗。

历 节 病

一、成因

(一) 肝肾不足，水湿浸渍

寸口脉沉而弱，沉即主骨，弱即主筋，沉即為腎，弱即為肝。汗出入水中，如水傷心[1]，歷節黃汗[2]出，故曰歷節。（四）

【词解】

①如水伤心：心主血脉，如水伤心，犹言水湿内侵伤及血脉。

②黄汗：指关节痛处溢出如汗样黄水，是历节病中的并发症状。此与黄汗病的汗出色黄，遍及全身者不同。

【释义】

本条论述肝肾不足，水湿内侵是导致历节病的成因。历节病的发生与内外因均有关。"寸口脉沉而弱"，说明肝肾不足或气血两虚，使得筋骨失养为内因，属历节病之本。因沉脉主骨，而肾藏精主骨，肾气不足则阳气虚衰，故病在里；弱脉主筋，而肝藏血主筋，肝血不足，筋脉失养，故病属虚。肝肾气血不足，筋骨失养，是为历节病的内因。肝肾气血不足，营卫空疏，汗出腠理开泄，更因汗出入于冷水中，或冒雨涉水，水湿之邪乘虚内浸，伤及血脉，浸淫筋骨，留滞关节，气血运行不畅，关节渐致肿大疼痛，甚或溢出黄汗。故遭受风寒湿邪浸渍是导致历节病证的外因，为历节病之标。

【讨论】

1. 肝肾气血先虚为历节病之本，风寒湿邪外侵为历节病之标，说明肝肾气血不足，外邪浸淫，伤及血脉留滞关节，是形成历节病的主要病因病机。故在治疗时，既要注重补益气血，调补肝肾之本，又应注重祛风除湿，通阳宣痹治其标，护正祛邪，标本兼顾，方是治疗历节病的有效法则。

2. 由于肝肾不足、筋骨虚弱是历节病发生内在因素之一，临床对风寒湿痹久治不愈，有骨变筋缩之变化者，常用熟地、牛膝、杜仲、川断、桑寄生等药补益肝肾，强壮筋骨。临床亦可选用如独活寄生汤、三痹汤等方药。

(二) 胃有蕴热，外感风湿

趺陽[1]脉浮而滑，滑則穀氣實，浮則汗自出。（五）

【词解】

①趺阳：为胃脉，在足背上五寸骨间动脉处，即足阳明经的冲阳穴。

【释义】

本条论述胃有蕴热，感受风湿的历节病病机。趺阳脉主候胃气，趺阳脉滑为谷气实，素因酒谷不节，湿热内阻故内热盛实；脉浮为风，风性疏泄则腠理开；里热外越而腠理开，津液外泄而汗自出。假如值此汗出腠理空疏之时，如有汗出入水中，或汗出当风，感受风邪或冒雨涉水，则内热与外邪相搏，亦能成为历节病。

（三）阴血不足，风邪外袭

少陰脈①浮而弱，弱則血不足，浮則為風，風血相搏，即疼痛如掣。（六）

【词解】

①少阴脉：指手少阴神门脉，在掌后锐骨端陷中；足少阴太溪脉，在足内踝后五分陷中。

【释义】

本条论述阴血不足，外受风邪是导致历节病的另一种成因。少阴脉主候心与肾。心主血脉，肾主藏精。少阴脉弱，表明心肾阴血不足，故云"弱则血不足"；脉浮为感受风邪，所以说"浮则为风"。由于阴血不足，风邪乘虚而入，侵及血脉，导致经脉痹阻，气血瘀滞，筋骨失养，故关节疼痛如掣，不能屈伸。

【讨论】

1. 本证虽未提出治法，但根据其病机，治疗以养血为主。因为"治风先治血，血行风自灭"，所以在养血之中可以加祛风的药物进行治疗，标本兼顾。

2. 对少阴脉注家有不同认识，《金匮要略直解》认为是肾脉，诊在太溪；《医宗金鉴》认为是诊手少阴神门脉；《金匮要略论注》认为是左手尺脉，主肾主阴。李克光《金匮要略讲义》认为是手少阴神门脉与足少阴太溪脉。

（四）气虚饮酒，汗出当风

盛人①脈濇小，短氣，自汗出，歷節疼，不可屈伸，此皆飲酒汗出當風所致。（七）

【词解】

①盛人：指身体虚弱，而形体肥胖的人。

【释义】

本条论述气虚湿盛，酒后汗出当风是导致历节病的另一种成因。身体肥胖之人素多痰湿，形盛而气虚，湿盛则阳微，血行不畅，故其脉象多涩小不利；阳气不振，中气不足，故动则气短；中虚而卫阳不固，故时有自汗出；汗出则腠理空虚，风湿之邪易乘虚侵入，更加之饮酒过度，损伤脾胃，湿从内生，郁久化热，湿热郁滞，汗出当风，风湿相搏，痹阻经脉关节，故形成历节疼痛，不可屈伸之病。

【讨论】

本条所论临床多见于湿热痹患者。由于酗酒过度，脾胃受损，湿热内阻，汗出受风，内外合邪，形成历节疼痛。如临床常见的嘌呤代谢紊乱、血尿酸增高的痛风病证多见如此。

（五）过食酸咸，内伤肝肾

味酸則傷筋，筋傷則緩，名曰泄。醎則傷骨，骨傷則痿，名曰枯。枯泄相搏，名曰斷泄。榮氣不通，衛不獨行，榮衛俱微，三焦無所御①，四屬斷絕②，

身體羸瘦，獨足腫大，黃汗出，脛冷，假令發熱，便為歷節也。（九）

【词解】

①御：作"统驭"、"统治"讲。

②四属断绝：指四肢得不到气血营养。

【释义】

本条论述过食酸咸，内伤肝肾所致的历节病，并与黄汗病鉴别其疑似。五味养人，须调和适当，如果偏嗜太过，反能伤人。如酸味本能补肝，过食酸却反伤肝。肝主筋而藏血，肝伤则筋伤血泄，筋伤则弛缓不用，不能随意运动，所以谓之"泄"。咸味本能益肾，过食咸却反伤肾。肾主骨而生髓，肾伤则骨伤髓枯，骨伤则痿弱不能行立，所以谓之"枯"。总而言之，恣食酸咸味太过而无节制，势必损伤肝肾，所以说"枯泄相搏"，谓之"断泄"，也就是肝肾俱伤、精竭血虚之意。由于肝为藏血之脏，肾为元气之根，肝肾俱虚，气血亦因之而衰微，元气不能运行于三焦，肢体失其营养，日渐羸瘦，气血循行发生阻碍，湿浊下注，所以两脚肿大。若无其他症状，则只属肝肾虚损。假如胫冷，关节无发热，遍身出黄汗而无痛楚，是为黄汗病；如果胫不冷，发热，关节痛，即使有黄汗，亦仅在关节痛处，是属历节病，二者须鉴别识之。

二、证治

（一）风湿历节

諸肢節疼痛，身體魁羸①，腳腫如脫②，頭眩短氣，溫溫③欲吐，桂枝芍藥知母湯主之。（八）

桂枝芍藥知母湯方：

桂枝四兩　芍藥三兩　甘草二兩　麻黃二兩　生姜五兩　白术五兩　知母四兩　防風四兩　附子二枚（炮）

上九味，以水七升，煮取二升，溫服七合，日三服。

【词解】

①身体魁羸：是形容关节肿大，身体瘦弱。

②脚肿如脱：形容两脚肿胀，且又麻木不仁，不能随意活动，似乎和身体脱离一样。

③温温：作蕴蕴解，谓心中郁郁不舒。

【释义】

本条论述历节病风湿偏胜的证治。历节之病，由于风湿之邪，合而流注于筋骨，搏结于关节，气血痹阻不畅，故诸肢节疼痛而肿大；风湿相搏，病久不解，正虚邪盛，营卫气血耗损，故身体逐渐消瘦；湿邪痹阻，流注下焦，气血不通，故两脚肿胀，麻木不仁，如同与身体相脱离，不能随意活动；风湿上犯，干及清窍，则头昏目眩；湿阻中焦，清阳不升，故中气虚而短气；浊邪阻胃，胃失和降，故温温欲吐。病起于风寒湿邪外袭，痹阻筋脉关节，日渐化热伤阴。治当祛风除湿，温经散寒，佐以滋阴清热，桂枝芍药知母汤主之。方中桂枝、麻黄、防风辛温发散，祛风除湿；附子大辛大热，散寒除湿，通经止痛；白术、甘草、生姜除湿健脾和中；芍药、知母养阴清热；芍药配甘草，酸甘化阴，缓急止痛。诸药相伍，使风去湿除寒散，又可益阴清热，有邪去而正不伤之效。

本证发热是因风湿郁久不解，邪热进而伤阴耗气，故治以祛邪为首务，兼顾养阴，待风湿去，则痹宣经通，热去阴复，诸症可愈。

【讨论】

本证属风湿相搏，郁遏日久，化热伤阴，阳气因风湿痹阻而不通，筋脉失养，关节不利。在治疗上，非温不能通其痹，故以温经散寒，宣痹通阳为主；知母、芍药养阴清热舒筋，有佐治之意。故该方重在温通，若属湿热两盛者，非本方所宜。

【应用】

1. 桂枝芍药知母汤多用于感受风湿，化热伤阴之痹证。本证病程日久，本虚标实，其辨证特点为身体消瘦，关节疼痛、肿大或变形等。治疗上祛风散寒化湿与温阳扶正并用。临证时根据证候复杂情况，可扶正祛邪同用或寒温药物并投。

2. 桂枝芍药知母汤温经散寒，宣痹通阳，佐以养阴清热。凡符合本方证病机者都可加减应用。有报道常用于治疗类风湿关节炎、风湿性关节炎，以及膝关节滑膜炎、梨状肌综合征等多种原因引起的腰腿痛、坐骨神经痛、关节型银屑病、肩关节周围炎、膝关节积液等疾病。还有医家将本方加减用于具有虚实互见，寒热错杂病机的一些内、妇、骨科杂病，如脓毒性关节炎、疮痈、慢性气管炎、慢性特发性心包积液、耐药性深部真菌感染、紧张性头痛、牙痛、妇科肿瘤、特发性水肿、痛经、颞下颌关节紊乱症、落枕、关节僵硬等，均获得较满意疗效。

3. 医案举例

汪某，女，65 岁。患类风湿关节炎已 6 年余，每逢阴雨天便外感寒湿而发，两手指关节红肿灼痛，头昏短气，心悸怔忡，口干口黏，诊视两手指关节明显变形，舌质红，苔薄白，中央发黄，脉濡数，此乃风湿历节化热之候，治用桂枝芍药知母汤出入：蜜炙川草乌（先煎）各 4g，川桂枝、威灵仙、生白术、茯神、忍冬藤、知母各 10g，炙麻黄、防风、三七粉（分吞）各 5g，炒白芍、葛根、桑枝各 15g，水煎取汁，1 日 2 服。5 剂药后，关节灼热肿痛著减，余症趋缓，守方增损连治月余，除指关节变形外，诸症几除。其后曾间断诊治 3 年余，病情基本控制，发作次数甚少。（张笑平．金匮要略临床新解。合肥：安徽科学技术出版社．2001；378）

（二）寒湿历节

病歷節不可屈伸，疼痛，烏頭湯主之。（十）

烏頭湯方：治腳氣疼痛，不可屈伸。

麻黄　芍藥　黄芪各三兩　甘草二兩（炙）　　川烏五枚（㕮咀，以蜜二升，煎取一升，即出烏頭）

上五味，㕮咀四味，以水三升，煮取一升，去滓，内蜜煎中，更煎之，服七合。不知，盡服之。

【释义】

本条论述历节病寒湿偏胜的证治。寒邪胜者为痛痹。寒湿俱盛，留滞关节，痹阻筋脉，气血运行不畅，故身体多处关节疼痛、肿大，甚至屈伸不利，日久则见关节变形。其病变关节不热不红，多为固定疼痛或呈冷痛，得温则减，遇寒加剧，或局部喜热敷，脉象沉紧，形体虚羸。治用乌头汤，温经散寒，除湿止痛。方中乌头温经散寒，除湿止痛，通阳行痹；麻黄祛风发汗，以散寒湿；芍药、甘草酸甘柔筋，缓急止痛；黄芪温分肉，益气固卫行湿，既可助麻黄、乌头温经散寒，又可防麻黄过汗伤阳；白蜜甘缓，解乌头毒性，并缓诸药之燥。诸药合用，能使风寒湿邪得微汗而解，又不损伤正气。

【讨论】

1. 乌头汤主治寒湿历节的辨证要点以关节冷痛剧烈，痛处固定，得热则减，多伴有阳虚畏寒等症状。乌头汤中乌头用量较大，说明其寒湿之象及疼痛症状均较突出，故重用乌头止痛；桂枝芍药知母汤所治风湿历节的辨证要点以关节痛处游走、并可伴局部灼热或皮肤发红，多伴有阴虚或热象。故用炮附子温经散寒止痛，又重用知母与芍药养阴清热，为病情已有风湿化热伤阴之机。

2. 乌头辛热而毒性较强，临床常用于治沉寒痼冷病证，对于寒湿历节、阴寒腹痛有很好疗效。但若未掌握其正确用法，服药后可能会有不良反应，故应掌握其正确用量及煎服法。一般应注意以下几点：一要斟酌用量。临床使用乌头时，其用量要因人而异，视病人体质强弱而决定用量，并宜从小量开始，逐渐加量。二要煎药得当，即乌头要先煎、久煎或与蜜同煎，待其麻味去后，方可加入其他药同煎。三要配伍恰当，若非特殊情况、或有充分的把握，最好不要与"十八反"所载的反药同用，可选择与干姜、生姜、甘草、蜂蜜等药相伍，既可缓解乌头燥烈之性，也可加强其蠲痹止痛之功。尤其是与蜜同煎，蜜既能制乌头毒性，且可延长药效。

服药后唇、舌、肢体麻木，甚至昏眩吐泻，但脉搏、呼吸、神志等方面均无较大变化者，为"瞑眩"反应，是有效之征；如服后见到呼吸、心跳加快，脉搏有间歇现象，甚至神志昏迷者，则为中毒反应，急当抢救。根据乌头中毒的临床表现，将中毒程度分为轻度中毒：表现为舌、口腔麻木感、头晕眼花、恶心呕吐、腹痛、心悸、胸闷等，可用生姜30g，甘草30g，绿豆120g，水煎后口服或鼻饲，亦可用甘豆大黄汤（甘草60g，绿豆60g，生大黄10g，水煎），频频口服，或鼻饲，或加蜂蜜60～120g治疗。中、重度中毒：表现为全身发麻、语言不清、流涎、烦躁不安、心慌、气促、抽搐、昏厥或昏迷、瞳孔缩小、视物模糊、缺氧征、心律不齐等。中毒症状轻微者，以及中毒症状严重者，均应及时入院救治。

【应用】

1. 乌头汤温经散寒，除湿止痛。临床上凡符合本证病机者，均可加减应用。如用于治疗风湿、类风湿性关节炎，辨证为寒湿内盛，痹阻经脉关节，痛剧寒甚者，加北细辛、干姜、威灵仙；湿甚者，加苍术，茯苓；关节肿痛灼热者，加苡仁、黄柏、桑枝；气血瘀滞者加当归、川芎。治疗坐骨神经痛，寒湿甚痛剧者，加制草乌、五加皮、川断、威灵仙；阳虚寒甚者，加黄芪、当归、附子；湿重者加羌活，苍术、白芥子；久病痼疾，顽痛不已者，加全蝎、蜈蚣。

2. 医案举例

肖某，女，42 岁。患风湿性关节炎，反复发作，时已两年。髋膝关节疼痛，皮色不变，下肢膝关节特别怕冷，局部要加盖厚膝垫保暖，倘遇天冷阴雨，痛更难忍，步伐艰难，不能上班已四月，舌质淡红，苔薄白，脉弦细而紧。抗"O"1/1600，血沉 30mm/小时。此属寒痹，其主要特点是疼痛有定处，痛较剧。因寒为阴邪，其性凝滞，故痛有定处，局部怕冷。风寒湿邪相搏，阻滞经络骨节，不通则痛，变天则剧。治以散寒止痛为主，佐以祛风除湿，方以乌头汤加减。桂枝 30g，川乌 9g（制），黄芪 15g，白术 12g，麻黄 6g，白芍 12g，豹皮樟 18g，豆豉姜 15g。

服七剂，关节疼痛大减，膝关节自觉转暖，能慢步行走。复诊时，加猴骨 15g，蕲蛇 6g，再服十剂，抗"O"降至 1/300，血沉仅为 10mm/小时。嘱病者服药调理，以巩固疗效，追查一年半无复发。（张家礼．金匮要略选读．北京：中国中医药出版社．1999；96）

（三）浸脚方

礬石湯：治脚氣衝心[1]。

礬石二兩

上一味，以漿水一斗五升煎三五沸，浸脚良。

【词解】

①脚气冲心：是指脚气病而见心悸、气喘、呕吐诸症。

【释义】

本条论脚气冲心的外治法。脚气病，指湿邪下注所致的腿脚肿胀重痛之病。以脚腿肿胀重痛，或软弱无力，麻木不仁为特点，严重者可出现心悸、气喘、胸闷、呕吐等症，其因湿气上冲心肺所引起，故称脚气冲心。矾石即明矾，其味酸性寒，有除湿解毒之功，浆水煎煮，以增清热解毒、利湿止痒。故脚气上冲，用矾石汤温洗浸脚，以燥湿降浊，清热解毒。此法也适用于历节病证，尤其下肢历节疼痛者，辨证用药，疏通筋脉，与内服药物相协同，疗效更佳。

【附方】

《古今録驗》[1]續命湯：治中風痱[2]，身體不能自收持，口不能言，冒昧不知痛處，或拘急不得轉側。姚云：與大續命同，兼治婦人產後去血者，及老人小兒。

麻黄　桂枝　當歸　人參　石膏　乾姜　甘草各三兩　芎藭一兩　杏仁四十枚

上九味，以水一斗，煮取四升，溫服一升，當小汗，薄覆脊[3]，憑几坐，汗出則愈；不汗，更服。無所禁，勿當風。並治但伏不得臥，咳逆上氣，面目浮腫。

【词解】

①古今录验：书名。《中国医籍考》云：原作者甄权，隋唐时代人。

②痱：楼氏《医学纲目》云："痱，废也。"又称风痱、中风痱。即中风偏枯证，手足萎废不用故名。

③薄覆脊：稍加衣被覆盖背部。

【释义】

本条论述气血两虚兼风寒之中风偏枯的证治。中风痱，即指中风偏枯之证。因气血虚衰，风邪入中脏腑，窒塞清窍，故口不能言语，冒昧不知痛处；风邪入中，痹阻经脉，气血不通，故身体不能自收持，或拘急不得转侧。治宜祛风散寒，益气养血，用《古今录验》续命汤。方中人参、甘草、干姜扶正固本，益气温中；当归、川芎养血通络，活血化瘀；麻黄、桂枝祛风散寒，通阳行痹；石膏、杏仁清热肃肺。使风邪外散，气血畅旺，营卫通调，则风痱自愈。在方后煎服法中明确指出，温服一升，当小汗，薄覆脊，凭几坐，汗出则愈，若不汗，更服。

《千金》三黄汤：治中風手足拘急，百節疼痛，煩熱心亂，惡寒，經日不欲飲食。

麻黃五分　獨活四分　細辛二分　黃芪二分　黃芩三分

上五味，以水六升，煮取二升，分溫三服，一服小汗，二服大汗。心熱[①]加大黃二分，腹滿加枳實一枚，氣逆加人參三分，悸加牡蠣三分，渴加栝樓根三分，先有寒加附子一枚。

【词解】

①心热：指胃肠实热积滞。

【释义】

本条论述卫虚感受风邪的证治。卫气不足，风邪外中，伤及肌表，营卫不和，则恶寒；痹阻经脉关节，气血不通，故手足拘急，百节疼痛；风为阳邪，最易化热，热扰心神，故烦热心乱；里热伤脾，脾失运化，故不欲饮食。治当祛风散寒，益气固表，兼以清热，用三黄汤。方中麻黄、独活、细辛祛风散寒，通络止痛；黄芪益气固表；黄芩清热降火；如邪热内结成实，发热便秘，则加大黄泻热通腑。

本方虽列于中风诸证之后，但并不属于真中风之证，乃属治风湿发汗之剂，故方后指出，分温三服，一服小汗，二服大汗，说明服本方后应有汗出，使风邪得以外泄。

《近效方》术附湯：治風虚[①]頭重眩，苦極，不知食味，煖肌補中，益精氣。

白术二兩　甘草一兩（炙）　　附子一枚半（炮去皮）

上三味剉，每五錢匕，姜五片，棗一枚。水盞半，煎七分，去滓，溫服。

【词解】

①风虚：指阳虚畏寒恶风。

【释义】

本条论述阳虚之挟风寒的头眩证治。因脾肾阳虚，水湿不化，清阳不升，御邪无力，风寒内侵，故见畏风寒，头重昏眩，痛苦之极；寒湿内盛，脾阳被困，运化失职，故饮食乏味。治宜温肾壮阳，健脾除湿，用术附汤。方中附子温肾阳，白术、甘草健脾除湿，补中益气；生姜、大枣温胃散寒，调和营卫。

崔氏八味丸：治脚氣上入，少腹不仁。

乾地黄八兩　山茱萸四兩　薯蕷四兩　澤瀉　茯苓　牡丹皮各三兩　桂枝一兩　附子一兩（炮）

上八味，末之，煉蜜和丸，梧子大。酒下十五丸，日再服。

【释义】

本条论述肾气虚之脚气病的证治。肾主化气行水，肾气不足，气化失职，水湿内停，湿浊下注，则腿脚肿胀，发为脚气。水湿内聚，循经上逆，故少腹不仁，拘急不舒。皆由肾气不足，气化无权所致。治宜温补肾气，化气行水，用八味丸主治。方中桂枝、附子温补肾阳，以助气化；地黄、山萸、薯蕷（山药）养血填精，以滋补肾阴；茯苓、泽泻健脾利湿，以化湿浊；丹皮养血行血兼清虚热。所以本方补而不滞，滋而不腻，肾气不足诸证可以本方治之。

《千金方》越婢加术湯：治肉極^①，熱則身體津脫，腠理開，汗大泄，屬風氣，下焦脚弱。

麻黄六兩　石膏半斤　生姜三兩　甘草二兩　白术四兩　大棗十五枚

上六味，以水六升，先煮麻黄去上沫，內諸藥，煮取三升，分溫三服。惡風加附子一枚，炮。

【词解】

①肉极：病名，指肌肉极度消瘦。

【释义】

本条论述肉极的证治。脾虚不能运化水谷精微，反为风湿外侵，与内湿相合，湿郁化热，迫津外出，津伤液脱，久则肌肉消灼，形体消瘦，故曰肉极；腠理不固而汗大泄，风邪疠气乘虚客于营血，营郁化热，营卫气血壅滞不利，则为疠风气；脾虚则不能化生营卫气血以充养四肢，故下肢软弱无力。治当疏风清热，调和营卫，用《千金》越婢加术汤。方中麻黄散风湿，白术健脾除湿，二者相伍，相得益彰，并行表里之湿；石膏清郁热；生姜、大枣、甘草调和营卫而益脾胃。

小　结

本篇论述中风和历节两病的发病原因、证候及辨证论治。对中风病着重论述了发病机理，及不同脉证。从论述中风所说的"脉微而数"，"此为痹"，"紧则为寒，浮则为虚"等经旨来看，可知中风是由脏腑衰弱，气血两虚，经脉痹阻，加之外因诱发，导致本病；并指出了中风一般见证是口眼㖞斜、半身不遂；根据病情轻重，有在络、在经、入腑、入脏等不同症状。篇中虽未出主治方剂，从所附的侯氏黑散、风引汤、防己地黄汤三个方剂，不难看出是以扶正驱邪、清热熄风、养血祛风等为主要措施，但具体治疗方法，还须结合后世方书，方较为全面。

关于历节病的论述，内因方面指出了先由肝肾两虚和气血不足，外因方面可归纳为汗出入水中，饮酒汗出当风和风血相搏，并指出了其主要症状是关节疼痛肿大，痛处出黄汗。其治有偏于风湿的桂枝芍药知母汤和偏于寒湿的乌头汤。总以祛风寒湿邪，通阳行痹，舒筋活络为原则。

思考题

1. 中风与历节为何要合篇论述？
2. 《金匮》对中风的病因、临床表现主证是怎样认识的？
3. 简述中风与痹证的鉴别？
4. 试述仲景论治中风方剂的各自特点。
5. 简述历节病的辨证施治？

血痹虚劳病脉证并治第六

本篇论述血痹、虚劳两病的病因病机及证治。由于两病皆因气血虚损而致病，故合为一篇论述，但重点在于论述虚劳病。

本篇所论血痹，是以气血不足，感受外邪所引起的以肢体局部麻木为主证的疾病。关于血痹的成因，《素问·五脏生成篇》曰："卧出而风吹之，血凝于肤者为痹"。故血痹和风寒湿三气杂感所致的痹证在病因上有所不同，在证候表现上：血痹以周身或局部肌肤麻木无痛感，甚或伴有疼痛为特点，而痹证则以肢节筋骨疼痛为特点。

本篇所论虚劳，范围较为广泛，凡是由于劳伤所致的慢性衰弱性疾患，皆称为虚劳，亦即《脏腑经络先后病脉证》篇所载由五劳、七伤、六极所形成的诸多慢性衰弱性疾病，但与后世所说狭义虚劳有所区别。

本篇以五脏气血阴阳虚损的发病机理为虚劳的立论根据，并提出补益脾肾是治疗虚劳的重要措施。

血 痹 病

一、成因与轻证

問曰：血痹病従何得之？師曰：夫尊榮人①骨弱②肌膚盛③，重④因疲勞汗出，臥不時動搖，加被微風，遂得之。但以脈自微濇⑤，在寸口、關上小緊，宜鍼引陽氣，令脉和緊去則愈。（一）

【词解】

①尊荣人：指好逸恶劳，养尊处优的人。

②骨弱：肾主骨，为先天之本，骨弱说明先天不足，体质不健。

③肌肤盛：即肌肤丰盈，体态肥胖。《大宋重修广韵》曰："盛，多也。"

④重（chóng 虫）：又、再。《广雅疏证》曰："重，再也。"

⑤脉微涩：《伤寒论》平脉法篇云："寸口脉微而涩，微者卫气不行，涩者荣血不足。"

【释义】

本条论述血痹病的成因及轻证的治疗。凡素食肥甘，养尊处优，好逸恶劳之人，肌肉虽然丰盛，实则筋骨脆弱，腠理不固，因而抵抗病邪的能力较为薄弱，稍微活动，即体疲汗出，汗出则阳气更虚，虽感微风亦足以引起疾病。脉微主阳气虚弱，脉涩主血行涩滞，脉紧是外受风寒之象。总之，血痹为体虚受风，卫阳不足，血行不畅所致。故用针刺法以引动阳气，气行则血行，阳气行则外邪去，邪去则脉和而不紧，气血调和，血痹自愈。

【讨论】

本条"但以脉自微涩，在寸口、关上小紧"之脉象，诸本句读不同。一是读作："但以脉自微，涩在寸口，关上小紧"；另种读作："但以脉自微涩在寸口，关上小紧"。

总之，由脉据理可知血痹是卫气营血不足，感受风寒，致阳气痹阻，血行不畅，出现局部肌肤麻木不仁的病证。而治以针引阳气，说明血分凝滞之病，不独治血分，而需引动阳气，亦即"气行则血行"之意。另外风邪诱发，气血不畅之病，也不独治邪气，而应以通行气血为要，即所谓"血行风自灭"。这对临床实践有着重要的指导意义。

二、重证治法

血痹陰陽俱微[1]，寸口、關上微，尺中小緊，外證身體不仁[2]，如風痹狀[3]，黃耆桂枝五物湯主之。（二）

黃耆桂枝五物湯方：

黃耆三兩　芍藥三兩　桂枝三兩　生姜六兩　大棗十二枚

上五味，以水六升，煮取二升，溫服七合，日三服。一方有人參。

【词解】

[1]阴阳俱微：犹言营卫不足。《大宋重修广韵》曰："微，少也。"

[2]身体不仁：指肌肤知觉迟钝，麻木，不觉痛痒。

[3]风痹：痹证的一种。以肢节疼痛，游走不定为主证。

【释义】

本条论述血痹病重证的证治。阴阳俱微，指素体皮肤络脉空虚，营卫血气俱不足。寸口、关上微为阳气不足之脉；尺中小紧为感受外邪之象。阳气不足，阴血涩滞，血行阻滞，肌肤失荣，故外证身体不仁，肌肤不觉痛痒，严重者亦有酸痛感，所以说"如风痹状"。此时若仅治以针引阳气，则力有不及，如《灵枢·邪气脏腑病形》篇谓"阴阳形气俱不足，勿取以针，而调以甘药也"。故用黄芪桂枝五物汤温阳行痹。

黄芪桂枝五物汤即桂枝汤去甘草，倍生姜，加黄芪组成。黄芪甘温益气，桂枝温通经脉；倍生姜以助桂枝走表散邪；芍药和营理血；生姜、大枣调和营卫。五味相伍，温、补、通、行并用，益气温阳，祛邪行痹。

【讨论】

1. 黄芪桂枝五物汤证的辨证要点是：可见局部肌肤麻木不仁，伴轻微疼痛。病因病机为营卫气血不足，感受风邪，血行凝滞，痹阻局部肌肤。本条病情较上条为重，具体表现在脉与证两方面。"寸口、关上微"脉象反映本证较上条内虚为甚，"尺中小紧"，说明邪入已深。"外证身体不仁，如风痹状"，说明虽有酸痛仍以麻木不仁为主证，而风痹则以游走性疼痛为主。治疗以黄芪桂枝五物汤温阳行痹。

2.《医宗金鉴·杂病心法要诀》对本方有深刻理解及发挥应用，指出："黄芪五物汤治因虚召风，中人经络而病半身不遂……此方屡试屡效者，其功力专于补外，所以不用人参补内、甘草补中也。"著名的补阳还五汤即师从此方之法。

【应用】

1. 黄芪桂枝五物汤具振奋阳气，温通血脉，调畅营卫的作用，凡证属气虚血滞，营卫不和者，皆可选用。现代运用黄芪桂枝五物汤可治疗病机为气血不足，风寒之邪侵袭经络所致的多种疾病。如产后血痹身痛、脑血管意外后遗症、多发性神经炎、低血钾性周期性麻痹、面神经麻痹、末梢神经炎等疾病。本方尚可治疗阴阳、营卫俱虚或兼阴寒内盛之自汗、胃脘痛、胸痹等病证。下肢痛加杜仲、牛膝、木瓜；上肢痛加防风、秦艽、羌活；腰疼重加破故纸、川断、狗脊、肉桂等。

2. 医案举例

孙某，43 岁，男。素禀瘦弱，劳倦汗出卧外，感受风邪，初则下肢微感麻木，不一月而肌肤麻木不仁，且感游走疼痛，曾延某医诊治，谓为风寒湿痹，用三痹汤出入，连服一周，未见好转。病者恐成残疾，乃来商法于余，诊之脉来涩小无力，面色不荣，舌质淡而暗红。《内经》云："卧出而风吹之，血凝于肤者为痹"；《金匮》云："血痹阴阳俱微，寸口关上微，尺中小紧，外证身体不仁，如风痹状"。据脉证病因参合，辨证为血痹，乃疏黄芪桂枝五物汤加味：黄芪 18g，桂枝 6g，赤芍 6g，当归 9g，红花 6g，川牛膝 9g，生姜 12g，大枣 5 枚（破），并辅以针刺足三里、三阴交等穴，连服 10 剂后，下肢麻木较前缓解，痹痛减轻，后以原方加减而愈。（张家礼．金匮要略选读．北京：中国中医药出版社．1999；106）

虚 劳 病

一、脉象与证候

夫男子平人[①]，脉大爲勞，極虚亦爲勞。（三）

【词解】

①平人：即《难经》所谓"脉病形不病"者。

【释义】

本条论述虚劳病的两大纲脉。肾为先天之本，主藏精，精的耗损，是导致虚劳的主因之一。男子以精气为重，女子以血为主，故以房劳、劳倦等内伤精气为主的虚劳病，在古代以男子为多，故本篇有的条文多标明"男子"，此是大略之词，不可拘持。"平人"是意味着从外形看来好象无病，实则内脏气血已经亏损，这从脉象上可以反映出来。如"脉大为劳"之大脉，为轻取脉形浮大，重按无神无力无根，这种外似有余，内实不足之脉，易给人以假象，阴虚阳浮者多见此脉；"极虚亦为劳"之极虚脉，为轻取、重按皆极其虚弱无力，乃精气内损的本脉。脉大与极虚虽形态不同，但都是虚劳病总的脉象，应作为虚劳病的两大纲脉而认真辨别。

【讨论】

1. 本条提示脉象对虚劳诊断的重要性。虚劳病多从内损，早期可无明显外证，似是平人，但即《难经》所谓"脉病形不病"者。不可忽视外形无病，应注意脉象诊察。

2. 虚劳病的主脉有脉大、脉极虚两类。脉大者"大者病进"。肾为先天之本，主藏精，精不足则阴虚，阴虚则阳浮，故在病情进展时，可现脉大无力，是虚劳病进的反映，可见于多种虚证，因脉证不符而预后较差。若大而有力，则为实证，应加以区别。脉极虚为虚弱细微等一类不足的脉象，可见于精气内夺。

本条所述可作提纲脉象，动态反映虚劳病情发展及预后。

男子面色薄①者，主渴及亡血，卒喘悸，脉浮者，裹虚也。（四）

【词解】

①面色薄：指面形瘦薄，色淡白而无华。

【释义】

本条论述阴血不足的虚劳脉症。《素问·五脏生成篇》谓："心之合脉也，其荣色也"，亡血伤津等病因导致阴血亏损，精血不能上荣，故面色薄白少华；津血同源，血亏则津少，故口渴；精气不充，稍一动作，则肾虚不能纳气而气喘，心失所养则心悸。阴血不足，虚阳浮越于上，则面形瘦薄，色淡白无华或略带浮红，脉浮而无力，亦属虚劳"厥阳独行"、"脉大为劳"之范畴。

【讨论】

1. 本条运用四诊合参以诊断虚劳病。需注意的是在虚劳病过程中出现喘悸，多是稍劳即发，坐卧则略定，与痰饮之喘、水饮凌心之悸有所不同，临床当予以鉴别。

2. 本条所论"面色薄"，除淡白无华外，临床亦见时泛红晕如妆，为阴虚阳浮之象，方与"主渴及亡血"相应。这种表述法与俗谓害羞者为"面色薄"同一意义，是一种俗语的表达。

男子脉虚沉弦①，無寒热，短氣裹急，小便不利，面色白，時目瞑②，兼衄，少腹滿，此爲勞使之然。（五）

【词解】

①脉虚沉弦：谓沉取虚软并带弦而无力之脉象。

②目瞑：谓目眩，两眼昏花。

【释义】

本条论述气血两虚的虚劳脉症。虚劳病见到沉取虚软并带弦而无力的脉象，又无外感寒热的症状，便是气血两虚的征象。面色白、时目瞑、兼衄是肝脾血虚所致；短气、里急、小便不利、少腹满，是肝血不足，精血不充，精血不能化生肾气，肾阳不足不能化气行水所引起。凡此脉症，应属于虚劳的范围，所以说"此为劳使之然"。

劳之爲病，其脉浮大，手足煩①，春夏劇，秋冬瘥②，陰寒精自出，酸削③不能行。（六）

【词解】

①手足烦：指手足心烦热。

②瘥：病愈也。

③酸削：一说腰腿酸软；一说指两腿酸痛消瘦。

【释义】

本条论述虚劳与季节的关系。"脉浮大"是真阴不足，虚阳外浮的现象。手足为诸阳之本，素体阴精不足，虚热内生则手足烦热；肾阴虚损，肾气必亏，致精关不固，阳虚阴不内守，则遗精或滑精。肾藏精主骨，肾精亏耗，则骨失所养，故两腿肌肉消瘦，酸痛无力。病本阴虚有热，春夏为阳，为木火正盛之季，阳气外浮，则阴愈虚，故病加重；秋冬为阴，此时金水相生，阴长阳消，阳气内藏，病得时令之阴滋助，阴阳暂趋于协调，故病减轻。故此病的减轻或增剧每与时令有关。

男子脉浮弱而濇，爲無子，精氣清冷。一作泠。（七）

【释义】

本条论述肾虚无子的脉症。真阳不足则脉浮弱少力，精血衰少，则脉涩弱而不流利。真阴真阳俱虚，精气两亏，所以精气清冷，不能授胎，故无子。此多为先天不足之体质。

男子平人，脉虚弱细微者，喜盗汗也。（九）

【释义】

本条论述虚劳盗汗的脉症。"男子平人"者，形不病而脉病也。若脉见虚弱细微，为阴阳气血皆虚之象，阳虚不固，阴虚不守，则易发生盗汗。治疗此类盗汗，可用桂枝加龙骨牡蛎汤，或《外台秘要》的二加龙骨牡蛎汤（即桂枝加龙牡汤去桂枝，加附子、白薇）。如属于阴虚火旺的盗汗，表现为心烦、舌红、脉浮数或弦细而急，则应选用后世的当归六黄汤。

人年五六十①，其病脉大者，痹俠背行②，若腸鳴，馬刀、俠癭③者，皆爲劳得之。（十）

【词解】

①人年五六十：《素问·阴阳应象大论》曰："年五十体重，耳目不聪明矣；年六十阴痿，气大衰，九窍不利，下虚上实，涕泣俱出矣。"

②痹俠背行："俠"与"夹"同。即脊背两侧有麻木感。

③马刀、侠瘿：结核生于腋下，形如马刀的名为"马刀"；生于颈旁如贯珠的名为

"侠瘿"。二者常相联系，或称瘰疬。

【释义】

本条论述虚劳病的几种证候。人年五六十，精气内衰、经脉失养，其病脉大按之无力，脊背两侧有麻木之感觉；若脾气虚寒，运化失职则致腹中肠鸣；如阴虚内热与痰相结则患马刀侠瘿之病。以上三种病证，虽有虚寒、虚热、夹痰的不同，但皆为劳所致则是一致的。

脉沉小迟，名脱氣①，其人疾行则喘喝②，手足逆寒，腹满，甚则溏泄，食不消化也。（十一）

【词解】

①脱气：指阳气虚衰证。

②喘喝（hè 贺）：指气喘而有声。

【释义】

本条论述虚劳病阳气虚衰的脉症。脉沉小迟，为脾肾阳气俱虚，肾阳衰竭，不能纳气归源，故快步行走或稍事活动则气喘吁吁，故曰"脱气"，即阳气虚衰之证。阳虚则寒，寒盛于外，四末不温，故手足逆冷；肾阳不能温暖脾土，则脾阳亦衰，脾失运化则腹满，甚至可见溏泄，饮食不能消化。本证治法，前人多主张用理中汤加附子以温脾肾之阳，可以取其法。

脉弦而大，弦则爲减，大则爲芤，减则爲寒，芤则爲虚，虚寒相搏，此名爲革。婦人则半産①、漏下②，男子则亡血、失精。（十二）

【词解】

①半产：指胎儿基本成形而流产后阴道下血不止的情况。

②漏下：指非经期而阴道出血淋漓不断。

【释义】

本条论述虚劳病精血亏损的脉症。条文并举弦大两脉以释革脉。弦脉状如弓弦，按之不移；大脉波幅洪大，按之有力；而革脉浮取似弦，按之力减，故曰"弦则为减"；革脉虽大，但外大中空，类似芤脉，故曰"大则为芤"；革脉之象则为弦减大芤，如按鼓皮，主精血亏损。故妇人见革脉多主漏下或半产；男子见革脉主亡血或失精。

革脉和芤脉相类，皆是弦大无力的脉象，但革脉较芤脉略硬，两者多出现于大失血之后，是阴气大伤，虚阳外浮的反应，在治法上都应潜阳摄阴或益气生血，故条文中提出"虚寒"两字以引起注意。

二、证治

（一）虚劳失精

夫失精家①，少腹弦急，陰頭寒，目眩，一作目眶痛。髮落，脉極虚芤遅，爲清穀、亡血、失精。脉得諸芤動微緊，男子失精②，女子夢交③，桂枝加龍骨牡

蠣湯主之。（八）

桂枝加龍骨牡蠣湯方：《小品》云：虛弱浮熱汗出者，除桂，加白薇、附子各三分，故曰二加龍骨湯。

桂枝　芍藥　生姜各三兩　甘草二兩　大棗十二枚　龍骨　牡蠣各三兩

上七味，以水七升，煮取三升，分溫三服。

【词解】

①失精家：经常梦遗或滑精之人。

②男子失精：系梦中失精，后世称为"梦遗"。

③梦交：睡梦中与人性交。

【释义】

本条论述虚劳病失精家所致阴阳失调的证治。素有遗精病患者，由于精液耗损太过，阴损及阳，故小腹弦急，外阴部寒冷；精衰血亏，阴血不能养目荣发，故目眩、发落。脉极虚为脉极虚弱无力，脉芤为浮大中空无根，脉迟为迟缓无神，三者皆属"极虚亦为劳"之类的虚劳脉象，不仅见于失精家，亦可见于下利清谷，或亡血的患者。

芤动为阳，微紧为阴，所谓"脉得诸芤动微紧"，是说或见芤动，或见微紧，并非四种脉象同时出现。

失精家不仅阴虚，阳气亦因久泄而亏损。《素问·生气通天论》说："凡阴阳之要，阳密乃固"，现在阳失去阴的涵养，浮而不敛；阴失去阳的固摄，走而不守，导致心肾不交，精关不固，表现为男子梦遗，或女子梦交。

本证为精血亏损，阴损及阳、阴阳两虚，失于和调之候，故以桂枝加龙骨牡蛎汤调和阴阳为首务，以固阴潜阳，交通心肾。桂枝加龙骨牡蛎汤，即桂枝汤，加龙骨、牡蛎。以桂枝汤调和阴阳；龙骨、牡蛎潜镇固涩、宁心安神、交通心肾，使阴阳协调，阳气能固摄，阴精不外泄，标本俱治。

【讨论】

1. 桂枝加龙骨牡蛎汤的辨证要点为经常梦遗、滑精或梦交、头昏、目眩、发落、少腹弦急不舒、外阴寒冷。其病机为肾阴亏虚，阴损及阳，阴阳两虚，阳气虚弱，失于固摄。治宜调补阴阳，固精止遗。

2. 《伤寒论》中运用桂枝汤可治疗太阳中风表虚证和营卫失调证，取其疏风解肌、调和营卫的功效。而在桂枝加龙骨牡蛎汤证中，由于桂枝汤既可辛甘养阳，温补阳气，又可酸甘化阴，补养阴血，因此具有调和阴阳的作用，故可治疗由于虚劳失精引起的虚劳阴阳两虚证。此即徐忠可在其所著《金匮要略论注》中所说，"桂枝汤，外证得之，解肌和营卫；内证得之，化气调阴阳"。

3. "脉极虚芤迟，为清谷、亡血，失精。脉得诸芤动微紧，男子失精，女子梦交"，说明不同疾病，可见到相同之脉：如亡血、下利清谷、失血，均可见到极虚或芤迟之脉（有学者认为，如此虚劳脉证，可用后文天雄散补阳摄阴）；失精、梦交同样可见芤动微紧之脉。而同一疾病也可出现不同的脉象，如失精，既可见极虚芤迟，又可见芤动微紧的脉象。

【应用】

1. 现代临床常用桂枝加龙骨牡蛎汤适当加减，可治疗病机属于阴阳两虚的多种疾病。如甲状腺机能低下、小儿心脏疾病、遗尿、遗精、阳痿、心律失常、自汗、盗汗等疾病。

2. 医案举例

文某，男，31岁，工人。自述遗精眩晕6年，近日加剧。因少年误犯手淫。6年前开始梦中遗精，夜寐不安，次日则头晕目眩，遇劳则剧，甚至步态不稳。另兼头晕耳鸣，早泄，结婚已5年未育，舌质正常，脉细弱。此为阴阳两虚，阴不内守，阳失固摄之证。宜以调和阴阳，固涩潜镇。方用桂枝加龙牡汤加味：桂枝10g，龙骨25g，牡蛎25g，金樱子18g，枸杞18g，天麻10g，甘草10g，大枣10g。进8剂眩晕止，早泄消失。一年后其妻顺产一男婴。（魏传余. 仲景方药治眩之验案九则. 成都中医学院学报. 1989；3：32）

天雄散方：

天雄三兩（炮）　白术八兩　桂枝六兩　龍骨三兩

上四味，杵爲散，酒服半錢匕，日三服，不知，稍增之。

【释义】

本方缺主治证候，据《方药考》云："此为补阳摄阴之方，治男子失精，腰膝冷痛。"《千金》用以治五劳七伤，《外台》用以治男子失精。方中以天雄为君，补命门之火而固先天之本，《金匮要略方论本义》云："天雄一方，纯以温补中阳为主，以收涩肾精为经。"桂枝温通血脉，使心阳得振，白术量重健脾以助运化，开其化源；龙骨收敛浮阳，固摄阴精以节其流；源开流节，阳生阴长，则此证可愈。但方中天雄与桂枝均为辛热温散之品，非脾肾阳虚之失精者，切勿轻易使用。

（二）虚劳腹痛

虚劳裏急[①]，悸，衄，腹中痛，夢失精，四肢酸疼，手足煩熱，咽乾口燥，小建中湯主之。（十三）

小建中湯方：

桂枝三兩（去皮）　甘草三兩（炙）　大棗十二枚　芍藥六兩　生姜三兩　膠飴一升

上六味，以水七升，煮取三升，去滓，内膠飴，更上微火消解，温服一升，日三服。嘔家不可用建中湯，以甜故也。《千金》療男女因積冷氣滯，或大病後不復常，苦四肢沉重，骨肉疲疼，吸吸少氣，行動喘乏，胸滿氣急，腰背强痛，心中虚悸，咽乾唇燥，面體少色，或飲食無味，脅肋腹脹，頭重不舉，多卧少起，甚者積年，輕者百日，漸致瘦弱，五藏氣竭，則難可復常，六脉俱不足，虚寒乏氣，少腹拘急，羸瘠百病，名曰黄耆建中湯，又有人參二兩。

【词解】

①里急：指腹中有拘急感，但按之不硬。

【释义】

本条论述虚劳病虚劳里急所致阴阳失调的证治。人体阴阳是相互维系的，由于虚劳病的发展，往往阴损及阳，阳损及阴，导致阴阳两虚，从而产生寒热错杂的病证。治虚劳调阴阳，关键在于脾胃。脾胃为五脏六腑之海，气血营卫生化之源，如脾胃有病，营养之源不继，气血亏损，便失去"阴平阳秘"的生理状态，继而出现偏寒偏热的症状。如偏于热，则见衄血，手足烦热，咽干口燥。如偏于寒，则为里急，腹痛。心营不足，则心悸。阳虚阴不内守，则梦交失精。气血不能营养四肢，则酸痛。所有这些，皆是气血亏损，阴阳失调的虚象，故用小建中汤甘辛以化阳，酸甘以助阴。如《金匮要略心典》所说："是方甘与辛合而生阳，酸得甘助而生阴，阴阳相生，中气自立。是故求阴阳之和者，必求于中气，求中气之立者，必以建中也"。由此可知在阴阳两虚的病情下，补阴则碍阳，补阳必损阴，唯有用甘温之剂以恢复脾胃的健运功能，脾胃复健，则营养得充，气血自生，营卫和调，而偏寒偏热的症状自然消失。《灵枢·终始》篇曰："阴阳俱不足，补阳则阴竭，泻阴则阳脱，如是者可将以甘药，不可饮以至剂"，即本条立法处方之所本也。

小建中汤以桂枝汤为主，辛以开阳，甘以健脾，辛与甘合，酸与甘伍，倍用芍药滋养脾营，缓急止痛，加入胶饴甘润以建中，共奏调和阴阳，温补脾胃之功，化源充盛，则虚劳可愈。

【讨论】

1. 小建中汤证病机为阴阳两虚、寒热错杂。临床证候表现既有阴虚内热、衄血、手足烦热、咽干口燥等症；又有阳虚内寒，里急、腹中疼痛、四肢酸楚等症。临证时宜把握气血不足而无外邪的特点，以体质虚弱，易于疲劳，时见腹部拘急疼痛，手足心热，舌淡或淡红、舌苔薄、脉弱或弦细等为辨证要点。

2. 小建中汤和桂枝加龙骨牡蛎汤俱为虚劳阴阳两虚的证治，所以皆用甘温之剂以阴阳。桂枝加龙骨牡蛎汤证为阴阳两虚，心肾不交，精关不固，主证为遗精滑泄、少腹弦急、前阴寒冷、目眩发落、男子失精、女子梦交，治宜调和阴阳，安神固摄。小建中汤证则是阴阳两虚，脾胃不足，阴阳失调，主证为虚劳里急，腹中疼痛、喜温喜按，心悸，衄血，梦遗，四肢酸痛，手足烦热，咽干口燥。治当温中扶阳，调和阴阳。

3. 从两方证来看，虽属阴阳两虚，但均为偏于阳虚之剂；如偏于阴虚而见舌红、苔少脉数者，甘温之剂用之宜慎。

【应用】

1. 小建中汤是治疗虚劳病寒热错杂证的主要方剂。临床用于治疗脾胃虚弱的各类腹中疼痛证，如慢性虚弱性胃肠疾患、过敏性结肠综合征、慢性胃炎、十二指肠溃疡、非溃疡性消化不良，以及无腹水的结核性腹膜炎轻症等，还可用于脾胃虚弱合并心血不足诸症的治疗。此外尚可用于血液系统疾病，如再生障碍性贫血、溶血性贫血、缺铁性贫血等属阴阳两虚病机者。

2. 医案举例

马某，男，35岁。患者因胃溃疡穿孔而行胃次全切术，出院后身体一直未能恢复健康，面色㿠白，形体消瘦，畏寒肢冷，脘腹隐隐作痛，喜温喜按，脉象虚大。医家认为术后肠粘连作痛，先后用理气导滞、活血化瘀法等治疗，不效。据症辨证，病属术后中气虚寒，非气滞血瘀实证。治宜小建中汤加味，以建中缓痛。药用：党参10g，饴糖30g（溶化，和服），炒白芍 20g，炙甘草 5g，桂枝 10g，当归 10g，生姜 5 片，大枣 5 枚。服药 10 剂，脘腹疼痛消失，身体渐次康复，病获痊愈。（王兴华．张谷才从脾胃论治验案．湖北中医杂志．1986；4：10）

虚勞裏急，諸不足^①，黃耆建中湯主之。於小建中湯內加黃耆一兩半，餘依上法。氣短胸滿者加生姜；腹滿者去棗，加茯苓一兩半；及療肺虛損不足，補氣加半夏三兩。（十四）

【词解】
①诸不足：指气血阴阳俱不足的多种虚劳证候。

【释义】
本条承上条论述虚劳病脾气虚衰的证治。虚劳里急，乃因劳伤内损而腹中拘急，甚则腹痛；诸不足，是指阴阳形气俱不足，从上条小建中汤证发展成脾气虚衰为主的证候。里急者缓之必以甘，不足者补之必以温，故于小建中汤中加甘温之黄芪，健脾补虚，扶助阳气以缓急迫。

【讨论】
黄芪建中汤证较小建中汤证为尤重，应有里急、少气、身重或不仁、自汗或盗汗、脉大而虚等证。其病机为中焦阳虚，阳损及阴，阴阳两虚，偏于气虚。

【应用】
1. 黄芪建中汤临床可治疗以脾虚为主的多种虚劳病证。如属阴阳两虚，气虚偏甚的溶血性黄疸、十二指肠溃疡、肠粘连伴肠梗阻、腹痛型钩虫病、胃黏膜脱垂、冠心病、窦性心动过缓、高血压、遗精、低热、咳嗽、过敏性鼻炎、崩漏、顽固性口腔溃疡、慢性荨麻疹等疾病。

2. 医案举例
胡晓鹤孝廉尊堂，素体虚弱，频年咳嗽，众称老痨不治。今春咳嗽大作，时发潮热，泄泻不食。诸医进参、术之剂，则潮热愈增，用地黄、鹿胶之药，而泄泻胸紧尤甚，延医数手，无非脾肾两补，迨至弗效，便引劳损咳泻不治辞之。时值六月，始邀余诊，欲卜逝期，非为求治也。诊之脉俱迟软，时多歇止，如徐行而怠，偶羁一步之象，知为结代之脉。独左关肝部弦大不歇，有土败木贼之势。因思诸虚不足者，当补之以味，又劳者温之，损者益之，但补脾肾之法，前辙可鉴，然舍补一着，又无他法可施。因悟各脏俱虚之脉，独肝脏自盛，……此病肝木自盛，脾土不胜，法当补土制肝，直取黄芪建中汤与之。盖方中桂、芍微泻肝木之胜；甘、糖味厚，重实脾土之不胜；久病营卫行涩，正宜姜、枣通调，而姜以制木，枣能扶土也；用黄芪补肺者，盖恐脾胃一虚，肺气先绝。连进数剂，果获起死回生。但掌心微热不除，且口苦不寐，咳泻虽止，肝木犹强，原方加入丹皮，重泻肝木之胜，再进而安。（谢映庐．谢映庐医案．上海：上海科学技术出版社，1962：63）

（三）虚劳腰痛
虚勞腰痛，少腹拘急，小便不利者，八味腎氣丸主之。方見腳氣中（十五）

肾气丸方：

乾地黄八兩　山藥　山茱萸各四兩　澤瀉　丹皮　茯苓各三兩　桂枝　附子（炮）各一兩

上八味，末之，煉蜜和丸，梧子大，酒下十五丸，加至二十五丸，日再服。

【释义】

本条论述肾气不足虚劳腰痛的证治。腰为肾之外府，肾虚多表现腰部痠痛，劳累后加重。《素问·灵兰秘典论》曰："膀胱者，州都之官，津液藏焉，气化则能出矣。"肾与膀胱相表里，膀胱的气化，依赖三焦的通调，特别是肾的气化作用。肾虚而气化失常，故少腹拘急，小便不利。方用八味肾气丸，补阴之虚以生气，助阳之弱以化水，渗利水湿以护正。肾阳振奋，肾气充盛，气化复常，则上述诸证自除，此乃补肾之祖方良剂。

【讨论】

1. 方后注"方见脚气中"，即《金匮》中风历节病篇治脚气的崔氏八味丸。今从《金匮》妇人杂病篇移至此。

2. 肾为先天之本，元气之根，内寄元阴元阳。肾气丸的组方，一是山萸、干地黄、山药类的滋阴药，意在补肾阴，滋化源；二是附子、桂枝类温阳药，意在"微微生火，以生肾气。"此配伍方法取"阴中求阳"及"少火生气"之理，如《景岳全书》所谓"善补阳者必于阴中求阳，则阳得阴助，而生化无穷，善补阴者，必于阳中求阴，则阴得阳助，而泉源不竭"。故《伤寒来苏集》云："此肾气丸纳桂、附于滋阴剂中十倍之一，意不在补火，而在微生火，即生肾气也。故不曰温肾，而名曰肾气。"本方温而不燥，补而不腻，补中有泻，寓泻于补，补不恋邪，泻不伤阴，相辅相成，实乃通补开合，协调阴阳之剂。

3. 肾气丸为补肾的祖方、主剂，临床应用极其广泛，因肾气不足、审无内热之病证皆可治之。若其他诸脏久病及肾，或肾虚日久累及它脏所致病变，亦可以本方加减变通治之。肾气丸用之得当，疗效确切，故历代医家都十分重视本方的研究和应用。后世在其基础上发展了一类温补肾阳如右归丸、右归饮等方剂，注重从阴中求阳；一类如六味地黄丸、左归丸、左归饮，以及杞菊地黄丸、知柏地黄丸、七味都气丸、麦味地黄丸、耳聋左慈丸、滋水清肝饮等，均以滋补肾阴为主。张景岳更创阴阳并补之大补元煎，适用于元阴元阳俱虚之证。

【应用】

1. 肾气丸可用于西医学的多种疾病，如高血压、肝硬化、慢性支气管炎、哮喘、肾炎水肿、糖尿病、月经不调、不孕症、老年白内障等。凡表现为肾气不足，阴阳两虚者均可以肾气丸加减治之。

2. 医案举例

李某，女，48岁。患者全口牙齿隐痛不休，大小便时齿痛加重，便已仍转为隐痛；时已8个月余，曾多方求医效不显著，后经人介绍延余诊治。时见除上述症外，面色㿠白，头发干枯稀疏，腰酸膝软，两下肢冷。舌淡少苔，脉沉细尺尤弱。此乃肾虚齿痛。治宜益肾壮阳。投金匮肾气丸加味。处方：熟地30g，怀山药、山萸肉各20g，丹皮、福泽泻、白茯苓各15g，淡附片10g，进口桂6g，骨碎补25g。水煎服，日1剂，服药5剂，齿痛显著减轻，继服 10 剂，齿痛消失。续予肾气丸，早晚吞服 6g，巩固二月，身体恢复健康。按"肾司二便，主骨，齿为骨之余，其华在发"，本案齿痛，大小便时为甚，发疏干枯，腰膝酸软发冷，乃肾精亏虚，肾阳不足之虚痛，故投肾气丸益肾壮阳，加骨碎补入肾固齿而效如桴鼓。（叶益丰．经方治疗五官病四则．江苏中医杂志．1993，4：18）

（四）虚劳风气

虚勞諸不足①，風氣②百疾，薯蕷丸主之。（十六）

薯蕷丸方：

薯蕷三十分　當歸　桂枝　麴　乾地黄　豆黄卷各十分　甘草二十八分　芎藭　麥門冬　芍藥　白术　杏仁各六分　人參七分　柴胡　桔梗　茯苓各五分　阿膠七分　乾姜三分　白斂二分　防風六分　大棗百枚爲膏

上二十一味，末之，煉蜜和丸，如彈子大，空腹酒服一丸，一百丸爲劑。

【词解】

①诸不足：泛指多种虚损证候，如五劳七伤等而言。

②风气：泛指外邪。

【释义】

本条论述虚劳诸不足的证治。"虚劳诸不足"，指多种虚损证候，如面白神疲、体瘦乏力、喘息声微、心悸眩晕、纳呆、脉虚弱细微或浮大无力等诸多不足表现。而虚劳病人气血虚损，抗病能力不足，容易被病邪所侵袭，稍感外邪，即或发热、或咳嗽、或腹泻咽痛、或身痛等等，故云"风气百疾"。《金匮要略心典》曰："虚劳证多有挟风气者，正不可独补其虚，亦不可着意去风气"。因为补虚则恋邪，攻邪则伤正。正确治法，当是寓驱邪于补正之中，使邪气去而正气不伤。且人体元气，主于肺而根于肾，一经亏损，恢复不易，全赖后天水谷之气以资生长；因为脾胃为气血营卫之源，非饮食则无由恢复，故薯蕷丸即为此证而设。方中重用薯蕷专理脾胃为君；白术、人参、茯苓、干姜、豆黄卷、大枣、甘草、神曲益气调中；当归、芎藭、芍药、干地黄、麦门冬、阿胶养血滋阴；柴胡、桂枝、防风祛风散邪；杏仁、桔梗、白蔹理气开郁。合用以奏扶正祛邪之功，酒服以助药势。但服药时间要长，"丸者缓也"。

【讨论】

薯蕷丸体现了"虚劳诸不足"而脾胃虚弱者，应调补脾胃为主，以培植后天之本，使气血生化有源，从而提高机体抗邪、康复能力的重要思想，对虚劳久病而患"风气百疾"者，有扶正祛邪作用。其制方特点以薯蕷等甘药实脾，以神曲、豆黄卷等助消化；以人参、白术益气，杏仁、茯苓理气除湿，阿胶、地黄、当归养血，川芎（即芎藭）调血；以桂枝、柴胡、防风达表疏邪，白蔹于散中寓收，综观全方补而不滞，扶正不助邪，与一般填补剂不同，是康复调补，增强机体抗病能力之有效方剂，且长服久服无偏弊。

【应用】

1. 本方可应用于一切慢性衰弱疾患，后世许多补气、补血、气血双补之方如四君子汤、四物汤、八珍汤、十全大补汤、人参养荣汤等及扶正祛邪之方，皆从此方化出或师此方之法而成。

2. 医案举例

屈某，男，48 岁，教师。脾胃虚弱，纳谷不香，畏寒惧热，遇风冷则头眩，两目视物恍惚不清，多语则气怯，苔薄脉虚。宜补气和营祛风，予薯蓣丸，丸剂缓图之。处方：山药 90g，党参 21g，白术 18g，茯苓 15g，甘草 84g，当归 30g，干地黄 30g，白芍 18g，川芎 18g，麦冬 18g，阿胶 21g，干姜 9g，桔梗 15g，杏仁 18g，桂枝 30g，防风 18g，神曲 30g，大豆黄卷 30g，柴胡 15g，白蔹 6g。上 20 味研细末，以大枣 100 枚煮熟去皮核为膏，和丸（每丸约重 6g），每日空腹黄酒送服 1 丸。患者服用 3 月后，头眩，气怯大为好转，胃纳健旺，双目视物亦清。（何任，等．金匮方百家医案评议．第 1 版．浙江：浙江科学技术出版社，1991：92）

（五）虚烦不眠

虚劳虚烦①不得眠②，酸枣仁汤主之。（十七）

酸枣仁汤方：

酸枣仁二升　甘草一兩　知母二兩　茯苓二兩　芎藭二兩《深師》有生姜二兩

上五味，以水八升，煮酸枣仁，得六升，内諸藥，煮取三升，分温三服。

【词解】

①虚烦：因虚致烦，心中烦乱，躁扰不宁。

②不得眠：指夜卧不能入睡，或睡眠轻浅易醒。

【释义】

本条论述虚劳病心肝血虚失眠的证治。所谓虚烦者，《医学统旨》称"心中扰乱，郁郁而不宁也"。由于肝之阴血亏虚，血不养心，心血不足，阴虚内热，心神不安，神魂不宁，故不得眠；夜不得眠则心中烦扰，或心悸、眩晕、口干等，并常伴潮热、惊悸、盗汗、口疮、眩晕、舌红、脉细数等。治宜酸枣仁汤养阴清热，安神宁心。酸枣仁甘酸性平，养肝阴，益心血，主治失眠，并与甘草为伍，酸甘化阴，以增强养阴之效；茯苓安神宁心；川芎味辛以调肝气；知母苦寒以清虚热。全方补肝养血，安神宁心。

【讨论】

主证酸枣仁汤组方体现了仲景治疗肝虚证"补用酸，助用焦苦，益用甘味之药调之"的治疗法则。即用酸味药物补养肝血时，又用焦苦入心的药物补益心血，可"母子同治"，防"子盗母气"。亦加用味甘的药物，取"肝苦急，急食甘以缓之"之意，以缓肝之"急"；另酸甘合用，可达到"酸甘化阴"，增强补养肝阴的作用。临床常用酸枣仁汤治疗神经衰弱、室性早搏、脏躁、惊恐症、甲状腺机能亢进性失眠以及更年期综合征等证属肝血亏虚，虚火扰心者。若内热明显，可去川芎加黄连；痰热较重者，宜与温胆汤合用；胆气虚而时有惊惕者，可加党参、龙齿益气镇惊。

【应用】

1. 此方还可用于西医学的神经衰弱、忧郁症、焦虑性神经症、精神分裂症妄想型、更年期综合征等。西医研究本方具有镇静催眠，抗惊厥、镇痛、降压等多种药理作用。

2. 医案举例

王某，女，49 岁。前因患湿热病后，出现心烦不安，夜间入眠困难，易惊醒，醒而难入睡；心中烦热甚，口干咽燥，夜间尤甚，身体消瘦，纳差，但白昼精神尚可。舌红苔根薄黄乏津，脉弦细而数。此为心肝阴虚之失眠，用滋养心肝之阴的酸枣仁汤加减：酸枣仁15g（去滓壳，干炒研细，晚上睡前冲服），百合 30g，知母 12g，茯苓 12g，甘草 1.5g，北沙参 15g，麦冬 20g，丹参 20g，生谷芽 20g。服 6 剂后，睡眠饮食正常，夜间烦热亦消失，仅大便略干燥，舌脉同上。继将上方加柏子仁 20g，再服 4 剂，以巩固疗效。（李文瑞. 金匮要略汤证论治. 第 1 版. 北京：中国科学技术出版社，1993：183）

（六）虚劳干血

五勞虛極羸瘦，腹滿不能飲食，食傷，憂傷，飲傷，房室傷，飢傷，勞傷，經絡營衛氣傷，內有乾血①，肌膚甲錯，兩目黯黑②。緩中補虛，大黃䗪蟲丸主之。（十八）

大黃䗪蟲丸方：

大黃十分（蒸） 黃芩二兩 甘草三兩 桃仁一升 杏仁一升 芍藥四兩 乾地黃十兩 乾漆一兩 蝱蟲一升 水蛭百枚 蠐螬一升 䗪蟲半升

上十二味，末之，煉蜜和丸，小豆大，酒飲服五丸，日三服。

【词解】

①干血：指瘀血日久者，多是因虚致瘀。

②两目黯（àn 暗）黑：一说指白眼球呈青黯色而言，为瘀血特征之一。慧琳《一切经音义》卷四十八：“黯，深黑也。”一说指病人视物昏暗，乃瘀血阻滞，精气不能上荣所致。

【释义】

本条论述虚劳病而有瘀血的证治。五劳、七伤是导致虚劳干血的病因，症见虚极羸瘦，腹满不能饮食，肌肤甲错，两目黯黑。由于虚劳日久不愈，正气不能推动血脉正常运行，经络气血运行受阻，从而产生瘀血，瘀血日久者即所谓“干血”。瘀血内停，新血不生，肌肤失养，故粗糙如鳞甲状；精血不荣于目，故两目黯黑；机体失于荣养，故极度消瘦虚弱；瘀血内停，血瘀碍气，中焦脾气运化受累，故腹满不能食。证乃因虚致瘀，瘀阻致虚，瘀血不除，新血不生。治以大黄䗪虫丸，祛瘀生新，缓中补虚。方中大黄、䗪虫、桃仁、虻虫、水蛭、蛴螬、干漆活血化瘀；芍药、地黄养血补虚润燥；杏仁利气；黄芩清热；甘草、白蜜益气和中，此为久病血瘀的缓治方。本方攻补兼施，峻剂丸服以缓投，攻不伤正，补不留瘀，意在缓攻，故曰：“缓中补虚”。

【讨论】

1. 大黄䗪虫丸主治虚劳兼夹干血之证，以虚极羸瘦、腹满不能饮食、内有干血、肌肤甲错、两目黯黑等症为辨证要点。此方位于虚劳证之末，可见久病入血，久病入络，久病有瘀，对临床有着重要的指导意义。尤怡解释本方云：“此方润以濡其干，虫以动其瘀，通以去其闭，而仍以地黄、芍药、甘草和养其虚，攻血而不专主于血，一如薯蓣丸之去风而不着意于风也。”

2. "缓中补虚"即在大量破血逐瘀药物之中，佐用补益阴血之剂，并以丸药内服，峻药缓用，使瘀血去，新血生，气血渐复，即为"缓中补虚"，是虚劳干血证的一种特有治法。徐大椿指出："血干则结而不散，非草木之品所能下，必用食血之虫以化之。此方专治瘀血成劳之证。瘀不除则正气永无复理，故去病即所以补虚也。"本方化瘀诸药中，既有大黄、桃仁等植物药通浊行瘀，又集多种虫类药于一方，盖死血凝于脉络，非虫类搜剔难除，对后世虫类药应用有一定启发。

【应用】

1. 大黄䗪虫丸具有很强的破血逐瘀功效，临床常用于治疗良性肿瘤、肝脾肿大、肝硬化、子宫肌瘤、结核性腹膜炎、食管静脉曲张、妇女瘀血经闭、腹部手术后粘连疼痛、冠心病、高脂血症、脑血栓、脂肪肝等有瘀血征象者。也可化裁治疗血栓闭塞性脉管炎、静脉曲张综合征、下肢栓塞性深部静脉炎、四肢浅部静脉炎等周围血管疾病、肠粘连合并肠梗阻等。但本方究属补虚破瘀之品，活血逐瘀药力峻猛，补虚扶正之效较弱，运用时需加注意，以免导致峻猛伤正之弊。

2. 医案举例

石某，女，19 岁。患者 16 岁月经来潮，18 岁初月经渐少，后即经闭不行，形体日渐消瘦，面色㿠白，饮食减少，精神衰弱，头眩心悸，诸医有从气血虚弱论治，常服八珍、归脾汤；有从虚寒论治用温经汤等诸药乱投，月经不行，形体更瘦，少腹拘急不舒。脉象迟涩，舌中有紫斑。病久气血内损，治宜补气养血，但月经不行，瘀血内阻，新血不生，因此治当通瘀破瘀。治仿《金匮》大黄䗪虫丸，攻补兼施，汤丸并进，久服方能达到气血恢复，月经通行的目的。处方：当归、党参、白术、熟地各 10g，桃仁、䗪虫、红花各 6g，甘草 4g，大枣 5 枚，川芎 6g。两日服 1 剂。大黄䗪虫丸每次服 4g，日服 3 次。原方加减共服两个月，形体健壮，面渐红润，月经已行一次量少，原方既获显效，再服一月，经行正常，病即痊愈。(张谷才. 从金匮方来谈瘀血的证治. 辽宁中医杂志. 1980；7：1)

【附方】

《千金翼》炙甘草汤—云复脉汤：治虚劳不足，汗出而闷，脉结、悸，行動如常，不出百日，危急者十一日死。

甘草四兩（炙）　桂枝　生姜各三兩　麥門冬半升　麻仁半升　人参　阿膠各二兩　大棗三十枚　生地黄一斤

上九味，以酒七升，水八升，先煮八味，取三升，去滓，内膠消盡，温服一升，日三服。

【释义】

本条论述虚劳不足所致心病的脉症及治疗。本方即《伤寒论》中炙甘草汤，治疗"心动悸，脉结代"。《千金翼方》治疗虚劳诸不足，汗出而胸闷，脉结代、心悸等，其病机均为阴阳气血不足之虚证。予炙甘草汤滋阴养血，通阳复脉。方中炙甘草补中益气，使气血生化有源，以复脉之本；生地、麦冬、阿胶、麻仁益阴养血；人参、大枣补气滋液；桂枝振奋心阳，配生姜温通血脉；药用清酒煎煮，疏通经络血脉。

【讨论】

叶天士在评价本方与建中汤治虚劳时说"理阳气当推建中，顾阴液须投复脉。"临床本方加减，治疗频发早搏、心绞痛、心肌炎证属气阴两虚者，其效甚佳。

《肘後》獺肝散：治冷勞，又主鬼疰一門相染①。

獺肝一具

炙乾末之，水服方寸匕，日三服。

【词解】

①鬼疰一门相染：疰，同注，病邪交相染易，一人病死，一人复得，因此病隐匿难见，似鬼神作祟，故名"鬼疰"，属传染性疾病。

【释义】

"冷劳"指寒性虚劳证。"又主鬼疰一门相染"，此为传染性疾患，即今之所谓"肺结核"之类。《金匮要略论注》曰："劳无不热，而独言冷者，阴寒之气与邪为类……獺者阴兽也，其肝独应月而增减，是得太阴之正，肝与肝为类，故以此治冷劳，邪遇正而化也，獺肉皆寒，惟肝性独温，故尤宜治冷劳，又主鬼疰一门相染，总属阴邪，须以正阳化之耳"。《医通》：獺肝专杀瘵虫。按：獺肝甘温，杀虫而治虚劳，此后世甘温治劳法之祖。

小 结

本篇论述了血痹虚劳病的病因、病机、脉证治疗。血痹的发病原因，主要是因气血不足，感受外邪，使阳气不畅，血行痹阻于肌肤所引起，如《素问·五脏生成篇》说："卧出而风吹之，血凝于肤为痹"。临床症状表现以肢体局部麻痹不仁，或轻微的疼痛为主。治疗宜通阳行痹，较轻的可用针刺疗法，稍重的可用黄芪桂枝五物汤治疗。

本篇所论虚劳，是"虚损劳伤"的简称。指由多种原因所引起的，以脏腑亏损、气血阴阳不足为主要病机的多种慢性衰弱性证候的总称。虚劳病涉及的内容很广，《金匮》主要以五脏气血阴阳虚损的发病机制为立论根据，其证型可概括为气虚、血虚、阴虚、阳虚、阴阳两虚、虚中挟实等类型并予以辨治。

仲景治疗虚劳病的特点，对五脏虚劳重视脾肾，治法上重视甘温扶阳。因为肾为先天之本，是真阳真阴所寄之处；脾胃为后天之本，是气血营卫生化之源。故补益脾肾，是虚劳的治本之法。事实证明，当虚劳病发展到一定的阶段，往往以脾肾证候表现较为明显，所以本篇作为重点论述。

虚劳病所用的方剂，除附方外，共有八首。虚劳诸不足，用薯蓣丸扶正祛邪；虚烦不眠，用酸枣仁汤养阴除烦；虚劳干血，用大黄䗪虫丸去瘀生新；阴阳两虚用小建中汤甘温建中，甚者用黄芪建中汤温中补虚；虚劳失精，用桂枝加龙骨牡蛎汤甘温摄精，甚者用天雄散补阳摄精；虚劳腰痛用八味肾气丸温补肾气。在这八方中有五方以甘温调补脾气，由此说明仲景在治疗虚劳病时，补脾重于补肾，这些都是后世治疗虚劳的常用有效方剂。

思考题

1. 血痹病如何辨证论治？

2. 如何理解"夫男子平人，脉大为劳，极虚亦为劳"？

3. 试述《金匮》治虚劳为什么重视脾肾？为何侧重甘温扶阳法？

4. 何谓"缓中补虚"？试结合原文说明之。

5. 小建中汤与桂枝加龙骨牡蛎汤均治虚劳病阴阳两虚证，二者有何异同点？

6. 试述薯蓣丸的适应证和组方意义？

7. 试述肾气丸的组方特点及适应证？

8. 酸枣仁汤证在病机、主证、治法、方药上有何特点？

肺痿肺痈咳嗽上气
病脉证治第七

本篇论述肺痿、肺痈、咳嗽上气病的辨证论治。这些病证的病变部位均在于肺，病理变化也存在着相互联系和相互转化的关系，故合为一篇论述。

肺痿有虚热与虚寒两种病情，前者是热在上焦，因咳为痿，后者是肺中虚冷，不能制下所致。两者均为慢性衰弱性疾患。

肺痈是肺生痈脓的病变。可分为三个阶段，及表证期、酿脓期和溃脓期。一般来说肺痿属虚，肺痈属实，但肺痈后期亦可由实转虚，须注意鉴别。

咳嗽上气亦有虚实之分，本篇所论，多为外邪内饮，邪实气闭肺胀证，论病因亦侧重内饮外寒。

肺　　痿

一、成因、脉证与鉴别

問曰：熱在上焦者，因咳為肺痿。肺痿之病，從何得之？師曰：或從汗出，或從嘔吐，或從消渴①，小便利數，或從便難，又被快藥②下利，重亡津液，故得之。

曰：寸口脉數，其人咳，口中反有濁唾涎沫③者何？師曰：為肺痿之病。若口中辟辟④燥，咳即胸中隱隱痛，脉反滑數，此為肺癰，咳唾膿血。

脉數虛者為肺痿，數實者為肺癰。（一）

【词解】

①消渴：一指热病过程中的症状，即口渴不已，饮水即消。二是泛指以多饮、多食、多尿症状为特点的病证，即上消、中消、下消。

②快药：指大黄一类攻下药。《梁书》姚僧垣曰："大黄快药"。

③浊唾涎沫：浊唾指稠痰，涎沫指稀痰。

④辟辟：形容口中干燥状。

【释义】

本条论述了肺痿的成因、肺痿和肺痈的主证及鉴别。全文可分三段：从开始至"故得之"为第一段，叙述肺痿的病因；从"寸口脉数"至"咳唾脓血"为第二段，指出肺痿和肺痈的主证和脉象；最后一段从脉象上论述肺痿、肺痈的鉴别诊断。

肺痿之病，虽有虚热、虚寒之分，但以虚热者为多见。肺为娇脏，恶寒恶热，喜润恶燥。由于热在上焦，肺受灼伤，气逆而咳，咳久则肺气痿弱不振，因而形成肺痿。导致上焦有热的原因很多，或因发汗过多，或因呕吐频作，或因消渴小便频数，或因大便难，而用攻下峻猛之剂等等，均可导致"重亡津液"，津液伤则阴虚，阴虚则生内热，虚热熏灼于肺，从而形成本病。

"寸口脉数"，是热在上焦的脉象。热在上焦，虚热灼肺，肺气上逆，因而作咳。阴虚有热，肺叶枯萎，理应干咳无痰，而反咳吐浊唾涎沫，这是因为肺气痿弱，通调失司，不能输布脾气上散之津液，又为热邪熏灼，以致成为稠痰白浊，随肺气上逆而吐出的症状。这是虚热肺痿的特征。若口中感觉辟辟干燥，咳嗽时胸中隐隐作痛，脉象滑数者，此为邪热壅肺，结聚成痈之候。热聚成痈，气血败坏，肺气不降，热壅脓溃，故咳吐脓血。

肺痿、肺痈的病变均在于肺，性质均属热，但肺痿是阴虚有热，枯萎不荣；肺痈是实热邪盛，壅塞不通。病情一虚一实，迥然不同。在脉象的反应上，前者是脉数而虚，后者是脉数而实。

【讨论】

1. 本条肺痿肺痈两病对举，意在鉴别。如尤怡《金匮要略心典》曰："痿者萎也，如草木之萎而不荣，为津烁而肺焦也；痈者壅也，如土之壅而不通，为热聚而肺溃也。故其脉有虚实不同，而其数则一也。"指出两者均有咳嗽、吐痰、脉数，但虚实不同，表现不一，不可混淆。

2. 关于"咳唾脓血"一证，有两种不同的看法：一种认为是肺痈所独有；一种认为脓血不仅见于肺痈，亦可见于肺痿。验之临床，肺痈之吐脓，出现较早，腥臭异常；肺痿病咳吐脓血者少见，且在患病经久之后，其脓不臭，虚证明显，不难鉴别。

二、证治

（一）虚寒肺痿

肺痿吐涎沫而不咳者，其人不渴，必遗尿，小便数，所以然者，以上虚[①]不能制下故也。此为肺中冷，必眩，多涎唾，甘草乾姜汤以温之。若服汤已[②]渴者，屬消渴。（五）

甘草乾姜湯方：

甘草四兩（炙）　乾姜二兩（炮）

上㕮咀，以水三升，煮取一升五合，去滓，分温再服。

【校勘】

以温之：《脉经》作"以温其脏"，后无"若服汤已渴者，属消渴"九字。《千金要方》

作"若渴者，属消渴法"七字，为小注。

【词解】

①上虚：指肺气虚寒。

②已：指完毕。

【释义】

本条论述虚寒肺痿的证治。此乃上焦阳虚，肺中虚冷而痿。上焦阳虚者，多因中焦虚寒，土不生金所致。阳虚不能化气，气虚不能输布津液，津液停聚，故频吐涎沫。不咳者，以嗽痰为甚，饮为阴邪，故不渴；又因上焦虚冷，通调失常，不能制约下焦，故遗尿或小便频数；肺气虚寒，清阳不能上升，故见头眩。证属虚寒，与虚热肺痿截然不同。故治疗用甘草干姜汤温肺复气。

方中炙甘草甘温补中益气，干姜辛温温复脾肺之阳；二者辛甘合化，益气温阳，培土生金，则虚寒肺痿可愈。

【讨论】

临床辨证应注意二者的转化。虚热肺痿多见阴虚火旺证候，如治疗失当，过用寒凉，病程经久，亦可由阴及阳而转变为虚寒肺痿，治疗当从虚寒论治。虚寒肺痿如过用温燥，亦可由阴转阳，而成为虚热肺痿。所以临证用药当因时因地因人制宜，不宜太过。

【应用】

1. 本方对老年性慢性支气管炎，痰多而清稀者疗效显著。临床亦常用于治疗眩晕、咳喘、胸痛、胃痛、腹痛、呕吐、吐酸、泄泻、痛经、遗尿、劳淋、过敏性鼻炎等，但需见脉迟、舌淡、苔白、不渴、无热、恶寒等属虚寒证者，方为得当。

2. 医案举例

聂某，女，40岁。1951年春来诊，产后失调（第7胎），体渐羸瘦，面色苍白，头眩晕，时唾白沫，咽干口淡，夜不安卧，舌无苔少津液。前医误为血亏阴伤，曾以大剂养血滋阴，佐以化痰之剂，治疗经旬而病不减，唾沫增剧，神疲体乏。余诊其两脉细缓，右寸且弱，证属肺痿，遵仲师法，投以甘草干姜汤温中摄液：干姜二钱，生甘草五钱。晨进1剂，日方午唾沫大减，再进1剂，唾沫停止，安然入睡，翌日方醒。续进滋肺补气之剂，调养数日而愈。[张燮均．张应瑞医案．江西中医药，1960（4）：48]

（二）虚热肺痿

大逆上氣，咽喉不利，止逆下氣者，麥門冬湯主之。（十）

麥門冬湯方：

麥門冬七升　半夏一升　人參二兩　甘草二兩　粳米三合　大棗十二枚

上六味，以水一斗二升，煮取六升，溫服一升，日三夜一服。

【校勘】

大逆：《金匮要略论注》、《金匮悬解》等作"火逆"。

【释义】

本条论述虚热肺痿的证治。由于肺胃津液耗损，虚火上炎，以致肺胃之气俱逆；肺气上逆则咳喘，胃气上逆则呃逆；肺胃津伤，津不上承，虚热熏灼，故咽喉干燥不适，痰黏咳咯不爽。此外，当有口干欲得凉润，舌红少苔，脉象虚数等症。治疗用麦门冬汤，养阴清热，止逆下气。

方中重用麦门冬，滋阴润肺，清降虚火；半夏下气化痰，虽性温，但用量很轻，且与大量清润药物相伍，则不嫌其燥；人参、甘草、大枣、粳米益气养胃，生津润燥。诸药相伍，化源得充，津液得滋，阴以涵阳，虚火自敛，咳逆上气等症亦可随之消失。

【讨论】

1. 本方配伍特点，麦冬用量尤大。麦冬与半夏，七比一而成。虚火上炎非麦冬不清，胃气上逆非半夏不降；故凉润与辛燥相伍，有"革性存用"之意。麦冬得半夏润而不腻，半夏得麦冬降而不燥。凡病有胃气则生，无胃气即死，胃气者，肺之母气也，故伍以人参、粳米、甘草、大枣健脾益气，培土生金。

2. 所谓"大逆上气，咽喉不利"，临床可见咳嗽气喘，或阵发性呛咳、或刺激性干咳，咽喉干燥不适，或咽中异物感，得凉润则舒，每食用辛辣刺激性食物则加重者，均可按虚热肺痿论治。

【应用】

1. 有报道应用本方治疗慢性咽炎、慢性支气管炎、百日咳、肺结核、矽肺、慢性胃炎、胃及十二指肠溃疡等属肺胃阴虚，虚火上炎者疗效较好。本方麦冬用量宜大，如果火逆甚者，可加竹叶、石膏。

2. 亦有应用本方治疗鼻咽癌、肺癌、喉癌、食管癌放射治疗后出现的口干、咽干、舌红少苔等毒副反应，获得良好效果的报道。

3. 医案举例

李某，女，36岁，已婚，1982年4月8日初诊。患者水肿时起时消两年余，历医十数，行"开鬼门"、"洁净府"、"去菀陈莝"等法，服五苓散、五皮饮、真武汤、疏凿饮子等利水方药效果不著。经某医院检查化验，诊为"慢性肾炎"，予可地松、环磷酰胺、利尿合剂等治疗，其水肿仍时起时消。医患悉以为苦，遂商治于我处。查患者一身悉肿，目胞光亮，面白鲜明，两颧红赤，咽喉干燥不利，频频咳吐浊沫，舌体瘦小质红，乏津少苔，脉沉细略数。细揣此案，其病机演变与病证颇与《金匮》之肺痿相似，乃断为"水肿继发肺痿（虚热型）"，拟麦门冬汤加减治之。药用：麦冬30g，太子参20g，法半夏10g，淮山药（代粳米）20g，大枣12g，白芍20g，甘草10g。二诊：上方服完10剂，小便量日渐增多，肿势已轻，浊沫大减，药已中病，遵岳美中教授"慢性病有方有守"之训，原方续服十剂。三诊：服药已一月，水肿消尽，浊沫不吐，为巩固疗效，仍以养阴生津，健脾益肺之剂以善其后。随访五年，病未复发。［唐忠明. 经方治验三则. 国医论坛，1989（3）：23］

【附方】

《外台》炙甘草汤：治肺痿涎唾多，心中温温液液者。方见虚劳中

【释义】

肺气萎弱不用，津液不布，故涎唾多；津聚扰胃，故心中温温液液，治用炙甘草汤。

本方即桂枝汤去芍药加人参、地黄、阿胶、麻仁、麦冬而成，以生津润燥为主，可治虚热津伤肺痿。大量滋润养阴药中稍佐以辛温之品，取其阳生阴长之意。

《千金》甘草湯：
甘草
上一味，以水三升，煮减半，分温三服。
【释义】
此方原出《肘后备急方》，生甘草一味，能益气、清热、解毒、润燥、止渴、下气，可用于治疗肺痿轻症。

《千金》生姜甘草湯：治肺痿，欬唾涎沫不止，咽燥而渴。
生姜五兩　人参三兩　甘草四兩　大棗十五枚
上四味，以水七升，煮取三升，分温三服。
【释义】
肺气萎弱不振，津液不布，聚而成涎，随肺气上逆，故咳唾涎沫不止；肺之津液不足，不能上润，故咽燥而渴。治用生姜甘草汤益气生津宣滞。方中甘草、人参益气养阴，扶脾胃而生津液；大枣、生姜调和营卫，使脾胃中津液，上输于肺，以治肺痿。从药物配伍看，似属虚寒肺痿。

《千金》桂枝去芍藥加皂莢湯：治肺痿吐涎沫。
桂枝三兩　生姜三兩　甘草二兩　大棗十枚　皂莢二枚（去皮子，炙焦）
上五味，以水七升，微微火煮取三升，分温三服。
【释义】
本方为攻痰平喘之峻剂。以桂枝汤去酸敛阴柔之芍药，加皂莢利痰涎通气道，不令涎沫壅遏肺气而喘痿。桂枝汤以调和营卫，营卫得以宣行，肺气通调，则涎沫自止。

肺　痈

一、病因病机、脉证及预后

问曰：病欬逆，脉之[1]何以知此为肺癰？当有膿血，吐之则死，其脉何類？师曰：寸口脉微[2]而数，微则为風，數则为热；微则汗出，數则恶寒。風中于衛，呼氣不入；热過[3]於榮，吸而不出。風傷皮毛，热傷血脉。風舍[4]於肺，其人则欬，口乾喘滿，咽燥不渴，多唾濁沫，時時振寒。热之所過，血為之凝滯，

畜结癰膿，吐如米粥。始萌⑤可救，膿成则死。（二）

【校勘】

"热伤血脉"之"脉"，原本作"肺"，据《脉经》、《千金要方》改。"风舍于肺"之"舍"，原本作"含"，据《脉经》、《千金要方》改。"多唾浊沫"之"多"，原本作"时"，据《医统正脉》本改。"脓成则死"，《千金要方》作"脓已成则难治"。

【词解】

①脉之：脉作动词，"脉之"即脉诊。

②微：作"浮"字解。《医宗金鉴》：脉微之三"微"字，当是三"浮"字。

③过：作"至"或"入"解。

④舍：作"留"字解。

⑤始萌：病的开始阶段。

【释义】

本条论述肺痈的病因、病机、脉证和预后。肺痈的成因，是由于感受风热之邪所引起，故寸口脉见浮而数。风热不同于风寒，当感受风热之后，肌表卫气受损，腠理疏松，虽见恶寒发热，但有汗出症状；故里虽有热而外反恶寒，故云"浮则汗出，数则恶寒"。

从条文的精神看，肺痈的病变过程，大致可分为三个阶段，即表证期、酿脓期和溃脓期。

表证期：即"风伤皮毛"阶段。由于风热犯卫，症见恶寒发热，汗出，咽喉干燥作痒，咳嗽，脉浮数等表证。

酿脓期：即"风舍于肺"阶段。由于风热壅肺，肺气不利，气不布津，痰涎内结，瘀热酿痈。症见咳嗽口干，喘满，咽燥不渴，胸痛，咳吐臭痰，时时振寒，脉象滑数或数实。

溃脓期：即"吐如米粥"阶段，由于邪热壅肺，结而不散，血脉凝滞，腐溃气血所致。症见咳吐脓血，腥臭异常，形如米粥。此时胸痛和时时振寒的证候仍然存在，脉象一般为滑数。

【讨论】

1. 文中"脓成则死"之说，不可拘泥。《兰台轨范》："肺痈之疾，脓成亦有愈者"，可知肺痈成脓，预后亦不尽差。如将上一句"始萌可救"联系起来看，其意是说肺痈病应争取早期治疗，等到脓成再治，就比较困难了。亦有认为"成"与"盛"通，假借也，可参。

2. "呼气不入"、"吸而不出"两句，大意是谓风中于卫，病邪尚易驱出；及至热入于营，病邪已经深入，就难以排出。

3. 肺痈初起，多有恶寒发热的表证，但在病机上与伤寒太阳表证不同，因这种表证是由肺热所致，临证须认真辨别。如肺痈初期服解表药而热不退者，就应及时考虑清肺泻肺，以免延误病情。

二、证治

(一) 邪实壅滞

肺癰，喘不得臥，葶藶大棗瀉肺湯主之。(十一)

葶藶大棗瀉肺湯方：

葶藶（熬令黃色，搗丸如彈子大）　大棗十二枚

上先以水三升，煮棗取二升，去棗，內葶藶，煮取一升，頓服。

肺癰胸滿脹，一身面目浮腫，鼻塞清涕出，不聞香臭酸辛，欬逆上氣，喘鳴迫塞，葶藶大棗瀉肺湯主之。方見上，三日一劑，可至三四劑，此先服小青龍湯一劑，乃進。小青龍方見欬嗽門中。(十五)

【释义】

以上两条论述肺痈实证喘满的治法。风热之邪，壅滞于肺，肺气不利，通调失常，津液不能正常输布，故见喘咳不能平卧，属于邪实气闭于肺的实证。

痈在于肺，肺失宣降，故胸满而胀；通调失职，津液代谢异常，水气逆行，故一身面目浮肿；肺窍不利，故鼻塞流清涕，不闻香臭酸辛；肺失肃降，故咳逆上气，喘鸣迫塞。由于邪实气闭于肺，故用葶苈大枣泻肺汤泻肺逐邪，以防热壅于肺，气血败坏。

葶苈苦寒，能开泄肺气，具有泻下逐痰之功，治实证有捷效。又恐其峻利而伤及正气，故佐以大枣之甘温安中而缓和药性，使泻不伤正。这与皂荚丸之用枣膏，十枣汤之用大枣，意义相同。

【讨论】

在《金匮》痰饮咳嗽病篇中用本方治疗支饮不得息，可知症见咳嗽喘息不得卧，胸胁胀满，痰涎壅塞，甚则一身面目浮肿，而病情属于实证的，不论肺痈或支饮，皆能适用。

【应用】

1. 本方为泻肺峻剂，适用于肺痈酿脓阶段早期，热壅较甚，形气俱实者，如有表证，宜先解表，表解后再用本方。或用本方配以宣散之药，使邪气由表里分散。如脓成转虚，本方即当禁用。

2. 现代临证，本方常用于治疗渗出性胸膜炎、心包炎、心包积液、肺源性心脏病心力衰竭、风湿性心脏病心力衰竭、肺脓疡等证属邪实壅滞，气机阻遏，喘息不能平卧者。

3. 医案举例

张某，女，61岁，家务。患咳嗽病多年，每年秋冬发作，虽经治疗，但逐年加重。1963年诊断为肺心病。接诊时，慢性面容，神气衰微，萎靡不振，呼吸困难，不能平卧，面色紫黑，全身浮肿，身微热，汗出，小便不利，大便燥，心悸，食欲不振，咳大量黄黏痰。脉弦细而疾，舌质红干无苔。病情重危（西医诊断：慢性心源性心脏病，四度心衰）。按中医辨证实属肺气壅盛，痰浊内阻，心血瘀滞，虚实错杂，肺心为病。当宜破肺脏之郁结，以逐其邪。故投葶苈大枣泻肺汤，经服两剂，疗效显著，咳嗽喘、心跳气短好转大半，经服四剂后能平卧，全身水肿消除三分之二，病情暂告缓解。[吴立诚.葶苈大枣泻肺汤的

临床应用. 辽宁医学杂志, 1976（2）：31]

（二）血腐脓溃

欬而胸满，振寒脉数，咽乾不渴，時出濁唾腥臭，久久吐膿如米粥者，為肺癰，桔梗湯主之。（十二）

桔梗湯方：亦治血痹。

桔梗一兩　甘草二兩

上二味，以水三升，煮取一升，分溫再服，則吐膿血也。

【释义】

本条论述肺痈脓成咳吐脓血的证治。风热郁肺，肺气不利，故咳而胸满。邪热壅盛，正邪交争，故振寒脉数；咽干不渴，是热入血分，热毒蕴蓄，腐血败肉酿成痈脓，则时出浊唾腥臭，吐如米粥之状。治以桔梗汤解毒排脓，桔梗理肺开结，祛痰排脓；生甘草清热解毒，益气生肌。

本方是肺痈脓溃的主治方。现代临证，单以原方药少力薄，常与苇茎汤相合使用，或加败酱草、鱼腥草、栝楼、苡仁、银花等清热解毒排脓之品，疗效更显著。

【讨论】

1. "振寒脉数"，是肺痈成脓的特征之一，也是病势发展的主要标志。所以第二条肺痈成脓时也曾提到"时时振寒"，这与一般表证的恶寒发热显然有所区别，故不用解表剂而用桔梗汤排脓解毒。

2. 痈肿一旦化脓，排脓解毒是主要的治疗原则，此时切不可应用止咳药物以防闭门留寇，延误病情。

【应用】

1.《外台》就本方加地黄、当归、白术、败酱草、桑白皮、薏苡仁，亦名桔梗汤，治肺痈成脓后，经久不愈，气血衰弱者，可以取法。临床经验，若兼用清肺化痰如《千金》苇茎汤等，则疗效更好。

2. 临床报道常用本方加味治疗急慢性咽喉炎、猩红热、肺脓疡、肺炎等，获得较好疗效。

3. 医案举例

忆昔年曾治一重喉痈，病已一周，用大剂桔梗汤（甘草二两、桔梗一两），一服破脓，再服数剂而愈。[余北湖. 医话五则. 广东中医, 1962（5）：37]

【附方】

《外臺》桔梗白散：治欬而胸满，振寒脉數，咽乾不渴，時出濁唾腥臭，久久吐膿如米粥者，為肺癰。

桔梗　貝母各三分　巴豆一分（去皮，熬，研如脂）

上三味，為散，強人飲服半錢匕，羸者減之。病在膈上者，吐膿血，膈下者，瀉出，若下多不止，飲冷水一杯則定。

【释义】

本条与桔梗汤证同，方即《伤寒论》太阳病篇三物白散。桔梗汤治肺痈轻症，本方治肺痈重证。方中桔梗宣肺排脓，贝母清热化痰散结，巴豆泻下脓液秽浊，以毒攻毒。适用于肺痈已成而正气能支者。用量要少，以三厘至五厘为度。

《千金》韦莖湯：治欬有微熱、煩滿、胸中甲錯，是為肺癰。

葶莖二升　薏苡仁半升　桃仁五十枚　瓜瓣半升

上四味，以水一斗，先煮葶莖，得五升，去滓，內諸藥，煮取二升，服一升，再服，當吐如膿。

【释义】

本方具有清肺化痰、活血排脓功效。方中苇茎清肺泄热；薏苡仁、瓜瓣下气排脓，善消内痈；桃仁活血祛瘀。本方治疗肺痈，疗效确切，脓已成或未成均可服用。脓将成者，可加入鱼腥草、蒲公英、紫花地丁、银花、连翘等以增强清热解毒、促其消散；脓已成者，加桔梗、甘草、贝母等以增强化痰排脓之效。

咳　嗽　上　气

一、辨证及预后

上氣①面浮腫，肩息②，其脉浮大，不治，又加利尤甚。（三）

上氣喘而躁者，屬肺脹③，欲作風水④，發汗則愈。（四）

【词解】

①上气：气逆不降之谓。

②肩息：气喘而抬肩呼吸，是呼吸极端困难的表现。

③肺胀：病名。《灵枢·胀论》："肺胀者，虚满而喘咳"。

④风水：病名。见《水气病》篇。

【释义】

以上两条论述上气证有虚实两种病情。

前条论虚喘脉证及预后。如上气面浮肿，呼吸困难以致张口抬肩，脉来浮大无根，是肾气衰竭，不能摄纳，阳气外越，病情危急之象；若再见下利，则为阳脱于上，阴竭于下，脾肾两败，阴阳离决，故尤为险恶。文中"不治"即难治之意，若抢救及时得当，亦有转危为安者。

后条论实喘症状及治法。形成肺胀的原因，大都由于风寒外束，水饮内停，肺失宣肃，邪气内闭所引起。肺气胀满，气机不利，故烦躁气喘；肺为水之上源，主通调水道，下输膀胱。今肺气壅闭，不能通调水道，下输膀胱，风遏水阻，以致水气溢于肌表，可以转为风水浮肿的证候。此时治疗应该用发汗的方法，使水饮与外邪从汗而解；如此则肺气得以通调，逆者得以下降，故曰"发汗则愈。"

【讨论】

1. 证之临床，实喘多起于暂，邪实脉实，气粗声高，惟以呼出为快；虚喘多起于渐，倦怠脉虚，喘而气怯，声低息短，但得长引一息为快。

2. "肺胀"两字，是病机的概括，也意味着是实证。文中所说"欲作风水"，是已有面浮见症。

3. 后条虽未言脉，从上气诸条来看，应是脉浮或浮大有力；前条的脉浮是浮大而空，故前条是"不治"之证，后条是"发汗则愈。"虚实对举，引起注意，以免发生虚虚实实之误。

二、证治

（一）寒饮郁肺

欬而上氣，喉中水雞聲^①，射干麻黃湯主之。（六）

射干麻黃湯方：

射干十三枚_{一法三兩} 麻黃四兩 生姜四兩 細辛 紫菀 款冬花各三兩 五味子半升 大棗七枚 半夏（大者，洗）八枚_{一法半升}

上九味，以水一斗二升，先煮麻黃兩沸，去上沫，內諸藥，煮取三升，分溫三服。

【词解】

①水鸡声：水鸡即田鸡，俗称蛙。水鸡声：形容喉间痰鸣声连连不断，好像田鸡的叫声。

【释义】

本条论述寒饮郁肺的咳而上气证治。由于寒饮郁肺，肺失宣降，故咳嗽气喘；痰阻气道，气触其痰，痰气相搏，故喉中痰鸣如水鸡声，这是寒饮咳喘的常见症状。治当散寒宣肺，降逆化痰，用射干麻黄汤。射干消痰开结；麻黄宣肺平喘；生姜、细辛散寒行水；款冬、紫菀、半夏降气化痰；五味子收敛肺气，与麻、辛、姜、夏诸辛散之品同用，使散中有收，不致耗散正气；更助以大枣安中，调和诸药，使邪去而正不伤，为寒饮咳喘常用的有效方剂。

【讨论】

本方治疗哮喘，对于减轻症状，能起到较好的疗效，但非根除之方。有学者总结哮喘病证的治疗"在上治肺，在下治肾，发时治上，平时治下"的原则，这对分清虚实，辨别标本，有一定的指导意义。

【应用】

1. 目前临床多用于治疗过敏性哮喘、慢性支气管哮喘、支气管肺炎、百日咳等见咳喘喉中有痰鸣音者，均有较好的疗效。

2. 本证属寒饮宿肺，除咳而上气，喉中有水鸡声外，本证临床表现还应有胸膈满闷，不能平卧，舌苔白滑，脉浮弦滑或浮紧等症。

3. 医案举例

谢某，男，年龄8个半月，因感冒咳嗽2周，高热4天，于1961年4月17日住某医院。……入院前2周咳嗽痰多，至第10天突然高热持续不退，伴有呕吐夹痰奶等，食纳差，大便黄色黏稠，日一二次，精神萎靡，时而烦躁，入院后即用中药桑菊饮、葛根芩连汤加味、安宫牛黄散以及竹叶石膏汤等均未效，于4月21日请蒲老会诊：体温38~40℃，无汗，呕吐，下利，每日平均十余次，呼吸不畅，喉间痰阻，喘促膈动，面色苍白，胸腹微满，脉虚，舌红无苔。此属表邪郁闭，痰饮阻肺，正为邪遏之候。治宜辛温开闭，涤痰逐饮。方用射干麻黄汤加减。处方：射干七分，麻黄五分，细辛五分，五味子三十粒，干姜三分，紫菀八分，法半夏一钱，大枣四枚。进2剂后体温由40℃降至正常，烦躁渐息，微咳不喘，喉间痰减，呼吸较畅，面色渐荣，手足心润，胸腹已不满，下利亦减，脉缓，舌质红，苔少。郁闭已开，肺气未复。宜益气化痰为治，方宗生脉汤加味。处方：沙参二钱，麦冬一钱，五味子二十粒，紫菀八分，法半夏一钱，枇杷叶三钱，生姜二片，大枣二枚。进2剂后咳止，体征一切正常，观察4天，痊愈出院。（高辉远等整理. 蒲辅周医案. 北京：人民卫生出版社，1972：193–194）

（二）痰浊壅肺

欬逆上氣，時時吐濁，但坐不得眠，皂莢丸主之。（七）

皂莢丸方：

皂莢八兩（刮去皮，用酥炙）

上一味，末之，蜜丸梧子大，以棗膏和湯服三丸，日三夜一服。

【校勘】

"咳逆"在《千金要方·卷十七》上有"肺痈初起"四字。

【释义】

本条论述痰浊壅肺的喘咳证治。肺失清肃，浊痰壅塞，气道不利，故咳嗽气喘；肺中稠痰，随上气而出，故频频吐浊，由于痰浊壅盛，虽吐痰而咳逆喘满不减，卧则气逆更甚，所以但坐不得眠，若不速除痰浊，通利气道，就有痰壅气闭的危险，故用除痰峻猛的皂荚丸主治，痰去气道通利则喘咳自止。皂荚辛咸，能宣壅导滞，利窍涤痰，由于药力峻猛，故用酥炙蜜丸，枣膏调服，以缓和其峻烈之性，并兼顾脾胃，使痰除而正不受伤。

【讨论】

上条主证为喉中有水鸡声，可知其痰清稀，又无不得眠症，故以射干麻黄汤治疗，本条为痰浊壅盛咳逆不得平卧，比上条病情严重，故用皂荚丸治疗。此即徐灵胎所谓："稠痰黏肺，不能清涤，非此不可。"

【应用】

1. 本方适应证是：咳喘痰多，稠黏如胶，但坐不得眠，咯唾不爽，胸满或痛连胸胁，大便难，脉滑苔黏等。此外，如中风、痰饮、喉风等证属于痰涎壅盛，形气俱实的，也可酌情运用，但须掌握剂量和服法。

2. 本方常用于急性支气管炎、顽固性哮喘、肺心病、肺痈、喉风、中风等证属痰涎壅塞，形气俱实者。

3. 医案举例

薛某，女，50岁，患支气管哮喘40余年，入冬即发。诊为肺气肿、早期肺源性心脏病。现咳喘气急，咯痰频作，痰白而黏稠，脉细滑，苔白腻。辨证属痰浊阻肺，治以宣肺化痰。取大红枣500g，蒸熟去皮，捣烂成泥加入炙皂荚90g（研细末），泛水为丸，日服3次，每次3g，温开水送服。一周后哮喘渐平，咯痰均减。治疗3个月，共服2剂，诸症皆除，随访二年未复发。［姚玉兰. 金匮皂荚丸治愈顽固性哮喘. 浙江中医杂志1985；（1）：18］

（三）寒饮夹热

欬而脉浮者，厚朴麻黄湯主之。（八）

厚朴麻黄湯方：

厚朴五兩　麻黄四兩　石膏如雞子大　杏仁半升　半夏半升　乾姜二兩　細辛二兩　小麥一升　五味子半升

上九味，以水一斗二升，先煮小麥熟，去滓，内諸藥，煮取三升，温服一升，日三服。

脉沉者，澤漆湯主之。（九）

澤漆湯方：

半夏半升　紫參五兩一作紫菀　澤漆三斤（以東流水五斗，煮取一斗五升）　生姜五兩　白前五兩　甘草　黄芩　人參　桂枝各三兩

上九味，㕮咀，内澤漆汁中，煮取五升，温服五合，至夜盡。

【释义】

以上两条从脉象上分论咳喘的病位和治法。

第八条"咳而脉浮"的"浮"字，既指脉象，又是对病机的概括。脉浮主表，亦主病邪在上，说明病近于表，邪盛于上。其症状可见咳嗽喘逆，胸满烦躁，咽喉不利，痰声漉漉，但头汗出，倚息不能平卧，脉浮苔滑等。故用厚朴麻黄汤散饮降逆，止咳平喘。方中厚朴、麻黄、杏仁宣肺利气降逆平喘；细辛、干姜、半夏化痰止咳；石膏清热除烦；小麦养正安中；五味子收敛肺气。

第九条"脉沉者"，承上条"咳而脉浮者"来，脉沉主里，亦为有水之征，故"脉沉"二字，概括了水饮内停，喘咳身肿的病机。水饮内停，上迫于肺，肺气不降，则为喘咳，饮溢于表，则为身肿。水饮内停，乃脾虚不运所致，故用泽漆汤逐水通阳，止咳平喘。方中泽漆消痰逐水；紫参利大小便（据《神农本草经》）以逐水；生姜、半夏、桂枝散水降逆；白前平喘止咳；并用人参、甘草益气扶正，培土生金，标本兼治。水饮久留，郁而化热，故用黄芩之苦寒以燥湿清热，抑肝扶脾。

【讨论】

《脉经·卷二》："寸口脉沉，胸中引胁痛，胸中有水气，宜服泽漆汤。"《千金》咳嗽门："咳而大逆上气，胸满，喉中不利，如水鸡声，其脉浮者，厚朴麻黄汤方。"又载"夫上气，其脉沉者，泽漆汤主之。"据此，《脉经》、《千金》所载，当是旧文，可补《金匮》之不足。

厚朴麻黄汤即小青龙加石膏汤的变方，以厚朴、杏仁、小麦易桂枝、芍药、甘草。麻黄配桂枝在于发汗，配石膏在于发越水饮。本方虽用麻黄，但不配桂枝而伍以石膏，可知厚朴麻黄汤证的脉浮不一定是表证，而是饮邪挟热上迫，病势倾向于表所致，再从重用厚朴来看，可知本方尚有胸满症状。去芍药、甘草者，因酸甘不利于饮邪胸满，加杏仁以增强止咳平喘之力。小麦之用，一方面具有甘草的养正安中之功，另一方面能协助石膏除烦清热。

【应用】

1. 厚朴麻黄汤常用于急性支气管炎、支气管哮喘、上呼吸道感染等而见本方证者。泽漆汤多用于治疗肺气肿、肺心病、细菌性胸膜炎、结核性胸膜炎、胸腔积液及肺部癌肿等。

2. 医案举例

董某，男，一岁半。1981年12月10日初诊。患儿平素贪食过度，五个月时，曾连续腹泻达一月之久，腹泻止后则反复感冒发烧，多次患肺炎。近一周来因感冒发烧而腹胀咳嗽，呕吐痰涎，不思饮食，夜间咳嗽较重，指纹沉滞，脉浮滑，舌苔薄白稍厚腻。乃伤食停饮夹感。遂以厚朴麻黄汤加减：厚朴3g，麻黄3g，生石膏18g，杏仁2g，半夏1g，细辛0.3g，五味子0.6g，小麦6g，瓜蒌皮6g，焦三仙10g。水煎频服。一日中将一剂药分五次服。上方服完2剂，咳嗽明显减轻，腹胀好转，食欲稍增，又服上方2剂而愈。（王占玺.张仲景药法研究.重庆：科学技术文献出版社，1984：600）

（四）饮热郁肺

欬而上氣，此為肺脹，其人喘，目如脱狀，脉浮大者，越婢加半夏湯主之。（十三）

越婢加半夏湯方：

麻黃六兩　石膏半斤　生薑三兩　大棗十五枚　甘草二兩　半夏半升

上六味，以水六升，先煮麻黃，去上沫，內諸藥，煮取三升，分溫三服。

【词解】

①目如脱状：形容两目胀突，有如脱出的样子。

【释义】

本条论述饮热郁肺的咳喘证治。外感风寒，水饮内作，饮郁化热，以致肺气胀满，饮热互结，壅塞于肺，故肺气胀满；肺失宣降，故咳嗽喘急；肺气不宣，饮热迫肺，鼓窍欲出，故目睛胀突，有如脱出之状；浮脉主表，亦主上，大脉主热，亦主邪实，寒闭于表，饮热内壅而上逆，故脉象浮大。治宜越婢加半夏汤宣肺泄热，降逆平喘。

方中麻黄宣肺平喘、石膏清热肃肺，辛凉配伍，宣肃兼得，辛散清热，既发越水气，又兼清里热；生姜、半夏化痰降逆；甘草、大枣安中以调和诸药。

【讨论】

本条与第三条同为咳喘脉浮大，而一实一虚，绝然不同，临证时必须鉴别清楚。本条是饮热之邪上逆，脉必浮大有力，或兼滑象，前条为虚阳上脱，其脉必浮大无根。且其兼证亦不同，本条可伴有神情紧张，气粗声高息涌之象；前条则伴有神疲倦怠，短气不足以息之征。

【应用】

1. 本方对支气管哮喘、支气管炎、肺气肿等病急性发作而见饮热迫肺证时最为有效。临床可根据具体情况加减应用，痰热内盛，胶黏不易咳出者，加鱼腥草、栝楼、海蛤粉、海浮石等；痰鸣喘息，不得平卧，加射干、葶苈子等；痰热壅结，腹满便秘者，加大黄、芒硝等；热邪伤津，口舌干燥者，加花粉、知母、芦根等。

2. 医案举例

金某，女，1岁，1964年1月29日初诊。检查摘要：扁桃腺红肿，两肺布满水泡音。胸透：两肺纹理粗重模糊，并有小型斑点状浸润性阴影，……患儿发热4天，以服过中西药未效，高热达39.6℃，咳喘气促，腹满膈煽，喉间痰声漉漉，鼻翼煽动，面青唇淡，头汗出，时有烦躁，不欲食奶，大便稀溏，小便黄，脉沉紧，指纹不显，舌质淡苔白，由风寒犯肺，肺气郁闭，治宜辛开，主以越婢加半夏汤加味。处方：麻黄八分，甘草五分，生石膏三钱，法半夏二钱，前胡一钱，炒苏子一钱，生姜三大片，大枣二枚。1月30日二诊：服药后，微汗出，热降，烦喘膈煽俱减，大便呈泡沫样，小便微黄，脉浮数，舌淡苔黄腻。肺闭已开，表邪解散，但痰湿尚阻，以理肺化痰为治。处方：连皮茯苓一钱，法半夏一钱，橘红一钱，甘草五分，杏仁一钱，炒苏子一钱，前胡一钱，桑白皮一钱五分，炒莱菔子一钱，竹茹一钱，生姜三片。1月31日三诊：体温正常，精神转佳，呼吸微促，喉间尚有少许痰声，大小便同前，食纳尚差，以调和肺胃温化痰湿，前方加厚朴八分，麦芽一钱。2月1日四诊：唯喉间略有痰声外，余症悉平，继续调和肺胃，兼清伏火。处方：法半夏一钱，茯苓一钱，陈皮五分，神曲八分，炒枳壳五分，焦山楂一钱，麦芽二钱，炒莱菔子一钱，杏仁一钱，黄连一分，炒苏子八分，生姜二片。此方服后，一切恢复正常。（高辉远等整理．蒲辅周医案．北京：人民卫生出版社，1972：170－171）

（五）外寒内饮夹热

肺胀，欬而上氣，煩躁而喘，脉浮者，心下有水，小青龍加石膏湯主之。（十四）

小青龍加石膏湯方：《千金》證治同，外更加脅下痛引缺盆。

麻黄　芍藥　桂枝　細辛　甘草　乾姜各三兩　五味子　半夏各半升　石膏二兩

上九味，以水一斗，先煮麻黄，去沫，内諸藥，煮取三升。強人服一升，羸者減之，日三服，小兒服四合。

【释义】

本条论述外寒内饮而挟热的咳喘证治。从"烦躁而喘，脉浮者，心下有水"三句来看，可知本条病机是由外感风寒，内有饮邪郁热所引起。外邪束表，故脉浮，水饮渍肺，故咳而喘逆，邪郁久化热，故烦躁。治宜解表化饮，清热除烦，主以小青龙加石膏汤。方中麻、桂解表散寒，宣肺平喘；芍药与桂枝相伍，调和营卫；干姜、细辛、半夏温化水饮，散寒降逆；配以五味子之收敛，是散中有收，可防肺气耗散太过之弊。加石膏以清热除烦，与麻黄相协，且可发越水气。

【讨论】

肺胀咳喘之证，原因甚多，虽同属内外合邪，肺气胀满之证，由于发病因素不尽相同，因此，在病机的表现上，也就互有差异。如本条是由内饮外寒，饮甚于热，故用麻黄配桂枝宣散表寒，配细辛、干姜以散水气，佐少量石膏以清郁热。前条是饮热互结，热甚于饮，故重用石膏清热，配麻黄以发越水气。

【应用】

1. 本方常用于支气管哮喘、慢性支气管炎、肺气肿等病属寒饮素盛，因气候变化而诱发者。

2. 医案举例

孙某，女，46岁。时值炎夏，夜开空调，当风取凉，因患咳嗽气喘甚剧。西医用进口抗炎之药，而不见效。又延中医治疗亦不能止。马君请刘老会诊：脉浮弦，按之则大，舌质红绛，苔则水滑。患者咳逆倚息，两眉紧锁，显有心烦之象。辨为风寒束肺，郁热在里，为外寒内饮，并有化热之渐。处方：麻黄4g，桂枝6g，干姜6g，细辛3g，五味子6g，白芍6g，炙甘草4g，半夏12g，生石膏20g。此方仅服两剂，则喘止人安，能伏枕睡眠。（陈明，刘燕华，李芳. 刘渡舟临证验案精华. 北京：学苑出版社1996，20－21）

小 结

本篇主要论述肺痿肺痈咳嗽上气病的病因、症状和治法，以及肺痿与肺痈的鉴别。

肺痿、肺痈的病变均在肺，性质均属热，但肺痿是阴虚有热，枯萎不荣；肺痈是实热邪盛，壅塞不通。二者病情一虚一实，对举鉴别。

临证中肺痿有虚热与虚寒两种。虚热者多由津液耗损，阴虚内热所致，虚寒者则因上焦阳虚，肺中虚寒所生。前者症见咳嗽吐浊唾，脉虚数为主，后者则以吐涎沫不咳不渴、小便数、头眩为主。虚热者治宜清养肺胃，麦门冬汤；虚寒者治宜温肺复气，方用甘草干姜汤。

而肺痈是感受风热病邪，热结痈脓。大抵分为表证期、成痈期、溃脓期三个阶段。初期表证，如发热恶寒、咳嗽、汗出、脉浮数，治宜辛凉解表，可用银翘散等方。表证不解，风热入肺，热结营血，酿而为痈者，多属于实证，治宜清热泻肺，方用葶苈大枣泻肺汤；而溃脓之后，则宜用桔梗汤排脓解毒；若正邪俱盛可以慎用桔梗白散。如吐脓后转为虚证，可于桔梗汤中酌加补益托脓之品。

咳嗽上气，是指咳嗽、气喘等肺气不降的病。即可见于肺痿、肺痈病中，亦可单独出现，有邪正虚实之分。

上气属虚的，多肾不纳气，属实者多痰饮阻肺。上气之虚又有肺肾之别，肺胃津伤，虚火上炎，以致肺气上逆，可用麦门冬汤；若"其脉浮大"为肾不纳气，阴阳离绝之象，故"不治"，属危候。上气属实的，多为邪实气闭，若痰浊阻肺，宜用皂荚丸涤痰除浊；属于饮邪上逆的，内外俱寒，治宜射干麻黄汤化饮散寒，止咳平喘。而厚朴麻黄汤证、小青龙加石膏汤证，俱属外有寒邪、内有饮邪郁热，但前者表寒较轻，里饮郁热较甚，后者表寒较重，而里饮郁热较轻。至于里饮挟热较重之证，宜越婢加半夏汤，宣肺泻热，化饮降逆。如水饮在里，正气不足者，治当逐水与安正兼顾，方用泽漆汤逐饮通阳，扶正清郁热。

关于麻黄，仲景治疗咳嗽上气，以麻黄为主药，不同配伍而使麻黄一药发挥淋漓尽致。与桂枝同用，功在于发汗解表；与石膏同用，意在于发越水气，兼清里热；与射干、细辛、生姜、款冬花、紫菀、半夏等同用，目的既不在发汗解表，也不在发越水气，而在于开肺散寒、止咳化痰。

思考题

1. 何谓肺痿？其病因与证候特点是什么？
2. 何谓肺痈？其病因与证候特点是什么？
3. 肺痿与肺痈如何鉴别？
4. 试述咳嗽上气的辨证论治？

奔豚气病脉证治第八

本篇主要论述奔豚气病的病因、症状和治法。引起奔豚气病的病因病机，虽多与情志变化有关，但有在肝、在肾和属寒、属热的不同，须辨证论治。

奔豚气，属气病奔豚，多有精神因素，使气结不行，逆而向上，发作"气从少腹上冲咽喉，发作欲死，复还止"。与冲疝、肾积奔豚等的气从少腹上冲相比较，证形相似而实有不同：冲疝是以疝痛为主；肾积奔豚，有积的特点；而本证在于"气"，故应区别对待。

本病似与西医神经官能症、癔病等有相似之处。

一、成因与主证

師曰：病有奔豚①，有吐膿，有驚怖，有火邪，此四部病，皆從驚發得之。師曰：奔豚病，從少腹起，上衝咽喉，發作欲死，復還止，皆從驚恐得之。（一）

【词解】

①奔豚：古病名。出《灵枢·邪气藏府病形》篇。豚，有两说，一释为小猪，一释为江豚。其病发作时自觉气从少腹上冲心胸及咽喉，如豚之奔窜，痛苦不堪。

【释义】

本条论述奔豚气病的病因和症状。奔豚、吐脓、惊怖、火邪四种病的发病机制，每与惊恐有关，所以说"此四部病，皆从惊发得之"。"惊"泛指精神刺激，情绪波动。"惊则气乱"气血乖张，气逆奔突，发为奔豚；肺痈患者，已失清肃之职，因惊气逆，可见吐脓。惊则气乱，气乱而郁，气郁化火，故见火邪为病。

奔豚气的临床特征，发作时自觉少腹气聚而逆，如豚之奔，自少腹起上冲至心胸咽喉，此时病人极端痛苦，难以忍受，发后冲气渐渐平复，疼痛渐减，终至平复如常，所以说"发作欲死，复还止"。

【讨论】

1. 奔豚气的发病机制，与肝、肾有关，其上冲之理与冲脉有联系。冲脉起于下焦，上循咽喉。《素问·骨空论》篇云"冲脉为病，逆气里急"。参照现代医学，本病多见于神经官能症。

2. 因惊而致火邪为病，有注家认为火邪为因，惊为果，即火邪致惊，非惊致火邪。在临床实践中，因惊吓而致小儿高热者，并不少见。

3. 所论吐脓、惊怖、火邪，是为和奔豚气病相区别，文中未作具体论述。

二、证治

（一）肝郁化热

奔豚氣上衝胸，腹痛，往來寒熱，奔豚湯主之。（二）

奔豚湯方：

甘草　芎藭　當歸各二兩　半夏四兩　黃芩二兩　生葛五兩　芍藥二兩
生姜四兩　甘李根白皮一升

上九味，以水二斗，煮取五升，溫服一升，日三夜一服。

【释义】

本条论述肝郁奔豚的证治。病者素因肝血不足，肝阳上亢；中阳亦亏，肝木乘侮；加之情志不遂，郁结化火，引动冲气，以致气逆上冲，升多降少。肝郁气滞，血行不畅，故腹中疼痛；肝与胆相为表里，肝郁热扰，则少阳之气不和，故见往来寒热；此是奔豚气发于肝的特征，并非所有奔豚气病所必具。

治以奔豚汤养血平肝，和胃降逆。方中甘李根白皮专治肝郁奔豚，据《名医别录》记载："李根皮大寒，主消渴，止心烦，逆奔气"；《长沙药解》谓"下肝气之奔冲，清风木之郁热"。当归、川芎、芍药养血调肝；黄芩清肝胆郁热，平折火逆；芍药与甘草相伍缓急止痛；半夏、生姜和胃降逆；葛根，《神农本草经》云"味甘平。主消渴，身大热，呕吐，诸痹，起阴气，解诸毒"。《本经疏证》认为"起其阴气，使与阳浃，得曳以上行。"所以葛根能从里达表，解郁散邪，缓其冲逆，且降中有升。通过调理肝脾，升降出入之机协调，则气冲腹痛，往来寒热等症，均可消失。

【讨论】

1. 甘李根白皮为奔豚汤中的主要药物，临床有用桑白皮代者，然桑白皮入肺经，而甘李根白皮据《长沙药解》载"入足厥阴肝经"。

2. 本病证多因情志所伤，治疗当注意精神调护，配合适当的心理治疗有助于疾病的康复。

【应用】

1. 奔豚汤只适用于肝郁化热奔豚证。如遇虚寒奔豚，除用桂枝加桂汤和苓桂甘枣汤外，可参考《外台》治疗奔豚诸方。

2. 有报道本方适当加减，可用于治疗癔病、神经官能症、冠心病、更年期综合征、慢性肝炎等属于肝郁有热者。

3. 医案举例

任某，女，28 岁。患者 2 年来闲居在家，心情不好，近 2 月来，突然发作气自少腹上冲，直达咽喉，窒闷难忍，扑倒在地，发作数分钟后自行缓解，竟如常人，每周发作数次，且伴有失眠、多梦、脱发。经各医院检查，未查出阳性病理体征，遂诊断为"癔病"。察舌红苔薄，脉弦细。疑为奔豚气病，遵仲景奔豚汤原方治之：当归、法半夏各 9g，生甘草、川芎、黄芩、白芍、生姜各6g，葛根、李根白皮各12g，水煎。连进3剂后，其病顿失。随访4年，旧病未再发作。［钱光明. 奔豚汤运用体会. 浙江中医杂志. 1982；（5）：225］

（二）阳虚寒逆

發汗後，燒針令其汗，針處被寒，核起而赤者，必發奔豚，氣從小腹上至心，灸其核上各一壯，與桂枝加桂湯主之。（三）

桂枝加桂湯方：

桂枝五兩　芍藥三兩　甘草二兩（炙）　　生姜三兩　大棗十二枚

上五味，以水七升，微火煮取三升，去滓，溫服一升。

【释义】

论误汗而诱发奔豚的证治。汗为心之液而出于阳，发汗不当则伤心阳而致表气虚衰，卫外不固，若再调摄不当，风寒乘虚侵袭，束于肌表，宣发不利，气不得泄，必致上虚下乘；心阳不足，不能下济肾水，寒水之气乘虚上逆，引发奔豚，气从少腹上逆冲心，令人心烦不安，甚则心悸不宁。治以艾灸烧针之处以温阳散寒，再以桂枝加桂汤温通心阳，平冲降逆。

桂枝加桂汤即桂枝汤加二两桂枝而成，桂枝辛温，合甘草，辛甘化阳，温通心阳，心阳既旺，离照当空，阴霾自散，下焦阴寒冲逆之气自下，而奔豚自止。

【讨论】

桂枝加桂汤有两说，一说加桂枝，振奋心阳，降逆平冲。一说加肉桂，温肾纳气，使寒水返于下焦。临床实践当根据病机、症状，灵活运用。

【应用】

1. 有报道应用本方治疗神经官能症、膈肌痉挛、风湿性心脏病、雷诺氏病、冻疮、坐骨神经痛等，有较好疗效。

2. 医案举例

赵姓妇，年40余，产后3日，体虚受寒，始则阵阵腹痛，继则气由少腹上冲，群医以为恶露未尽，多用行瘀散气之品，不效，其痛益剧，发则其气暴起，由脐下直上冲心，粗如小臂，硬如木棒，病者则咬牙闭目，气息俱停，手足发冷，如此约四五分钟，腹中积气四散，气息复旧，神情渐安。一日夜中要发七八次、十余次不等，病已一星期之久，始延余诊。余决为奔豚证，因欲试验桂枝加桂一法，乃用桂枝18g，芍药12g，他药准此比例，与服2剂，不效。而病者则痛更加剧，体更惫甚，米饮且亦不进。乃将桂枝减为12g，与芍药等量，加顶上肉桂1.5g，嘱将肉桂另行炖冲与服。迨1服之后，其痛大减，脘腹之积气四散，时时嗳气，或行浊气。继服2剂，其病若失。（余无言. 金匮要略新义. 杭州：新医书局，1952：134）

（三）阳虚饮动

發汗後，臍下悸者，欲作奔豚，茯苓桂枝甘草大棗湯主之。（四）

茯苓桂枝甘草大棗湯方：

茯苓半斤　甘草二兩（炙）　　大棗十五枚　桂枝四兩

上四味，以甘澜水一斗，先煮茯苓，减二升，内诸药，煮取三升，去滓，温服一升，日三服。甘澜水法：取水二斗，置大盆内，以杓扬之，水上有珠子五六千颗相逐，取用之。

【释义】

论下焦水饮欲作奔豚的证治。病者素体阳气不足，气化不利，水饮停聚于下焦。若发汗过多，心阳受损，心阳虚于上，则下焦水饮内动，有上凌之势，故曰"欲作奔豚"。治以茯苓桂枝甘草大枣汤通阳降逆，培土制水。方以茯苓为君，健脾渗湿，使下焦饮邪就下而利；桂枝辛温，通阳化气，既利水湿，又止逆平冲；甘草、大枣培土制水。

【讨论】

1. 以上两条都是误治变证，病机虽然都有阳气虚衰，但第三条是发汗及烧针误后使心阳损伤较重，心阳不足，则下焦阴寒之气乘虚上逆而作奔豚，法当温通心阳，心阳一复，则阴寒之气自能消散，故重用桂枝以温通心阳，平冲逆之气。第四条则是由于下焦停饮较甚，误汗之后，心阳虚衰，水饮之邪亦欲乘虚上逆，但终属有形之邪，故重用茯苓以渗利饮湿。二者一为阴寒之气，一为有形饮邪，故有冲逆"发作"与"欲作"之别。

2. 甘澜水，又称"甘乱水"、"劳水"。一般认为水经搅扬，寒性得减，不助水邪。

【应用】

1. 临床报道有用本方治疗癔病抽搐、过敏性大肠综合征、更年期综合征、慢性胃炎、眩晕等病有较好疗效。

2. 医案举例

郭某，男，56岁。患奔豚气证，发作时气从少腹往上冲逆，至心胸则悸烦不安、胸满憋气，呼吸不利、头身汗出。每日发作两三次。切其脉沉弦无力，视其舌质淡而苔水滑，问其小便则称甚少，而又有排尿不尽之感。治以茯苓 30g，桂枝 12g，大枣 12 枚，炙甘草 6g。嘱患者以大盆贮水，以杓扬水，水面有珠子五六千颗相逐，用以煮药。患者服两剂，小便通畅而"奔豚"不作。转方又用桂枝 10g，炙甘草 6g，以扶心阳，其病得愈。（刘渡舟. 伤寒论十四讲. 天津：天津科学技术出版社，1985）

小 结

本篇论述了奔豚气病的症状，主要是患者自觉有逆气从少腹上冲疼痛，上至心下或胸或咽喉，病发作时，痛苦难忍，发作后逆气平复，疼痛消失。其发病的原因，有从惊恐恼怒得之，有因发汗后复感寒邪得之，有因下焦停饮、误汗伤阳得之。但在病机归纳上，不外在肝在肾，且与冲脉有关。

治疗方面，肝郁化热上冲者，宜用奔豚汤养血清肝、和胃降逆。如因阳虚阴寒上逆，治以桂枝加桂汤温阳降逆，散寒消阴。因阳虚水饮内动，则用苓桂甘枣汤，温阳利水，下气止悸。

思考题

1. 何谓奔豚气？其病因与证候特点是什么？

2. 奔豚气有几种类型？如何辨证论治？

3. 桂枝加桂汤与苓桂甘枣汤有何异同？

胸痹心痛短气病脉证治第九

本篇篇名虽标为胸痹、心痛、短气，但实际上是讨论胸痹、心痛两个病证的病因、病机和证治，其中重点是讨论胸痹病。短气只是一个症状，指呼吸短促不能相续，即呼吸困难之表现。短气在本篇中仅是作为胸痹病的一种伴随症状来描述，但有虚实之分。

胸痹和心痛两病，均有疼痛症状，发病部位相邻近，病因、病机亦有所相同，且可相互影响，合并发生。而短气又是胸痹病的常见症状，故三病合在一篇讨论，有利于临床辨证论治。

一、胸痹、心痛病机

师曰：夫脉当取太过不及[①]，陽微陰弦[②]，即胸痹而痛，所以然者，責其極虚也。今陽虚知在上焦，所以胸痹、心痛者，以其陰弦故也。（一）

【词解】

①太过不及：指脉象改变，盛过于正常的为太过，不足于正常的为不及。太过主邪盛，不及主正虚。

②阳微阴弦：关前为阳，关后为阴。阳微，指寸脉微；阴弦，指尺脉弦。关于从脉的部位分阴阳问题，另有以浮、沉与左、右手脉来分辨的，可供参考。

【释义】

本条从脉象上论述胸痹、心痛的病机。太过与不及均属病脉，故诊脉当取太过、不及。阳微指寸脉微，阴弦指尺脉弦。脉见寸微尺弦，法当胸痹而痛，理由是微脉属不及，主虚，微脉见于寸口，可知上焦的阳气虚；弦脉属太过，主寒，弦脉见于尺部，可知下焦的阴寒痰浊壅盛，上虚则阴寒痰浊自下乘之，阻闭胸阳故见胸痹心痛。徐彬云："最虚之处，即是容邪之处也"（《金匮要略论注》）。由于上焦阳虚，水气痰饮等阴邪便乘虚而居于阳位，故导致胸中闭塞，阳气不通，不通则痛，故云"所以然者，責其极虚也"。"今阳虚知在上焦，所以胸痹、心痛者，以其阴弦故也"，进一步指出"阳微"与"阴弦"是胸痹、心痛病机不可或缺的两个方面，仅有胸阳之虚，而无阴邪之盛，或仅有阴邪之盛，而无胸阳之虚，都不致发生本病，必须是胸阳不足，阴邪上乘阳位，二者相互搏结，才能成为胸痹、心痛之病。

【讨论】

1. 脉当取太过不及，是经方脉诊的提纲、主导思想，不同于《脉经》的诊脉法。

2. 关于本条文病机"阳微阴弦"。阳微，阳不足也；阴弦，阴太过也。阳主开，阴主闭，阳虚而阴盛，邪正相搏，即胸痹而痛，痹者闭也。夫上焦为阳之位，而微脉为虚之甚，故曰责其极虚。总之，本条反复说明胸痹、心痛的病机是胸阳不足，阴邪搏结。

平人無寒熱，短氣不足以息者，實也。（二）

【释义】

本条承上条进一步阐明胸痹、心痛的病机。平人，是指平素无病之人，无寒热是说明亦无外感，而见短气不足以息者，当是由阴寒痰浊等有形实邪阻闭气机所致。某些胸痹、心痛的病人，当其未发作时，如同正常人一样，但可以在不感受外邪的情况下，突然发生胸膈痞塞气短，甚至呼吸困难的现象。这可能是由于痰饮，或是瘀血，或是宿食等有形之实邪阻滞胸中之故，所以原文判断"实也"。上条"责其极虚"，重点是本虚；本条之实重点是标实，故胸痹，心痛是以本虚标实，虚实挟杂为病机特点，因而其临床表现有偏虚与偏实的不同。

【讨论】

有注家对本条认为是论短气属实的病情，其病机是由痰食中阻影响呼吸升降所致。因与胸痹的阳虚邪闭短气症状相类似，故列于此，以示医者当分辨虚实，审因察病，此说亦颇有参考价值。

以上两条，说明胸痹、心痛的病机是"阳微阴弦"，本虚标实。故此病当其未发作时，一般重在从缓治本，以扶阳气之虚；发作之后，则重在从急治标，以祛阴邪之盛。

二、胸痹证治

（一）主证主方

胸痹之病，喘息欬唾，胸背痛，短氣，寸口脉沉而遲，關上小緊數，栝樓薤白白酒湯主之。（三）

栝樓薤白白酒湯方：

栝樓實一枚（搗）　薤白半斤　白酒七升

上三味，同煮，取二升，分溫再服。

【释义】

本条论述胸痹病的典型证候和主治方剂。"寸口脉沉而迟，关上小紧数"是胸痹病的主脉，与首条"阳微阴弦"脉象的病机相同。由于胸痹病在邪正虚实上有轻重程度的差异，故在临床上可表现出多种多样的脉象变化，但总不离"阳微阴弦"的范围。寸口沉取而迟，是上焦阳虚，胸阳不振之象；关上出现小紧，是中焦（胃）有停饮，阴寒内盛之征，上焦阳虚，则痰饮上乘，以致阴邪停聚于胸中，故有此种脉象。"喘息咳唾，胸背痛，短气"是胸痹病的主证，而其中"胸背痛，短气"是辨证的关键。产生这些症状的病机皆由"阳微阴弦"，阳虚邪闭而成。阳虚邪闭，胸背之气痹而不通，故胸背痛而短气；胸背之气痹而不通，势必影响肺气不能宣降，故喘息咳唾。必须指出，临床上引起肺失宣降而见喘息咳唾症状的疾病很多，故其虽为胸痹必有之证，但若无胸背痛短气，则不能诊断为胸痹病。

胸痹病的主治方剂是栝楼薤白白酒汤。本方功能化痰散结，宣痹通阳。方中栝楼涤痰宽胸，薤白通阳散结，白酒辛温通阳，调达气血，轻扬善行以助药势。三药相辅相成，使痰去结散，阳气宣通，则诸证可愈。此方为本病之基础方。

【讨论】

1. 栝楼薤白白酒汤为胸痹病的基础方，临证时可根据病情随证加减运用。

2. 对本条脉象迟、数并提的看法，历代注家见解各异。程林谓："数"字误；徐彬谓：数者，阴中挟燥火也，是以数脉解释病机；《医宗金鉴》谓：紧疾寒痛，是中焦气急寒痛也。是将"数"作疾急解，用以形容紧脉。本书《腹满寒疝宿食病脉证治》篇有"脉数而紧乃弦，状如弓弦，"也说明紧数相合，是形容弦脉的动态。以上看法皆有参考价值，可以并存。总之，寸口脉沉迟，关上小紧数，是阳气不足，阴邪停聚之象，本条不宜作迟数二脉同时并见理解。

3. 关于方中白酒，《金匮要略语译》谓："米酒初熟的，称为白酒"。临床运用时，可不必拘于米酒，或用高粱酒，或用绍兴酒，或用米醋，皆有温通上焦阳气的功能。

【应用】

1. 栝楼薤白白酒汤为治疗胸痹的基础方剂，其辨证使用的关键是：胸背痛，短气。脉象可见寸虚关盛（寸口脉沉而迟，关上小紧数），寸虚，为胸阳不振之象；关盛，为中焦有停饮，阴寒内盛之征。至于"喘息咳唾"之有无，当视具体病情而察之，非栝楼薤白白酒汤证必现之症。

2. 栝楼薤白白酒汤为辛温通阳的代表方。不仅治疗心、肺疾病有良效，而且以本方为主治疗冠心病心绞痛、支气管哮喘、肋间神经痛、胸部软组织损伤、非化脓性肋软骨炎属痰气阻塞，胸阳不宣者，加入丹参、川芎等活血化瘀药，或姜半夏等化痰药，可提高疗效。

3. 医案举例

胸痹惟劳力伛偻之人，往往病胸痹，予向者在同仁辅元堂亲见之。病者但言胸背痛，脉之，沉而涩，尺至关上紧，虽无喘息咳吐，其为胸痹，则确然无疑。问其业，则为缝工。问其病因，则为寒夜伛偻制裘，裘成稍觉胸闷，久乃作痛。予即书栝楼薤白白酒汤授之。

方用：栝楼15g，薤白9g，高粱酒1小杯。2剂而痛止。

翌日，复有胸痛者求诊，右脉沉迟，左脉弦急，气短。问其业，则亦缝工。其业同，其病同，脉则大同而小异，予授以前方，亦2剂而瘥。盖伛偻则胸膈气凝，用力则背毛汗泄，阳气虚而阴气从之也。（曹颖甫.《金匮发微》. 北京：学苑出版社，2008；75）

（二）痰浊壅盛

胸痹不得卧，心痛徹背者，栝樓薤白半夏湯主之。（四）

栝樓薤白半夏湯方：

栝樓實一枚（搗）　薤白三兩　半夏半升　白酒一斗

上四味，同煮，取四升，温服一升，日三服。

【释义】

本条承上条进一步论述胸痹证治。胸痹不得卧者，是说喘息、咳唾、短气为尤甚也；心痛彻背者，言胸痹痛为更剧也，此皆痰浊壅塞胸中所致，故于栝楼薤白白酒汤中加半夏以逐痰浊降逆气。

【讨论】

1. 栝楼薤白半夏汤是治疗痰浊壅盛，闭塞心脉，胸阳痹阻的一首有效方剂，临证时，可将本方与苓桂术甘汤合用，如再加入干姜、陈皮、白蔻仁等通阳豁痰、温中理气之品，则取效更捷。

2. 痰浊阻塞气机，往往可引起气滞血瘀的病变，如兼有瘀血者，应于本方加入行气活血化瘀之品，例如香附、丹参、赤芍、川芎、红花、降香之属，更可取得较好的效果。

【应用】

1. 栝楼薤白半夏汤主治胸痹而痰浊壅盛，胸阳闭塞较甚之候。故其证由上证短气发展至不得卧，由胸闷而痛，发展至胸痛彻背。故"不得卧，心痛彻背"为辨证关键。

2. 西医学的冠心病心绞痛、气管炎、慢性阻塞性肺病、肋间神经痛、乳房胀痛、慢性胆囊炎、慢性胃炎、心包炎等，凡符合本方证病机者，用之皆效。

3. 医案举例

陈某，男，61岁。胸骨后刀割样疼痛频发四天，心电图提示急性前壁心肌梗塞，收入病房。刻下胸痛彻背，胸闷气促，得饮则作恶心欲吐，大便三日未解，苔白腻，脉小滑。阴乘阳位，清阳失旷，气滞血瘀，不通则痛。《金匮》曰："胸痹不得卧，心痛彻背者，栝楼薤白半夏汤主之"。治从其意：栝楼实9g，薤白头6g，桃仁9g，红花6g，丹参15g，广郁金9g，制香附9g，制半夏9g，茯苓12g，橘红6g，全当归9g，生山楂12g。本例痰浊内阻，气滞血瘀，先用栝楼薤白半夏汤加味，通阳散结，豁痰化瘀，服15剂，症状消失。心电图提示急性前壁心肌梗塞恢复期，后以生脉散益气养阴调治，共住院25天，未用西药。（严世芸，等. 张伯臾医案. 上海：上海科学技术出版社. 1979；33）

（三）虚实异治

胸痹心中痞[①]，留气结在胸，胸满，胁下逆抢心[②]，枳实薤白桂枝汤主之；人参汤亦主之。（五）

枳实薤白桂枝汤方：

枳实四枚　厚朴四两　薤白半斤　桂枝一两　栝楼一枚（捣）

上五味，以水五升，先煮枳实、厚朴，取二升，去滓，内诸药，煮数沸，分温三服。

人参汤方：

人参　甘草　乾姜　白术各三两

上四味，以水八升，煮取三升，温服一升，日三服。

【词解】

①心中痞：《医宗金鉴》谓："心中即心下也"。心中痞是指胃脘部位有痞塞不通之感。

②胁下逆抢心：指胁下气逆上冲心胸。

【释义】

本条论述胸痹虚实不同的证治。胸痹本为阳气虚，阴寒盛的虚实挟杂之证，故在临床上应具体分别偏虚和偏实的不同进行治疗。从本条的叙证上看，其病情是在胸痹的主证基础上，见"心中痞，留气结在胸，胸满，胁下逆抢心"的证候。心中痞，即心中有痞塞感；留气结在胸，即气充塞于胸中而不去；胸满胁下逆抢心，即气自胁下逆抢于心而胸胀满，是一派气机壅滞之象，可以由阴寒痰浊等实邪阻闭气机所致，也可以阳气亏虚、运行无力导致。其病势已由胸部向下扩展到胃脘两胁之间，而且胁下之气又逆而上冲，形成胸胃合病证候。

治疗时，应视其兼证不同，分别虚实异治。偏于实的，上述病情表现较急，以痰气郁闭心胸，牵及胁胃为主要病机，尚应有腹胀、大便不畅、舌苔厚腻，脉象弦紧等；为阴寒邪气较著者，应急速治其标实，法宜宽胸下气，通阳散结，方用枳实薤白桂枝汤。方中枳实、厚朴宽胸下气除满；桂枝、薤白通阳散结；栝楼豁痰开痹。诸药同用，则痞结之气可开，痰浊之邪得去，胸胃之阳可复，此为祛邪以扶正，即如《金匮要略心典》所谓"去邪之实，即以安正"之法。偏于虚的，上述病情表现较缓，更见有四肢不温、倦怠少气、语声低微、大便溏、舌质淡、脉弱而迟等，为中焦阳气衰减，当从缓救其本虚，法宜补中助阳，方用人参汤。方中人参、白术、炙甘草补益中气，干姜温中助阳，诸药同用，则阳气振奋，阴寒自消，此为扶正以祛邪，即如《金匮要略心典》所谓"养阳之虚，即以逐阴"之法。

【讨论】

1. 三方异同（枳实薤白桂枝汤、人参汤、栝楼薤白白酒汤）：枳实薤白桂枝汤，功能宽胸下气，通阳散结。方中枳实、厚朴宽胸下气除满；桂枝、薤白通阳散结；栝楼豁痰开痹。本方证是以痰气郁闭心胸，牵及胁胃为主要病机的病证。证见胸部满闷而痛，喘息咳唾，短气，心中痞，胁下逆抢心等。本方与前两方证的区别，诚如唐容川《金匮要略浅注补正》所云："观仲景此节用药，便知义例严密，不得含糊也……故但解胸痛，则用栝楼薤白白酒汤；下节添出不得卧，是添出水饮上冲也，则添用半夏一味以降水；再下一节又添出胸痞满，则加枳实以泄胸中之气，胁下之气亦逆抢心，则加厚朴以泄胁下之气。"

2. 本条同一胸痹，因其有偏实与偏虚的不同，故立通补两法，是属"同病异治"之例，前者多由停痰蓄饮为患，故用枳实薤白桂枝汤以荡涤之，是为"实者泻之"之法；后者多由无形之气痞为患，故用理中汤以温补之，是为"塞因塞用"之法。

【应用】

1. 治实可用枳实薤白桂枝汤（即瓜蒌薤白白酒汤去白酒加桂枝、枳实、厚朴）通阳开结，泄满降逆；补虚可用人参汤补中助阳，振奋阳气。尤怡说："是宜急通其痞结之气，否则速复其不振之阳。盖去邪之实，即以安正；养阳之虚，即以逐阴。是在审其病之久暂与气之虚实而决之。"枳实薤白桂枝汤证除见喘息咳唾，胸背痛，短气外，尚有心中痞闷，胁下之气上逆冲心，胸满，不能平卧，兼有腹胀，大便不畅，面色晦暗，肢冷汗出，下肢浮肿，舌苔白腻，脉弦紧有力或见沉细涩结。

2. 枳实薤白桂枝汤，临床可用治冠心病心绞痛，肺源性心脏病，风湿性心脏病，心律不齐，心音低弱，自主神经功能失调症，肺气肿，支气管喘息，不明原因之胸痛，肋间神经痛，支饮，渗出性胸膜炎，胃肠功能紊乱，溃疡病出血，胆道蛔虫症等病证而见上述证机者。

3. 医案举例

宋某，患胸膺痛数年，延余诊治。六脉沉弱，两尺尤甚，予曰：此为虚痛，胸中为阳气所居，经云上焦如雾，然上天之源，在于地下，今下焦虚寒，两尺沉弱而迟，在若有若无之间，生阳不振，不能化水为气，是以上焦失其如雾之常，虚滞作痛。治此病宜摆脱气病套方，破气之药，固在所禁，顺导之品，亦非所宜。盖导气始服似效，久服愈导愈虚，多服1剂，即多加虚痛。胸膺为阳位，胸痛多属心阳不宣，阴邪上犯，脉弦，气上抢心，胸中痛，仲景用栝楼薤白汤泄其痞满，降其喘逆，以治阴邪有余之证。此证六脉沉弱，无阴邪盛之弦脉，胸膺作痛即非气上撞心，胸中痛之剧烈，与寻常膺痛迥别，病在上焦，病源在下焦，治法宜求之中焦。盖执中可以运两头，且得谷者为后天之谷气充，斯先天之精气足，而化源有所资生。拟理中汤加附子，一启下焦生气，加吴茱萸，一振东土颓阳。服10剂后，脉渐敦厚，痛渐止，去吴萸，减附子，又服二十余剂痊愈，数月不发。次春赴乡扫墓，因外感牵动又作，体质素弱，真气未能内充，扶之不定，而况加以外邪，嗣后再发，再治再愈。治如前法，与时消息，或温下以启化源，或温上以宣化机，或温中以生生之本，又或申引宣发，合上下而进退之，究之时仍微发，未能除根，盖年逾八八，肾气就衰，未能直养无害，经进一步筹划，觉理中加附子虽曰对证，而参、术呆钝，徒滞中焦，桂、附刚烈，反伤阴液，因借镜虚劳而悟到仲景小建中汤刚中之柔，孙处士复脉汤柔中之刚，纯在凌空处斡旋，不以阳求阳，而以阴求阳，直于阴中生出阳来。丸剂常饵，带病延年。克享遐龄，于此盖不无帮助。（冉雪峰．冉雪峰医案．北京：人民卫生出版社，1962；30）

（四）胸痹轻证

胸痹，胸中氣塞，短氣，茯苓杏仁甘草湯主之；橘枳姜湯亦主之。（六）

茯苓杏仁甘草湯方：

茯苓三兩　杏仁五十個　甘草一兩

上三味，以水一斗，煮取五升，溫服一升，日三服。不差，更服。

橘枳姜湯方：

橘皮一斤　枳實三兩　生姜半斤

上三味，以水五升，煮取二升，分溫再服。《肘後》、《千金》云："治胸痹，胸中愊愊如滿，噎塞習習如癢，喉中澀，唾燥沫。"

【释义】

本条论述胸痹轻证的不同治法。胸痹本有胸痛短气证，而本条冠以"胸痹"，复言"短气"，不言"胸痛"，但言"气塞"，可知此证胸痛甚轻，或者不痛，而以气塞或短气较显著。气塞、短气虽同由饮阻气滞所致，但在病情上有偏于饮邪与偏于气滞的差异，治疗时亦应遵"同病异治"原则，分别施以不同方药。如饮邪偏盛，上乘及肺，胸中气塞短气的，多兼见咳逆、吐涎沫、小便不利、舌苔白滑腻等症，治宜化痰除饮，降利肺气，方用茯苓杏仁甘草汤。方中杏仁宣利肺气，茯苓化痰除饮，甘草和中，三药同用，使饮去气顺，则短气、气塞可愈。

如气滞偏盛而水饮停蓄，以致胃气不降，而胸中气塞短气的，多兼心下痞满、呕吐气逆等证，治宜行气化饮，和胃降逆，方用橘枳姜汤。方中橘皮理气和胃，宣通气机，枳实下气消痰，生姜化饮和胃降逆，三药同用，使气行饮除，则气塞、痞满自消。

【讨论】

本条虽有偏于饮邪，偏于气滞之别，但由于饮阻与气滞二者在病机上存在有互为因果的关系，故临床上亦难截然划分。因此，在运用这两首方剂时，可分可合。同时，亦可根据病情与栝楼、薤白、半夏等配伍运用。

【应用】

1. 饮停于胃，在症状上偏重于心下痞塞者，用橘枳姜汤和胃化饮；饮停胸膈，在症状上偏重于呼吸迫促者，用茯苓杏仁甘草汤宣肺化饮。

2. 据临床报道，冠心病、肺心病、风湿性心脏病、支气管炎、支气管哮喘、肋间神经痛、膀胱炎等病证而见上述证机者，均可用茯苓杏仁甘草汤加减治疗。"气塞"证，胸中痞塞、郁结胀满者，治用橘枳姜汤。若呕逆较重，酌加半夏、旋覆花。据临床报道，冠心病心绞痛、风湿性心脏病、肺心病、支气管哮喘、慢性支气管炎、慢性肠胃炎等病证而见上述病机者，均可用橘枳姜汤加减治疗。

3. 医案举例

富某，女，56岁，干部，1985年4月5日就诊。证见：心动悸，脉结代。心电图：频发室性早搏。经中西药（中药如炙甘草汤等；西药如氯化钾，乙氨碘呋酮等）治疗不效。伴胸闷窒塞、短气、脘闷、纳呆、恶心欲吐，一日之中之大半倚卧床榻，动则稍剧即短气动悸不已。观其体丰、面白、舌略胖、苔薄白润。拟茯苓杏仁甘草汤加味：茯苓30g，杏仁10g，炙甘草10g，枳壳10g，水煎，日一剂。一剂入咽，短气窒塞大减，三剂毕，早搏消失，脉缓匀齐，纳增，追访至今未再发。［陈津生．运用经方治疗心律失常．北京中医杂志，1988（3）：19］

何某，男，34岁。咳嗽5年，经中西医久治未愈。细询咳虽久而并不剧，痰亦不多，其主要证候为入夜胸中似有气上冲至咽喉，呼吸作声，短气，胃脘胸胁及背部隐隐作痛，畏寒，纳减，脉迟而细，苔薄白。乃以橘枳生姜汤加味治之。橘皮12g，枳实12g，生姜15g，姜半夏12g，茯苓12g。二诊：服药3剂后，诸症消退，惟胃脘尚有隐痛，再拟原方出入。橘皮12g，枳壳9g，生姜12g，桂枝6g，薤白9g，全栝楼12g。三诊：5年宿疾，基本痊愈，痛亦缓解，再拟上方去薤、楼、桂枝，加半夏、茯苓、甘草以善其后。（姚国鑫，等．中医杂志．1964；6：22）

（五）胸痹急证

胸痹缓急①者，薏苡附子散主之。（七）

薏苡附子散方：

　薏苡仁十五兩　大附子十枚（炮）

　上二味，杵為散，服方寸匕，日三服。

【词解】

①缓急：按《史记·游侠列传序》曰："且缓急人之所时有也"。说明"缓急"一词的古义是困危，情势急迫之意。

【释义】

本条论述胸痹急证的治法。"胸痹缓急"证，是胸痹病中的危重证候，仲景指出当用薏苡附子散治疗，故云："主之"。

本条叙证简略，既云胸痹，可知应有喘息咳唾，胸背疼痛，或心痛彻背等症。再以药测证，尚应有舌淡苔白而滑，脉象沉伏，或涩，或微细而迟，或紧细而急。其胸痛可表现相当剧烈，并伴有筋脉拘挛证候。

方中重用炮附子温里祛寒、通阳止痛；薏苡仁除湿宣痹，更能缓解筋脉拘挛。二药共合为散以应急，使寒湿去，阳气通，则痛痹自解。

【讨论】

1. 所述"缓急"，历来注家有不同见解，有认为是指胸痹疼痛时发时止、时缓时剧的；有认为是指四肢筋脉拘急的；有认为是指口眼引纵的；有认为其中"缓"字为"缓解"，是指治法的，均可参考。

2. 仲景对附子的用法有生用和炮用之别。凡亡阳急证，需回阳救逆的，多用生附子，如四逆汤、四逆加人参汤。凡因风寒湿痹着于肌表筋骨，需温经散寒，助阳止痛的，则用炮附子，如桂枝附子汤、甘草附子汤。证属沉寒痼冷的，则多用乌头，其止痛作用更强。

【应用】

1. 本方用于治疗胸痹病，突见左侧胸部心前区剧烈绞痛如刺，或见胸痹疼痛，拘急不舒，时缓时剧，喜温喜按，口不渴，舌苔白，脉沉紧者。

2. 本方还可以治疗冠心病心绞痛、心律不齐、心肌缺血、心肌梗死、肋软骨炎、肋间神经痛、慢性胆囊炎、急、慢性胃炎等病症而见上述证机者。也有用薏苡附子散合芍药甘草汤加味，重用薏苡仁60~90g，治疗坐骨神经痛者。

3. 医案举例

倪某，男，53岁，农民。1978年5月21日初诊：患者背痛剧，胸亦痛，时缓时急，已近1周。更兼胃脘不适，时时欲呕，口吐唾沫，脉沉紧，苔略腻。治拟仲景薏仁附子散合吴茱萸汤加减。处方：薏苡仁15g，制附子6g，淡吴萸4.5g，党参9g，干姜3g，大枣15g，制香附9g，高良姜4.5g，沉香片1.8g，后入厚朴6g，陈皮6g。4剂。5月27日复诊：干呕吐涎沫已止，背痛彻胸较前减轻，但仍时而缓解，时而急迫，脉沉，苔略腻。药已中病，再进前法。处方：薏苡仁15g，制附子6g，淡吴萸4.5g，党参9g，干姜3g，大枣15g，厚朴4.5g，陈皮6g。4剂。服本方后，胸痹即愈。（何任，张志民，连建伟. 金匮方百家医案评议. 杭州：浙江科学技术出版社，1991：145）

三、心痛证治

（一）饮阻气逆

心中痞，諸逆①心懸痛②，桂枝生姜枳實湯主之。（八）

桂枝生姜枳實湯方：

桂枝　生姜各三兩　枳實五枚

上三味，以水六升，煮取三升，分温三服。

【词解】

①诸逆：谓停留于心下的水饮或寒邪向上冲逆。

②心悬痛：指心窝部分向上牵引疼痛。

【释义】

本条论述痰饮气逆的心痛证治。心中痞是指心中有痞塞感；诸逆指咳、呕、哕以及气逆等症状；心悬痛是说心痛如悬状，其主要病机是气滞饮逆，治宜通阳化饮，降逆消痞。方中桂枝、生姜辛温开散，能通阳化饮，和胃降逆；枳实气香味苦，能下气消痞，并能增强桂枝平冲之效。诸药合用，饮去逆止，则心中痞与牵痛可除。

【讨论】

1. 本条与前第五条同有心中痞、气逆等症状，但前者为胸痹而兼心中痞，故条文首先突出"胸痹"二字，在治法上既用桂枝、枳实、厚朴通阳开痞、下气，亦用栝楼、薤白开其胸痹；本条证候是以心中痞和心悬痛为主，故不用栝楼、薤白，而用桂枝、枳实、生姜。由此可知，本条之证较前者为轻。

2. 本方与前第六条之橘枳姜汤只一味之差，前者橘皮配生姜、枳实，专于理气散结；本方以桂枝易橘皮，是加强通阳降逆之功。从而可以理解，前者之证是以胸中气塞较甚；本方之证是以气逆心痛为著，因桂枝配姜、枳实辛开苦降，故平冲止痛之力尤佳。

【应用】

1. 本方用于心胸部窒息性疼痛，或胃脘痞闷，气逆上攻作痛，呕恶嗳气，胃寒喜热者，或胃神经性疼痛属水饮寒邪所致者。

2. 本方还可治疗冠心病心绞痛、高血脂、心率不齐、慢性胃肠炎等病症而见上述证机者。呕吐者，加半夏；痛甚者加香附、木香；水饮性眩晕者加白术、茯苓；虚寒较甚，心下牵急懊痛者，《肘后备急方》用本方加白术补中，加胶饴甘温建中。

3. 医案举例

年近八旬，五饮俱备，兼下焦浊阴，随肝上逆，逼迫心火不得下降，以致胸满而愦愦然。无奈两用通阳降逆，丝毫不应，盖年老真阳太虚，一刻虽生难长，故阴霾一时难退也，议于前方内加香开一法：半夏一两，桂枝六钱，小枳实一两，栝楼三钱，干姜五钱，茯苓（连皮）一两，沉香（研细冲）二钱，广皮五钱，生姜一两，薤白三钱，降香三钱。煮三碗，分三次服。（吴瑭. 吴鞠通医案. 北京：人民卫生出版社，1985：338）

（二）阴寒痼结

心痛彻背，背痛彻心，乌头赤石脂丸主之。（九）

乌头赤石脂丸方：

蜀椒一两一法二分　乌头一分（炮）　附子半两（炮）一法一分　乾姜一两一法一分　赤石脂一两一法二分

上五味，末之，蜜丸如桐子大，先食服一丸，日三服。不知，稍加服。

【释义】

本条论述阴寒痼结的心痛证治。"心痛彻背，背痛彻心"是心窝部疼痛牵引到背，背部疼痛又牵引到心窝，形成心背互相牵引的疼痛症状，病情较上心悬痛及心痛彻背为重。《金匮要略心典》认为这是阴寒之气逼满阳位所致。再以药测证，本证尚应有四肢厥冷、脉象沉紧等。显然，本病是阴寒痼结，寒气攻冲之证，治宜温阳散寒，峻逐阴邪，方用乌头赤石脂丸。方中乌、附、椒、姜一派大辛大热之品，协同配伍，逐寒止痛之力极强，并用赤石脂温涩调中，收敛阳气。如此，则阴邪可散，攻冲可平，心痛可止。

【讨论】

1. 本方是仲景乌头与附子同用之例。乌头与附子虽属同类，但其功用略有不同，乌头长于起沉寒痼冷，并可使在经的风寒得以疏散，附子长于治在脏的寒湿，能使之得以温化。由于本证阴寒邪气病及心背内外脏腑经络，故仲景将乌、附同用，以达到振奋阳气，驱散寒邪的目的。

2. 本条与前第四条均有"心痛彻背"的症状，但本条证候更为严重，而且痛无休止，故此二条在本质上有所不同。正如《医宗金鉴》所言："上条心痛彻背，尚有休止之时，故以栝楼薤白白酒加半夏汤平剂治之；此条心痛彻背，背痛彻心，是连连痛而不休，则为阴寒邪甚，浸浸乎阳光欲熄，非薤白白酒之所能治也，故以乌头赤石脂丸主之。方中乌、附、椒、姜，一派大辛大热，别无他顾，峻逐阴邪而已。"论述精当，值得细心体味。

【应用】

1. 乌头赤石脂丸主治阴寒痼结之心痛证。其证以"心痛彻背，背痛彻心"，四肢厥冷，冷汗自出，脉象沉紧为特征。

2. 本方可以治疗冠心病心绞痛、心肌梗死、风湿性心脏病、心律不齐以及心力衰竭、休克、心肌梗塞先兆，以及急性胃炎或慢性胃炎急性发作、胃幽门狭窄、胃溃疡、慢性荨麻疹、坐骨神经痛等病证而见剧烈心胸后背相互牵引疼痛，或胃脘疼痛，痛无休止，兼见四肢厥冷，冷汗出，气促面白唇青，舌质淡，苔白滑，脉沉伏而紧或微细欲绝者。

3. 医案举例

吕某，女，62岁，1983年12月15日就诊。间发左胸疼2年，近日天气寒冷，自觉胸闷不适，今晨突发心绞痛不休，急用硝酸甘油片含舌下无效，求余诊治。症见心痛彻背，有时昏厥，汗出肢冷，唇舌青紫，脉细欲绝。心电图检查示：急性下壁心肌梗死。证属：寒凝痹阻，阳虚欲脱之候。治法：回阳救逆固脱。急用乌头赤石脂丸加味：乌头10g，乌附片30g，干姜10g，川椒8g，赤石脂15g，桂枝15g，红参15g。水煎。一昼夜急服2剂，心痛大减，汗止肢温，昏厥随之而除。共服 5 剂，心痛消失，唯有胸闷不适，舌质淡红苔白，脉象沉细。心电图复查提示：窦性心动过缓，冠状动脉供血不足。危证已去，改用枳实薤白桂枝汤加丹参20g，栝楼 10g，黄芪20g，红花4g，调治一月而愈。随访一年未见复发。（李济民．经方治疗急证二例．国医论坛，1989；2：14）

【附方】

九痛丸：治九種心痛

附子三兩（炮）　生狼牙一兩（炙香）　巴豆一兩（去皮心，熬，研如脂）　人參　乾姜　吳茱萸各一兩

上六味，末之，煉蜜丸如桐子大，酒下。強人初服三丸，日三服；弱者二丸。兼治卒中惡[①]，腹脹痛，口不能言；又治連年積冷，流注心胸痛[②]，并冷衝上氣，落馬墜車血疾等，皆主之。忌口如常法。

【词解】

①卒中恶：指感受外来邪气而突然发作的疾病。

②流注心胸痛："流"是移动，"注"是集中，是指心胸部疼痛，有时移动集中在这里，有时集中在那里。

【释义】

本方虽名为九痛丸，云治九种心痛，但其适应证应属于积聚、痰饮、结血、虫注、寒冷等原因而引起的心痛。徐、沈、尤注本谓本方为"附方"。《金匮方论衍义》本及程本则谓非仲景方，《千金》、《外台》亦均未说是仲景方。方中附子、干姜祛寒散结，吴萸开郁、杀虫、止痛，人参补中益气，巴豆温通杀虫、破坚积、逐痰饮，狼牙杀虫。《千金》狼牙作"狼毒"似较恰当，因狼毒除杀虫外，并能破积聚饮食、除寒热、水气，故或认为狼牙为传抄之误。根据以上药味的作用，可知本方为祛寒散结，杀虫温通之剂，故应根据辨证论治原则，区别九种心痛的病情，适当选用。

【讨论】

本方破阴逐寒、温通杀虫、扶正祛邪以定痛。虽方名九痛丸，然对心脾虚弱之悸心痛，邪热内闭之热心痛，恐不适宜。

【应用】

本方可用于寒实结滞型肠梗阻或跌伤后的瘀血疼痛，蛔虫腹痛，临床表现见素有不能吃冷性饮食史，突然脘腹部剧痛，包括起伏拒按，得温痛减，恶寒喜暖，口和不渴，或喜热饮，或呕吐，四肢发冷，大便秘结，舌苔白或黄白而润，脉沉紧或沉细者。

小　结

本篇主要讨论胸痹、心痛的病因病机和证治，共 9 条原文，其中论胸痹者 7 条，论心痛者 2 条，故本篇以论胸痹为重点。至于短气，只是胸痹的伴发症状之一，不是一个独立的病名，故未单独列出治法。

本篇所论的胸痹、心痛在病因上属性相同，皆为上焦阳虚，阴乘阳位所致。心与肺同

居上焦，心主血，肺主气，虽各有专司，但在生理上相辅相成，在病理上相互影响。气为阳，阳虚也包括气虚。本篇所论阴邪，包括痰饮、水气、阴寒之气。由于具体的病因不同，发病脏腑的偏重不同，功能障碍的程度不同，病势的缓急不同，故本篇胸痹、心痛表现出多种证型，且胸痹心痛常合并发生。胸痹既有喘息咳唾、胸背痛、短气的典型症状，也可仅见"胸中气塞、短气"；心痛既有"心痛彻背，背痛彻心"的重证，又有"心中痞，诸逆心悬痛"的轻证，或兼见胃脘部症状。仲景在本篇胸痹、心痛证治中，严格地体现了辨证论治精神。

胸痹、心痛总的病机为"阳微阴弦"，本虚标实，故在治疗上，应以扶正祛邪，"急则治标，缓则治本"为原则。由于病邪有兼挟，病情有轻重，体质有差异，病位有在胸、在胃之别，故具体治法亦当有所不同。充分体现了仲景依证立法，证变治变，随证治之的辨证论治思想。如胸痹典型证，治以宣痹通阳，豁痰利气，栝楼薤白白酒汤为主方；若寒饮内乘，心痛彻背，不得卧者，于本方中再加半夏以降逆逐饮；若胸痹，心中痞，留气结在胸，胸满，胁下逆抢心，审其阴盛邪实，气滞不通者，用枳实薤白桂枝汤宣痹通阳，泄满降逆；若阳虚正衰，大气不运者，用人参汤补中助阳，振奋阳气；若胸痹，心中气塞短气，偏于水饮在肺，治用茯苓杏仁甘草汤，宣肺利气而化饮；偏于寒气在胃，治用橘枳姜汤，温胃理气而散结；如胸痹急证，治以薏苡附子散温经止痛，散寒除湿。心痛轻证，由于寒阻气逆，心中痞，心悬痛者，用桂枝生姜枳实汤，通阳化饮，下气降逆。心痛重证，由于阴盛阳衰，心痛彻背，背痛彻心者，用乌头赤石脂丸，温阳散寒，峻逐阴邪。寒湿结滞之多种疼痛，可用九痛丸温通止痛。

思考题

1. 何谓胸痹？其病因与证候特点是什么？
2. 胸痹有几种类型？如何辨证论治？
3. 枳实薤白桂枝汤与人参汤有何异同？
4. 仲景如何论治心痛病证的？

腹满寒疝宿食病脉证治第十

本篇论述腹满、寒疝、宿食病的脉证和治疗。

腹满是指腹中胀满，可以出现于多种不同的疾病过程中，症状病机较为复杂。按照"阳道实，阴道虚"的理论，可以将本篇腹满概括为两类，即属于实证热证的病变多与胃肠有关，或涉及于表；属于虚证寒证的，多与脾肾有关，或涉及于肝。所以腹满的治疗，也就是实则攻下，虚则温补。用攻下者多与肠胃有关，用温补者多与脾肾有关。

寒疝是一种阴寒性的腹中疼痛证。《解字说文》：疝"腹痛也。"本篇所论寒疝，在病情上是一种阴寒性的腹中疼痛病，由于寒气攻冲作痛所致，有实有虚，在病位上有里寒与表里皆寒之别，治疗多采用温散或养血的方法。

宿食，一般称为伤食或食积，是由脾胃功能失常、食物经宿不消而停积于胃肠所致。但由于停留的部位不同，其所反映的证候也就不同。

这三种病皆有腹部胀满或疼痛，在症状上有其一定的联系，脉象又多见弦紧，所出方治，有时又可互为通用，故合为一篇讨论。

腹　　满

一、脉证与治则

跌陽脉微弦，法當腹滿，不滿者必便難，兩胠①疼痛，此虚寒從下上也，當以溫藥服之。（一）

【词解】

①胠：（qū 区）：《说文解字》："亦（古腋字）下也"；《广雅疏证》："胁也"；《素问》王冰注："胠，谓胁上也。"即胸胁两旁当臂之处。

【释义】

本条论述虚寒性腹满的病因、辨证和治法。跌阳属胃脉，主中焦。脉微弦，是指脉微而弦。"微"是中阳不足；弦脉属肝，主寒主痛。脾胃虚寒，厥阴（肝）之气上逆，可以发生腹满。假使腹部不胀满，而见大便难和两胠疼痛的，同样是脾胃虚寒，肝气上逆所致。因脾胃主运化，脾胃虚寒，则运化失职；肝主疏泄，肝气上逆，则疏泄失职，故或为腹满，或为大便难而两肢疼痛。"此虚寒从下上也，当以温药服之"，是总结本条所述证候的成因和治法，即皆为中阳不足、肝气上逆所致；病情既属虚寒，故均当用温药治疗。

【讨论】

1. 对本条病机的认识，诸家观点不甚一致，喻嘉言、唐容川认为是脾胃虚寒，厥阴肝木侵侮所致；徐忠可则谓责之虚寒而起，但又认为便难是热。综合各家认识，结合《伤寒论》273 条："太阴之为病，腹满而吐，食不下，自利益甚，时腹痛"，以及 279 条："本太阳病，医反下之，因尔腹满时痛者，属太阴也"，可以得出，本条文病机当为里虚寒。

2. 本条有认为是论述腹满寒疝总的病机。寒气起于下焦，下焦寒气上逆即可导致腹满，亦可以发生寒疝。前者是以腹满为主证；后者是以腹痛为主证。腹满有虚实寒热之分，属于虚寒者当温补；寒实者当温下；实热者应寒下。寒疝为寒证，固然当温，但必须结合具体病情进一步加以区别运用，属虚寒者当温补；属寒实者须温下。前人对寒疝的认识，凡腹部攻冲作痛，病情属寒者，皆属寒疝范围的疾患。寒疝亦可有"大便难"和"两肢疼痛"的症状。由于阴凝寒聚，结于胃肠，故大便难；寒气随肝经上逆，故两肢疼痛。所以，对本条认为是总论腹满寒疝病机的说法，值得参考。

病者腹满，按之不痛為虛，痛者為實，可下之。舌黃未下者，下之黃自去。（二）

【释义】

本条论述腹满虚实的辨证和实证腹满的治法。病腹满有实有虚，一般来说，腹满之属于实证者，多由宿食停滞于胃，或燥屎积于肠道所引起，故按之多痛，且胀满无已时；而腹满之属于虚证者，多为脾脏虚寒，气滞不运所致，故按之不痛，且有时减轻，有时胀满。虚者不可下，实者可下之。实证腹满，除胀满拒按的见症外，还必须结合舌诊。舌黄是实热积滞的征象。内有实热，则舌苔黄厚而燥，至此则可下之证已具，下之则黄苔自去。但必须指出，舌黄未经攻下，才能使用下法，如果已经攻下，就必须考虑舌黄是否当下，或下法是否得当，或有无并发病证等问题。所以说"舌黄未下者，下之黄自去"，这二句是辨证施治的关键。

【讨论】

关于苔黄用下法，必须明确舌黄固然是可下条件之一，假如已经攻下，而舌黄仍在，就应当从多方面来考虑。一种是湿温病，舌苔虽黄，但尚未化燥成实；或实证转虚，舌黄仍在，这些都不能攻下。另一种是病重药轻，未达到泻下作用；或下后余邪未尽，所以舌黄未去，则当再下，以尽去其邪。此外，如阳明热结津枯，燥屎不行，当"增水行舟"，邪正兼顾，若单用寒下，则大便难通，舌黄难去，此亦为用下法不当之例。

腹滿時減，復如故①，此為寒，當與溫藥。（三）

【释义】

本条论述虚寒腹满的证治。应与前条互相对照理解。病人腹部胀满有时减轻，旋即复又胀满，是脾胃虚寒，运化功能减退所致。《素问·异法方宜论》说："脏寒生满病"，就是指的这种情况。由于寒气或散或聚，故腹满时而减轻，时复如故，当用温药治疗，如理中汤或附子理中汤等。

【讨论】

腹满时减与腹满不减，为辨别虚实的关键。时减为虚，不减为实，虚寒当温，实者当下。

病者痿黄①，躁而不渴，胸中寒实，而利不止者，死。（四）

【词解】

①痿黄："痿"与"萎"同，指肤色枯黄，黯淡无神。

【释义】

本条论述寒实内结，里阳衰竭的危候。病者痿黄，病在胃，为脾气衰败。口不渴为里无热，无热而见烦躁，是胸中寒实内结，阴盛阳微所致，属于阴躁。如再兼下利不止，则中阳败绝，脏气下脱，正虚邪实，故属死证。

【讨论】

本条论述腹满证的预后，应与前三条联系对勘，其意较显。第一条总论虚寒性腹满的病因、脉证和治疗原则，第二、三条是论寒热虚实的腹满辨证及治法；本条则是邪实正虚，如攻其实则正气不支，补其虚则邪实更甚，故为不可治的死证。

寸口脉弦，即胁下拘急而痛，其人啬啬①恶寒也。（五）

【词解】

①啬啬：形容瑟缩畏寒的状态。

【释义】

本条论述表里皆寒的腹痛脉证。寸口主表，弦脉主寒主痛。寸口脉弦，是寒在表，故啬啬恶寒。弦脉又属肝，胁下乃肝的部位，肝气挟寒邪为病，故胁下拘急而痛。

【讨论】

本条应与前第一条联系起来看，前者是趺阳脉微弦，为脾胃虚寒，运化功能失职，故病的重点在于里寒，本条是寸口脉弦，寸口主表，弦脉属阴，则为内外皆寒，可用柴胡桂枝汤加减（去黄芩、加芍药）治疗。

夫中寒家，喜欠，其人清涕出，发热色和者，善嚏。（六）

中寒，其人下利，以里虚也，欲嚏不能，此人肚中寒。一云痛。（七）

【释义】

以上两条论述同因异证的感寒证。

前条言素体虚弱而卫阳不足的人，常易感受寒邪，当感受寒邪后，在表之阳虽受阻遏，但里阳不虚，仍有伸展之机，阴阳上下相引，故常呵欠。同时又见鼻流清涕，发热而面色如常人，这是新感外邪的现象。此时由于里阳不虚，正气有驱邪外出之势，故常嚏。

后条是言另一种情况，当感受寒邪后，很快发生下利。这是里阳素虚，脾胃为寒邪侵犯，故腹痛下利。又因下利更损阳气，不能驱邪外出，故欲嚏不能。

【讨论】

以上两条在于说明同一病因，由于体质不同，一经感受外邪，表虚者，邪常着于表，里虚者，邪常着于里，病因虽同，而病变有异，因此有外寒里虚之分。

夫瘦人繞臍痛，必有風冷，穀氣不行^①，而反下之，其氣必衝，不衝者，心下則痞也。（八）

【词解】

①谷气不行：指大便不通。

【释义】

本条论述里寒证误下后的变证。体质瘦弱而又正气不足的人，发生"绕脐痛"，多由感受风冷所致。风寒入里，寒则不能消谷，故"谷气不行"而"绕脐痛"。"谷气不行"，胃的健运功能、消化传导失职，引起大便不通，这属于寒结，应用温化或温通治疗。如医者不察，误用苦寒药攻下，不仅风冷不去，更伤中焦之阳。如误下后，其气上冲者，可知正气较强，犹能抗拒下药之力，不致成为坏病；如无上冲现象，说明正气无此反应能力，邪气势必陷于心下，聚而成痞。

【讨论】

"绕脐痛"有虚有实。《伤寒论》辨阳明病篇谓："病人不大便五六日，绕脐痛，烦躁，发作有时者，此有燥屎"，这是实证。本条的绕脐痛，是体虚脏气薄弱，感受风冷所引起。由于二者在症状上似乎相近，其实完全不同，临证时应全面考虑，进行辨证，以免致误。

二、证治

（一）里实兼太阳表证

病腹满，發熱十日，脉浮而數，飲食如故，厚朴七物湯主之（九）

厚朴七物湯方：

厚朴半斤　甘草三兩　大黃三兩　大棗十枚　枳實五枚　桂枝二兩　生姜五兩

上七味，以水一斗，煮取四升，温服八合，日三服。嘔者加半夏五合，下利去大黄，寒多者，加生姜至半斤。

【释义】

本条论述腹满兼表证的证治。病腹满，发热十日，不是说先病腹满，后再发热，而是说腹满出现于发热之后。病虽十日，脉仍浮数，且饮食如故，说明病已趋向于里，但表证仍在，以太阳与阳明表里皆病为主要病机，所以用表里两解的厚朴七物汤进行治疗。本方即桂枝汤去芍药合厚朴三物汤而成。桂枝汤解肌发表，腹满不痛故去芍药；厚朴、枳实、大黄行气除满。全方行气除满，解肌发表。

【讨论】

在一般情况下，表里同病者，实证应先解表、后攻里；虚证应先温里、后解表。今发热十日，脉不浮紧而浮数，腹部又见胀满，可知病的重心在里，"饮食如故"说明胃气未伤，所以采取表里两解之法治疗。不然，仍当按照先表后里的原则，这是临证时应当注意的。

【应用】

1. 厚朴七物汤常用于治疗寒湿内结与寒热错杂性腹满，前者倍桂枝，后者或加黄芩，同时还用于治疗胃肠型感冒、急性肠炎、痢疾初起、肠梗阻等疾病，证见发热，微恶寒，脘腹胀满或痛，拒按，大便秘结，舌边尖红，苔薄黄，脉浮数等，辨证为阳明里实兼有太阳表证者。

2. 医案举例

曹某，女，30岁。曾患急性肝炎，因久服寒凉攻伐之剂，虽肝炎勉强治愈，但脾胃之阳受伤，后遗腹部胀满。胀满呈持续性，1年来屡治不效，上午较轻，下午较重，饮食不适时更加严重，腹胀时矢气多，消化迟滞，大便不实，手足不温，脉迟缓，舌淡苔薄白。经服厚朴七物汤2剂以后，腹胀满大减，数日以后，腹胀如故，又服2剂以后，即去大黄，加大桂枝量，继服10余剂而愈。（赵明锐．经方发挥．太原：山西人民出版社，1982：106）

（二）虚寒逆满

腹中寒氣，雷鳴切痛①，胸脅逆滿，嘔吐，附子粳米湯主之。（十）

附子粳米湯方：

附子一枚（炮）　半夏半升　甘草一兩　大棗十枚　粳米半升

上五味，以水八升，煮米熟，湯成，去滓，溫服一升，日三服。

【词解】

①雷鸣切痛：雷鸣，形容肠鸣的声音；切痛，腹痛的厉害。

【释义】

本条论述脾胃虚寒、水湿内停的腹满痛证治。腹中寒气，是说腹中有寒邪和水湿之气。雷鸣切痛，是指腹鸣甚而痛剧。胸胁逆满呕吐，是由于水湿之气冲逆导致。本病的部位在腹中，主要症状是肠鸣、腹痛、胸胁逆满和呕吐，以脾胃虚寒，水湿内停为主要病机，故治疗用附子粳米汤散寒降逆，温中止痛。附子温中散寒以止腹痛，半夏燥湿降逆以止呕吐，粳米、甘草、大枣扶脾胃助运化以缓急迫。如虚寒较甚者，可加蜀椒、干姜逐寒降逆。

【讨论】

本方治呕吐泄泻之虚寒证，除上述证候外，见有四肢厥冷，脉细而迟，舌苔白滑等症者，有较好疗效。又：理中汤、附子粳米汤均治中焦虚寒证。但理中汤证，主要在于下利，而附子粳米汤证，则主要在于呕吐，此为二者不同之处。

本方附子与半夏同用，属十八反之禁，临证应用当慎。

【应用】

1. 附子粳米汤可用于治疗消化系统疾病，如胃痉挛、肠疝痛、幽门狭窄、消化性溃疡、胆石症、胰腺炎、腹膜炎等，证见腹满冷痛，痛势较甚，喜热喜按，雷鸣切痛，胸胁逆满，呕吐痰涎或不消化食物，四肢厥冷，小便清长，脉细而迟，舌苔白滑等，辨证为脾胃阳虚，水湿内停，寒饮上逆者。

2. 医案举例

王某，女，45 岁，1981 年 10 月 27 日诊。两天前凌晨五时，突然脐腹鸣响疼痛，痛势剧烈，全身畏寒特甚，须紧束其裤带，加以重被，疼痛畏寒稍减，持续一小时许，天明则疼痛畏寒全无，白天一如常人。病者初不介意，但于翌日凌晨一时疼痛又作，症状和疼痛时间同前，白天亦无不适。诊其脉沉细无力，视舌质淡，苔薄白，饮食二便正常，据此脉证诊断为《金匮要略》之"寒疝"腹痛，证属肠胃虚寒，阳气式微，阴寒内盛。即书以附子粳米汤全方加细辛。药用：制附片30g（先煎2小时），法半夏15g，大枣20g，炙甘草10g，细辛5g，粳米50g。当天服药3次，凌晨腹鸣疼痛，畏寒大减。次日扔进原方1剂，日3服，患者诸症全瘥，两年后随访未见复发。[吴定远. 附子粳米汤治验. 四川中医，1987（10）：5]

（三）胀重于积

痛而闭①者，厚朴三物湯主之。（十一）

厚朴三物湯方：

厚朴八兩　大黃四兩　枳實五枚

上三味，以水一斗二升，先煮二味，取五升，内大黃，煮取三升，温服一升。以利為度。

【词解】

①闭：大便闭结不通。

【释义】

本条论述胀重于积的腹满证治。痛而闭，即腹部胀满疼痛而大便不通。其病机是实热内积，气滞不行，由于气滞重于积滞，故不用承气，而用厚朴三物汤行气通下。本方以厚朴为君，行气泄满；大黄、枳实去积通便，故适用于内实气滞之证。

【讨论】

厚朴三物汤即小承气汤重用厚朴，药味相同，而分量不同，故主治即有差别。小承气汤重用大黄，主要在于攻下；厚朴三物汤重用厚朴，主要在于行气除满。可知古人立方命名，实包含辨证施治之意。

【应用】

1. 厚朴三物汤常用于治疗肠梗阻、肠麻痹、胃扭转、十二指肠壅积症、急性肠炎等，证见腹部胀满疼痛，以胀痛为特点，腹部拒按，恶心呕吐，大便秘结，舌红苔黄，脉弦有力等，辨证为胀重于积的腹满胀痛者。

2. 医案举例

张某，女，30 岁。1984 年 7 月 5 日诊：少腹胀满疼痛，大便 3 日未解，纳食不思，右关脉大，舌红根腻。此乃阳明大肠腑气不通，治拟厚朴三物汤法行气泄热通便。方用：制厚朴6g，炒枳实6g，生大黄5g，后入炒莱菔子10g，1剂。患者午后服药，至半夜即解大便量多，少腹胀痛尽除，次日即能上班工作。（何任，张志民，连建伟．金匮方百家医案评议．杭州：浙江科学技术出版社，1991：157~158）

（四）里实兼少阳证

按之心下满痛者，此为实也，当下之，宜大柴胡汤。（十二）

大柴胡汤方：

柴胡半斤　黄芩三两　芍药三两　半夏半升（洗）　枳实四枚（炙）　大黄二两　大枣十二枚　生姜五两

上八味，以水一斗二升，煮取六升，去滓，再煎，温服一升，日三服。

【释义】

本条论述满痛在心下，病属少阳、阳明的证治。"按之心下满痛"，是辨证的重点。所谓心下，即胸腹部分，痛的范围位于胸腹，并多旁及两胁。心下痞满，且又按之作痛，可知内有实邪，实者当下，但由于病位较高，邪在少阳、阳明，病虽在里，而连及于表，故不宜大承气而宜大柴胡汤两解表里，其实仍是以攻下为主。

大柴胡汤是由小柴胡汤去人参、甘草，增生姜之量，加芍药、大黄、枳实而成。方中以柴胡为君，配黄芩、半夏、生姜以和解少阳之邪，配芍药、大黄、枳实以泻阳明热结之实，用大枣以安中，如此内外兼顾，则少阳阳明之实邪可解，"按之心下满痛"之证可除。

【讨论】

本条心下满痛，与前条腹中满痛，大便不通者，在病机和病位上有所不同。同是腹满实证，前条满痛在腹，本条满痛在心下，可知前者病在肠，后者病在胃。因为病在肠，所以满痛在腹而大便闭；因为病在胃，所以满痛在心下。再从方剂作用推测，可知本条除心下满痛外，当有郁郁微烦，往来寒热，胸胁苦满，舌苔黄，脉弦有力等症。

【应用】

1. 大柴胡汤广泛用于治疗内、外、妇、儿、眼、皮肤等科疾病，尤以消化系统疾患为多，如胆囊炎、胆石症、急性胰腺炎、胃及十二指肠穿孔第二期、病毒性肝炎、麻痹性肠梗阻、脂肪肝、胆汁返流性胃炎等，其证多见发热或往来寒热，汗出而热不解；心下痞闷硬满疼痛，兼及两胁，或胁下硬痛，或腹痛偏于一侧；郁郁心烦，呕吐较剧；大便秘结不下，或下利臭秽，色黄赤而不爽；伴见口苦、舌赤苔黄腻或兼微燥、脉沉弦有力等辨证为少阳枢机不利，兼里气壅实者。

2. 医案举例

李某，女，患胆囊炎，右季肋部有自发痛与压痛感，常有微热，并出现恶心，食欲不振，腹部膨满，鼓肠嗳气，脉弦大。投以大柴胡汤加味：柴胡12g，白芍9g，枳实6g，川军6g，黄芩9g，半夏9g，生姜15g，大枣4枚（擘），金钱草24g，滑石12g，鸡内金12g。连服七剂，食欲见佳，鼓胀嗳气均大减。再进原方4剂，胁痛亦轻，唯微热未退，改用小柴胡汤加鳖甲、青蒿、秦艽、郁金治之。（中医研究院．岳美中医案集．北京：人民卫生出

版社，1978：52)

（五）积胀俱重

腹滿不減，減不足言，當須下之，宜大承氣湯。（十三）

大承氣湯方：見前痙病中

【释义】

本条论述积和胀俱重的里实证治。"腹满不减"，是形容腹部胀满没有减轻的时候，这是腹满的里实证，由于气滞与燥屎内结；如果有减轻的时候，应属虚证，因为虚证里无实邪，故其满时减时增，与实证截然不同。即是实证，则当用大承气汤攻下里实。

"减不足言"一句是插笔，目的在于加强辨证，是说腹满有时减轻的即非实证。"不足言"是否定词，与前一句"不减"的肯定词对举。与前第三条"腹满时减，复如故，此为寒，当与温药"之证，须结合研究，一虚一实，恰相对待。

【讨论】

以上四方（厚朴七物汤、厚朴三物汤、大柴胡汤、大承气汤），统治腹满，皆具有攻泄的作用，但有缓急的不同，所以在主治上亦有区别。如厚朴七物汤是腹满兼有表证；大柴胡汤是满痛侧重心下两胁，有时可延及下腹；厚朴三物汤是满痛偏于中脘，胀甚于积；大承气汤是满痛多在绕脐部，胀和积俱重。当然在辨证上除腹诊外，还须四诊合参，全面考虑。

（六）脾胃虚寒

心胸中大寒痛，嘔不能飲食，腹中寒，上衝皮起，出見有頭足[①]，上下痛而不可觸近，大建中湯主之。（十四）

大建中湯方：

蜀椒二合（去汗）　乾姜四兩　人參二兩

上三味，以水四升，煮取二升，去滓，內膠飴一升，微火煎取一升半，分溫再服；如一炊頃[②]，可飲粥二升，後更服，當一日食糜[③]，溫覆之。

【词解】

①上冲皮起，出见有头足：是形容腹中寒气攻冲，腹皮突起如头足样的块状物上下冲动。

②如一炊顷：约当烧一顿饭的时间。

③食糜：指吃粥。

【释义】

本条论述脾胃虚寒的腹满痛证治。其辨证的关键是"腹中寒"，与前第十条"腹中寒气"的病机相同，而较之更为严重，故本条首揭"大寒痛"以示区别。心胸中大寒痛，是言其痛势十分剧烈，痛的部位相当广泛。从上下来说，由腹部到心胸；从内外来说，由脏腑到经络，均为寒气充斥而引发的剧烈疼痛。寒气上冲，故呕吐不能饮食。当寒气冲逆时，则腹部上冲皮起，似有头足的块状物，上下攻冲作痛，且不可以手触近；又因寒气上冲，故呕吐不能饮食。病由脾胃阳衰，中焦寒甚所引起，故用大建中汤温补建中，散寒止痛，大建中阳之气。方中蜀椒、干姜温中散寒，与人参、饴糖之温补脾胃合用，大建中气，使中阳得运，则阴寒自散，诸症悉愈。

【讨论】

1. 本条证候除条文所述外，应当兼有手足逆冷，脉象沉伏等证候。本篇第二条曾说过"病者腹满，按之不痛为虚，痛者为实"，本条是"痛而不可触近"，从表面来看似乎是实证，其实是严重的虚寒证，因为虽有"痛而不可触近"之状，但其痛上下走动，而无定处，且其满时减时增，非若实证之满痛，着而不移，其满不减，以此为辨，则虚实自明。

2. 附子粳米汤证与大建中汤证同属脾胃虚寒，但前者偏于水饮内停，故重用半夏以降逆化饮；后者偏于寒甚，故重用干姜以温中散寒。由此可以理解，两者虽同有腹痛，但前者主证在于腹中雷鸣；后者则攻冲之势较甚。同时，大建中汤用人参、饴糖，可知其虚的程度，又较附子粳米汤证为重。从药物性能来看，治虚寒性腹痛，附子不如干姜，虚寒性呕吐，半夏不如蜀椒；温养脾胃，甘草、粳米、大枣不如人参、饴糖。

【应用】

1. 本方除适用于虚寒性腹满、腹痛外，对于虚寒呕吐、疝瘕或蛔虫而引起的寒性腹痛，以及寒结大便不通之证，同样可以取得疗效。唯须注意除条文所列症状外，应有手足逆冷、舌质淡，苔白滑，脉沉伏而迟等证候。此外，临床上常将本方与附子粳米汤合用治疗心腹痛急、寒疝心痛如刺等，可提高疗效。

2. 大建中汤常用于治疗虚寒性吐利、疝瘕以及慢性胃炎、胃痉挛、消化性溃疡、内脏下垂、多发性大动脉炎等病证。也可用于蛔虫症，以及由蛔虫引起的肠梗阻、胃炎、溃疡病、胃痉挛等疾病，证见心胸中大寒痛，上冲皮起，出现有头足，上下痛不可触近，呕吐剧烈，不能饮食，手足逆冷，舌淡苔白滑，脉沉伏而迟等，辨证为脾胃阳虚，阴寒内盛之腹满痛者。

3. 医案举例

杨某，男，6岁。患蛔虫性肠梗阻，脐腹绞痛，呕吐不能食，吐出蛔虫一条。其父正拟护送进城就医，适我自省城归里，转而邀我诊视。患儿面色萎黄有虫斑，身体瘦弱，手脚清冷，按其腹部有一肿块如绳团状，舌苔薄白，脉象沉细。此中气虚寒，蛔虫内阻，治以温中散寒，驱蛔止痛，用大建中汤：西党参10g，川椒3g，干姜3g，饴糖30g，加槟榔10g，使君子10g，嘱服两剂。因患儿哭闹不休，进城买药，缓不济急，乃先用青葱、老姜切碎捣烂，加胡椒末拌匀，白酒炒热，布包揉熨腹部，冷则加热再熨，肠鸣转气，腹痛渐减。此时药已买到，急煎成汤，分小量多次服一剂，呕吐已止，再剂腹痛消失，并排出蛔虫一百多条，后用当归生姜羊肉汤，加盐少许佐餐，治其贫血。（谭日强．金匮要略浅述．北京：人民卫生出版社，1981：164）

（七）寒实内结

脅下偏痛，發熱，其脈緊弦，此寒也，以溫藥下之，宜大黃附子湯。（十五）

大黄附子汤方：

大黄三两　附子三枚（炮）　细辛二两

上三味，以水五升，煮取二升，分温三服；若强人煮取二升半，分温三服。服後如人行四五里，进一服。

【释义】

本条论述寒实内结的证治。这里"胁下"，应包括两胁及腹部而言。胁下偏痛，谓左胁下或右胁下痛，而非两胁下俱痛。紧弦脉主寒主痛，是寒实内结之征。这里的"发热"既不是表证，也不是阳明腑实证。因为表证发热，其脉当浮，阳明腑实证发热，其脉当滑数。本证发热而脉象紧弦，乃由于寒实内结，阳气郁滞，营卫失调所致。但这种发热，在寒实内结的情况下，有时不一定出现。

胁腹疼痛，大便不通，脉象紧弦，正是寒实内结之证。此外，可伴有恶寒肢冷，舌苔黏腻等症状。治疗本证，非温不能散其寒，非下不能去其结。故用大黄附子汤温阳散寒，通便止痛。方中用大黄泻下通便以祛里实，附子、细辛温经散寒，并能止痛。苦寒之性得辛温之制，而为温下之法。本篇第一条说，"不满者必便难，两胠疼痛"，与此同一类型，可以结合研究。

【讨论】

1. 本条的主证是腹痛，大便不通。因此预后的良恶，亦以服药后大便是否通利为转移。因为寒实内结，阳气已经不足，是邪实正虚，如服温下剂后大便通利，即可转危为安；如服药后大便不通，反增呕吐肢冷，脉象转细，是病情已趋恶化。《本事方》中的温脾汤（厚朴、甘草、干姜、桂心、附子、大黄）即从本方加减而成，在药物组成方面，更为周到，可以采用。

2. 仲景方中往往以细辛与附子同用，治疗寒邪伏于阴分，如本方与《伤寒论》麻黄附子细辛汤等，都用附子配细辛以增强其祛寒邪的作用。但大黄附子汤配大黄，其侧重点在于治寒实积聚于里，属温阳通便法，麻黄附子细辛汤配麻黄，其侧重点在于温散寒邪，使从表而解，属温经解表法。两方仅在一味药和用量上的出入，而主治证候就有很大的区别，这对临证用药很有启发。

【应用】

1. 大黄附子汤常用于治疗寒疝胸腹绞痛、脐痛拘挛急迫等证，消化系统疾病如肠梗阻、胆囊炎、胆石症、消化道溃疡、慢性溃疡性结肠炎等，证见脘腹及两胁疼痛、拒按，大便不通，发热，恶寒肢冷，舌苔白黏腻，脉紧弦等，辨证为寒实内结之腹满痛者。

2. 医案举例

王某，男，12岁。患儿开始患腹胀，起初是午后胀，以后即整日胀。约1个多月以后，伴阵发性的右胁下疼。该父是医师，曾给予对症治疗，症状毫无改善。后腹胀胁痛继续增重，患儿体质也日渐衰弱。以后经历了省、市的各大医院及中医研究所等8个医院的治疗，诊断意见不能统一，有的医院考虑为肝炎，或肝脓疡，或肝癌，有的医院考虑为胆囊结石或腹膜炎等，经服药打针治疗2个月，俱不见效，患儿就诊时已是发病以后将近3个多月。

腹胀经市中医研究所服中药治疗已好转（药物不详），惟右胁痛增剧，部位在乳根下距腹中线 5 分，平均每数 10 分钟即发作 1 次，日夜数十次发作，剧痛难忍，满床打滚，汗出淋漓，面色口唇㿠白，二三分钟以后即自行缓解，每于发作以后精神更加疲惫不堪。脉浮数无力，舌淡，苔薄。胃纳尚可，二便正常。投以大黄附子汤 2 剂：附子 6g，细辛 3g，大黄 10g。服药以后其病若失，观察数月概未发作，共花费 2 角 4 分钱。（赵明锐．经方发挥．太原：山西人民卫生出版社，1982：114）

（八）寒饮厥逆

寒氣厥逆[①]，赤丸主之。（十六）

赤丸方：

茯苓四兩　　烏頭二兩（炮）　　半夏四兩（洗）—方用桂　　細辛一兩《千金》作人参

上四味，末之，内真朱[②]為色，煉蜜丸如麻子大，先食酒飲下三丸，日再夜一服；不知，稍增之，以知為度。

【词解】

①厥逆：有两种含义，既指病机，又言症状。

②真朱：即朱砂。

【释义】

本条论述寒饮厥逆的腹痛证治。由于叙证简略，注家意见多不一致，如从药效推测，可知本条病情为脾肾虚寒，水饮上逆所致。结合前第十条附子粳米汤证，"寒气"即阳虚寒盛、水气冲逆；"厥逆"，即手足逆冷，为脾肾阳虚，又为水饮郁遏，不能温煦四末所致。本条病机与附子粳米汤证相同，只是病情较重，故治以赤丸散寒止痛，化饮降逆。方中乌头与细辛相伍，可以治沉寒痼冷所引起的腹痛，比附子粳米汤中只用附子，温阳散寒力量更大；茯苓与半夏相伍，可以化饮止呕。可知本方证除腹痛肢冷外，应有呕吐和心下动悸等症。至于用朱砂之目的，取其重镇以降逆。方中乌头与半夏相反而同用，取其相反相成，则散寒逐饮之力更宏。

【讨论】

本方与四逆汤均治厥，四逆汤之厥，手足冷而全身阳虚见证明显，故以附子、干姜回阳救逆；赤丸之厥，手足冷而腹痛甚，故治以乌头、细辛逐寒止痛。本方制丸，以备急需，服时当少量递增，以知为度，中病即止，以防伤正。

【应用】

1. 赤丸常用于治疗寒疝、腹痛、胸痹、哮喘、痛经、阴缩等，证见腹痛剧烈，少腹拘急，手足厥冷，恶心呕吐，心悸头眩，舌淡苔白滑，脉沉滑或沉弦等，辨证为脾肾阳虚，阴寒内盛，水饮上逆者。

2. 医案举例

赵某，男，63 岁，1984 年 11 月 13 日初诊。是日早餐时，突然胸窒暴痛，头汗淋淋，昏倒在地，面苍肢冷，短气不足以息，移时方醒，急送至医院。患者胸痛如揪，脉寸关微弱，尺部小紧而涩，间有结代，唇青，舌淡晦苔薄白，目光晕滞乏神。心电图示：急性心肌梗塞（前间壁）。急给输氧，肌注杜冷丁 100 毫克，参附注射液 2 支，合服麝香保心丸 2 粒。针膻中、气海、双内关，得气后加大艾壮灸半小时，同时以《金匮要略》赤丸合人参汤化裁急煎与服。处方：乌头 10g，细辛 10g，红参 20g，半夏 15g，茯苓 15g，干姜 10g，川椒 10g，炙甘草 10g，两小时一煎。下午 4 时，疼减气匀，肢暖色活。上方易乌头为附子 15g，减红参为 10g，去干姜，加白芍 12g。四小时服一煎。14 日按上方继服 1 剂，早晚两服。药后脉转缓，稍有散象。处方：红参 10g，麦冬 10g，五味子 10g，附子 10g，细辛 10g，半夏 15g，茯苓 15g，白芍 15g，炙甘草 6g，3 剂，日 1 剂。至 18 日，脉平缓，神安。继以上方加减出入，调治 3 月，康复出院。［贺念曾．《金匮》方治胸痹三则．河南中医，1988（4）：26］

<h1 style="text-align:center">寒　　疝</h1>

一、证治

（一）阳虚寒盛

腹痛，脉弦而緊，弦則衛氣不行，即惡寒，緊則不欲食，邪正相搏，即為寒疝。遶臍痛，若發則白汗①出，手足厥冷，其脉沉緊者，大烏頭煎主之。（十七）

烏頭煎方：

烏頭大者五枚（熬，去皮，不㕮咀）

上以水三升，煮取一升，去滓，內蜜二升，煎令水氣盡，取二升，強人服七合，弱人服五合。不差，明日更服，不可日再服。

【词解】

①白汗：指因剧痛而出的冷汗。

【释义】

本条论述寒疝的病机和证治。可分两段读，上段论寒疝的病机，下段指出症状和治法。弦与紧脉，皆为阴脉，主寒盛。寒盛之因由于阳虚，阳气不能行于外，则恶寒，阳气衰于内，则不欲食；寒气内结而阳气不行，则绕脐部发生剧痛，这就是形成寒疝的病机。

下段是叙述寒疝发作时的情况。当本病发作时，主要是绕脐疼痛。由于疼痛逐渐加重，因而汗出肢冷，此时脉象也由弦紧而转为沉紧，说明疼痛已至相当剧烈的程度。病机以沉寒痼结为主，故用大乌头煎破积散寒止痛。乌头性大热，临床常用以治沉寒痼冷，对于腹痛肢冷、脉象沉紧的发作性寒疝证能祛寒助阳，缓和疼痛。用蜜煎者，既能制乌头毒性，且可延长药效。方后云"强人服七合，弱人服五合，不差，明日更服，不可日再服"，可知药性峻烈，用时宜慎。

【讨论】

寒疝为发作性的腹痛。其病多在肠，故一般又名小肠气。因其犯寒辄发，故称寒疝。寒疝之痛，往往牵引阴囊睾丸，因此阴囊睾丸之本病，一般亦混称小肠气。《金匮》所说的阴狐疝，不是本篇所说的寒疝。

"弦"为寒疝的主脉。有人认为本篇第一条论寒疝的脉象是"微弦"，本条脉象是"弦而紧"，如从脉象来推测病机，则"弦紧"较"微弦"为重，如见"沉紧"则更重。本病发作时多见唇青面白，舌淡苔白等症状。

《外台秘要》解急蜀椒汤（蜀椒、附子、干姜、半夏、粳米、甘草、大枣）主治与大乌头煎同，而药性较平和，可参考运用。

【应用】

1. 大乌头煎可用于治疗消化系统疾病所致的腹痛（如胃肠神经官能症、胃肠痉挛、消化道肿瘤等），证见腹部胀满，绕脐疼痛，发作有时，痛有休止，恶寒，不能饮食，剧时出冷汗，手足厥冷，甚或唇青面白，脉紧或沉紧等，辨证为阳虚阴盛之寒疝。本方还可用于治疗与痛痹有关的风湿性关节炎，类风湿性关节炎，大骨节病，创伤性关节炎等免疫系统疾病。

2. 医案举例

霉疮治方论曰：一僧年50余，患所谓长腹痛，昼夜三四发，腹中雷鸣刺痛，少腹结块，心下痞塞，一医疗之，与附子粳米汤及滚痰丸，半岁许，无寸效。因请他医，医曰：前医所为，误也。盖此病，因小腹结块，而心下为之痞塞，腹中因之而痛，其余皆旁证耳，乃与半夏泻心汤及消块丸，又半年许，病不动。于是转医数十辈，或服益气剂，或用补脾药，或曰疝、曰瘕、曰积、曰聚，治尽无效，已经四年，日甚一日。请余治，诊之，腹里有一痼毒，轻按不觉，重按则微觉之，余证如前，因先作乌头煎及三黄丸，使服之。50余日，更作化毒丸与之，且时时用流毒丸（此方：由大黄、矾石、巴豆、轻粉而成之丸方）攻之。出入百余日，数年之腹痛，忽然而退，少腹之结块忽然而解，腹里之痼毒，亦消尽若失矣。（汤本求真．皇汉医学．北京：人民卫生出版社，1956：665）

（二）血虚寒滞

寒疝腹中痛，及脅痛裏急者，當歸生姜羊肉湯主之。（十八）

當歸生姜羊肉湯方：

當歸三兩　生姜五兩　羊肉一斤

上三味，以水八升，煮取三升，溫服七合，日三服。若寒多者，加生姜成一斤；痛多而嘔者，加橘皮二兩、白术一兩。加生姜者，亦加水五升，煮取三升二合，服之。

【释义】

本条论述寒疝属于血虚里寒的证治。寒疝多由寒盛而起，本条寒疝则因于血虚里寒引起胁腹疼痛。两胁属肝，肝主藏血，血不足则气亦虚，气虚则寒自内生。胁腹部分失去气的温煦和血的濡养，因而筋脉拘急，发生"腹中痛及胁痛里急"。这种疼痛多痛轻势缓，得按得熨则减，脉弦带涩，或微紧无力。故用当归生姜羊肉汤补养精血，散寒止痛。当归养血而行血滞，生姜散寒而行气滞，羊肉补虚生血。《素问·阴阳应象大论》谓："形不足者，温之以气；精不足者，补之以味。"本方就是依据这一理论制定的形、精兼顾的方剂。临床上凡见血虚有寒之证，皆可运用本方治疗。

【讨论】

本方亦见于《妇人产后病篇》，治妇人产后因虚受寒而腹痛，但男子血虚而寒痛的，亦可应用，因为病机相似的缘故。不过此证与一般所谓寒疝不同，一般寒疝多出现肠之挛急扭结，按之应手，故亦称疝瘕，本证虽腹痛里急，按之决无瘕块，因其不由于肠之扭结，而因于血虚之故，这是用本方与乌头剂的不同之处。

【应用】

1. 当归生姜羊肉汤常用作食疗强身，尤其是产后及失血后的调养（如血虚内寒性产褥热、产后恶露不尽等）、十二指肠球部溃疡、久泻等，其证多见脘腹及两胁作痛、拘急，痛势较缓，以及产后腹中拘急，绵绵作痛，喜温喜按，舌淡苔润，脉虚缓或沉细等，辨证为血虚有寒，筋脉失养者。本方还可用于病机与血虚内寒有关的低血压性眩晕、血小板减少性紫癜等。

2. 医案举例

周师母产后，腹中苦寒痛。前医作气滞，久治无效，舌淡脉弱。精羊肉30g，当归9g，生姜12g。病家云：吾腹痛日久治之无效，特从远地请范老先生高诊，并非到小菜场买小菜，处方何用生姜、羊肉？一味当归能治病乎？答曰：此仲景当归生姜羊肉汤，治虚寒腹痛甚效，服之当愈。隔数日，病家前来感谢，谓药到病除，诸恙若失。（浙江省中医药研究所等．范文甫专辑．北京：人民卫生出版社，1986：149）

（三）寒疝兼表

寒疝腹中痛，逆冷，手足不仁，若身疼痛，灸刺諸藥不能治，抵當烏頭桂枝湯主之。（十九）

烏頭桂枝湯方：

烏頭

上一味，以蜜二斤，煎減半，去滓，以桂枝湯五合解之，得一升後，初服二合，不知，即服三合；又不知，復加至五合。其知者，如醉狀，得吐者，為中病。

桂枝湯方：

桂枝三兩（去皮）　芍藥三兩　甘草二兩（炙）　生姜三兩　大棗十二枚

上五味，剉，以水七升，微火煮取三升，去滓。

【释义】

本条论述寒疝兼有表证的治法。前条大乌头煎证是里寒证，本条是表里兼寒证；里寒为主因，外寒为诱因。

腹痛是寒疝的主要症状，由于寒气内结所致。阳气大衰，不能达于四肢，故手足逆冷。

寒冷之极则手足麻痹而不仁。身体疼痛是寒邪痹阻肌表，营卫不和之故。病属内外皆寒，表里兼病，所以单纯的解表或温里以及针刺等法不能奏效，故用乌头桂枝汤两解表里寒邪。方中乌头祛寒止痛，桂枝汤调和营卫以散表寒。药后如醉状或呕吐，是药已中病的"瞑眩"反应，但并不是每人如此。如有上述现象，而无其他不良反应者，可不必服药。如发现中毒现象（详见《中风历节病》篇乌头汤条），应速加处理，以免延误病机。

【讨论】

以上寒疝三方（大乌头煎、当归生姜羊肉汤、乌头桂枝汤），治疗上的区别是：寒邪重，腹部剧痛而现肢冷白汗的，用大乌头煎；寒疝腹痛，寒而兼虚的，用当归生姜羊肉汤；大乌头煎证而兼手足不仁，身疼等表证的，用乌头桂枝汤。

【应用】

1. 乌头桂枝汤主治寒疝兼表之候。腹痛、手足逆冷或麻痹不仁，为寒疝之主要表现，总由阳虚寒盛所致。若服后出现呼吸、心跳加快、脉搏有间歇现象，甚至神志昏迷的，则为中毒反应，急当抢救。

2. 乌头桂枝汤常用于治疗骨关节疾病（包括痛风、坐骨神经痛、风湿及类风湿性关节炎等），证见腹中疼痛，手足逆冷，冷甚则手足麻痹不仁，身体疼痛，或恶寒，头痛，舌淡，苔白润，脉沉细等，辨证属于风寒湿邪外侵，且以寒邪为甚者。

3. 医案举例

魏某，女，59岁，农民，1982年12月初诊。患者主诉右肩关节发凉疼痛沉重酸胀月余，昼轻夜重，手臂渐不能抬举，穿衣、持物均困难。检查：右肩关节局部不红肿，按之滑动感，轻度压痛，活动受限，舌淡苔白腻，脉沉细。化验检查：血沉10毫米/小时；类风湿因子试验阴性；抗"O"<500单位。此乃风寒湿之邪乘虚袭人，痹阻筋脉关节，荣卫不和，经脉壅滞不通而致。治以温经散寒，除痹止痛。投以乌头桂枝汤加味：制川乌6g（加蜜2匙同煎1小时），桂枝12g，白芍12g，炙甘草10g，生姜3g，大枣5枚，麻黄6g，生苡米30g。每日1剂水煎服。患者家属初以药方轻微，不足收功，但头煎服后，即浑身微汗出，皮中似有蚁虫爬行，关节疼痛酸着遂减大半，3剂服尽，右臂渐可抬举过肩。药已中病，后经略事加减，继服20余剂，疼痛诸症若失，关节活动功能恢复，料理家务及劳作后，未有复发。[谢长彦. 守用经方治疗痹证验案三则. 国医论坛，1990，(1)：16]

二、寒实可下脉证

其脉數而緊乃弦，狀如弓弦，按之不移。脉數弦者，當下其寒；脉緊大而遲者，必心下堅；脉大而緊者，陽中有陰，可下之。（二十）

【释义】

本条论述寒实可下证的脉象与治法。以脉论病，以脉论治，说明一种脉象可以出现于多种不同性质的疾病，故必须结合证候和兼见脉象，才能得出疾病的真象。

"紧"脉又称"坚"脉，是一种有力的脉象。紧数相合，则为弦脉，其状如张弓弦，按之不移，可知这种弦脉，也是有力的，不是虚弦，一般说来，脉数大为阳，弦、紧、迟为阴，脉数而弦，或紧大而迟，或脉大而紧，而证见心下坚者，则数与大为邪盛，弦、紧、迟为内寒，这是"阳中有阴"寒实证的脉象，证见腹痛发热，寒凝阳郁，当用温下法治疗。

【附方】

《外臺》烏頭湯：治寒疝腹中絞痛，賊風入攻五臟，拘急不得轉側，發作有時，使人陰縮①，手足厥逆。方見上

【词解】

①缩：生殖器因受寒而上缩。

【释义】

本方证治属寒疝重证。病发时腹中绞痛，拘急难以转侧，手足厥冷，阴囊内缩，为一派阴寒内盛之象，故以乌头汤温阳散寒，通经止痛。本方亦见于《外台》，与乌头桂枝汤药味相同，而药量则有出入：《外台》原方为乌头十五枚，桂心六两、芍药四两，甘草二两，生姜一斤，大枣十枚。可见别是一方，只是因为病症较重，所以药量也比较大。徐、沈、魏、尤诸家俱以其为大乌头煎。

《外臺》柴胡桂枝湯方：治心腹卒中痛①者。

柴胡四兩　黄芩　人參　芍藥　桂枝　生姜各一兩半　甘草一兩　半夏二合半　大棗六枚

上九味，以水六升，煮取三升，溫服一升，日三服。

【词解】

①心腹卒中痛：突然感受外邪而致心腹疼痛。

【释义】

本方适用于外感性的胸腹两胁疼痛。以方测证，此乃感受风寒引起，邪传少阳，气血不畅，肝胆失于疏泄，气郁化热，肝脾失和；故以小柴胡汤清热开郁，和解少阳，疏肝扶脾，治腹胁疼痛，以桂枝汤调和营卫，疏解外邪，和胃止腹痛。

《外臺》走馬湯：治中惡心痛腹脹，大便不通。

杏仁二枚　巴豆二枚（去皮心，熬）

上二味，以綿纏搥令碎，熱湯二合，捻取白汁，飲之，當下。老小量之。通治飛屍①鬼擊②病。

【词解】

①飞尸：其病突然发作，迅速如飞，症状是心腹刺痛，气息喘急，胀满上冲心胸。

②鬼击：指不正之气突然袭击人体，症状是胸胁腹内绞急切痛，或兼见吐血、衄血、下血。

【释义】

走马汤治疗秽毒壅塞肠胃的一派寒实证。由于感受秽恶毒气，入中心腹，气机壅滞，寒实内结，发病急而疼痛剧。故取峻烈温通的巴豆破积攻坚，以开通闭塞为主，佐苦温之杏仁，宣利肺与大肠之气机，使秽毒邪气从下而泄。

宿 食

一、宿食在下

問曰：人病有宿食，何以別之？師曰：寸口脉浮而大，按之反濇，尺中亦微而濇，故知有宿食，大承氣湯主之。（二十一）

【释义】

本条从脉象的变化论述宿食的方治。宿食多由饮食不节，食滞不化所致。由于宿食内结，气壅于上，所以在寸口部分出现浮大的脉象，这种大脉是有力的。又因积滞较久，胃肠气滞不通，所以不仅在寸口重按可见到涩脉，而且尺脉重按亦沉滞有力。以上是宿食当下的脉象，所以用大承气汤下其宿食。

脉數而滑者，實也，此有宿食，下之愈，宜大承氣湯。（二十二）

【释义】

本条继续论述宿食的脉象，滑主宿食，数脉主热，滑而兼数，是胃肠有实热，由于宿食新停，胃肠气机壅滞不甚，故脉象数而滑利，但皆为实脉，故可攻下。

【讨论】

一般来说，宿食多见滑脉。从以上二条来看，滑与涩相反，何以均主宿食？因宿食新停，壅滞未甚，病情较浅，故脉象滑利；食积较久，胃肠气滞不通，病根较深，故脉象涩滞。又因积滞已久，不与攻下，则虑其正虚，所以毫不犹豫地用"大承气汤主之"；宿食新停，病又轻，虽然可下，但不一定需要大承气汤攻下，故加一"宜"字，以示尚有斟酌余地。

下利不欲食者，有宿食也，當下之，宜大承氣湯。（二十三）

大承氣湯方：見前痙病中

【释义】

本条论述宿食下利的治法。宿食病见到下利，积滞下达，理应胃纳恢复，当能食。现虽下利，而仍不欲进食，可知宿食尚未悉去，所谓伤食恶食，可用大承气汤因势利导下其宿食。此即《素问·至真要大论》所谓"通因通用"之意。

【讨论】

以上三条皆用大承气汤治疗宿食，但因叙证简略，故须前后互相联系研究。此外，还应结合病史有无暴食以及舌苔、腹候、大便等情况，多方考究，方能无误。关于大承气汤的使用方法和禁忌，可参阅《伤寒论》。

二、宿食在上

宿食在上脘，当吐之，宜瓜蒂散。（二十四）

瓜蒂散方：

瓜蒂一分（熬黄）赤小豆一分（煮）

上二味，杵为散，以香豉七合煮取汁，和散一钱匕，温服之，不吐者，少加之，以快吐为度而止。亡血及虚者不可与之。

【释义】

本条论述宿食在上脘的治法。此条应当参照《伤寒论》瓜蒂散证。《伤寒论》第166条："……胸中痞硬，气上冲喉咽不得息者，此为胸有寒也，当吐之宜瓜蒂散。"故本条宿食停滞在胃的上脘，当有胸闷、泛恶欲吐的症状出现，这是正气驱邪外出的表现，可用瓜蒂散因其势而吐之，此即《素问·阴阳应象大论》所谓"其高者因而越之"的治疗方法。瓜蒂味苦，赤小豆味酸，能涌吐胸中实邪，佐香豉汁以开郁结、和胃气。本方常用于胃中宿食不化，或痰涎壅塞引起的胸膈胀满等症。

【讨论】

赤小豆有两种，瓜蒂散所用，俗称"蟹眼豆"，性酸温，有涌吐作用，所谓"酸苦涌泄为阴"，即指此类药而言。

本方为涌吐剂，凡属阳证实证，病势迫近胸咽，温温欲吐的，俱可因势利导而用吐法，故不必限于宿食。如仓促之际，药不及办，以极咸盐汤一盏顿服，亦能催吐。一般来说，治疗宿食，应按照停积的部位和食积的新久来施治，方不致误。宿食初起，多见脘痞胸闷，嗳腐吞酸，或恶寒发热，此时病尚在胃，绝不能使用下剂；如有泛泛欲吐之势，是宿食在上脘，可用吐法以排除宿食。如无欲吐之势，可用消导法以消化宿食。必须宿食在肠，且又化燥成实的，方可用攻下法。

【应用】

1. 凡属于邪高实证，病势迫于胸咽，有温温欲吐之势的，均可运用本方，不必限于宿食。

2. 瓜蒂散可用于治疗醉酒、误食毒物而证见胸膈满闷，痞塞不通，泛恶欲吐，甚者上腹部胀满疼痛等，辨证为宿食新停在胃上脘者。本方还可用于病机与痰涎壅盛有关的喘息、狂证、乳房肿块，以及湿毒所致的急性黄疸型肝炎等。一般可不予加减，径直用之。

3. 医案举例

张某，男，38岁。1975年8月14日初诊。多饮烈酒，过食生冷，又卧于湿地，以致水湿结胸，两胁剧痛，烦闷欲死，医用寒凉泻下药物，下利数次，其病不减。由于四肢厥冷，又误为阳虚，投温燥之剂，病更增剧。症见形体消瘦，精神不振，呼吸有力，口出臭气，以手扪胸，时发躁扰，不能言语，四肢厥冷，小便短赤，大便未解，舌红苔黄，脉滑有力，两寸独盛。此痰湿热郁于上脘（酒湿停聚），治宜涌吐痰热。方用瓜蒂、赤小豆、白矾各9g。研细末，分3次服。服后少顷，吐出痰涎和腐物三碗余，当即语言能出，大便随之下泄，身微汗出，四肢转温。中病即止，停服上药，以饮食调养而愈。［唐祖宣．瓜蒂散的临床运用．浙江中医杂志，1980，11（12）：556］

三、宿食脉证

脉紧如轉索無常者，有宿食也。（二十五）

【释义】

本条进一步论述宿食的脉象。"转索无常"是紧脉的形容词，是说紧的脉象乍紧乍松，犹如绳索转动之状。这是由于宿食不化，停积于中，气机失调所引起的现象。

【讨论】

紧脉不但主外感风寒，亦为宿食在上脘的脉象。考《伤寒论》太阳篇"结胸热实，脉沉而紧"，厥阴篇"病人手足厥冷，脉乍紧者，邪结在胸中"，可知邪结在胸中的，多出现紧脉。与上两条对勘，可以理解脉紧为宿食在上脘之象。此外，有人认为"转索无常"是滑脉的形容词，"脉紧如转索无常"是紧而兼滑的脉象。这种说法，可供参考。

脉緊，頭痛風寒，腹中有宿食不化也。一云寸口脉紧。（二十六）

【释义】

本条论述紧脉有外感风寒与宿食的不同。紧脉主外感风寒，亦主宿食不化。一般来说，外感之脉，为寸紧，宿食之脉，则关紧。《灵枢·五色》说："人迎盛坚者伤于寒，气口盛坚者伤于食"，与此意义相同。不过，外感风寒，多有头痛发热的症状，而宿食除头痛发热之外，兼有胸痞或腹痛等症状，与外感风寒纯为表证者不同。

【讨论】

紧脉主寒、主痛、亦主宿食，而宿食亦可见浮大、滑数、涩、紧等脉。可见一脉可以主多病，一病也可以见多脉，必须症脉合参，全面诊察，才能作出正确的治疗。

小 结

腹满是一个症状，以腹中胀满或痛为主，有寒热虚实的不同，寒证虚证，多与脾肾脏气虚弱有关，热证实证，多由胃肠腑实所致。

从辨证来说，属于虚寒的，腹满时轻时剧，按之不痛，舌淡苔白，脉象微弦。属于实热的，腹满多为持续性，胀满不减，按之疼痛，舌红苔黄，脉多沉实。前者多为脾肾虚寒，气滞不运所致；后者多为胃肠实热，燥屎积于肠道所致。腹满的治疗原则，虚寒的当用温补，实热的宜施攻下；但也有腹中满痛拒按的虚寒证，治须温补；亦有阳气不运，积滞内停的寒实证，治须温下。疑似之间，当结合四诊，全面考虑，方不致误。

实热性腹满，由于病机和病位之不同，而有厚朴七物汤、大柴胡汤、厚朴三物汤、大承气汤等方治。其中泄热攻下的大承气汤，是治疗实热腹满的代表方，其症见满痛在于腹中，由燥屎结滞于肠道所致。以此为基础而临证变化，如厚朴三物汤行气除满，其证以实热内积，气机壅滞为甚；厚朴七物汤表里双解，证属表邪未解而病入阳明，积滞壅阻肠道；大柴胡汤和表攻里，证属病在里而连及少阳，满痛偏于心下与两胁。以上所述的实热腹满，尽管邪气盛而证情剧，但正气未衰，故治疗较易取效，预后一般良好。

对于虚寒性腹满胀痛者，篇中有附子粳米汤、大建中汤之设。如脾胃虚寒而水湿内停，以雷鸣切痛为主的腹满，用附子粳米汤化湿降逆，散寒止痛。如脾胃阳虚，中焦寒盛，出现腹痛攻冲，上下痛不可触近者，用大建中汤温中补虚，散寒止痛。篇中大黄附子汤温下寒实，其证属邪实正虚，由阳气不运，积滞内停所致。

寒疝的主证是腹痛，由阳虚寒盛而引起，以发作性绕脐剧痛、汗出肢冷、脉沉紧为典型证候，用大乌头煎破积散寒，以缓解疼痛。如既有腹中剧痛，又出现手足不仁，身体疼痛的，是内外皆寒，可用乌头桂枝汤内外兼治。如腹痛拘急，得按得熨则减，是血虚内寒所致，宜用当归生姜羊肉汤温养散寒。

宿食即伤食。如食物新停于上，泛泛欲吐者，可用吐法，宜瓜蒂散；宿食停滞在下而腹满下利者，可用下法，宜大承气汤。这些都是因势利导的治法。

思考题

1. 何谓腹满？其病因与证候特点是什么？

2. 腹满有几种类型？如何辨证论治？

3. 厚朴三物汤与大承气汤有何异同？

4. 附子粳米汤证与大建中汤证、赤丸证有何异同？

5. 何谓寒疝？大乌头煎与当归生姜羊肉汤有何异同？

6. 寒疝如何辨证论治？

7. 仲景如何论治宿食病证的？

五脏风寒积聚病脉证并治第十一

本篇论述五脏中风、中寒的证候以及五脏气绝所出现的真脏脉，三焦各部病证以及脏腑积聚脉证，因均是五脏的病变，与脏腑经络密切相关，故合篇讨论。其中原文五脏风寒部分似有脱简，三焦各部病证亦略而不详，脏腑积聚在于指出积、聚、䅽气三者之鉴别，唯对肝着、脾约、肾着三种病证的治疗，论述较为具体，临床颇有实用价值。

五脏病证

一、肺病

（一）肺中风

肺中風者，口燥而喘，身運①而重，冒而腫脹。（一）

【词解】

①身运：运，《广雅疏证·释诂四》："运，转也。"此处指身体运转动摇。

【释义】

本条论述肺中风的症状。肺主气，司呼吸，主宣发肃降和通调水道。风邪中于肺脏，肺气上逆，输布津液之职失司，则口燥而喘；肺主一身之治节，治节失职，故身运而重。肺主清肃，清肃之令不行，浊气上逆，故时作昏冒。肺气不能通调水道，下输膀胱，水道不利故身肿重。

（二）肺中寒

肺中寒，吐浊涕。（二）

【释义】

本条论述肺中寒的症状。肺居上焦胸中，涕为肺之液，肺中于寒则胸阳不布，津液凝聚不行而变生浊涕，鼻为肺之窍，鼻窍不通而出气难，故浊涕从口中吐出。

【讨论】

1. 前条的肺中风，是因风为阳邪，故出现阳性症状；本条的肺中寒，是因寒为阴邪，故出现阴性症状；以下各脏的中风、中寒，都应作如是观。后世《三因极一病证方论》有关"五脏中风证"和"五脏中寒证"的内容，补充了本篇之不足，宜合参。

2. "吐浊涕"，尤怡认为浊涕从口出也；赵以德谓之浊饮唾出于口，浊涕流出于鼻；吴谦认为"吐浊涎如涕也"。结合临床，若寒闭肺窍，鼻塞不通，浊涕不经鼻而从口唾出者有之，似以尤氏之说较切。

（三）肺死脏脉

肺死藏①，浮之虚，按之弱如蔥葉，下無根者，死。（三）

【词解】

①死脏：为脏气将绝而出现的一种脉象。因此脉出现多为死证，故称"死脏"，即所谓无胃神根的"真脏脉"。下同。

【释义】

本条论述肺死脏的脉象。肺之平脉，如《素问·平人气象论》载："平肺脉来，厌厌聂聂，如落榆荚，曰肺平。"今脉见浮取虚微无力，按之如葱叶，外薄中空，沉取无根，肺气已绝；故见此脉，病属死证。

【讨论】

对原文"下无根"的理解，李彣曰："若下无根，则不唯中间无，而沉之亦无矣。"黄树曾认为："下无根，谓尺脉无根，重按空豁也。"高学山谓："关上寸下，又无上引之机，是无根也。"至于本条脉象主死的机理，赵以德责之于阴亡，徐忠可归咎于元气虚脱，李彣认为是气血俱脱。临证时四诊合参，方能确切诊断。

二、肝病

（一）肝中风

肝中風者，頭目瞤①，兩脅痛，行常傴②，令人嗜甘。（四）

【词解】

①瞤：指眼皮跳动，《说文解字》："瞤，目动也"；亦指肌肉掣动。

②行常傴（yǔ 予）：傴，驼背。行走时经常曲背垂肩。

【释义】

本条论述肝中风的症状。肝为风木之脏，其脉布胁肋，连目系，上出额，至巅顶，肝中于风，风胜则动，故头目瞤。肝主筋，风胜则筋脉燥而拘急不舒，故两胁痛，行常傴。《素问·脏气法时论》载："肝苦急，急食甘以缓之"，甘入脾，土气冲和，则肝气条达，故"令人嗜甘"。

【讨论】

历代医家对本条见解不一。曹家达认为血虚生风；高学山认为肝脏阴阳自虚而中风；黄坤载认为"经气壅塞"、"木郁风动"；但风胜血燥的观点基本一致。

（二）肝中寒

肝中寒者，兩臂不舉，舌本燥，喜太息，胸中痛，不得轉側，食則吐而汗出也。《脉經》、《千金》云：時盗汗，欬，食已吐其汁。（五）

【释义】

本条论述肝中寒的症状。肝主筋而司运动，"肝中寒"者，寒邪留滞肝经，则厥阴筋脉收引而为两臂不举。肝脉循喉咙之后，络于舌本，肝寒火弱，不能蒸血生津上润于舌，故舌本干燥。肝寒气结，失其条达疏泄之性，故善太息以舒畅郁滞。肝脉上贯胸膈，寒邪闭郁肝气，胸阳不宣，脉络凝塞，则见胸中痛，不得转侧。肝寒犯胃，胃气上逆，则胃不受食，"食则吐"也；胃津为肝郁所逼，加之寒邪外袭，卫阳失固，故此时可见汗出。

（三）肝死脏脉

肝死藏，浮之弱，按之如索不來①，或曲如蛇行②者，死。（六）

【词解】

①如索不来：脉象如绳索之悬空，轻飘游移，应手即去，不能复来。

②曲如蛇行：脉象如蛇行之状，曲折逶迤而不能畅达，无柔和感。

【释义】

本条论述肝死脏的脉象。肝之平脉当有胃气，如《素问·平人气象论》："平肝脉来，耎弱招招，如揭长竿末梢，曰肝平。"今浮取无力，轻按软弱而无神，重按如绳索弦紧，毫无平肝脉来之象，或曲如蛇行，曲折逶迤而无畅达柔和之征，这是无胃气的真脏脉，肝之精血亏耗，真气已绝，故曰死。

【讨论】

本条"如索不来"或"曲如蛇行"的脉象，注家描述略有不同。"如索不来"，尤怡认为"伏而不起，劲而不柔"；曹家达云"如绳索之弦急，忽然中止。"如代脉之不来；周扬俊："今曰不来但去，是直上下无胃气"。所谓"劲而不柔"、"如绳索之弦急"、"无胃气"，均为失从容和缓之象。亦有学者考"不来"为切音字"摆"，可参。对"曲如蛇行"，尤怡说"左右牵引，而不能夭矫上行，亦伏而劲之意"；曹家达云"其脉如蛇之证，盖筋脉以燥而强急也"；周扬俊云"出入勉强，有委而不前，屈且难伸之状"。尤氏言左右，曹氏言弯曲，周氏言出入即上下，当合参为是。

（四）肝着证治

肝着①，其人常欲蹈其胸上②，先未苦時，但欲飲熱，旋覆花湯主之。臣億等校諸本旋覆花湯方，皆同。（七）

旋覆花湯方：

旋覆花三兩　葱十四莖　新絳少許

上三味，以水三升，煮取一升，頓服之。

【词解】

①着：有中于物而不散，附于物而不去之意。

②蹈其胸上：蹈，原为足踏之意，此处可理解为用手推揉按压，甚则捶打胸部。

【释义】

本条论述肝着病的证治。肝着，是肝经受邪而疏泄失职，其经脉气血郁滞，着而运行不畅的病证。因肝脉布胁络胸，故其证可见胸胁痞闷不舒，甚或胀痛、刺痛，若以手按揉或捶打其胸部，可使气机舒展，气血运行暂得通畅，病症可暂得减轻，故其人常欲蹈其胸上。本病初起，病在气分，病变尚轻，热饮能助阳散寒，可使气机通利，脉络暂得宣通畅行，胸中痞结等症可暂得缓减，所以但欲热饮；肝着既成，气郁及血，经脉凝瘀，虽热饮亦不得缓解，故治以旋覆花汤，行气活血，通阳散结。方中旋覆花微咸性温，舒郁宽胸，善通肝络而行气散结降逆，助以葱十四茎，芳香宣浊开痹，辛温通阳散结，更以少许新绛行血而散瘀。气行血畅，阳通瘀化则肝着可愈。"顿服之"，药力集中，以收速效。

【讨论】

1. 旋覆花汤之新绛，《神农本草经》未载，陶弘景则称绛为茜草，新绛则为新刈之茜草，用治肝着及妇人半产漏下而有瘀血者，确有实效。亦有认为是绯帛，指染成赤色丝织品的大红帽纬。

2. 旋覆花汤为治络瘀肝着要方。王清任用血府逐瘀汤治愈"胸任重物"、陶葆荪用通窍活血汤治愈"常欲人足蹈其胸"的验案，叶天士治胁痛擅长用辛温通络，温柔通补，辛泄通瘀诸法取效，都是在本方用法基础上的进一步发展。

【应用】

1. 本方可用于胸胁疼痛、肋间神经痛、肋软骨炎、慢性胃炎、慢性肝胆疾患、冠心病、梅核气、产后瘀血漏下、瘀血性咳嗽等有较好疗效。

2. 医案举例

卢某，男，50岁，干部。主诉：顽固性胃痛十八年。西医诊断慢性胃炎。因身体瘦弱，食欲减少而来求治。初诊：胸胁作痛，喜按，喜热饮，肝着之候也。处方：旋覆花（布包）30g，茜草6g，火葱14茎整用（四川葱子较小者名火葱），初次煎好，分二次服之。二诊：服上方胸痛喜按之症轻减，仍喜热饮，大便曾畅解数次，肾囊微觉冷湿，照前方加味治之。处方：旋覆花（布包）18g，茜草4.5g，干姜12g，云苓12g，炒枳实（打）6g，火葱7茎整用，服二剂。以后据病情始终以旋覆花汤为主，或配合枳术丸、栝楼薤白剂、《外台》茯苓饮、六君子汤等，计十一诊，药十九剂，肝着痊愈。［吴棹仙．医案二则．中医杂志．1964，（6）：29］

三、心病

（一）心中风

心中風者，翕翕發熱，不能起，心中飢，食即嘔吐。（八）

【释义】

本条论述心中风的症状。心属火脏，风为阳邪，心中于风，两阳相得，故翕翕发热；壮火食气，气津耗伤，故不能起；《灵枢·邪客》曰："诸邪之在于心者，皆在于心包络"，胃之大络上通心包，火动于中，化燥伤津，故心中饥；热扰于胃，故食即呕吐。

（二）心中寒

心中寒者，其人苦病心如噉蒜状①，劇者心痛徹背，背痛徹心，譬如蠱注②。其脉浮者，自吐乃愈。（九）

【词解】

①心如噉蒜状：噉，同啖，吃的意思。此句形容心中辛热之感，犹如吃了生蒜一样。

②蛊注：病名。发作时胸闷腹痛，有如虫咬之状。

【释义】

本条论述心中寒的症状及其预后。心中寒，寒邪外束，阳气闭结不通，轻者胸中似痛非痛，似热非热，如食蒜后的辛辣感觉；甚者心阳闭阻，气血不通，心痛彻背，背痛彻心，犹如蛊虫食咬之状。其脉浮者，病邪有上越外出之机，故自吐乃愈。

（三）心伤

心傷者，其人勞倦，即頭面赤而下重，心中痛而自煩，發熱，當臍跳，其脉弦，此為心藏傷所致也。（十）

【释义】

本条论述心伤的脉证。心主血脉而藏神，劳心过度，心血损伤，故一经劳倦，即阳浮于上而头面赤，下身沉重无力。心虚失养，热动于中，故心中痛而自烦，发热。心气虚于上而肾气动于下，心肾不交，浊阴无制，故脐处跳动不适。心之平脉，累累如贯珠，今血虚不能濡养经脉，气虚而阳气外张，故脉来长直劲急，无圆润滑利之象，说明此乃心血内伤所致。

（四）心死脏脉

心死藏，浮之實如麻豆①，按之益躁疾者，死。（十一）

【词解】

①如麻豆：一将麻豆作实物解，即麻与豆，但"麻"有"芝麻"与"麻子仁"之争，而形容脉来的形态如麻豆，全无柔和之象的机理是一致的。二是"如麻豆"解作"动乱如豆粒滚动"，将"麻"作形容词解。结合下句"按之益躁疾者"，以前说较胜。

【释义】

本条论述心死脏的脉象。心之平脉"累累如连珠，如循琅玕"；心的真脏脉，其状浮取坚实如麻豆弹指，毫无柔和圆润滑利之象；重按益见躁疾不宁，失从容和缓之感；此为心血枯竭，心气涣散，故主死。

（五）心虚癫狂

邪哭①使魂魄不安者，血氣少也；血氣少者，屬於心，心氣虛者，其人則畏，合目欲眠，夢遠行而精神離散，魂魄妄行。陰氣衰者為癲，陽氣衰者為狂。（十二）

【词解】

①邪哭：有如邪鬼作祟，无故悲伤哭泣。

【释义】

本条论述血气虚少，而致精神错乱的病证。邪哭是魂魄不安的一个症状，而魂魄不安又是指一系列精神错乱的见症而言。血虚则肝无所藏，不能随神往来而魂不安；气虚则肺不敛，不能并精而出入故魄不藏，从而导致神气不宁的精神病变。血虽属肝，气虽属肺，而血气之主宰，皆归于心，故曰"血气少者属于心"。心藏神，心虚则神怯，故其人畏惧恐怖；神气不足，则合目欲眠，神不守舍，则梦远行；心神不敛，精气涣散则魂魄失统而妄行。如果病势进一步发展，阴气虚的可以转变为癫证，阳气虚的可以转变为狂证。

【讨论】

《难经·二十难》谓"重阳者狂，重阴者癫"，其"阴"与"阳"是通过脉象而论病邪，阴邪太盛则为癫，阳邪太盛则为狂。本条"阴气衰者为癫，阳气衰者为狂"，其"阴气"与"阳气"指正气而言，人体阴气不足，则邪易入阴而为癫，阳气不足，则邪易入阳而为狂。故《难经》之癫狂从邪实言，本条之癫狂从正虚言，各有所指，当予区分。

四、脾病

（一）脾中风

脾中風者，翕翕發熱，形如醉人，腹中煩重，皮目瞤瞤而短氣。（十三）

【释义】

本条论述脾中风的症状。脾主四肢肌肉，风为阳邪，脾中于风，脾阳奋而抗争，故翕翕发热，四肢不收，形如醉人；脾居腹中而主湿，风邪侵之，风湿相搏，故腹中烦重；上下眼胞属脾，风胜则动，故皮目瞤动；脾不运湿，气机阻滞，升降失常，呼吸不利，故短气。

（二）脾死脏脉

脾死藏，浮之大堅，按之如覆盃潔潔①，狀如搖者，死。臣億等，詳五藏各有中風中寒，今脾只載中風，腎中風中寒俱不載者，以古文簡亂極多，去古既遠，無文可以補綴也。（十四）

【词解】

①洁洁：形容里面空无所有的样子。

【释义】

本条论述脾死脏的脉象。脾脉应当从容和缓有神，今浮取则大而坚，毫无柔和之象；重按之如覆杯，外表坚硬而中空无物，状如摇荡不定，躁急无根，脉律不整，为脾气败散，脾之真脏脉现，故主死。

（三）脾约证治

趺陽脉浮而濇，浮則胃氣强，濇則小便數，浮濇相搏，大便則堅，其脾為

約，麻子仁丸主之。（十五）

麻子仁丸方：

麻子仁二升　芍藥半斤　枳實一斤（炙）　大黄一斤（去皮）　厚朴一尺（炙，去皮）　杏仁一升（去皮尖，熬，別作脂）

上六味，末之，煉蜜和丸梧子大，飲服十丸，日三服，漸加，以知為度。

【校勘】

麻子仁丸方药物炮制及服法，据《伤寒论》补。

【释义】

本条从趺阳脉象论述脾约的病机与证治。趺阳候胃脾之气，其脉浮而涩，浮是举之有余，属阳脉，主胃热气盛；涩是按之滞涩而不流利，为阴脉，主脾脏津液不足，脾阴不足，则不能为胃行其津液而肠道失润；胃热气盛，则胃阴为其所伤，膀胱为其所迫，故有大便干结，小便频数之症，此即胃强脾弱的脾约病。治宜泄热润燥，缓通大便之麻子仁丸。方中以麻子仁、杏仁润燥滑肠；芍药敛阴和脾；大黄、枳实、厚朴泄热导滞，攻下通便；以蜜为丸，意在甘缓润下，阳明燥热得泄，太阴津液得滋，脾约可愈。

【讨论】

麻子仁丸攻下之中寓有滋润之意，对后世温病学家启发甚大。如吴鞠通治阴虚便秘的增液汤，以补药之体作泻药之用，实从本方脱胎而来。

脾阴虚证与脾约证，虽二者均有津液不足的大便干硬之症，但脾约有胃热气盛，脾阴虚则纯属脾阴不足，故二者不可混淆。

【应用】

1. 本条亦见于《伤寒论》阳明病篇。麻子仁丸用于燥结、微痞、微满、腹不痛、饮食正常的习惯性和药物性便秘，以及痔疮便秘而偏于实证者；肛肠外科手术后大便干燥者；热性病后期大便干结或大便多日不通引起头痛眩晕、食欲不振者，均有较好的疗效，且无腹痛等副作用。但高年津枯、阳虚体弱者仍宜斟酌使用。也有用于治疗噎膈、咳喘、糖尿病、尿频症以及月经不调等获得疗效。

2. 医案举例

刘某，男，28岁。患大便燥结，五六日排解一次，每次大便时，往往因努责用力而汗出湿衣，但腹中无所苦。口唇发干，用舌津舐之则起厚皮如痂，撕之则唇破血出。脉沉滑，舌苔黄。此是胃强脾弱的脾约证。疏以麻子仁丸一料，服尽而愈。（刘渡舟. 刘渡舟医学全集. 台北市：启业书局，1998；927）

五、肾病

（一）肾着证治

肾着[①]之病，其人身體重，腰中冷，如坐水中，形如水狀，反不渴，小便自利，飲食如故，病屬下焦，身勞汗出，衣—作表裏冷濕，久久得之，腰以下冷痛，腹重如帶五千錢，甘姜苓术湯主之。（十六）

甘草乾姜茯苓白术湯方：

甘草　白术各二兩　乾姜　茯苓各四兩

上四味，以水五升，煮取三升，分温三服，腰中即温。

【词解】

①著：此处音义同"着"（zhuó），留滞附着也。

【释义】

本条论述肾着病的成因和证治。肾着，即寒湿痹着于腰部所致，因腰为肾之外府，故名肾着。本病多起于劳动汗出之后。因为腰部感受寒湿，阳气痹着不行，所以有腰部冷痛和沉重的感觉。"如坐水中"、"形如水状"、"腹重如带五千钱"等，都是形容腰部既冷且重之词。由于病在躯体下部，虽属下焦但尚未病及肾之本脏，所以口不渴，小便自利，饮食如常，故在治法上，不必温肾，只需去除其在经之寒湿，则肾着可愈。甘姜苓术汤重用干姜配甘草以温中散寒，茯苓配白术以健脾除湿，寒去湿除，阳气温行，"腰中即温"，肾着遂愈，故本方又名肾着汤。

【讨论】

历代医家对肾着的病因病机有不同看法。尤怡等认为病在肾之外府，不在肾之本脏；周扬俊等认为肾着之病，肾气本衰，故水火俱虚，而后湿气得以着之；黄树曾等认为带脉为病，带脉系于腰肾而又属脾，而人以胃气为本，故治以顾脾胃为主。亦有学者认为肾阳不振，水湿泛滥，脾阳不运，寒湿停留等。结合方药，尤氏、黄氏之说合参于理较切。

【应用】

1. 本方可用治胃炎呕吐腹泻、老年人小便失禁、阳痿、男女遗尿、闭塞性静脉炎、妊娠下肢浮肿、妇女腰冷带下、坐骨神经痛等属寒湿的病证。

2. 医案举例

刘氏之妻，37 岁。患腰部酸楚疼痛，白带淋漓，味臭难闻，脉沉缓无力，尺部脉更弱，舌体胖大而嫩。其人形体虽肥但气怯乏力。此乃寒湿下困肾阳，即《金匮要略》所谓的"肾着"病。干姜 12g，茯苓 18g，白术 12g，炙甘草 6g，杜仲 10g，续断 10g。三剂而愈。（刘渡舟．刘渡舟医学全集．台北市：启业书局，1998；944）

（二）肾死脏脉

肾死藏，浮之坚，按之乱如转丸①，益下入尺中者，死。（十七）

【词解】

①乱如转丸：是形容脉象躁动，如弹丸之乱转。

【释义】

本条论述肾死脏的脉象。《素问·平人气象论》："平肾脉来，喘喘累累如钩，按之而坚曰肾平"，故肾之平脉当沉实有力，今轻按之坚而失于柔和，重按之乱如转丸，尺部更加明显，乃真气不固，势将外脱，故主死。

【讨论】

本篇所缺肾中风，肾中寒两条，后世《三因极一病证方论》的"五脏中风证"与"五脏中寒证"中有所叙述,可供参考。

三焦病证与积聚、槩气

一、三焦竭部

問曰：三焦竭部①，上焦竭善噫，何謂也？師曰：上焦受中焦氣未和，不能消穀，故能噫耳。下焦竭，即遺溺失便，其氣不和，不能自禁制，不須治，久則愈。(十八)

【词解】

①三焦竭部：《礼记·礼运》"五行之动，迭相竭也。"郑玄注"竭，犹负载也"。此三焦竭部，意指三焦间相互影响。

【释义】

本条论述上中下三焦各部脏腑生理机能暂时衰退，互相影响或直接发生的病变。例如：上焦受气于中焦，如中焦脾胃机能衰退，不能消化水谷，则上焦所受的是胃中陈腐之气，以致经常嗳出食气，是上焦受到中焦的影响所发生的病变。又如下焦所属的脏腑，是肾、膀胱、小肠、大肠等。如果这些脏腑的机能衰退，就不能制约二便，出现遗溺或大便失禁等现象，这是下焦本部直接发生的病变。但三焦虽各有分部，它们的功能是相互为用、相互影响、互相制约和协调，故虽有三焦功能一时失调而发生嗳气、遗溺、失便等病变，治以中焦为本，不必拘泥于上下症状；因脾胃为后天之本，气血之源，中焦气和，升降有序，上下之症自愈。

二、热在三焦及大小肠寒热病变

師曰：熱在上焦者，因欬為肺痿；熱在中焦者，即為堅①；熱在下焦者，則尿血，亦令淋秘②不通，大腸有寒者，多鶩溏③；有熱者，便腸垢④。小腸有寒者，其人下重便血，有熱者，必痔。(十九)

【词解】

①坚：指大便坚硬。

②淋秘：淋是指小便滴沥涩痛，"秘"作"闭"字解，指小便闭塞不通。

③鹜溏：鹜即鸭。鹜溏，是说如鸭的大便，水粪杂下。

④肠垢：肠中的黏液垢腻。

【释义】

本条论述热在三焦的病证和大、小肠有寒、有热的病变。肺居上焦，热在上焦者，肺受影响则气逆而咳，咳久则伤肺，可以形成肺痿。脾胃同居中焦，热在中焦者，消灼脾胃之阴津，使肠道失润，大便就燥结坚硬。肾与膀胱同居下焦，热在下焦者，肾与膀胱受到影响，络脉伤则尿血，热结气分，气化不行，则小便淋沥尿道刺痛或癃闭不通。大肠为传导之官，其病则为传导功能失职，但在辨证上应分别寒热，有寒则水粪杂下而为鹜溏；有热则排出黏滞臭秽肠垢。小肠为受盛之官，其病则为受盛化物功能失职，有寒则阳虚气陷而不能统摄阴血，故下重便血；有热则热移广肠，结于肛门，经脉郁滞，而生痔疮。

【讨论】

本条所指出的热在三焦和大小肠有寒有热的症状，证之临床，肺痿、大便坚及尿血、癃闭等也有属寒者；下重便血也有属热者。故不得拘泥于本条文，仍当以辨证为主。

三、积聚、榖气的鉴别和积病脉诊

問曰：病有積、有聚、有榖氣①，何謂也？師曰：積者，藏病也，終不移；聚者，府病也，發作有時，展轉痛移，為可治，榖氣者，脅下痛，按之則愈，復發為榖氣。諸積②大法，脉來細而附骨者，乃積也。寸口，積在胸中；微出寸口，積在喉中；關上，積在臍傍；上關上③，積在心下；微下關④，積在少腹；尺中，積在氣衝⑤。脉出左，積在左；脉出右，積在右；脉兩出，積在中央。各以其部處之。（二十）

【词解】

①榖气：榖同穀。榖气，即水谷之气停积留滞之病。

②诸积：包括《难经·五十六难》所称五脏之积，即心积曰伏梁；肝积曰肥气；脾积曰痞气；肺积曰息贲；肾积曰奔豚。其病因皆由气、血、食、痰、虫等的积滞所引起。

③上关上：关上即是关部，上关上，指关脉的上部。

④下关：指关脉的下部。

⑤气冲：即气街，穴名，在此代表部位，指脐腹下横骨两端。

【释义】

本条论述积、聚、榖气三者的区别和积病的主要脉象。积和聚，都是体内的肿块，但积病在脏，痛有定处，推之不移，多属血分，为阴凝所结；聚病在腑，痛无定处，发作有时，推之能移，时聚时散，多属气分，为气滞所聚。前者病程较长，病情较重，治疗较难；后者病程较短，病情较轻，治疗较易。榖气为谷气壅塞脾胃，肝气郁结，故胁下痛，按摩之则气机得以舒通，胁痛暂可缓解，但不久气又复结而痛再作，必须消其谷气，才能根治其痛。

积病属阴，故"脉来细而附骨"，即重按至骨方能触及，这种细而沉伏的脉象，可诊断为积病。犹言积病脏深病重。如寸部脉沉细，积在胸中心肺，如胸痹"阳微"之脉；寸部近鱼际处沉细，积在喉中，如梅核气之类；关部脉沉细，积在脐旁，如疟母之类；寸关交界处沉细者，积在心下，如心下痞之类；关尺交界处沉细者，积在少腹，如寒疝之类；尺部脉沉细，积在气冲，如妇人癥瘕之类。左手脉沉细者，积在身体左侧，右手脉沉细者，积在身体右侧；沉细脉左右俱见者，说明脉气不能分布于左右，故积在中央。因脉出部位与积病的部位是相应的，故曰"各以其部处之"。

【讨论】

本条有关积、聚病的鉴别诊断与《难经·五十五难》的精神一致。由于积与聚在病机和治疗上有一定的联系，气滞则血瘀，治血当理气，故一般常积聚并提。至于积聚的具体治法，可参阅本书鳖甲煎丸、大黄䗪虫丸、桂枝茯苓丸、下瘀血汤等有关条文，这些方剂体现了行气、活血、化瘀、通络、祛痰、利水、攻补兼施等方法，说明积聚又有气、血、痰、瘀、水之不同类别，这对后世治疗积聚有很大启发。本条积聚与䅽气虽都有疼痛症状，但病因、病位、病机都有不同，故提出以资鉴别。至于䅽气虽与饮食有关，但和宿食病也有差异，前者重在谷气为患，按之痛止，治宜消食之中偏重理气；后者重在宿食蓄积，按之痛不减，治宜消食之中偏重化积，二者不能混淆。

小　结

本篇论述了五脏风寒和真脏脉象、三焦各部病证及脏腑积聚脉证。

风与寒两种不同性质的病邪直中五脏，会出现各脏不同的病理变化。五脏中风，多属阳证，五脏中寒，多属阴证；既可由外界的风邪、寒邪所引起，也可由五脏本身机能失调，阴虚、阳虚所导致。它既是五脏证候归类的一种方法，也是脏腑经络辨证和八纲辨证的具体运用。本篇虽有脱简，但对肝着、肾着、脾约三种病证的理法方药论述则较为完整。肝着，为肝经气郁血滞，阳气痹结所致，故用旋覆花汤行气活血，通阳散结，后世通络逐瘀的许多治法即源出本方；脾约，为胃气强，脾阴弱，燥热伤津所致，故用麻子仁丸泄胃热，滋脾阴；肾着，为寒湿留着腰府，以致阳气不行，故用甘姜苓术汤温中散寒，健脾除湿。仲景列举五脏之风寒以及三病的辨证论治和五脏死脉，说明在脏腑经络辨证的过程中，一要辨准疾病的部位，二要辨清疾病的性质，三要辨明疾病的程度。临证实践，不仅要掌握辨证论治的一般规律，还要注意从脏从腑、在经在络、治本治标等灵活运用。

本篇对五脏死脉的描述，与《内经》所说"脉无胃气亦死"的精神是一致的，且更加具体形象，为五脏真气将绝的脉象研究提供了丰富的、极有研究价值的资料。是中医脉学体系中的重要内容。

由于五脏六腑分属于三焦，因此三焦各部病证，均离不开相关脏腑。如热在上焦则肺之气阴两伤而为痿；热在中焦则脾胃阴伤，肠道失濡而为痞满燥结；热在下焦则肾与膀胱受到影响而为尿血或小便癃闭。而五脏六腑既相互为用，又彼此制约，以平衡协调，在病理上则相互影响，相互传变；所以临证实践要着眼于整体。

本篇还概要指出了积、聚、䅽气三病的特点，重点论述了积病的主脉及其脉出之处，以诊断积之部位，均是在《内经》、《难经》理论基础上的进一步发展与运用，对临床具有重要的指导意义。

思考题

1. 如何理解五脏中风中寒证？

2. 如何理解肾着汤是治脾而非治肾？

3. 肝着如何辨证论治？

4. 试述脾约的病机与方治。

痰饮咳嗽病脉证并治第十二

本篇论述痰饮和咳嗽，重点在于痰饮，咳嗽不过是痰饮病中的一个症状，而且这里的咳嗽，也是由痰饮所引起的，并不包括所有咳嗽在内。

痰饮是一个总的病名，其中又可分为痰饮、悬饮、溢饮和支饮四种。由于总的病名为痰饮，具体辨证中又有痰饮一证，所以前人对痰饮一名的解释，有广义与狭义之分，前者是四种饮邪的总称，后者仅指饮邪停留于肠胃的病变。

本篇除四饮之外，还有留饮、伏饮和微饮的病证。所谓留饮，是指水饮留而不行；伏饮是指水饮潜伏不出。留和伏是意味着饮病的久深，微饮示饮病轻微。并不是四饮之外另有所谓留饮、伏饮和微饮的病证。

一、辨证

（一）分类与主证

问曰：夫飲有四，何謂也？師曰：有痰飲，有懸飲，有溢飲，有支飲。（一）

问曰：四飲何以為異？師曰：其人素盛今瘦①，水走腸間，瀝瀝有聲②，謂之痰飲；飲後水流在脅下，欬唾引痛，謂之懸飲；飲水流行，歸於四肢，當汗出而不汗出，身體疼重，謂之溢飲；欬逆倚息③，短氣不得臥，其形如腫，謂之支飲。（二）

【词解】
①素盛今瘦：谓痰饮病人在未病之前，身体丰盛；既病之后，身体消瘦。
②沥沥有声：水饮在肠间流动时所发出的声音。
③咳逆倚息：谓咳嗽气逆，不能平卧，须倚床呼吸。

【释义】
以上两条总述痰饮病并陈述四饮证候，是为全篇之提纲。四饮鉴别主要是根据水饮停留的部位和临床表现。如痰饮，是水饮停留于肠胃部分，由于水饮流动，所以肠间沥沥有声，是其主证。健康之人，运化正常，饮食入胃以后，变化精微，充养全身，故肌肉丰盛；若运化不及，饮食不化精微，反停聚而成为痰饮，致肌肉不得充养，所以形体消瘦。如水饮潴留于胁下，咳嗽牵引作痛，是为悬饮。水饮流行于四肢肌肉之间，近于体表，本可随汗液而排泄，若不能得汗，必致身体疼痛而沉重，称为溢饮。如水饮停留于胸膈，阻碍肺气的宣降，以致咳逆倚息，短气不能平卧；且肺合皮毛，气逆水亦逆，兼见外形如肿的，称为支饮。

【讨论】

本篇所论痰饮，应是淡饮。通观《内经》无"痰"字，《脉经》、《千金翼》俱作"淡饮"，《类证活人书》说："痰，胸上水病也。"因此，这里所说的痰饮，当指淡饮。《素问·经脉别论》谓："饮入于胃，游溢精气，上输于脾，脾气散精，上归于肺，通调水道，下输膀胱，水精四布，五经并行。"这是人身水液的正常流行情况。今脾胃运化失常，以致水停为饮，随处留积，走于肠胃，则为痰饮；入于胁下，则为悬饮；外溢肌表，则为溢饮；上迫胸肺，则为支饮，这是四饮的大体病情。

（二）饮犯五脏

水^①在心，心下坚筑^②，短氣，惡水不欲飲。（三）

水在肺，吐涎沫，欲飲水。（四）

水在脾，少氣身重。（五）

水在肝，脅下支滿^③，嚏而痛。（六）

水在腎，心下悸。（七）

【词解】

①水：此处指停饮。徐彬说："脏中非真能蓄有形之水，不过饮之气侵及而已，不可泥。"结合上条"水走肠间"、"饮后水流在胁下"等语可知此处之水与饮意同，皆指水液停留或聚集某一部位进而影响脏腑功能。

②心下坚筑：是心下痞坚而悸动。

③支满：支撑胀满。

【释义】

以上五条论述水饮在五脏的症状。此由四饮而推及五脏，意谓水饮为害，不仅能留于肠间、胁下、胸膈、肢体，并可以波及五脏。但应注意，这里所谓水在五脏，均非五脏本身有水，不过是五脏功能受水饮的影响，表现出与各脏有关的外候而已。

水饮凌心，故心下痞坚而悸动；心阳被水饮所遏，故短气、恶水不欲饮。水饮射肺，则肺气与水饮相激，水随气泛，故吐涎沫；气不化津，故欲饮水。水饮侵脾，则中气不足而少气，肌肉湿胜而身重。水饮侵肝，则肝络不和，胁下支撑胀满，嚏时牵引作痛。水饮犯肾，则肾气不化，脐下蓄水冲逆悸动。

【讨论】

水饮在五脏与四饮之间，仍有着密切关系。如水在心、肾之与痰饮，水在肺之与支饮，水在脾之与痰饮、溢饮，水在肝之与悬饮，其证其治，均有内在联系，不能机械划分。

（三）留饮与伏饮

夫心下有留飲，其人背寒冷如手大。（八）

留飲者，脅下痛引缺盆，欬嗽則輒已^①。—作轉甚（九）

胸中有留饮，其人短氣而渴；四肢歷節痛，脉沉者，有留飲。（十）

【词解】

①咳嗽则辄已：辄已宜与后之所言"一作转甚"互参。辄已意为减轻，如《金匮要略心典》："饮被气击而欲转移，故辄已"，转甚即为加剧，是指咳嗽时痛势可以减轻亦可更加剧烈。

【释义】

以上三条，是论述留饮的证候。留饮，即指水饮之留而不去者，凡饮邪留积之处，阳气即被阻遏不能展布，所以饮留心下，则见背部一块寒冷，以其俞穴在背，饮留而阳气不达之故。

饮留胁下，则肝络不和，证属悬饮，因气机不利，所以胁下痛引缺盆，咳嗽震动，则痛加甚，亦可因咳令气机一时流通，疼痛暂时减轻。

饮留胸中，则肺气不利，气不布津，所以短气而渴；留饮入于四肢，痹着关节，阳气不通，所以四肢历节痛。

【讨论】

以上种种见症，表现虽有不同，但均属于留饮为患。《水气病》篇谓："脉得诸沉，当责有水"，水饮久留，阳气闭塞，脉自当沉，故在以上各症中皆可见到沉脉，这是诊断为留饮的一个重要依据。

膈上病痰，滿喘欬吐，發則寒熱，背痛腰疼，目泣自出①，其人振振身瞤劇②，必有伏飲。（十一）

【词解】

①目泣自出：字面意指眼泪自己流出，结合条文可知目泣自出是指因喘咳剧烈所致。

②振振身瞤剧：谓全身振颤动摇严重。

【释义】

本条论述膈上伏饮发作的病情。伏饮谓水饮伏留于内，难于除尽，发作有时之症。饮伏膈上，阻碍肺气，必常见胸满喘咳，呕吐痰涎等症。一旦气候转变或外感风寒，则新感引动伏饮，一齐并发，其病加剧。由于外寒伤及太阳经脉，故恶寒发热，背痛腰疼，周身不舒；寒束于表，饮发于内，内外合邪，逼迫肺气，则喘咳剧烈，致目泣自出；水饮浸渍经脉肌肉则周身瞤动振颤，不能自主。见及以上临床表现者，可以诊断为外邪引动内饮的膈上伏饮证。

【讨论】

1. 本条论伏饮，是外寒引动内饮，并无疑义，深思之，发作于外寒，只是诱因，但饮久阳虚，易招外寒，方是本证致病的实质。

2. 本条有论无方，陈修园在《金匮要略浅注》中云："俗为哮喘"，主张表里兼治，用小青龙汤，确切合实际。

（四）成因与脉证

夫病人飲水多，必暴喘滿。凡食少飲多，水停心下。甚者則悸，微者短氣。

脉雙弦^①者寒也，皆大下後善虚。脉偏弦^②者飲也。（十二）

肺飲^③不弦，但苦喘短氣。（十三）

支飲亦喘而不能臥，加短氣，其脉平也。（十四）

【词解】

①双弦：谓两手之脉俱弦。

②偏弦：谓或左或右之一手脉弦。

③肺饮：指水饮犯肺，属支饮之类。

【释义】

以上三条论述广义痰饮的病因及其脉证。此处"饮水多"与"饮多"与《素问·脉要精微论》的"溢饮者渴暴多饮"精神是一致的，提示饮水过多是导致痰饮病的原因之一。如脾胃衰弱，食少饮多，则饮不能消，致胃中停水愈多，水饮澹荡，轻则妨碍呼吸而为短气；重则水气凌心而为心下悸动。

痰饮脉象，一般多见弦脉。但与虚寒的弦脉有别，因大下后里虚阳微者，是全身虚寒，故脉见双弦；因痰饮者，是饮邪偏注，故脉见偏弦。

饮邪犯肺，脉象本应偏弦，但亦有脉证不符，脉平而不弦者，而只出现气喘不能平卧和呼吸短促等症，此为饮邪妨碍呼吸所致，临床应知常达变，不可拘泥。

【讨论】

脾失健运，水精不能四布，以致水饮内停，是形成痰饮病的因素之一。此外，如肺脏功能失调，不能通调水道；肾阳虚弱，不能化气行水等，都可引起痰饮的发生。

二、治则

病痰飲者，當以溫藥和之。（十五）

【释义】

本条指出痰饮病的治疗大法。饮为阴邪，最易伤人阳气，反之阳能运化，饮亦自除。"温药和之"，温，具有振奋阳气，开发腠理，通行水道之义；和，指温之不可太过，应以调和为原则，实为治本之法。由"当以温药和之"一语可知：痰饮成因总与阳失温运有关，欲治痰饮必复人体阳气温运之职。若痰饮既积，则当根据病情，先行攻下逐水等法以治其标。

【讨论】

温药和之是治痰饮病总的原则，治本的主要方法。治脾以苓桂术甘汤为主方；治肾以肾气丸为主方。治标方面，有行、消、开、导诸法。行者，行其气也；消者，消其痰也；开者，开其阳也；导者，导饮邪从大、小便出也。此即"言和之则不专事温补，即有行消之品"之意。

三、证治

（一）痰饮与变证

心下有痰飲，胸脅支滿，目眩，苓桂术甘湯主之。（十六）

苓桂术甘湯方：

茯苓四兩　桂枝三兩　白术三兩　甘草二兩

上四味，以水六升，煮取三升，分温三服，小便则利。

【释义】

本条论述痰饮的证治。心下即胃之所在，胃中有停饮，故胸胁支撑胀满，饮阻于中，清阳不升，故头目眩晕。治以苓桂术甘汤，温阳蠲饮，健脾利水。方中茯苓淡渗利水，桂枝辛温通阳，振奋阳气以消饮邪，两药相合可温阳化饮；白术健脾燥湿，甘草和中益气，两药相伍又能补土制水。据方后注云"小便则利"一语，可见本条由于饮邪上逆，气化不行，当有小便不利一症。

【讨论】

胸胁支满、目眩，是痰饮病的主证。苓桂术甘汤健脾渗湿，通阳利水，为治痰饮病的主方，亦是"温药和之"的具体运用。

【应用】

1. 苓桂术甘汤广泛运用于治疗多种疾病。凡是具备脾阳不足，痰饮内停的病机，以头目眩晕、呕吐清水涎沫，或心悸、短气、胸闷，或咳嗽气喘、咯吐清稀涎沫、胸胁支满，或脘腹逆满、呕恶，或背寒冷如手大等为主证者，无论其舌质淡红，还是舌质淡嫩，或舌质淡胖，或舌边有齿痕，苔白润，或苔白腻，或苔淡黄腻，或呈现水滑苔，脉象沉弦、或沉滑、或沉紧、或细滑、或濡等，均可以苓桂术甘汤为主方加减治疗。

2. 医案举例

颜某，女，40岁。经常眩晕，反复发作。近觉胸胁逆满，眩晕尤甚，神疲短气，形寒怕冷，恶心欲吐，有时天旋地转，房屋有坠倒之势，张目则甚，闭目则止，诊得脉沉细，舌质淡胖有齿痕，苔白，头面微浮，小便不利。病系脾胃阳虚，不能行水，饮停心下，以致胸胁支满，短气目眩。法当健脾渗湿，温阳蠲饮。方拟：茯苓15g，桂枝10g，白术10g，甘草5g，磁石20g，三剂。

二诊：服药后，胸胁苦闷基本消失，但心悸眩晕，头面微浮，尿少肢冷，脉仍沉。拟温阳利水法。附片10g，白术15g，茯苓10g，白芍18g，生姜3片，磁石20g，五剂。

三诊：药服完后，眩晕完全消失，诸症亦逐渐就愈。

原编者按：本例系脾肾阳虚，气不化水，聚湿成饮所致。尤怡说："痰饮阴邪也，为有形。以形碍虚则满，以阴冒阳则眩……温则易散……温则能运耳"。治之之法，初则用苓桂术甘汤，健脾渗湿，温化痰饮，继则用真武汤，温阳利水。脾肾之阳气渐复，则阴霾之水饮自除，诸症自然获愈。（湖南中医药研究所．湖南省老中医医案选．长沙：湖南科学技术出版社，1981）

夫短氣有微飲，當從小便去之，苓桂术甘湯主之_{方见上。}腎氣丸亦主之。_{方见}腳氣中（十七）

【释义】

本条论述微饮的证治。微饮，是水饮之轻微者，即上文所谓"水停心下……微者短气"之症。微饮之病，可因素体或脾或肾本虚，虽患饮病，但较轻微者；亦可因饮盛治疗后而转轻微者，外证不甚明显，仅见短气；但病根难除，遇寒或多饮，又可由轻转重。虽属轻微，但水饮内阻，阳气不化，其本在于脾肾，必须早为图治。水饮停留，妨碍气机升降，所以短气。阳气不化，可见小便不利。"当从小便去之"，是说本证治法，宜化气利小便，使气化水行，饮有去路，则"短气"之症可除。但饮邪之成，有因中阳不运，水停为饮者，其本在脾，必见心下逆满，起即头眩等症；亦有下焦阳虚，不能化水，以致水泛心下者，其本在肾，又有畏寒足冷，小腹拘急不仁等症。临床宜分别处理，前者可用苓桂术甘汤健脾利水；后者可用肾气丸温肾化水。

【讨论】

本条一病二方，虽皆属"温药和之"之意，然治脾治肾，又各有所主，须辨证论治，因人制宜，或从后天脾胃，培土以制水饮，或从先天肾气以助气化蒸腾。从脾从肾皆为断其痰饮之源，实可谓治饮收功之法。

病者脉伏，其人欲自利，利反快，雖利，心下續堅滿，此為留飲欲去故也，甘遂半夏湯主之。（十八）

甘遂半夏湯方：

甘遂大者三枚　半夏十二枚（以水一升，煮取半升，去滓）　芍藥五枚　甘草如指大一枚（炙）一本作無

上四味，以水二升，煮取半升，去滓，以蜜半升，和藥汁煎取八合，頓服之。

【释义】

本条论述留饮的证治。由于水饮停留，阳气不通，所以病人脉伏，假如留饮脉伏之证，未经攻下逐邪，忽然自欲下利，利后觉得舒快，此为留饮有欲去之势。虽然下利，但病根并未得除，因此，去者虽去，而新饮仍然日积，故其人心下继续痞坚胀满。饮邪既有欲去之势，留饮亦非攻不除，当此之时，宜攻破利导之剂，下而去之，故治以甘遂半夏汤。方中甘遂攻逐水饮，半夏散结去水，芍药、甘草、白蜜酸收甘缓以安中。但甘草与甘遂相反而同用者，取其相反相成，俾激发留饮得以尽去。

【讨论】

从"心下续坚满"一语理解，本条病者脉伏之后，必有"心下坚满"作为前提，否则无所谓"心下续坚满"。甘遂攻逐痰饮，《本草纲目》指出："不可过服，中病则止可也。"至于煎服法，《千金要方·卷十八》记载：甘遂与半夏同煮，芍药与甘草同煮，最后得二汁加蜜合煮，顿服。应遵《千金》制法，较为安全。此方强调用蜜，亦有深意。《类聚方广义》：此方之妙，在于用蜜，故若不用蜜，则不特不效，且瞑眩而生变，宜遵守古法。

【应用】

1. 甘遂半夏汤乃治疗留饮的主方，方中的甘遂与甘草又属于后世"十八反"用药禁忌之一，故临床运用本方应严格把握其病机与主证。本方适宜于饮邪久留，邪盛体实的急顽重症，常见久泻，但泻后反轻松、胸脘腹部痞塞坚满、或兼疼痛却拒按，或身体局部有积水（液），小便不利，苔白滑或白腻，脉沉弦有力或沉滑为使用依据。

2. 医案举例

高某，女，32 岁。1968 年 5 月，因产后体弱缺乳，自用民间方红糖、蜂蜜、猪油各四两，合温顿服，由于三物过腻，勉强服下 2/3，其后即患腹泻。医院诊为神经性腹泻，中西医多方治疗未效。1971 年 3 月 4 日初诊。面色苍白无华，消瘦羸弱，轻度浮肿，体倦神怠，晨兴即泻，日三五行。腹泻时无痛感。心下满痛，漉漉有声，短气，口干不饮，恶心不吐，身半以上自汗，头部尤著。脉沉伏，右脉似有似无，微细已极，左略兼细滑之象，苔白滑。当时误以为此证久泻脱阴伤阳，即用六君子汤加减，重用人参，以为中气复健，证或可挽，不料服后转剧。复诊：药后心下满痛益增，腹泻加剧，达日十余行。衣老诊之，分析为留饮致泻，其根据有五：一则其正固虚，然必有留饮未去，故补其正，反助其邪，所谓虚不受补也；二则心下满痛拒按，是留饮结聚属实；三则口虽干而不欲饮，属饮阻气化，津不上潮；四则身半以上自汗，属蓄饮阻隔，阳不下通，徒蒸于上；五则脉沉伏而左兼细滑，是伏为饮阻，滑为有余，里当有所除。细询患者，泻后反觉轻松，心下满痛亦得略减，继则复满如故。如此反复作病，痛苦非常。乃引据《金匮》痰饮咳嗽病篇中"病者脉伏，其人欲自利，利反快，虽利，心下续坚满，此为留饮欲去故也，甘遂半夏汤主之"之文，定峻下留饮一法，用甘遂半夏汤：甘草 10g，半夏 10g，白芍 15g，甘遂 3.5g，蜂蜜 150g，1剂。先煎甘草、半夏、白芍，取汤 100ml 合蜜，将甘遂研末兑入，再微火煎沸，空腹顿服。三诊：药后腹微痛，心下鸣响加剧，两小时后连泻 7、8 次。排出脓水样便，泻后痛楚悉去，自觉三年来从未如此轻松。后竟不泻，调养一月康复。[黄晓晔，等．久泻、急痧及瘀血发狂等症治验．上海中医药杂志，1980，(3)：17]

脉浮而細滑，傷飲[①]。（十九）

【词解】

①伤饮：谓为水饮之邪所伤，意即患痰饮病。

【释义】

本条论述痰饮初期的脉象。饮病脉多偏弦偏沉，浮而细滑，说明饮邪尚未留伏，乃为外饮骤伤，水邪未深，病程尚短。饮邪停于心下，上迫于肺，肺气鼓邪达表则脉浮；水湿阻碍，脉道不利则脉细；水饮内聚则脉滑。

脉弦數，有寒飲，冬夏難治。（二十）

【释义】

本条论述饮病的预后与时令气候有关。寒饮脉弦数，饮性寒属阴，故饮病脉弦；今见弦数，为饮郁化热而有阴伤，是阴阳相兼脉，而寒热错杂。从时令来说，冬季严寒，饮邪内伏，需用温药化饮，但有伤阴助热之弊；夏季炎热，郁热加重，欲用寒凉清解，则有碍饮邪化除。所以用热药治饮则不利于热，用寒药治热则不利于饮，所以说冬夏难治。

【讨论】

以上论述痰饮的证治，急则治标，缓则求本。饮邪留伏体内，有欲去之机者，当因势利导，予以攻逐；饮邪轻微，仅短气不适者，又当从本而以健脾补肾为法。

（二）悬饮

脉沉而弦者，懸飲内痛。（二十一）

【释义】

本条论述悬饮的脉证。脉沉为病在里，弦脉主饮主痛，悬饮是饮邪潴留于胸胁之间，病在于里，故脉见沉弦，内痛。内痛，即胸胁牵引而痛的意思。

病懸飲者，十棗湯主之。（二十二）

十棗湯方：

芫花（熬）　甘遂　大戟各等分

上三味，搗篩，以水一升五合，先煮肥大棗十枚，取九合，去滓，内藥末，强人服一錢匕，羸人服半錢，平旦温服之；不下者，明日更加半錢，得快下後，糜粥自養。

【释义】

本条论述悬饮的治法。悬饮即第二条所说之"饮后水流在胁下，咳唾引痛"之证，饮邪既结，治当破积逐水，故用十枣汤主之。方中甘遂、芫花、大戟味苦峻下，但峻下之剂，损伤正气，故佐以大枣十枚，安中而调和诸药，使下不伤正。"熬"，即《说文解字》所谓"干煎也"，此指文火干煎药物的炮制方法。

【讨论】

本条宜与《伤寒论》有关条文结合研究，如有表证，应先解表。现在用法，以诸药为末，装胶囊，每日一次，每次服五分至一钱，空腹用枣汤送服。具体应用当遵仲景之法，因时因人制宜，中病即止，以免损伤正气。

【应用】

1. 十枣汤为攻逐水饮的峻剂，适宜于水饮积结胸胁或胁腹，邪实正未虚之证。临床常见胸胁或胸背掣痛不得息，心下痞硬，剧烈地咳嗽或顽固性咳嗽，或咳喘，短气，咳唾时牵引胸胁作痛，或水肿，或腹胀喘满，苔白甚至水滑，脉沉弦或弦滑有力等。

2. 医案举例

张某，女，21岁。咳喘胸痛已十余日，午后发热，咯痰黏稠。入院后体温38℃～39℃之间，胸部透视为"渗出性胸膜炎"。经行胸腔穿刺二次，胸水未见减轻，转中医治疗。病者咳嗽气喘，胸中引痛，脉滑实。此水积胸胁之间，病名悬饮，宜峻下其水，投以十枣汤。服一剂，泻水约二痰盂。咳喘遂减，体温亦下降，饮食增加，隔三日再投一剂，复下水甚多，症状消失，痊愈出院。（福建省中医研究所编．福建中医医案医话选编·第二辑．福

州：福建人民出版社，1960）

（三）溢饮

病溢飲者，當發其汗，大青龍湯主之；小青龍湯亦主之。（二十三）

大青龍湯方：

麻黄六兩（去節）　　桂枝二兩（去皮）　　甘草二兩（炙）　　杏仁四十個
（去皮尖）　　生姜三兩（切）　　大棗十二枚　　石膏如雞子大（碎）

上七味，以水九升，先煮麻黄，減二升，去上沫，内諸藥，煮取三升，去
滓，溫服一升，取微似汗，汗多者，溫粉粉之。

小青龍湯方：

麻黄三兩（去節）　　芍藥三兩　　五味子半升　　乾姜三兩　　甘草三兩（炙）
細辛三兩　　桂枝三兩（去皮）　　半夏半升（洗）

上八味，以水一斗，先煮麻黄，減二升，去上沫，内諸藥，煮取三升，去
滓，溫服一升。

【释义】

本条论述溢饮的证治。溢饮是饮溢于肌表，当发汗散饮，此因势利导之意。但具体分
析，溢饮有邪盛于表而兼郁热者，每见脉浮紧、发热恶寒、身疼痛、无汗而喘、烦躁之症；
亦有表寒里饮俱盛者，则见恶寒发热、胸痞、干呕、咳喘之症。治疗方法，前者宜大青龙
汤，发汗兼清郁热；后者宜小青龙汤，发汗兼温化里饮。

【讨论】

大、小青龙汤虽均为表里两解之法，同治溢饮，但用大青龙汤的目的，在于发汗、散
水、清热，因其证是以发热烦喘为主；用小青龙的目的，在于行水、温肺、下气，因其证
是以寒饮喘咳为主。此与"夫短气有微饮，当从小便去之，苓桂术甘汤主之；肾气丸亦主
之。"皆被视为同病异治的典范，传统的解说是建立在"病同而证异，证异而方异"的基
础之上的。

"同病异治"的传统解说不是唯一的，或者说以上条文的解释是不完全的。因传统的
"同病异治"的解释依据仅仅是"病同而证异，证异而方异"。在此解释者首先假定了"胸
痹，胸中气塞，短气"这组症状可有不同的病因病机，同时还要添加辅助的条件以确保这
一假定的成立。但如此这般的解释过程中，过分强调了"证与证的不同"，肯定了"方与
方作用的绝对差异"，进而忽视了"方剂作用的多效性"问题。它强调了方剂于体外的差
异，而忽视了方剂进入人体后可能产生的与人体各系统间的相互作用。这促使我们寻求一
种新的诠释，这种诠释是基于"病同证同"的，即将前面条文中所言的"溢饮"或"微
饮"皆视为有同一病证，将后面的"大青龙汤与小青龙汤主之"或"苓桂术甘汤与肾气丸
主之"解释为两方对"溢饮"或"微饮"皆有治疗作用，这样的解释是可能的，起码是不
矛盾的。同时这一假定不需要附加条件，将"溢饮"或"微饮"皆视为有同一病证更符合
人们的直觉。也就是说，"大青龙汤与小青龙汤"能够治疗"溢饮"；"苓桂术甘汤与肾气

丸"能够治疗"微饮"，乃在于"大青龙汤与小青龙汤"皆有"发汗"之作用；"苓桂术甘汤与肾气丸"皆有"利小便"的作用，此即原文所言"当发其汗"、"当从小便去之"。可以简单地说，"大青龙汤与小青龙汤"皆能"发汗"，"苓桂术甘汤与肾气丸"皆能"利小便"是其所以能够治疗"溢饮"、"微饮"的主要原因。这不禁让我们联想到《素问》治疗水病时所说的"开鬼门"、"洁净府"，其"大青龙汤与小青龙汤"治疗"溢饮"岂非"开鬼门"？"苓桂术甘汤与肾气丸"治疗"微饮"岂非"洁净府"欤？

【应用】

1. 大青龙汤为发汗峻剂，适用于风寒郁滞肌腠、里有郁热引起的诸多病证。小青龙汤的主证为咳嗽，气喘，痰多色白、稀薄，甚者咳喘不得平卧，恶寒重，发热轻，舌质淡，苔白，脉沉紧或浮滑。其病机以寒饮蕴肺、外寒束表为特点。

2. 医案举例

冯某，女，19 岁。发热恶寒无汗，周身骨节疼痛，口渴烦躁，喜凉饮，饮入即吐，小便短少，大便正常。曾服中药四剂，同时口服解热镇痛药及肌注青、链霉素等三天，症未改善。诊见面色潮红，舌淡苔白略带薄黄，脉浮紧，呼吸气粗，皮肤灼热烫手，体温 41.7℃。证属风寒外束，郁热于里之大青龙汤证。处方：生麻黄 18g，嫩桂枝 8g，生甘草 6g，光杏仁 12g，活生姜 10g，大枣 4 枚，生石膏 18g。一剂，先煎石膏，温服，服药后周身烦热，继则汗出，热退身凉，坦然入睡。约四时，身疼又起，体温逐升，嘱其速服二煎，服后安然熟睡达旦。翌日复诊，身凉无热，四肢倦怠，食而作呕，心中微热，遂投竹叶石膏汤和胃清虚热，以调善后。[郭仲玉．经方治验两则．江西中医药，1984（5）：49]

黄某，男，70 岁，某厂矿退休工人。1986 年初诊：患者病已月余，初起畏寒，身困，头眩，咳嗽，痰吐泡沫，继之咳嗽加重，痰凝气滞，动则胸满气促，心悸气短，夜不能卧，面、足微浮。大便溏，小便清。曾服中药杏苏饮、二陈汤、麻辛附子汤，用过西药四环素、土霉素、氨茶碱、注射青、链霉素针水，均无效，来我院门诊。诊见舌苔白润，脉浮滑而弦。证属表寒外束，痰饮内滞。治则：温肺散寒，止咳定喘。方用小青龙汤加味：麻黄 9g，桂枝 9g，法半夏 9g，细辛 3g，炒杭芍 9g，五味子 3g，杏仁 9g，川厚朴 6g，生甘草 3g，生姜 3 片，大枣 3 枚。二诊：服上方 2 剂，咳嗽稍平，白痰仍多，自觉心悸，气短，胸闷，肢冷，恶寒。面足尚浮，夜难入睡，饮食少，二便如前。脉濡滑，苔薄白润。此表寒解后，阳虚脾弱，肺风痰饮未净，拟仿金匮治痰饮法，投苓桂术甘汤加味。处方：白茯苓 18g，桂枝木 9g，白术 12g，生甘草 3g，法半夏 9g，广陈皮 6g，生姜 2 片，大枣 3 枚。三诊：上方服 2 剂，咳已稀，痰涎减，思饮食。但神倦思睡，动则喘促，面足仍现轻度水肿。脉濡缓，两尺沉细，舌白淡。此属痰饮渐消，老年心肾阳虚作喘，用真武汤加味，服 10 余剂后，症遂平缓。川附片 30g（开水先煨透），白术 12g，白茯苓 15g，广陈皮 6g，炒杭芍 9g，生甘草 3g，生姜 3 片，大枣 5 枚。(姚贞白诊疗经验治疗小组．姚贞白医案．昆明：云南人民出版社，1980，55－56)

（四）支饮与变证

膈间支飲①，其人喘滿，心下痞堅，面色黧黑②，其脉沉緊，得之数十日，

醫吐下之不愈，木防己湯主之。虛者③即愈，實者三日復發，復與不愈者，宜木防己湯去石膏加茯苓芒硝湯主之。（二十四）

木防己湯方：

木防己三兩　石膏十二枚雞子大　桂枝二兩　人參四兩

上四味以水六升，煮取二升，分溫再服。

木防己去石膏加茯苓芒硝湯方：

木防己二兩　桂枝二兩　人參四兩　芒硝三合　茯苓四兩

上五味以水六升，煮取二升，去滓，內芒硝，再微煎，分溫再服，微利則愈。

【词解】

①膈间支饮：谓饮邪支撑结聚于胸膈。

②黧黑：黧，黑中带黄的颜色。黧黑谓黑而晦黄。

③虚者：与心下痞坚对言，指心下虚软。

【释义】

本条论述支饮的证治。膈间有支饮，发为喘满，心下痞坚等症状，这是水停心下，上迫于肺所致。寒饮留伏于里，结聚不散，所以其脉沉紧。饮聚于膈，营卫运行不利，故面色黧黑。发病数十日，曾经吐下诸法治疗，病仍不愈，这是支饮的重证，而且病情虚实错杂。此时宜用木防己汤。方中防己、桂枝一苦一辛，行水饮而散结气，可使心下痞坚消散；石膏辛凉以清郁热，其性沉降，可以镇饮邪之上逆；人参扶正补虚，因病经数十日，又经医吐下之，故应邪正兼顾。服药之后，能得痞坚虚软，是为水去气行，结聚已散，病即可愈；若仍痞坚结实，是水停气阻，病情仍多反复，再用此方，不能胜任，应于原方中去石膏之辛凉，加茯苓以导水下行，芒硝以软坚破结，方能更合病情。

【讨论】

对于方中之石膏用量，争议颇多，《外台》尚有"三枚"的记载，近有人提出"石膏十二枚鸡子大"当为"石膏鸡子大，大枣十二枚"。供参考。

【应用】

1. 木防己汤与木防己去石膏加茯苓芒硝汤皆属寒热并行，补利兼施的方剂，最适宜于病程较长，实中有虚，寒饮夹热，病情复杂者，常见喘息咳嗽，甚者不能平卧，胸闷，心下痞坚，心悸，面色黧黑，舌淡苔白腻，或白厚，黄腻，脉沉紧等证候。

2. 医案举例

耿某，女，38岁。气短心悸数十年，喘咳气短不能平卧，全身浮肿，腹大如鼓两年，某院诊为风湿性心脏病、心力衰竭、心源性肝硬化，住院治疗一年多，虽然气短心悸好转，但腹胀、浮肿、紫绀不减，后请某医以真武汤、实脾饮等加减治之，诸症非但不减，反见口渴加重。审其全身浮肿，腹胀如鼓，有青筋暴露，面颊、口唇、手足均紫暗而冷，呼吸困难，不能平卧，舌质紫暗，舌苔黄厚而干，脉虚大紧数而促或兼结涩。综合脉证，诊为水饮阻滞，心阳亏损，瘀血凝结，肺胃郁热之证。为拟木防己汤加味化饮散结，活血清热。

处方：防己 10g，桂枝 10g，人参 10g，生石膏 15g，茯苓 10g，杏仁 10g，苍术 12g，川牛膝 12g。服药 4 剂，腹胀、浮肿、气短均改善，食纳增加。继服 30 剂，腹水消失，浮肿、紫绀、气短等症亦大减，乃按上方继服一月，诸症大部消失。[朱进忠. 木防己汤的临床应用. 山西中医，1989（4）：24-25]

张女士，1940 年 5 月 2 日诊。小产之后，腹胀大，系正虚水气内停，月经照行，脉沉弦，舌苔黄白相兼，大便时闭，治当益气利水，宜木防己去石膏加茯苓芒硝汤。木防己 9g，桂枝 12g，甘草 9g，党参 9g，赤白茯苓各 12g，芒硝 9g，白术 12g，冬葵子 12g，杏仁 12g，冬瓜子 12g。服药 5 剂，二便微利，腹胀大减，惟睡时仍有水声漉漉作响，脉弦，苔白，当再益气利水。上方去芒硝、冬葵子、冬瓜子，加生苡仁 12g。再服 5 剂而愈。（何任，张志民，连建伟. 金匮方百家医案评议. 杭州：浙江科学技术出版社，1991：208）

心下有支饮，其人苦冒眩①，泽泻汤主之。（二十五）

泽泻汤方：

泽泻五两　白术二两

上二味，以水二升，煮取一升，分温再服。

【词解】

①冒眩：即头目昏眩。

【释义】

本条论述支饮眩冒的证治。水停心下，清阳不升，浊阴冒逆，故头目昏眩，这也是痰饮常见之症状。治以泽泻汤，用泽泻利水除饮，白术补脾制水。

【讨论】

有学者据"心下"部位，将本方证归类于狭义痰饮，认为此处"支饮"是指饮邪停聚心下，支撑胀满之意，可参。

【应用】

1. 泽泻汤是治疗饮盛上泛，蒙闭清窍所致眩晕病的常用方剂，其辨证要点为：突然发作的头晕目眩，如坐舟车，甚者卧床不起，伴恶心呕吐，且多呕吐涎沫，头重如物所蒙，舌淡胖，或边有齿痕，苔白滑或白腻，脉多见弦滑或濡滑。

2. 医案举例

朱某，男 50 岁。退休后患头目冒眩，终日昏昏沉沉，如云雾之中，且两眼懒睁，两手发颤，不能握笔写字，颇以为苦，切脉弦而软，视其舌肥大异常，苔呈白滑而根部略腻。辨证为泽泻汤的冒眩证。因心下有支饮，则心阳被遏，不能上煦于头，故见头冒证；正虚有饮，阳不充于筋脉，则两手发颤；阳气被遏，饮邪上冒，所以精神不振，懒于睁眼。至于舌大脉弦，无非是支饮之象。治法：渗利饮邪，兼崇脾气。方药：泽泻 24g，白术 12g。

服第一煎，因未见任何反应，患者乃语其家属曰：此方药仅两味，吾早已虑其无效，今果然矣。孰料第二煎服后，覆杯未久，顿觉周身与前胸后背絷絷汗出，以手拭而有黏感，此时身体变爽，如释重负，头清目亮，冒眩立减。又服两剂，继续又出小汗，其病人从此

而告愈。［刘渡舟．谈谈《金匮》泽泻汤证．中医杂志，1980，21（9）：17］

支飲胸滿者，厚朴大黃湯主之。（二十六）

厚朴大黃湯方：

厚朴一尺　大黃六兩　枳實四枚

上三味，以水五升，煮取二升，分溫再服。

【释义】

本条论述支饮胸满的证治。饮停胸膈，肺气不降，胸膺满闷，喘息不能平卧。病在上而治在下，因肺于大肠相表里，通腑泻热，则肺气得降而喘息胸满自除。治用厚朴大黄汤，疏导肠胃，荡涤实邪，使气降满消。

【讨论】

本方药物与小承气汤、厚朴三物汤相同，而分量不同，本方重用厚朴、大黄在于治痰饮结实，有开痞满、通大便的功效。本证除腹满外，可能有心下时痛，大便秘结等症状。

【应用】

1. 临床医家多用厚朴大黄汤治疗饮邪壅肺，兼胃肠实热内结之证，其证除见咳喘，短气不得卧，咯痰清稀量多，胸中憋满外，必然具备腹胀，大便秘结，其舌苔或白或黄腻，脉常弦滑有力或弦数有力。该方也可治疗宿食与实热互结引起的胃痛、腹痛。

2. 医案举例

何某，男，71岁，农民。初诊：1988年5月22日下午3时。反复咳喘27年，10天前因逢气候变冷而受凉，初起咳嗽，吐痰清稀量多，继则气喘，胸部满闷如窒，不能平卧，全身浮肿，心悸，小便短少，纳差乏力，在当地卫生院经中西药物治疗罔效，遂转诊于我院。诊见：端坐呼吸，张口抬肩，喘息气粗，精神疲惫，面目浮肿，面色青紫，口唇发绀，颈脉怒张，虚里搏动应手急促，双下肢按之没指，舌淡红、舌苔白，脉弦数，病系支饮，证属痰饮壅迫肺胸，治予宣通肺气，逐饮祛痰。

投厚朴大黄汤：厚朴30g，生大黄16g，枳实4枚。1剂。

次日复诊，患者诉昨日下午6时煎服中药一次（量约150ml），前半夜胸满渐止，喘促大减，并解水样大便五次，量约三痰盂，余症减轻，后半夜能平卧入睡。诊见：面转喜色，精神欠佳，面目微浮，呼吸平稳，双下肢按之稍没指，舌淡红，苔薄白，脉缓微弦。此饮去大半，肺气已通，已非原方所宜，乃转住院部，改服六君子汤加减以健脾和胃，杜绝痰饮之源，调治二周，症状消失出院。［刘伟．《金匮要略》厚朴大黄汤辨识．北京中医学院学报，1989，12（1）：23］

支飲不得息，葶藶大棗瀉肺湯主之。方見肺癰中（二十七）

【释义】

本条论述支饮在肺的证治。支饮阻于胸膈，痰涎壅塞，肺气不利，致见胸闷喘咳，呼吸困难等症状。治用葶苈大枣泻肺气之闭，以逐痰饮。

【讨论】

葶苈大枣泻肺汤既能治疗肺痈，又能治疗支饮。其病机皆在邪盛壅肺，临床主证在于不能平卧。与上条合参，邪气壅闭于肺，一从谷道清泻以降，因肺与大肠相表里；一从水道清利而降，因肺能通调水道，二者皆在泻肺降气以平喘，临床当辨证施治。

【应用】

1. 根据本条原文所述主证"支饮不得息"，当代医家常用该方治疗水饮壅盛，犯肺凌心，证见咳喘气急、呼吸困难、胸闷、咯痰稀白量多的病证，尤以呼吸系统、心血管系统疾病为多见。

2. 医案举例

张某，女，61岁，家务。患咳嗽病多年，每年秋冬发作，虽经治疗但逐年加重。1963年诊断为肺心病。接诊时慢性病容、神气衰微，萎靡不振，呼吸困难，不能平卧，面色紫黑，全身浮肿，身微热，汗出、小便不利，大便燥，心悸，食欲不振，咯大量黄黏痰。脉弦细而疾。舌质红干无苔。病情重危。（西医诊断：慢性肺源性心脏病、四度心衰）。按中医辨证实属肺气壅塞、痰浊内阻，心血瘀滞，虚实错杂，肺心为病。当宜破肺脏之郁结，以逐其邪。故投葶苈大枣泻肺汤（葶苈子10g，大枣十二枚，水煎服一日三次），经服两剂疗效显著，咳嗽喘、心跳气短好转大半，经服四剂后能平卧，全身水肿消除三分之二，病情暂告缓解。[吴立诚.葶苈大枣泻肺汤的临床运用.辽宁医学杂志.1976，（2）：31]

呕家本渴，渴者为欲解，今反不渴，心下有支飲故也，小半夏湯主之。《千金》云小半夏加茯苓湯。（二十八）

小半夏湯方：

半夏一升　生姜半斤

上二味，以水七升，煮取一升半，分温再服。

【释义】

本条论述支饮呕吐的预后和治法。呕吐多伤津液，应当作渴，但痰饮呕吐而作渴者，是饮随呕去，可知病欲解；若吐后而不渴者，则知水饮仍停留于心下，呕吐虽可排除部分水饮，而支饮并未消除，故反不渴。治以小半夏汤和胃止呕，散饮降逆。

【讨论】

小半夏汤为止呕方之祖，其主证为呕而不渴，说明胃有停饮，上逆作呕，本方有蠲饮止呕之效。不仅如此，但凡呕吐者，不论寒热虚实，均可适当加味应用。

【应用】

1. 小半夏汤为止呕之祖方、主方，现代医家常用本方治疗诸多原因引起的呕吐，如梅尼埃病、急慢性胃炎、肝炎、胰腺炎、胆囊炎、尿毒症、不完全性幽门梗阻、功能性胃潴留以及由于胃手术后所致的功能性排空障碍等诸多疾病过程中出现的呕吐，以及妊娠期呕吐、神经性呕吐、外科术后呕吐、呃逆等。

2. 医案举例

徐某，女，5 岁，1978 年 4 月 16 日诊，呕吐两天，有便不泻，不能饮食，食饮即吐。患儿神萎疲乏，面色晦滞，肌肤干涩，目闭睛露，呼吸深快，似喘非喘，频频空哕，不时以口唇弄舌。两天来使用过阿托品、鲁米那、灭吐灵等无效。腹痞满，脉沉细涩，唇红舌干，苔薄白微腻，给小半夏汤，煎煮少量频服。处方：姜半夏 6g，鲜生姜 5 片。服药后呕哕渐止，服二煎后，即安睡不再吐。二诊处方：太子参 10g，儿茶 3g，泡茶饮服。两日后恢复正常。[许绍武. 小方治疗呕吐经验. 江苏中医药. 1980，1（6）：59]

腹滿，口舌乾燥，此腸間有水氣，己椒藶黃丸主之（二十九）

己椒藶黃丸方：

防己　椒目　葶藶（熬）　大黃各一兩

上四味，末之，蜜丸如梧子大，先食飲服一丸，日三服，稍增，口中有津液。渴者加芒硝半兩。

【释义】

本条论述水走肠间的证治。水走肠间，饮邪内结，所以腹满；水气不化，津不上承，故口舌干燥，此"口舌干燥"当见舌苔厚腻，治以己椒苈黄丸，分消水饮，导邪下行，则腹满、口舌干燥自愈。方中防己、椒目、葶苈辛宣苦泄，导水从小便而出；大黄攻坚决壅，逐水从大便而去。前后分消，则脾气转输，津液自生，故方后云"口中有津液"，这是饮去病解之征。若服药后反加口渴，则为饮阻气结，故加芒硝以软坚破结。

【讨论】

1. 本方为前后分消之剂，只适宜于饮邪内结之实证。如果是脾胃虚弱，饮邪停滞者，又当禁用，勿犯虚虚之戒。

2. 此条当是支饮变证，与痰饮水走肠间，沥沥有声相似；水聚胸膈，下流肠间，腹满气逆，治当去水以扶正。《素问·阴阳应象大论》云"其下者，引而竭之"。故此方妙在缓消饮邪，以扶阳气，口中津液得生，则气化得行，饮病可愈。

【应用】

1. 己椒苈黄丸为前后分消之剂，适宜于饮邪内结，腑气不通之实证。临床有用此方治疗肝硬化腹水、肾炎水肿、心包积液、肺心病心衰等。

2. 医案举例

患者蔡某，女，65 岁。因患肺心病住院，周身高度浮肿，喘咳，不得平卧，腹胀，口干舌燥，二便不利。心电图报告：可见肺型 P 波。X 线胸部摄片：右心室段明显延长膨隆，两肺广泛性索条状模糊阴影。西医根据病史及检查所见，诊断为：老年性慢性支气管炎，阻塞性肺气肿，慢性肺源性心脏病，心力衰竭Ⅲ级。综观前症，参以脉尚有力，舌紫苔腻，证属阳气阻遏，津液不能上承之故。遂取温下逐水，前后分消之剂—己椒苈黄丸方意治之。用药：防己、葶苈子各 30g，椒目 15g，大黄、麻黄各 10g，补骨脂 15g，煎服。药后 5 天，咳喘减轻，二便通畅，水肿见消，病情缓解。[于天星. 赵锡武老中医谈扶阳抑阴. 中医杂

卒呕吐，心下痞，膈间有水，眩悸者，小半夏加茯苓汤主之。（三十）

小半夏加茯苓汤方：

半夏一升　生姜半斤　茯苓三兩—法四兩

上三味，以水七升，煮取一升五合，分温再服。

【释义】

本条论述痰饮呕吐眩悸的证治。饮停于胃，则胃失和降，反而上逆，故每突然发生呕吐。由于水饮停积，故心下痞满；清阳不升，则头目昏眩；水上凌心，则心下悸。凡此诸变，皆属膈间有水之故，而呕吐为其主证，治以小半夏加茯苓汤，和胃止呕，引水下行。

【讨论】

此条与二十八条，皆以呕吐为主证，同用半夏、生姜，和胃止呕，散饮降逆。本条因有目眩、心悸、故加茯苓以导水下行。"膈间有水"与"心下有支饮"，机理近似，从证候相比，本条较重。

【应用】

1. 临床医家常将本方用于治疗以呕吐、心下痞满、心悸、眩晕等为主证，伴舌淡苔白腻或白滑、脉弦等征象，病机属于水饮内停心下者。多种疾病引起的眩晕、呕吐均可以本方加减化裁。

2. 医案举例

王某，男，26岁。心悸头眩，重则呕吐，曾服中药数十剂不效。余见其舌水滑欲滴，脉又弦责以直，乃辨为膈间水饮作悸之证。与小半夏加茯苓汤（半夏15g，生姜20g，茯苓30g），而不增减一味。服药后则小便畅通，形如肥皂沫高出尿液面，亦云奇矣，然其病竟愈。（刘渡舟．试论心悸的证治．贵阳中医学院学报．1983；17．（2）．4）

假令瘦人^①脐下有悸，吐涎沫而癫眩^②，此水也，五苓散主之。（三十一）

五苓散方：

澤瀉一兩一分　豬苓三分（去皮）　茯苓三分　白术三分　桂二分（去皮）

上五味，为末，白飲服方寸匕，日三服，多飲煖水，汗出愈。

【词解】

①瘦人：即第二条"其人素盛今瘦"的互词。

②癫眩：癫，当作颠，"颠眩"，即头目眩晕。

【释义】

本条论述下焦水逆的证治。痰饮结于下焦，本可就近从小便而去，但膀胱气化不行，水无去路，反逆而上行，则吐涎沫而头眩；水动于下，则脐下悸动冲逆，饮在下焦，当从小便去之，治用五苓散化气利水，水气下行，则上述诸症可随之消失。

【讨论】

本证与奔豚病篇茯苓桂枝甘草大枣汤证，均有脐下悸之候。但前者有气从少腹上冲之感，本证有吐涎沫而颠眩之状。从药以测证，本条应有小便不利。

五苓散方，主要用于湿邪郁结，出现上吐下泻，腹胀气满或水肿身重，小便不利，苔白滑或腻，脉弦紧的水饮证。

【应用】

1. 五苓散以擅长化气利水，导水饮、湿浊之邪从小便而出为特点，临床应用非常广泛。临证时只要具有小便不利，甚至小便不通，或伴水肿，或兼头晕目眩、呕吐清涎，或泄泻，或见身体某一局部积液，或伴口渴但水入即吐，舌淡红、苔白腻或白滑等主证，属于水饮或湿浊积于下焦，气化不利病机者，都可用五苓散主治。

2. 医案举例

陈某，女，49岁，1998年3月16日初诊。患者早上起床时突然眩晕，继而感觉房屋旋转，人欲跌倒，头昏重胀，不能旋转视物，耳鸣，恶心呕吐，吐出痰涎。患者半年前曾有过类似发病史，经某医院确诊为美尼尔氏综合征。检查：患者面色苍白，两眼球有水平样震颤，听力正常。心率70次/分，血压105/67.5mmHg，舌体胖、舌质淡、苔白腻，脉滑。证属痰湿中阻，上蒙清窍，清阳不升。治宜温阳化饮，利湿祛痰升阳，五苓散加味主之。处方：桂枝、炒白术、制半夏各10g，猪苓、茯苓、泽泻、石菖蒲各15g，仙鹤草20g。服药5剂，眩晕呕吐止，耳鸣、眼球震颤消失，但仍觉头重，纳呆神疲。舌质淡、苔薄白，脉滑。为巩固疗效，再予原方略为加减，续服7剂。随访1年未见复发。[叶可夫.五苓散治疗美尼尔氏综合征86例.新中医，1999，31（9）：43-44]

【附方】

《外臺》茯苓飲：治心胸中有停痰宿水，自吐出水後，心胸間虚，氣滿，不能食，消痰氣，令能食。

茯苓　人參　白术各三兩　枳實二兩　橘皮二兩半　生姜四兩

上六味，水六升，煮取一升八合，分溫三服，如人行八九里進之。

【释义】

《外台》茯苓饮治饮病吐后气满不能食之证，为消补兼施、饮病调理之剂。饮停心（胃）胸，胃失和降，故呕吐；上焦受气于中焦，吐后脾胃更虚，故云心胸间虚；脾虚不能运化，胃弱不能纳谷，所以气满不能食。本方用人参、茯苓、白术补中健脾，橘皮、枳实、生姜理气化痰，共奏"消痰气，令能食"之功，亦补充了痰饮病的调理方法。

【讨论】

《外台》茯苓饮对于脾胃虚弱，中焦饮阻气滞引起的病证有良好的治疗效果，其主要脉症为脘腹胀满、或伴疼痛、纳呆食少、恶心呕吐、时吐清稀痰涎、大便溏或干结，舌质多见淡白或淡红，苔白滑或薄白，脉沉弦或沉迟或迟缓等。

欬家其脉弦，為有水，十棗湯主之。方見上（三十二）

【释义】

本条论述支饮实证的久咳证治。"咳家"意指久咳之人。咳嗽的成因很多，临床见证和预后亦各有异。假如因水饮射肺发为咳嗽的，必见弦脉，以弦为水饮的脉象，弦而有力，说明正气能支，治当去其水饮，咳嗽才能痊愈。故用十枣汤以峻下其水。

夫有支飲家，欬煩胸中痛者，不卒死，至一百日、一歲，宜十棗湯。方见上（三十三）

【释义】

本条论述支饮咳烦胸痛的治疗。支饮本无胸痛和心烦的证候，如果蔓延至胸痛心烦，说明饮邪犯心，有致命的危险；若不猝死而转为慢性，延续到一百天或一年，如咳烦胸中痛的证候仍在，此为饮邪上凌于心，阻碍气道，心肺俱病，阳气不通所致的支饮重证。但其正气尚支，故可以考虑用十枣汤攻邪。

久欬數歲，其脉弱者可治；實大數者死；其脉虚者，必苦冒。其人本有支飲在胸中故也，治屬飲家。（三十四）

【释义】

本条论述支饮久咳的脉症和预后。久咳数岁，是指支饮咳嗽而言。久咳正气已虚，脉弱与症相符，故为可治；若见实大而数，则邪盛正衰，预后不良；若见脉虚，则正虽虚而邪亦衰，然饮邪仍在，必见头目昏眩。因其人本有支饮停留，故仍当以治饮为法。

【讨论】

1. 久咳脉弱，脉证相符，正虚邪衰为可治；若新病脉衰，或久病脉盛，均属脉证不符，正虚邪盛，故多难治。不独咳家如此，百病皆然。

2. 支饮病证，多以咳逆倚息，短气不得卧为主证，病重证急，以逐饮祛邪为要务，故有厚朴大黄汤、葶苈大枣泻肺汤，甚至十枣汤的应用，但总以祛邪扶正为目的。

先渴後嘔，為水停心下，此屬飲家，小半夏茯苓湯主之。方见上（四十一）

【释义】

本条论述痰饮作呕的证治。饮邪有新久的不同，此云先渴后呕，可知以前并无呕吐之症，而见于口渴饮水多之后，因水停心下，才发生呕吐。此属饮家，故治以小半夏加茯苓汤，利水止呕。

四、饮病案例

欬逆倚息不得臥，小青龍湯主之。方见上（三十五）

【释义】

本条论述外寒引动内饮的支饮证治。咳逆倚息，不得卧，为支饮的主证。由于上焦素有停饮，复又外感寒邪，内饮外寒，互相搏击，发为本病。故用小青龙汤解外寒而除内饮。

【讨论】

"不得卧"一证，《金匮》凡三见："肺痈，喘不得卧"，乃风热邪毒，浊唾涎沫壅塞于肺所致，以"咳即胸中隐隐痛"为特点，故用葶苈大枣泻肺汤荡肺逐邪；"胸痹不得卧"，乃阳虚阴盛所致，以"心痛彻背"为辨证，故用瓜蒌薤白半夏汤通阳散结，逐饮降逆；支饮"咳逆倚息不得卧"，属外寒内饮，互相搏击所致，以恶寒、发热，咳喘为主证，故用小青龙汤解表涤饮。

【应用】

小青龙汤的临床应用非常广泛，但以治疗呼吸系统疾病和过敏性疾病尤为多见。当代医家常用本方治疗急慢性支气管炎、慢性支气管炎急性发作、各种肺炎、支气管哮喘、咳嗽变异性哮喘（即过敏性咳嗽）、小儿哮喘急性发作、肺心病、过敏性鼻炎、过敏性肠炎、荨麻疹、慢性阻塞性肺病，以及预防慢性阻塞性肺病急性发作等。使用小青龙汤的主要辨证依据为咳嗽，气喘，痰多，甚者咳喘不得平卧，其痰色白、稀薄、恶寒重，发热轻，或不发热，舌质淡，苔白，脉沉紧或浮滑。其病机以寒饮蕴肺、外寒束表为特点。针对不同的病机和疾病，临床常作适当地化裁。

青龍湯下已，多唾口燥，寸脉沉，尺脉微，手足厥逆，氣從小腹上衝胸咽，手足痹，其面翕熱如醉狀，因復下流陰股，小便難，時復冒者，與茯苓桂枝五味甘草湯，治其氣衝。（三十六）

桂苓五味甘草湯方：

茯苓四兩　　桂枝四兩（去皮）　　甘草三兩（炙）　　五味子半升

上四味，以水八升，煮取三升，去滓，分溫三服。

【释义】

自此以下五条，是采取病案形式论述体虚的支饮咳嗽服小青龙汤后的变化，以及相应的治法。本条承上条论述服小青龙汤后发生冲气的证治。咳逆倚息不得卧的支饮之证，服小青龙汤以后，痰唾多而口干燥，为寒饮将去之象。但由于其人下焦阳虚，支饮上盛，是一种下虚上实之证，所以寸脉见沉，尺脉微弱，而且四肢厥逆。这种病情，虽然寒饮在于上焦，但不能仅用温散之剂，因温散易于发越阳气，影响冲脉，滋生变端，必须兼顾下焦，方为虚实两全之策。服小青龙汤后，虽然寒饮得以暂解，但虚阳亦随之上越，冲气反因而上逆，出现种种变证，如气从小腹上冲，直至胸咽，四肢麻木，其面翕热如醉状等。由于冲脉为病是时发时平的，所以冲气有时又能还于下焦，但冲逆作则一身之气皆逆，所以下则小便困难，上则时作昏冒。当此之时，宜急予敛气平冲，用桂苓五味甘草汤，使上冲之气平，然后再议他法。方中桂枝、甘草辛甘化阳，以平冲气；配茯苓引逆气下行；用五味收敛耗散之气，使虚阳不致上浮。

【讨论】

本方与《奔豚气病》篇的苓桂甘枣汤仅一味之差，彼乃上焦心阳不足，下焦有水饮停留，故重用茯苓健脾渗利以去其水，疗脐下悸，欲作奔豚；此则下焦肾阳不足，上焦有水饮停聚。前者通阳利水以防冲逆，后者虽具有通阳利水之功，但重在平冲降逆。

【应用】

1. 桂苓五味甘草汤具有平冲降逆、通阳利水之功，故可治疗因阳虚饮停，引发冲气上逆的一些病证，其脉症可见咳嗽、唾痰涎、自觉气从小腹上冲胸咽、面部翕热如醉状、手足冷或麻木不仁、小便难、舌质淡、苔白滑或白腻，脉沉而微。

2. 医案举例

在昌黎县曾治一例风湿性心脏病，男，年已六十余。其证为心悸头晕，面红如醉，自觉少腹有气上冲胸咽，冲时心悸与头目眩晕为甚，并且手足发冷，而治疗无效。时届年末，腊鼓频催，思乡之情油然而生。患者欲出院回家过年，然病情不减，心殊焦急，友人严君浼余诊治，其脉弦而结，舌质淡嫩，苔薄白。此证为心阳上虚，导致气冲于上，反映了心肾阳虚则气不得潜藏。治法必以扶阳消阴，而后气方可平。为方：桂枝 10g，肉桂 3g，茯苓 12g，炙甘草 6g，五味子 10g，紫石英 10g，人参 6g。此方共服八剂，所患诸证有明显好转，乃出院返家。（陈明，刘燕华，张保伟 . 刘渡舟伤寒临证指要 . 北京：学苑出版社，1998：176）

衝氣即低，而反更欬、胸滿者，用桂苓五味甘草湯去桂加乾姜、細辛，以治其欬滿。（三十七）

苓甘五味姜辛湯方：

茯苓四兩　甘草三兩　乾姜三兩　細辛三兩　五味半升

上五味，以水八升，煮取三升，去滓，溫服半升，日三。

【释义】

本条承上条论述冲气已平，支饮复作的治法。服前方后，冲气即见下降，但咳嗽、胸满之证又复发作，这是冲逆虽平，而支饮又发，宜再除饮治咳，用苓甘五味姜辛汤。因冲逆已平，故不须桂枝，但咳满又加，故用干姜、细辛以散寒泄满，合五味以蠲饮止咳。

【讨论】

《奔豚气病》篇的桂枝加桂汤与桂苓五味甘草汤，两用桂枝，可知桂枝具有平冲之效，本条因服桂苓五味甘草汤，冲气即低，故去桂加干姜、细辛以治咳满。

【应用】

1. 苓甘五味姜辛汤具有温肺散寒、化饮止咳的作用，可治疗寒饮蕴肺而体质偏虚之人出现的咳喘证，其证候特点可见咳嗽、气喘，胸闷，痰多色白而清稀，背寒喜暖，苔多白滑、脉多弦迟等。

2. 医案举例

袁某，男，56 岁。1991 年 12 月 17 日诊。患慢性支气管炎 10 余年，每到冬季即反复发作。刻诊：咳嗽、气喘、胸闷、痰多，痰黏滞不易咳出，微咸，口唇发绀，心累气急，夜晚不能平卧，舌白薄白苔、中后部有少许黄腻苔，脉滑细数。陈氏根据脉症诊为：痰饮咳喘，且痰饮已化热，处以苓甘五味姜辛汤加味治疗。处方：茯苓 12g，甘草 5g，五味子 6g，干姜 10g，北细辛 6g，法半夏 12g，杏仁 12g，紫菀 12g，枇杷叶 15g，黄芩 10g，鱼腥草 30g，陈皮 10g。3 剂。二诊：患者服药 3 剂咳喘明显好转，心累气急缓解，夜能平卧，痰仍多，色白，纳差，倦怠，舌黯红薄腻苔，脉细数。药后里热现象已除，标症缓解，但本虚开始显露，陈氏本着"急则治标，缓则治本"的原则，以六君子汤加味，培土生金，化痰止咳平喘，标本兼顾。处方：党参 20g，白术 10g，茯苓 12g，法半夏 12g，陈皮 10g，厚朴 12g，紫菀 12g，枇杷叶 15g，浙贝母 12g，薏苡仁 18g，冬瓜仁 15g，白蔻仁（后下）5g，炙甘草 3g。服上方 3 剂后，咳喘渐平，纳食有增，腻苔渐化，脉仍滑细。标症基本控制后，陈氏开出固本方，调补肺肾，以新定蛤蚧散化裁。患者服药 1 剂后，诸恙悉平，病获痊愈，随访至今，情况良好。［邱德文等．中国名老中医药专家学术经验集（4）．贵阳：贵州科技出版社，1994：620］

欬满即止，而更復渴，衝氣復發者，以細辛、乾姜為熱藥也。服之當遂渴，而渴反止者，為支飲也。支飲者法當冒，冒者必嘔，嘔者，復內半夏以去其水。（三十八）

桂苓五味甘草去桂加姜辛夏湯方：

茯苓四兩　甘草二兩　細辛二兩　乾姜二兩　五味子　半夏各半升

上六味，以水八升，煮取三升，去滓，溫服半升，日三。

【释义】

本条承上条论述冲气与饮气上逆的鉴别，及饮气上逆的治法。服前方后而咳满即止者，是姜、辛的功效已著，病情缓解，为好转现象。但亦有服药后见口渴，冲气复发者，是因姜、辛温热，转从燥化，动其冲气所致，此种变化自当酌用苓桂味甘汤以治之。另一种变化为口渴反止。如其为热药之变，当口渴不止，今反止者，是饮邪内盛，水气有余，这种冲气，是由于饮邪上逆，而非下焦冲气。冲气与支饮均有上逆眩冒之变，应如何加以鉴别？前者气冲而不呕，后者则上逆必见呕吐。现在服热药而不渴，反加上逆呕吐，是前药尚未能控制其发作之势，仍为饮邪无疑，可用原方加半夏以去水止呕。

【讨论】

本条指出，饮气上逆的气冲，应与下焦阳虚的冲气加以区别，前者当口不渴而伴有呕吐；后者常口渴而无呕吐见症。

【应用】

1. 桂苓五味甘草去桂加干姜细辛半夏汤具有温肺散寒、化饮降逆的功效，故可治疗阳虚兼寒饮蕴肺之证，其脉症可见咳嗽、气喘、咯吐清稀白痰、胸闷脘痞、苔白滑或白腻、脉弦滑等。

2. 医案举例

宋某，男。素患喘证，因贪凉露卧，喘咳复作，心忡而浮，胸闷食少，时欲呕逆。医因喘系受凉而得，与小青龙汤，喘虽稍减，因汗多腠理开，着衣则烦，去衣则凛，受风则喘又大作。欧阳诊之谓："此证虽因受凉而得，但无伤寒表证，用姜、桂、味温肺则可，用麻、桂则不免有虚表之嫌。现胸间饮邪未除而表已虚，当用苓甘五味姜辛夏汤，加黄芪固表"。服5剂，喘平，饮水仍泛逆欲呕，续与《外台》茯苓饮遂愈。（黄文东．著名中医学家的学术经验之一．长沙：湖南科学技术出版社，1983：24）

水去嘔止，其人形腫者，加杏仁主之。其證應內麻黃，以其人遂痹，故不內之。若逆而內之者，必厥，所以然者，以其人血虚，麻黃發其陽故也。（三十九）
苓甘五味加姜辛半夏杏仁湯方：
茯苓四兩　甘草三兩　五味半升　乾姜三兩　細辛三兩　半夏半升　杏仁半升（去皮尖）
上七味，以水一斗，煮取三升，去滓，溫服半升，日三。

【释义】

本条承上条论述水去形肿的治法。服药后水去呕吐止是里气转和，但表气未宣，故其人尚见形肿，可于前方中加杏仁一味，以宣利肺气，继续消除余邪，气化则饮消，形肿亦可随减。从形肿一症而论，本可应用麻黄发汗消肿，但由于其人本有尺脉微、手足痹等虚证，故不能用。若反病情，误用麻黄，则更耗伤阴阳，必有厥逆之变。

【讨论】

"麻黄发其阳"句，对临床指导意义深远。所以应用麻黄需考虑这种升发阳气的特点。仲景有麻黄与石膏、麻黄与白术、麻黄与甘草、麻黄与半夏等的配伍，有着深刻涵义。

【应用】

苓甘五味加姜辛半夏杏仁汤能温肺散寒，化饮降逆，宣利肺气，主治素体阳虚，寒饮蕴肺，肺失宣降所致咳喘者，常见证候为咳嗽、气喘、胸闷、咯吐稀白痰涎，或伴颜面、肢体浮肿，舌淡苔白、脉弦等。如慢性支气管炎、支气管哮喘、肺气肿、肺心病等属阳虚寒饮蕴肺者疗效显著。

若面熱如醉，此為胃熱上衝熏其面，加大黃以利之。（四十）
苓甘五味加姜辛半杏大黃湯方：
茯苓四兩　甘草三兩　五味半升　乾姜三兩　細辛三兩　半夏半升　杏仁半升　大黃三兩
上八味，以水一斗，煮取三升，去滓，溫服半升，日三。

【释义】

本条承上条论述水饮挟热的证治。"若"字是承上文而言，谓前证悉具，又兼有面热如醉的症状。"此为胃热上冲熏其面"一句，意有双关，一方面是解释面热一症由于胃热上冲，亦即水饮挟热之证；另一方面是与"其面翕热如醉状"之属浮阳冲气者，加以区别。病既属于胃热上冲，饮邪挟热，故于温化蠲饮方中，加大黄一味，以苦寒泄热。

【讨论】

一般认为：本条之"此为胃热上冲熏其面"与前言之"其面翕热如醉状"一者为虚，

一者为实，迥不相侔。如果进一步探讨"胃热上冲熏其面"与"面翕热如醉状"究竟有何不同，两者在面赤表现有何差异？临床实践恐怕难以区分，因为从字面理解"如醉状"之面赤和"胃热上冲熏其面"之面赤，似乎都应是满面通红的表现，所以临证时当四诊合参。

以上六条，类似一份痰饮咳嗽的病历，记载了服小青龙汤以后的各种变化。在治疗上，药随证转，具体反映了辨证论治的原则性与灵活性。其精神，在于下虚上实的痰饮咳嗽证，不同于一般的痰饮病情，而痰饮又有虚寒与挟热的不同，因此，其中饮逆与冲气的鉴别，戴阳与胃热的互勘，虚实标本，错综复杂，必须细致分析，灵活处理。

【应用】

1. 临床可用本方治疗寒饮蕴肺，兼夹胃热而体虚者，证见咳喘、胸满、冒眩、呕吐、形肿、面热如醉、大便秘结、腹满、舌苔黄腻、脉沉弦或沉数等。

2. 医案举例

王某，女，55 岁……于 1977 年 5 月来门诊。主证：咳嗽喘累，临冬复发，冬至加重，惊蛰减轻，如此反复发作十余年……经西药治疗，当时好转，如遇外邪病又复发，家人为之苦恼。此次复发，除上述症状外，面热如醉，大便三日未解，即有解时，大便如羊屎状。每解便之后，喘累加重，脉细数，舌苔薄白，质红津乏。据此脉证，系水饮犯肺，通调失司，故大便秘，以苓甘五味加姜辛半杏大黄汤，泄热消饮治之。药用：茯苓 15g，甘草 3g，五味 9g，干姜 9g，细辛 3g，半夏 9g，杏仁 12g，大黄 12g（泡开水冲服），加全栝楼 18g，服一剂后，大便已解，面热如醉消失，前方去大黄，加北沙参 24g，再服二剂，各症均减，后以生脉地黄丸调其善后而愈。［刘立新 . 学习《金匮》用小青龙汤及其变方治喘咳的体会 . 成都中医学院学报，1982，（2）：40］

小 结

本篇讨论痰饮病和咳嗽证，但重点讨论痰饮，而咳嗽仅是痰饮病过程中的一个症状，并不包括其他原因所致的咳嗽。

痰饮病的形成，有因于脾阳不运者，有因于肺失通调者，亦有因于肾虚不能主水者等等，但其中主要责之于脾阳虚弱。因脾属土而居中央，土虚而不能制水，故水液停聚而成为痰饮病。由于水液停聚的部位和症状的不同，故有痰、悬、溢、支四饮之分。在肠胃者，谓痰饮（狭义）；在胁下者，谓悬饮；在体表者，为溢饮；在胸膈者，谓支饮。但四饮不能截然分开，往往互相影响。此外，饮邪在体内长期留伏而根深蒂固者，称为留饮和伏饮。饮之轻者为微饮，并非四饮之外又有三饮。痰饮的病情，有上下内外之分，其临床证候不外呕、咳、喘、满、痛、肿、悸、眩等。

痰饮的治疗，是"以温药和之"为原则，其中以温化为正治法。具体治法，有发汗、攻下、利小便等法。苓桂术甘汤、肾气丸健脾温肾，为治本之图。由于饮邪有偏于上下和内外之分，故具体治法又各不相同。如饮邪上犯，可用小半夏汤、小半夏加茯苓汤、葶苈大枣泻肺汤治其标；兼表里证，可用大小青龙汤发汗；饮在中下焦，用泽泻汤、五苓散利小便；饮邪深痼难化，可用十枣汤、甘遂半夏汤逐水，并可用厚朴大黄汤、己椒苈黄丸去其实。此外，痰饮久留，每多虚实错杂，如木防己汤、木防己去石膏加茯苓芒硝汤，即为此而设。至于服小青龙汤后的变证处理，是辨证施治的举例示范，旨在示人证变药变、灵活施治。篇中治四饮的方剂不是截然分开的。如治悬饮的十枣汤又可治支饮；治溢饮的小青龙汤又可治支饮，体现了异病同治原则。又如痰饮病的形成，乃主要责之脾胃阳微，而致水饮停留不化，所以治痰饮方中，每每兼顾脾胃，辅佐以甘草，大枣等品，扶益脾胃以治本。

思考题

1. 试述痰饮病的成因与四饮的特征。
2. 如何理解"夫短气有微饮，当从小便去之，苓桂术甘汤主之；肾气丸亦主之"？
3. 大、小青龙汤均治"溢饮"，应如何鉴别应用？
4. 十枣汤、甘遂半夏汤、己椒苈黄丸皆是攻逐饮邪之方，临床如何鉴别应用？
5. 试述木防己汤的功效主治方义。
6. 如何理解"病痰饮者，当以温药和之"？

消渴小便不利淋病脉证并治第十三

本篇论消渴、小便不利和淋病三种疾病。这些疾病都涉及口渴和小便的变化，病位大都与肾和膀胱有关，所出方剂，有的可以互相通用，因此将三病合篇进行讨论。

消渴，就其本意而言，是指口渴而过多地消耗水液的一种病变，因而临床表现多以严重口渴、多饮为主要表现。就本篇所讲内容而言，原文中所说消渴，一种是属于热病过程中所出现的口渴症状；一种是属于杂病中的消渴病，本书所论以后者为主。后世学者根据消渴病的病位，将其分为上消、中消、下消，简称"三消"。

小便不利是指尿量及次数减少，甚则癃闭的症状。

淋病是以小便淋沥涩痛为主的一种病证，其病机主要是肾阴不足，膀胱湿热。本章中论述了淋病的病机及禁忌，而对其治疗，未多涉及。

消 渴

一、脉证

厥陰之為病，消渴①，氣上衝心②，心中疼熱，飢而不欲食，食即吐，下之不肯止。（一）

【词解】

①消渴：此处指渴而消水的症状。

②气上冲心：这里"心"泛指心胸和胃脘部位，是病人自觉有气上逆，撞击心胸等部位。"冲心"，《伤寒论》厥阴病篇作"撞心"；"食即吐"为"食即吐蛔"；"下之不肯止"作"下之利不止"。宜从。

【释义】

本条讨论厥阴消渴症状不宜使用下法。本条见于《伤寒论》厥阴病篇，论述消渴是厥阴病中的一个症状，与杂病消渴不同，是由于邪热伤津所致。因足厥阴肝经抵少腹挟胃，故肝气上逆则气上撞心；邪热在上则心中疼热；胃寒而不消食，表现不欲食，食即呕吐或吐蛔。证属上热下寒，若用攻下则上热未去而下寒转甚，因此，下之利不止。

【讨论】

本条与《伤寒论》厥阴病篇中 326 条厥阴上热下寒证相似，因此条文中的"冲心"、"食即吐"以及"下之不肯止"当从《伤寒论》校勘。这里"消渴"是指在热病过程中的"渴而饮水"的症状，出现在厥阴病中，属于上热下寒者不能使用攻下之法。

寸口脈浮而遲，浮即為虛，遲即為勞；虛則衛氣不足，勞則榮氣竭。

趺陽脈浮而數，浮即為氣，數即消穀而大堅^①一作緊；氣盛則溲數，溲數即堅，堅數相搏，即為消渴。（二）

【词解】

①大坚："大"之下，《医宗金鉴》云当有"便"字，大坚即大便坚硬。

【释义】

本条论述消渴的症状及成因。寸口脉主候心肺，心主血属营，肺主气属卫，浮为阳虚气浮，是卫气不足之象；迟则血脉不充，为营血虚少之证。营气不足，燥热内生，心移热于肺，形成消渴病上消证。

趺阳脉以候中焦胃气，浮则胃气有余，数为胃热亢盛，浮数相搏则消谷善饥。热盛而口渴，而饮食不能化为精微，充养皮肤，反为邪热所迫，偏渗膀胱，表现小便频数而大便坚硬。此即后世所谓中消证，揭示了因胃热所致消谷善饥，小便频数，大便坚硬为主证的中消症状。

【讨论】

本条从脉象论述消渴的病机成因，是仲景在论述脉象上的内容之一。前半部分，属争议条文。据《诸病源候论》、《医宗金鉴》认为当属于虚劳篇中，错简在此。也有认为属于本条范围，说明消渴病与营卫气血不足有关，属阴虚燥热，见于上消证，可供参考。

趺陽脈數，胃中有熱，即消穀引食，大便必堅，小便即數。（八）

【释义】

本条指出中消脉证。趺阳脉数，为胃中有热，引起消谷引食，消谷善饥；胃热灼津，阳明肠燥，则大便坚；热迫膀胱，故小便频数。结合第二条脉证，本条论述了消谷善饥、大便坚、小便数的中消症状。

【讨论】

中消为胃热气盛，脉浮数有力，以消谷善饥，小便数，大便坚为主证，对于中消的治疗，后世有医家主张使用调胃承气汤为主方。

二、证治

（一）肾气虚弱

男子消渴，小便反多，以飲一斗，小便一斗，腎氣丸主之。方見脚氣中（三）

【释义】

本条论述下消证治。肾为水脏，主藏精，内寓元阴元阳，在生理状况下，肾主蛰藏，宜固密而不宜耗泄，使前阴开合有度，小便自调；肾阳蒸化水液，使之上润而口中津液自和而不渴。反之，在病理状况下，肾阳不足，肾气亏虚，封藏失职，水津下流则小便反多；肾阳亏虚，不能蒸津化气以上润，则口渴多饮。于是患者出现多尿，多饮，以及腰腿酸软，四肢厥冷，舌淡苔白等肾气亏虚之证，治宜温补肾气，方用金匮肾气丸。方中附子、桂枝温复肾阳，地黄、山药、山萸肉滋补肾阴，丹皮、茯苓、泽泻调理肝脾，俾阳得阴助，肾气恢复，气化复常。

【讨论】

肾气丸在《金匮要略》中治疗虚劳腰痛、痰饮病、消渴等病证，其基本病机都是肾气不足所致。本条文以"男子"冠首，强调与肾虚有关，在临床实际中，本证男女均有，不可拘泥于"男子"二字。

【应用】

1. 肾气丸主治阳虚下消病，以口渴引饮、小便清长而甘、消瘦、腰酸膝软、唇淡舌淡、苔少乏津、脉沉细无力，尺脉尤弱等症为辨证要点。

2. 本方对肾气不足引起的小便不利、糖尿病、尿崩症后期、老年人小便频数或尿失禁、小儿遗尿等病证有良好效果。

3. 医案举例

王某，女，4岁。病由吐泻而起，先天失理，后又治不适宜，延至1月而吐泻始已。无多尿而渴，家人不以为意，几至形销骨立，不能起行，奄奄床第，又复多日，始来延治。按脉微细，指纹隐约不见，神志清明，睛光亦好，唇淡白，舌润无苔，语微神疲，口渴尿多，饮后即尿，尿后即饮，不可数计，肢冷恒喜被温，尿清长，无油脂，食可稀粥半盂，大便好。是病由于阴虚阳衰，不能蒸化津液，以致尿多渴饮；又因病久气虚，故神疲肢冷，已属阴阳两虚之极，差幸能食便好，脾胃机能健运，元气几微尚存，此为本病有转机之重大环节，此时滋阴扶阳均极重要，如阳极阴生，火能化水，津液四布，病则自已。因选用金匮肾气丸，借以蒸发肾水，升降阴阳。方中附子、肉桂温阳，熟地、山药滋阴，丹皮清虚热，山茱萸涩精气，茯苓健脾升化，泽泻补肾清利，用以治小儿脾泻而成阴亏阳微之口渴尿多证，将丸改作汤服。同时用蚕茧15g，洋参3.5g，山药30g，蒸作茶饮。服药4剂，渴尿减半，至7剂则诸症悉已。后以五味异功散加补骨脂、益智、巴戟、枸杞等温补脾肾，调养1月而瘳。（赵守真．治验回忆录．北京：人民卫生出版社．1962）

（二）阴虚燥渴

渴欲飲水不止者，文蛤散主之。（六）

文蛤散方：

文蛤五兩

上一味，杵為散，以沸湯五合，和服方寸匕。

【释义】

本条论述渴欲饮水不止的治疗。渴欲饮水，饮不解渴，饮水不能消其热，反为热所消，所以渴饮不止，此乃阴虚有热所致，与杂病消渴不同，治以文蛤散咸凉润下，生津止渴。

【讨论】

方中一味文蛤，《三因方》谓五倍子，五倍子酸涩，敛肺降火，涩肠止泻，固精止遗，敛汗止血，亦能生津止渴，但五倍子乃汉以后药。《医宗金鉴》谓花蛤，性寒味咸，利水胜热，能生津止渴。现多认为文蛤以海蛤之有纹理者为是，具有生津润燥止渴功效。由此指导临床，多从养阴清热着手，加用咸寒生津止渴获得较好疗效。

（三）肺胃热盛，气津两伤

渴欲飲水，口乾舌燥者，白虎加人参湯主之。方见中暍中（十二）

【释义】

本条论述肺胃热盛，气津两伤的消渴证治。肺胃热盛而伤及津液，则口干舌燥、渴欲饮水，可见舌红苔黄而燥，脉大而细数。类似后世所说的"上消"证，与《素问·气厥论》中描述的"心移热于肺，传为鬲消"证相符。因热能伤津，亦能耗气，气虚不能化津，津亏无以上承。因此病属肺胃热盛，气津两伤，治当清热止渴，益气生津，方宜白虎加人参汤。方中以生石膏、知母清热止渴，人参、甘草、粳米益气生津，使邪热得清，气复津生，消渴乃止。

【讨论】

1. 白虎加人参汤具有清热益气，生津止渴功效，用于治疗肺胃热盛，气津两伤的消渴病或消渴证，主要临床表现为渴欲饮水，口舌干燥。如渴饮不止者，可酌加天花粉，黄连，生地，麦冬等；口舌干燥者加藕汁，生地汁，梨汁等。白虎加人参汤中人参以西洋参更佳。

2. 本方治疗以"渴欲多饮"为主要症状，病机为肺胃热盛，气津两伤，与后世的"上消"相似，治以清热生津止渴。

【应用】

1. 白虎加人参汤在《伤寒论》中用于治疗阳明热盛，气阴两伤之外感热病，具有清热泻火，益气生津之功。《金匮要略》中用于治疗中暍、消渴证属肺胃热盛，气津两伤者。

2. 现代将此方用于糖尿病的治疗，取得了较好效果。此外，报道对流行性感冒、肺炎、脑炎、中暑等有高热、口渴症状，辨证符合该方病机者皆可应用本方。

小 便 不 利

一、膀胱气化不行

脉浮，小便不利，微热消渴者，宜利小便發汗，五苓散主之。方见上（四）

渴欲飲水，水入则吐者，名曰水逆，五苓散主之。方见上（五）

【释义】

以上两条论述膀胱气化不行所致小便不利证治。

第四条脉浮微热为病在表，是太阳表邪未解，循经入腑，与水互结，导致膀胱气化受阻，水液停留，小便不利，即水蓄膀胱，外兼表邪；水热互结膀胱，津液不能上承，则口干舌燥，小便不利，渴欲饮水。

第五条为水逆证，因膀胱气化受阻，水不下输，不仅下焦蓄水，进而胃中停水，津不上布而口渴，饮水则拒不收纳，故水入则吐，是为水逆证。

以上二条症状有别，但病机均为膀胱气化不利所致，故治疗均宜化气行水，治以五苓散。方中茯苓、泽泻、猪苓淡渗利水，白术补脾行水，桂枝通阳化气，兼解表邪。如此则表里双解，水饮得去，诸症得除。

【讨论】

1. 以上两条亦见于《伤寒论》太阳病篇，虽皆有消渴饮水之症，但属于外感热病过程中的消渴症，非杂病中的消渴病，当需鉴别。

2. 五苓散证二条，以小便不利为主证，消渴为兼症，置于消渴与小便不利之间加以论述，示人本方既可治疗消渴症，也可治疗小便不利症，当辨证论治。

【应用】

1. 五苓散对急慢性肾炎、胃肠炎、泌尿系感染、外伤性尿潴留、尿崩症等与膀胱气化不利有关的病症，均有较好疗效。

2. 若因温热病小便不利者，属于内热伤津或热结膀胱，当禁用五苓散，以免更伤津液，加重病情。

3. 医案举例

王某，女性，26岁，职工。宫内孕第一胎足月临产而入院，于1981年11月2日产一男婴，产后小便不能自解，予以导尿并保留导尿管。经用针灸，西药治疗七天后，小便仍不能自解，于1981年11月9日请中医会诊，患者自汗出，体温37.5℃，不恶寒；小腹胀满小便不能自解，苔白腻微黄，脉象滑数重按无力，辨证为太阳膀胱气化不行，水湿内停，水热搏结于下焦，方取五苓散加味：桂枝10g，白术10g，云茯苓10g，泽泻30g，猪苓10g，滑石10g，白芍20g，水煎服。服药1剂后，小便自利，并取出导尿管，观察一天后，一切正常而出院。（王占玺．张仲景药法研究．北京：科学技术文献出版社．1984）

二、下寒上燥

小便不利者，有水氣，其人若渴[①]，栝樓瞿麥丸主之。（十）

栝樓瞿麥丸方：

栝樓根二兩　茯苓三兩　薯蕷三兩　附子一枚（炮）瞿麥一兩

上五味，末之，煉蜜丸梧子大，飲服三丸，日三服；不知，增至七八丸，以小便利，腹中溫為知。

【校勘】

①渴：徐镕本作"苦渴"，宜从。

【释义】

本条论述下寒上燥所致小便不利证治。肾为水脏，主司一身水液之运行。若肾阳虚弱，阳不化水，则水湿内停，小便不利；水停下焦，泛溢肌肤，则身体浮肿；水蓄下焦，津不上承，则其人苦渴。同时，患者多兼腰腿酸软，四肢厥冷等肾阳虚弱症状。治应温阳利水，润燥止渴。方用栝楼瞿麦丸，方中使用附子者，因下积之冷非暖不消，故以炮附子温肾化气；上浮之焰非滋不息，复用栝楼根（天花粉）、山药（薯蓣）润燥生津；水停于内，泛溢周身，则用茯苓健脾渗利水饮；瞿麦渗湿利尿，导水于下。共奏温阳利水，润燥止渴。方后云"腹中温为知"，寓里阳不足之意，可知炮附子一味为方中主药。如此则阳气宣通，水气下行，津液上润。从服用方法用量上，由小到大，缓以为丸，有渐复阳气之意。

【讨论】

观本方配伍，温阳润燥，相反相成，并行不悖，蜜丸递进，与肾气丸有相似之处，《金匮要略直解》云"薯蓣栝楼润剂也，用以止渴生津；茯苓瞿麦利剂也，用以渗泄水气。'膀胱者，州都之官，津液藏焉，气化则能出焉'，佐附子之纯阳，则水气宣行，而小便自利，亦肾气丸之变制也"。然两方温阳化气之功虽同，但本方重在滋阴润燥，蒸津利水，而肾气丸旨在蒸津摄水，各有所长。

【应用】

1. 本方适宜于上燥下寒证。上可见眩晕、烦热、失眠、口干口渴；下可见畏寒肢冷，腰以下冷重，脉沉等，对阳气衰弱，水结于下，火炎于上的尿毒症、慢性肾炎、前列腺肥大等所致癃闭、小便不利、口渴等有较好疗效。

2. 医案举例

王某，女，24岁。1993年5月30日来诊。该患者素体虚弱，已妊娠4个月，于3天前突病癃闭，小便不畅，或点滴不行，无疼痛感。经某医院以口服利尿药并静注速尿针罔效，又施导尿术，拔管后尿即不通，转求中医治疗。诊见：面色苍白，神疲倦怠，小腹坠胀甚，冷痛，小便难解，腰膝酸软，口干渴，但不敢饮水，舌质红、苔少乏津，脉沉弦乏力，尺脉迟而无力。脉证合参，证属肾阳虚亏，上燥下寒。治以滋阴润燥，温阳利尿。以栝楼瞿麦丸主治，方药：栝楼根30g，瞿麦25g，山药、茯苓各15g，制附子、甘草各10g，服药1剂，小便排出如注，其尿液初混浊后清彻。续服上方3剂，排尿通畅，干渴已止，其病告愈。[龙玉泉，等. 经方治验2则. 陕西中医，1995，(12)：559]

三、湿热挟瘀与脾肾两虚

小便不利，蒲灰散主之；滑石白鱼散、茯苓戎盐汤并主之。（十一）

蒲灰散方：

蒲灰七分　滑石三分

上二味，杵为散，饮服方寸匕，日三服。

滑石白魚散方：

滑石二分　亂髮二分（燒）　白魚二分

上三味，杵為散，飲服方寸匕，日三服。

茯苓戎鹽湯方：

茯苓半斤　白术二兩　戎鹽彈丸大一枚

上三味^①

【校勘】

①上三味：《四部备要》本"右三味"后，有"先将茯苓、白术煎成，入戎盐再煎，分温三服"等字，宜从。

【释义】

本条论述小便不利的三种治法。因叙证简略，当以方测证，便于理解和运用。

蒲灰散由蒲黄、滑石二药组成。蒲黄凉血、化瘀、止血、利尿，滑石利水通淋，清热祛湿，二药合方具有清热利尿、消瘀活血止血之效，多用治热淋，症见小便短赤，淋沥涩痛，尿频尿急，舌红，苔黄腻等。

滑石白鱼散由滑石、白鱼（衣鱼）、乱发组成。滑石甘寒滑润，为清热利尿之良药；白鱼、乱发活血化瘀，利水通淋，故可用治血淋，症见小便涩痛，尿中带血，舌红兼有瘀斑，苔黄而腻等。

茯苓戎盐汤所治小便不利是由脾肾两虚，兼有湿热所致，主要表现有小便余沥不尽，刺痛不明显，饮食减少，身体消瘦，腰膝酸软，四肢乏力，舌淡苔白等症。治应补脾益肾，利湿清热。方中茯苓、白术补脾利湿，戎盐（大青盐）咸寒清热，助肾益精，故可用治脾肾两虚，兼有湿热的小便不利。

【讨论】

以上三方都以通利小便为主，其病因均与湿热、瘀血有关，部位侧重在肾与膀胱。与栝楼瞿麦丸相比较，同为小便不利，但是此三方治疗小便不利为小便量少，小便疼，属于淋证范畴；而后者治疗小便不利是小便量少而难，但是没有小便疼痛的症状，属于水气病范畴。

【应用】

1. 蒲灰散中蒲灰，《本草纲目》认为是蒲席灰；《医学纲目》认为是蒲黄；《食鉴本草》认为是香蒲。从《千金要方》中记载蒲黄、滑石两味组方能治疗"小便不利，茎中疼痛，小腹急痛"来看，蒲灰当为蒲黄为妥。滑石能清利湿热，通利小便，以"厥而皮水者，蒲灰散主之"而言，凡是具有小便不利、茎中疼痛而有浮肿、腹胀等症状者，用蒲灰散比较合适。总之，蒲灰散多用于治疗膀胱湿热挟有瘀血所致小便不利证，现多用于热淋，如细菌性尿道炎、急性肾盂肾炎等。

2. 滑石白鱼散中白鱼，近人一般少用。按《名医别录》说，"白鱼能开胃下气，去水气"。《本草纲目》认为白鱼即衣鱼，能利小便。方中滑石清利湿热，乱发"主五淋，大小便不通"，三药合用共奏化瘀利小便之功，适用于膀胱湿热兼有瘀血的小便不利证，现多用于热淋、血淋，如膀胱炎、膀胱结石等。

3. 茯苓戎盐汤中由戎盐、茯苓、白术组成，其中戎盐按《本草纲目》载即是青盐，有咸寒润下渗利之功，能助水脏，益精气。《医宗金鉴》云"戎盐润下，亦必是水湿郁于下也。盐为渴者之大戒，观用戎盐则不渴可知也"。茯苓、白术健脾利湿，故本方具有健脾益肾，清利湿热作用。适用于尿后余淋不尽，小便不黄，刺痛不明显，饮食减少，身体瘦弱，心下悸，腰膝酸软，四肢无力，舌淡苔白等症。属于脾肾虚弱，湿重热轻的劳淋或膏淋，如慢性前列腺疾病等。

4. 医案举例

郑姓，男，32岁。患者5天来，发热，体温38.3℃，口渴思饮，小便不畅，尿色深黄，有时夹有血尿，尿痛，尿频，少腹拘急。脉象滑数，舌苔黄腻。尿常规检查：红细胞（＋＋＋＋），脓细胞少量。病乃湿热下注，膀胱不利，邪在血分。治当清热利尿，佐以通淋化瘀。方拟蒲灰导赤散加味。处方：蒲黄3g，滑石12g，生地20g，木通5g，竹叶10g，甘草5g，小蓟15g。连服4剂，发热渐退，体温37.3℃，小便比前通畅，血尿已止。尿检：红细胞（＋）。湿热渐去，膀胱通利，原方去木通，加藕节，再服3剂，小便清利，邪热退清，病即痊愈。［张谷才．从《金匮》方来谈瘀血的证治．辽宁中医杂志，1980（7）：2］

文某，男，49岁，业农。于1958年7月前来就诊。自诉从三月份起，小便微涩，点滴而出，至四月上旬溺时疼痛，痛引脐中，前医投以五苓散连服，五帖无效。诊其脉缓，独尺部细数，饮食正常，予踌躇良久，忽忆及《金匮要略》淋病篇有云：淋之为病，小便如粟状，痛引脐中等语，但有症状未立治法，又第二节云：苦渴者栝楼瞿麦丸主之。但此病不渴，小便频数，经查阅余无言《金匮要略新义》不渴者茯苓戎盐汤主之，滑石白鱼散并主之。遂将二方加减变通，处方如下：茯苓八钱，白术二钱，戎盐二钱（化），滑石六钱，去发灰、白鱼，易鸡肫皮二钱，冬葵子三钱。立方后嘱患者连服八剂，日服一剂，每剂二煎，每次放青盐一钱，煎成一小碗，每晚二次分服，忌鱼腥腻滞辛辣之物……据患者自述吃完八剂后，中午时忽觉小便解至中途突有气由尿道中冲射而出，尿如涌泉，遂痛止神爽，病即若失，再诊其脉已缓和，尺部仍有弦数，此系阴亏之象，继以猪苓散合芍药甘草汤育阴利小便而愈，现体健身胖。［贺昌．膀胱结石二例治验．江西中医药，1959（10）：30］

四、水热互结阴伤

脉浮，發熱，渴欲飲水，小便不利者，豬苓湯主之。（十三）

豬苓湯方：

豬苓（去皮）　茯苓　阿膠　滑石　澤瀉各一兩

上五味，以水四升，先煮四味，取二升，去滓，內膠烊消，溫服七合，日三服。

【释义】

本条论述水热互结，郁热伤阴所致小便不利证治。邪热内蕴，里热外达则脉浮、发热；水湿内停，津不上承，又兼郁热伤阴，津液不足，故渴欲饮水，水热互结，膀胱气化不行则小便不利，甚则淋沥涩痛等，证属水热互结，郁热伤阴所致小便不利。治当"随其所得而攻之"。用猪苓汤滋阴清热，渗利水湿。方中阿胶滋养营阴，滑石清热通淋，猪苓、茯苓、泽泻淡渗利水，使水去则热无所依，津复则口渴自止。

【讨论】

《金匮》首篇中论述"夫诸病在脏，欲攻之，当随其所得而攻之，如渴者与猪苓汤"，从举例而言，说明本条原文的"口渴"症状较为明显，其产生的机理为水热互结，津不上承所致，治疗在于攻其"所得"，从本而治，即以利水为主。可见本方治疗以猪苓、茯苓、泽泻、滑石淡渗利水清热为主，以阿胶养阴为辅。

【应用】

1. 猪苓汤具有利水育阴清热作用，适用于肾炎、肾结核、肾盂肾炎、泌尿系感染、肾结石、尿路结石等属于水热互结，兼有阴伤者。

2. 本条与《伤寒论》阳明病篇第 223 条相同。与本篇第 4 条"脉浮，小便不利，微热消渴者，宜利小便发汗，五苓散主之"文字相近，但病机治法各有不同。猪苓汤脉浮发热是客热内入，里热郁蒸皮毛所致；渴欲饮水是津伤水热互结，不能化气生津；小便不利是膀胱气化不行所致；总属水热互结，兼有阴伤。治以养阴清热利水，以利水为主，养阴清热为辅。而五苓散脉浮发热为太阳表证未解；小便不利，消渴是太阳邪热随经入腑，膀胱气化失职，水停下焦，不能化气生津使然。总属下焦蓄水，膀胱气化不利。治以化气行水利小便，其中桂枝通阳化气，兼解表邪。如此表里双解，水饮得去，诸症得除。因此，猪苓汤与五苓散尽管症状表现相似，但在临床中应当仔细辨别，方能使用无误。

3. 医案举例

高某，女性，干部。患慢性肾盂肾炎，因体质较弱，抗病能力减退，长期反复发作，久治不愈。发作时有高热、头痛、腰酸、腰痛、食欲不振、尿意窘迫、排尿少、有不快与疼痛感。尿检查：混有脓球，上皮细胞，红、白细胞等；尿培养：有大肠杆菌。中医诊断：属淋病范畴。此为湿热侵及下焦。法宜清利下焦湿热。选张仲景《伤寒论》猪苓汤。因本方为治下焦蓄热之专剂。淡能渗湿，寒能胜热。茯苓甘淡，渗脾肾之湿；猪苓甘淡，泽泻咸寒，泄肾与膀胱之湿；滑石甘淡而寒，体重降火，气轻解肌，彻除上下表里之湿热；阿胶甘平滑润，既能通利水道，使热邪从小便下降，又能止血。即书原方予服。猪苓 12g，茯苓 12g，滑石 12g，泽泻 18g，阿胶 9g（烊化兑服），水煎服 6 剂后，诸症即消失。另嘱患者多进水分，使尿量每日保持在 1500ml 以上。此病多属正气已伤，邪仍实的虚实兼证类型，故嘱其于不发作时，服肾气丸类药物，以扶正而巩固疗效。（中国中医研究院编．岳美中医案集．北京：人民卫生出版社．1978）

淋 病

一、主证

淋之為病，小便如粟狀①，小腹弦急，痛引臍中。（七）

【词解】

①小便如粟状：小便排出粟状之物。

【释义】

本条论述膀胱热结之石淋症状。淋病多由膀胱热壅，气结不行而成。膀胱热盛，津液被灼，热壅灼炼，湿浊固结，则小便赤涩疼痛，甚至排出粟粒之物；热壅气结，气滞不通，则少腹弦急，疼痛牵引脐腹部等。

【讨论】

淋证有五淋之称，具体有气淋、血淋、石淋、膏淋、劳淋。本条症状描述为石淋病。有证无方，后世多用八正散、石韦散加金钱草、鸡内金、海金沙等清利湿热、利尿排石，可供参考。

二、禁忌

淋家不可發汗，發汗則必便血。（九）

【释义】

本条论述淋家禁忌。久治不愈的淋病患者，多属肾阴不足，津液素亏，膀胱蓄热，不可使用汗法再伤阴液。若兼外感，也不可妄用辛温发汗。如误用辛温发汗之法，则必劫伤营阴，更助邪热，灼伤血络，迫血妄行，导致尿血等变证，正如《金匮》注家徐彬所言：发其阳则动血也。故淋病患者，忌用辛温发汗。

【讨论】

淋家禁忌发汗，亦忌攻下，本条强调淋家后期阴液不足，邪热伤阴的病理特点，因此在后期也多以渗利、凉润、健脾益肾为主。

小 结

本篇论述了消渴、小便不利、淋病三种疾病，其中以消渴为重点。消渴在该篇中不仅指杂病中的消渴病，也指在热病过程中的渴而消水的症状。对于消渴的病因病机，本篇从胃热、肾气虚乏、及肺胃津伤等方面加以阐述。在治疗上提出了用肾气丸补肾以治下消；白虎加人参汤清热生津主治上消、中消，为后世治疗本病奠定了坚实的基础。小便不利，是一个症状，可见于多种疾病，篇中根据不同的病因，提出了滋阴利水、清热化瘀、润上温下、益肾清热、健脾利湿等治法。淋病，所论简略，但淋病与小便不利有相似症状，只要病机相同，治疗用方上可以互相通用。

思考题

1. 试述消渴的病机及分类证治。
2. 试比较五苓散与猪苓汤证。
3. 试述栝蒌瞿麦丸证的病机、症状及治疗。
4. 仲景对小便不利是如何辨证论治的。

水气病脉证并治第十四

水气病，是以身体浮肿而重为主证的病证。根据水气病的病因病机、症状及部位，张仲景将水气病分为风水、皮水、正水、石水、黄汗五种类型；同时，由于五脏病变可以导致水气病证，因此又有心水、肝水、脾水、肺水、肾水即五脏水之称。此外，尚有水分、血分、气分的称谓。所谓水分病即先病水而后病血；血分病，即是先病血而后病水；气分病即是由气而病水。水、气、血三者之间可以互相影响，互相转化，气行则水行，气滞则水停，气寒则水凝；水血同源，气血同源。

关于水气病形成的机理，主要与肺、脾、肾及三焦、膀胱的功能失调有关，尤其与肾脏的功能失职关系密切。

水气病的治疗，张仲景秉承《黄帝内经》中"开鬼门，洁净府"、"去宛陈莝"的学术思想，提出了"腰以下肿，当利小便；腰以上肿，当发汗乃愈"和"有水，可下之"的发汗、利小便和攻逐水邪三大法则，为后世治疗水肿病证奠定了坚实的基础。

一、分类与证候

（一）分类

师曰：病有風水、有皮水、有正水、有石水、有黄汗。風水其脉自浮，外證骨節疼痛，惡風；皮水其脉亦浮，外證胕腫①，按之没指，不惡風，其腹如鼓，不渴，當發其汗。正水其脉沉遲，外證自喘；石水其脉自沉，外證腹滿不喘。黄汗其脉沉遲，身發熱，胸滿，四肢頭面腫，久不愈，必致癰膿。（一）

【词解】

①胕肿：指皮肤浮肿。正如《素问·水热穴论》所言："上下溢于皮肤，故为胕肿，胕肿者聚水而生病也"。

【释义】

本条论述风水、皮水、正水、石水、黄汗的脉证，并提出风水及皮水的治疗原则。

风水：与肺的关系最为密切。因肺主皮毛，风邪侵袭肌表，正邪相争，卫外不固，故脉浮恶风；风邪袭肺，通调水道失职，水气停滞，留于肌表，故可见头面浮肿；湿邪流注关节，寒湿凝滞，故骨节疼痛。

皮水：与肺脾关系较密切。由于肺气虚则不能通调水道，以致水湿停滞，故四肢肌表浮肿，按之没指，口不渴；湿邪阻滞中焦，故腹满如鼓状；不兼风邪，故不恶风；因肺主皮毛，脾主四肢肌肉，病变在肌肤，故其脉亦浮；水湿在肌肤，距表者近，脉浮而有外趋之势，故"当发其汗"，以散水湿之邪。

正水：与肾关系密切，累及肺脾。肾阳虚弱，不能气化行水，可见小便不利；脾虚不运，水湿内停，肾失蒸腾，故腹满、水肿、脉沉迟；水气上逆，肺失肃降，肾失摄纳，故喘息气短。

石水：与肾关系密切，累及于脾。肾阳虚不能蒸化水湿，水气结于少腹，故腹满如石，脉沉；水聚于下，未犯于肺，故腹满不喘。

黄汗：病在肌肤。因汗出入水中，毛窍闭塞，水湿内停，郁于肌肤，故其脉沉迟；湿郁化热，郁蒸于肌肤，营卫失和，故身热，四肢头面肿；湿热郁蒸日久，热蒸湿动，汗出色黄，故名"黄汗"；湿热上蒸，肺气不畅，故胸中满闷；若病久不愈，湿热交蒸，营卫郁滞，可见热腐肉败，导致痈脓。

【讨论】

在水气病各类病因病机特点方面，《金匮要略》根据水停部位和主要症状将水气病分为风水、皮水、正水、石水、黄汗五种类型，其中风水为风邪外袭，肺失宣发，水湿内停，泛溢肌表；皮水为脾失运化，肺失宣降，水湿泛溢肌肤；正水为肾阳不足，停水泛肺；石水为肾阳衰微，寒水凝结；黄汗的病因病机为水湿郁表，湿郁化热，湿热蕴结，病位在肌肤与脾。

（二）脉证

脈浮而洪，浮則為風，洪則為氣，風氣相搏，風強①則為隱疹，身體為癢，癢為泄風②，久為痂癩③，氣強④則為水，難以俛⑤仰。風氣相擊，身體洪腫，汗出乃愈。惡風則虛，此為風水；不惡風者，小便通利，上焦有寒，其口多涎，此為黃汗。（二）

【词解】

①风强：指风邪盛。

②泄风：因隐疹而身痒，为风邪外泄的现象，故名泄风。

③痂癩：即化脓结痂，有如癩疾之状。

④气强：指水气盛。

⑤俛：通俯。

【释义】

本条论述风水病的机理。脉浮而洪，浮脉主表，风邪外袭，故言浮则为风，外感风邪故见恶风；洪脉乃体大势涌，水气为病，脉形为洪，说明气实为病，素有郁热。风气相搏，风强伤卫而为隐疹，风邪外泄，则身体瘙痒不止，此为泄风，隐疹因痒而搔抓不已，肌肤受损，日久即成痂癩之疾。"痒为泄风"，是自注文，说明痒是风邪在表的表现，与"风强"一致。风气相搏，如果水气强则为水，即一身之气郁而不行，肺失肃降通调，不能行水，故见喘息难以俯仰；若风水相击，肺气不行则水气溢于肌表，而见全身浮肿严重，故曰身体洪肿。治当散风祛水，故用汗法，使风与水邪从肌表而散。"恶风则虚，此为风水"，指风水病当有恶风，虚指卫气虚腠理疏松，易感风邪，故恶风亦为本病常见症之一。黄汗为汗出入水中浴，湿滞肌表，郁而化热，湿热交蒸于肌表，以致汗出色黄，故谓"黄汗"。此条属黄汗初起，湿热郁蒸于外，膀胱气化尚未受到影响，故小便通利；湿郁肌表，脾气受困，湿留津聚，故其口多涎。此证非风邪为患，故不恶风，可与风水病鉴别。

【讨论】

本条以脉象论述风水病形成的机理，强调因风致水，风水相搏，因此风水病多有表证和恶风的表现。"不恶风者，……此为黄汗"段，有医家认为是讲风水与黄汗的鉴别；也有认为此段当为衍文。因为小便通利，则湿无以存，"上焦有寒，其口多涎"与"肺中冷，必眩，多涎唾"的虚寒肺痿相似，与热无关，既无湿也无热，何言"黄汗"之有？这种观点可供参考。

寸口脉沉滑者，中有水氣，面目腫大，有熱，名曰風水。視人之目窠上微擁①，如蠶新臥起狀，其頸脉②動，時時欬，按其手足上，陷而不起者，風水。（三）

【词解】

①目窠上微拥：即指两眼胞微肿。

②颈脉：指足阳明人迎脉，在喉结两旁。

【释义】

本条续论风水脉证。风水其脉自浮，现寸口脉沉滑，为邪渐入里，水气病已有增剧的趋势，水湿滞留于头面，卫气被郁，故面目肿大，发热；水渍于肺，肺气上逆，故时时咳嗽；水湿犯肺，水反侮土，目下为胃脉所过，颈部人迎为肺胃所主，风水上犯，肺胃两经所过之处为水气遏阻，故目窠上微拥如蚕新卧起状，且颈脉跳动明显；水气溢于肌表较甚，故手足肿，按之凹陷不起。

【讨论】

风水失治，误治，或素体正气不足，均可导致病情增剧。本条所述，即属风水增剧时的表现。如寸脉沉滑，其颈脉动，时时咳，手足肿甚，按之凹陷不起等，说明风水犯肺，有累及脾胃之势，临床应综合分析，辨证论治。

太陽病，脉浮而緊，法當骨節疼痛，反不疼，身體反重而酸，其人不渴，汗出即愈，此為風水。惡寒者，此為極虛發汗得之。

渴而不惡寒者，此為皮水。

身腫而冷，狀如周痹①，胸中窒，不能食，反聚痛，暮躁不得眠，此為黃汗。痛在骨節。

欬而喘，不渴者，此為脾脹，其狀如腫，發汗即愈。

然諸病此者，渴而下利，小便數者，皆不可發汗。（四）

【词解】

①周痹：病名，痹证的一种，其症周身上下游走疼痛。

【释义】

本条再论水气病的辨证及治疗原则，并概括指出了风水、皮水、黄汗、肺胀的鉴别。

太阳伤寒，脉当浮紧，法当骨节疼痛，若不痛，反重而酸，口不渴。是由于风湿袭表，湿留肌肤，病为风水；风水其病在表，故当汗法治之，此乃风水表实证的正治法。水肿病本为阳气不足，若汗不得法，又会损伤阳气，卫阳更虚，反见恶寒症状。

皮水，因脾阳虚不能运化水湿，水湿阻滞于中，里水外溢，肺失通调，水湿留于肌肤所致；脾虚湿停，津液不能上承，故口渴。此类皮水，病在肺脾，而无表证，故不恶寒。

黄汗，因水湿郁而化热，湿热上蒸，气机不畅，故胸中窒塞，至傍晚时分，阳气更难舒展，故暮躁不得眠；湿热郁蒸，汗出伤阳，故身冷；湿郁肌表，故身肿；聚而不行则痛，状如周痹；湿流关节，阳气闭阻，故痛在骨节；表气被郁，胃气失和而上逆，故不能食。

"脾胀"，注家多作肺胀，即肺气胀满，乃由于外寒内饮，肺失宣降所致；咳而喘为其主要证候。此因外感寒湿，闭郁肺气，寒水内动，故口不渴；寒湿郁闭，毛窍不开，汗不出，故其形如肿。然其虽有内饮，但不离外邪为患，使肺失宣降，通调失职，水泛肌表。病在上在表，故曰"发汗则愈"，与《肺痿肺痈咳嗽上气病》篇的"上气喘而躁者，属肺胀，欲作风水，发汗则愈"同义。

以上诸证，风水、皮水、黄汗、肺胀，症状虽有不同，但病位在表，均可以汗法治之。若见渴而下利，小便频数等兼症者，此为津液已伤，若再发汗，必有津枯液竭之危，故曰：皆不可发汗。

【讨论】

1. 有关水气病各类型的辨证特点。风水为患，发病急，病程短，有表证，骨节疼痛，全身浮肿，尤以头面部为主；皮水为患，起病缓，病程相对长，无表证，周身肌肤浮肿，肿势明显，病变脏腑与肺脾有关；正水其脉沉迟，气喘，浮肿以下肢为甚，病变脏腑涉及肾与肺脾；石水表现为脉沉，腹满不喘，小便不利，病乃肾阳虚衰，寒水凝结；黄汗的辨证关键在于汗出色黄如柏汁，其次有身热，胸满，四肢头面肿等症状。

2. 注意水气病各类型之间的鉴别。如风水初起与太阳病之鉴别，二者均有表证，但风水有水在肌肤或流注关节，而太阳病仅是邪在肌表；治疗均使用汗法，但风水发汗不同，须兼顾水湿，否则过汗伤阳，水湿不除，徒增恶寒。皮水与风水的鉴别：风水恶风，有表证；皮水不恶风，有脾虚见症。黄汗与皮水的区别：黄汗是汗出色黄，身痛重，至暮更甚，汗出症减；皮水是四肢浮肿，按之没指，无黄汗。

　　趺阳脉当伏，今反紧，本自有寒，疝瘕，腹中痛，醫反下之，下之即胸滿短氣。（六）

　　趺陽脉當伏，今反數，本自有熱，消穀，小便數，今反不利，此欲作水。（七）

【释义】

此二条通过趺阳脉的变化，论述水气病发生的机理。趺阳脉以诊脾胃，其脉行于足背二筋之间，一般当伏，若反紧，紧则为寒，即"本自有寒"，腹中有寒疾，如疝、瘕、腹中痛。寒者当温，而医者反用苦寒之剂攻下，重伤阳气，使水与寒聚而不化，上逆于肺，肺气被伤，不得宣发肃降，故见胸满、短气；若趺阳脉反数，数脉主热，即"本自有热"，热则消谷而灼津，胃热过盛，脾阴不足，脾不能为胃行其津液，反偏渗于膀胱，故当小便数。然而，今反不利，此乃水与热结，膀胱气化不利，水气将外溢肌肤，形成水肿病，故曰"此欲作水"。

【讨论】

从上两条对水气病发生的预测来看，水气病的形成，与中焦脾胃及宿疾有关。其病程变化，有寒热之分，若素有积寒，则水与寒聚而为水；若素有伏热，则水与热结，气化不利亦可引起水肿病，说明水气病的产生与中焦脾胃的关系密切。脾胃不足，脾寒胃热均可导致水气病的发生。

寸口脉浮而迟，浮脉则热，迟脉则潜[①]，热潜相搏[②]，名曰沉[③]。趺阳脉浮而數，浮脉即热，數脉即止[④]，热止相搏，名曰伏[⑤]。沉伏相搏，名曰水。沉则络脉虚，伏则小便难，虚难相搏，水走皮膚，即为水矣。（八）

【词解】

①潜：指潜藏之意。

②搏：指相合、相互搏结之意。

③沉：指内伏而不外达之意。

④止：指热邪伏止不行。

⑤伏：指热有沉伏之象而无外发之机。

【释义】

本条通过脉象论述水气病形成的机理。寸口为阳位，脉浮属阳，热为阳邪，故脉浮则为热；迟脉属阴，阴主潜藏，故迟则为潜，热潜相搏，则热内伏而不外达，故名曰沉。趺阳脉主脾胃，其脉浮而数，是热伏于下，留于内而不行于外，所以说"热止相搏，名曰伏"。伏即沉伏之意，指热邪留于内于水气相搏，水与热结而停留，故曰"沉伏相搏，名曰水"，非指伏脉而言。因热稽留于内，则气不外行故络脉空虚；热止于中，则阳不化气而小便难，水湿无出路，则泛溢于络脉肌肤，水走皮肤，即为水气病。

【讨论】

本条以脉论病机。从阳脉之数，阴脉之沉、潜、止、伏等表现，说明水热互结而病水的关键是气化不行，是热壅气滞。这一机理，对于水气病的辨证，分型及其治疗，都有很大的启发，如后世疏凿饮子治疗水热壅滞互结的水肿病，开郁散结，行气逐水，正是渊源于此。

寸口脉弦而紧，弦则衛氣不行，即恶寒，水不沾流，走於腸间。

少陰脉紧而沉，紧则为痛，沉则为水，小便即難。（九）

【释义】

本条从脉象论述水气病的形成与肺肾相关。寸口脉主表候肺，脉弦主饮，脉紧主寒，因寒邪外束，卫气不行，而见恶寒；卫气不行，肺气不利，脾运失职则水饮滞留于肠间，形成水气病。少阴脉紧而沉，少阴主肾，脉紧主寒主痛，脉沉主里主水，因肾阳不足，水饮内停，阳虚失煦，里可见腹痛，外可见骨节疼痛，故言"紧则为痛"；肾阳不足，不能化气行水，而见小便难，水停于内而形成水气病，说明肺失宣降、肾失温化是形成水气病的重要原因。

【讨论】

本条从脉象上论述肺脾肾在水气病形成中的作用。因"阳气竭者，水与寒积而不行"（《金匮要略心典》），且卫气通于肺，肺气根于肾，故本条"恶寒"与"小便难"的症状与肺肾阳虚有关，水气"走于肠间"多系脾阳不足所致。

脉得諸沉，當責有水，身體腫重。水病脉出^①者，死。（十）

【词解】

①脉出：指脉暴出而无根，上有而下绝无。

【释义】

本条论述水气病的主脉及预后。水气病的主脉为沉脉，这是因为水气病水泛肌肤，脉络受阻，营卫气血不利，故见沉脉。又水湿同源，均为重浊之邪，泛溢肌肤则身体浮肿、沉重。脉证合参，方可诊为水气病。"水病脉出者，死"，是言水气病的预后。与前已述及风水、皮水之脉浮不同，脉出为浮大无根，轻举则有，重按则散，为阴盛格阳，真气涣散于外的征象，病情危笃，难以救治，故曰"死"；水气病脉当"诸沉"，若水肿仍在，而脉见浮而无根，脉证不符，预后不良。

【讨论】

本条论述"脉得诸沉，当责有水，身体肿重"，道出了水气病的主要脉证，与第十二篇中的第十条"脉沉者，有留饮"语义一致。

問曰：病下利後，渴飲水，小便不利，腹滿因腫^①者，何也？答曰：此法當病水，若小便自利及汗出者，自當愈。（十二）

【校勘】

①因肿：据《脉经》当作阴肿，宜从。

【释义】

本条论述下利后形成水肿的机理。下利之后，出现渴欲饮水，小便不利，腹满而前阴水肿等症状，是因为下利日久，脾肾两虚，脾气虚则不能化湿制水，肾气虚则不能气化主水，以致津液不能敷布，故渴欲饮水；脾肾两虚，气不化水，则小便不利，又饮水过多，则水有入而无出，以致水积腹中或泛溢肌肤形成水肿。假如小便通利，体表汗出，说明阳气未虚，或阳气恢复，三焦通利，水有出路，水肿自可消退。所以说"若小便自利及汗出者，自当愈"。

【讨论】

1. 泄泻与痢疾日久不愈往往可以导致津液损伤，甚则出现脾虚、肾伤，以致津不上承或膀胱气化不利，出现口渴、多饮、小便不利，脾伤水湿内聚则腹部胀大，肾伤则阴肿，从而表现为水气病。强调水气病可由其他疾病日久转化而来。

2. 对于水气病的治疗主要取决肺脾肾和三焦气化的功能，若三焦通调，肺脾肾三脏功能正常，膀胱气化得行，则小便通利，营卫调和，汗自出。这样水气病患者预后良好。其中"自当愈"有两种认识。一种认为是当自愈，如"若小便利则水行，汗出则水散，虽不药而自愈矣"（《金匮要略直解》）。另一种认为是通过药物调整后达到小便通利，汗自出，这样水病自然痊愈。两种认识以后者更为妥当。因为本条讨论因下利导致水病，表现为口渴，小便不利，腹满阴肿，症状中已包含有小便不利，况小便不利是水病发生的主要表现，水无去路，泛溢肌肤则水肿，聚集于内则腹满而胀。在治疗上有发汗、利小便、可下之三大法则，可见水气病病人需要解决水之出路，当以恢复肺脾肾及三焦功能为本，治标之法为可下、可汗，因此只要小便通利，汗自出，则水病自然可以痊愈。

（三）五脏水

心水者，其身重而少氣，不得臥，煩而躁，其人陰腫。（十三）

肝水者，其腹大，不能自轉側，脅下腹痛，時時津液微生，小便續通。（十四）

肺水者，其身腫，小便難，時時鴨溏。（十五）

脾水者，其腹大，四肢苦重，津液不生，但苦少氣，小便難。（十六）

腎水者，其腹大，臍腫腰痛，不得溺，陰下濕如牛鼻上汗，其足逆冷，面反瘦。（十七）

【释义】

以上五条论述五脏水的证候。

心水者，是由于心阳不足，心火不能下交肾水，肾水失制，水停泛溢所致，故见身肿、少气、心烦、心悸、不能平卧、前阴水肿等症状。心阳虚而水气盛，故身肿而少气；水气凌心，心阳被遏，则烦躁不得卧；心火不能下温肾水，水泛溢，则阴部浮肿；水溢肌肤，则身肿沉重。

肝水者，因肝失疏泄，水道不通而致。肝失疏泄，肝病及脾，脾失运化，停水泛溢，则腹部胀满，不能转侧；水阻肝络，则胁下腹痛；肝主疏泄，在上则时时津液微生，口中津润；肝气调达，三焦通畅，在下则小便通利。

肺水者，因为肺失宣通，水湿泛溢而致。肺失宣通，水停泛溢于表，则身体浮肿；肺失通调，水不下行，则小便不利；肺与大肠相表里，肺病及肠，水液直趋大肠，则大便稀薄。

脾水者，因脾失运化，水湿内停而成。脾主腹，故水气犯脾则腹大；脾主四肢，脾虚不运故四肢苦重；脾虚不能散津，而津液不生，脾虚失于健运，不能化生气血，不能渗利水湿，故少气，小便难。

肾水者，因肾阳不足，气不化水所致。肾阳衰弱，不能化气行水，关门不利，水反侮土，而聚于腹，故其腹大，脐肿。水气内停，而见小便短少，不得溺；肾阳虚弱，失于温养，则下肢厥冷，前阴冷湿，腰部冷痛；五脏以肾为本，肾病则五脏之气血不能营养面部，故面部消瘦。

【讨论】

1. 以上论述五脏水气病，即水在五脏。从其病位和症状看，心肺二脏，属于阳脏，位居于胸，病变主要在上在表，故均有身重、身肿；肝、脾、肾三脏均为阴脏，位居于腹，病变主要在里在下，故均有腹大。而五脏之中，又以肺、脾、肾为关键，肺失宣化、脾失运化、肾失温化是五脏水的主要病机。

2. 本篇的五脏水与本书《痰饮咳嗽病》篇的水在五脏两者的区别是：五脏水为本脏功能衰弱而产生的病变，水肿表现为续发症状，多有小便难，病变范围较广；而水在五脏，是痰饮流注，影响某一脏器所导致的病变，无水肿，病变多局部症状。但痰饮与水气是同源异流的疾患，有密切关系，可以相互转化，故不能截然划分。

二、治则

（一）利水、发汗法

師曰：諸有水者，腰以下腫，當利小便；腰以上腫，當發汗乃愈。（十八）

【释义】

本条论述水气病的治疗原则。诸有水者，指一切水肿病而言。凡治水气病，腰以下肿者，其病在下在里，多因阳气衰弱，不能化气行水，水湿滞留于下而成，治宜化气行水，渗利水湿，使腰以下水湿从小便而出，即"洁净府"之义。腰以上肿者，其病在上在表，多因外邪侵袭肌表，闭郁肺卫，水湿泛溢于上所致，治宜开肺气，解表邪，即"开鬼门"之义，使腰以上水湿之邪从表而散。

【讨论】

发汗与利小便，对水气病的治疗具有重要意义。临床常以两法合用，上下分消，有相得益彰之效。若加用开提肺气法（提壶揭盖法），如用桔梗之类则更能提高疗效。这一治则，对水气病属实证、阳证者较宜。

临床应用上，因为人体上下表里是相通的，是相互影响的。所以在临证时使用通利之法效果不显著时可适当配伍适量发散或宣通肺气之药，常可奏效。同样在使用汗法效果不明显时，加用适量通利之品，也常可速效。此乃"表气通，里气亦通"，"里气通表气亦和"的具体应用。但应注意汗、利单独使用日久则会伤阴损阳。

对虚性水肿的治法，如久病见"腰以上肿"，属肾气虚者，当用温养肾气法，使元阳复而水气化，此乃"上病下取"；如久病见"腰以下肿"，属脾气虚，心血不足者，当补养心脾，可用归脾汤加味，使正气健旺，而虚肿乃愈，此属"下病上取"。

（二）逐水可下法

夫水病人，目下有卧蚕①，面目鲜泽，脉伏，其人消渴。病水腹大，小便不利，其脉沉绝者，有水，可下之。（十一）

【词解】

①目下有卧蚕：形容下眼胞水肿的肿状。

【释义】

本条论述水气病可下之证。病水之人，其脉沉伏，症见腹部水肿，小便不利，眼睑浮肿，面目鲜泽，如有卧蚕状，此为水气结实，邪气壅盛，治宜遵《黄帝内经》"去宛陈莝"之旨，可以攻下逐水，荡涤水邪。

【讨论】

1. 本条为水积在里，里水已成，肿势较甚，正气未衰而设，可用十枣汤、已椒苈黄丸、舟车丸等，对正虚邪实者慎用。

2. 本条从病因、症状、脉象、面色四方面提出了诊断水气病的一些方法。如消渴引饮，小便不利，是水病之因；目下状如卧蚕，腹部肿大是水病之症；沉伏欲绝是水病之脉；面目鲜泽是水病之色等，可供临床参考。

3. 以上两条提出了治疗水气病的三大原则，即"发汗"，"利小便"，"攻下逐水"。这对于水气病的临床指导意义深远。但此三法的运用，适宜于水气病的实证、阳证，对于虚证、阴证，则不能冒然使用，仲景云"可下之"有斟酌慎重之意。故可参考《景岳全书·肿胀》篇中"治宜温补脾肾"的治疗方法。

三、水分、气分、血分与先后治法

师曰：寸口脉沉而迟，沉则为水，迟则为寒，寒水相搏。趺阳脉伏，水谷不化，脾气衰则鹜溏，胃气衰则身肿。少阳①脉卑②，少阴脉细，男子则小便不利，妇人则经水不通；经为血，血不利则为水，名曰血分。（十九）

【词解】

①少阳：此指手少阳三焦经的"和髎"穴，即耳门微前上方。

②脉卑：是指按之沉而弱，表示气血不足。

【释义】

本条从寸口、趺阳、少阳、少阴等脉的变化，论述水气病发生的机理和症状。寸口脉为阳主肺，寸口脉沉主水，迟主寒，说明肺主治节失常，水气凝聚，溢于肌表，故成水肿。

趺阳脉以候脾胃之气。脾胃阳气衰弱，不能鼓动脉气，故趺阳脉沉伏不起；脾胃虚弱运化失职，水谷不能化为精微，而为水湿，水湿困于内，脾胃不能升清降浊，水粪杂下，故大便鹜溏；水湿外溢肌肤而产生水肿。

少阳脉以候三焦。三焦血少气弱，故少阳脉卑；《素问·灵兰秘典论》云"三焦者，决渎之官，水道出焉"，若三焦决渎功能失常，则男子小便不利，女子经水不通。

少阴脉以候肾，下焦寒气凝结，气虚血少，不能充盈脉道，可见少阴脉细；寒邪客于胞门，血寒而凝，女子则经水不通。月经来源于血，血行不利，血瘀气滞，津液不行，故渗溢肌肤而为水肿，即月经不调形成水肿，故名曰"血分"。此先病血而后病水。

【讨论】

本条以脉象论疾病发生的机理。体现在寒水犯肺，肺失通调，津液凝聚，泛溢肌肤；脾胃俱虚，生化乏源及转输失职，水湿内生，泛溢肌肤而肿；肾虚血瘀，气化不利等均可导致水肿的形成。此外强调了血病及水，水病及血的相互关系。

问曰：病有血分、水分，何也？师曰：经水前断，后病水，名曰血分，此病难治；先病水，后经水断，名曰水分，此病易治。何以故？去水，其经自下。（二十）

【释义】

本条论述妇人病水，有血分、水分之异。所谓血分，是由于瘀血内阻，气滞水停而形成的水气病，是先有经闭，后有水肿。因血分病在里属阴，相对病位深而难通，血不通则水不行，故云："难治"。所谓水分，是由于水湿停留，泛溢肌肤，阻滞血道而成，是先病水肿，后经水断。相对而言病位浅而容易治疗。因先病水，水结于下，客于胞宫，以致经闭不行，治疗去水则阴寒之邪除，阳气恢复，经血自通。故曰：此病易治。

【讨论】

1.《金匮要略心典》对水分、血分的论述言简意赅，"血分者，因血而病为水也"，是瘀阻以致津液运行障碍，蓄积成水，泛溢肌肤而成。"水分者，因水而病及血也"，即因水邪阻止血脉，使血脉运行不畅，导致瘀阻，在妇人则可引起月经不调。可见水气病中水、血之间是相互影响的。关于"血分"与"水分"的预后，尤氏从病位深浅立论，魏氏从邪正虚实做解，其实均属相对而言，水肿至此程度，治疗多较困难。

2. 具体治疗，血分病，先治血病，后治水病，临床以通经为主，佐以利水；水分病，治水为主，水去而经自通，临床以利水为主，佐以通经。

问曰：病者苦水，面目身體四肢皆腫，小便不利，脉之，不言水，反言胸中痛，氣上衝咽，狀如炙肉①，當微欬喘，審如師言，其脉何類？

師曰：寸口脉沉而緊，沉為水，緊為寒，沉緊相搏，結在關元②，始時當微，年盛③不覺，陽衰④之後，榮衛相干⑤，陽損陰盛，結寒微動，腎氣上衝，喉咽塞噎，脅下急痛。醫以為留飲而大下之，氣擊不去，其病不除。後重吐之，胃家虛煩，咽燥欲飲水，小便不利，水穀不化，面目手足浮腫。又與葶藶丸下水，當時如小差，食飲過度，腫復如前，胸脅苦痛，象若奔狅，其水揚溢，則浮欬喘逆。當先攻擊衝氣，令止，乃治欬；欬止，其喘自差。先治新病，病當在後。（二十一）

【词解】

①狀如炙肉：形容咽中如有物阻塞。

②关元：任脉穴，在脐下三寸。

③年盛：指年壮之时。

④阳衰：指女子五七、男子六八之阳明脉衰之时。

⑤营卫相干：指营卫不相和谐。

【释义】

本条以案例形式论述水气病形成的经过和误治情况。寸口脉沉而紧，"脉得诸沉，当责有水"，紧为寒邪，水寒结于下焦关元，病初年壮之时，阳气未衰，寒水凝结轻微，故病症不甚明显；中年之后，阳气渐衰，寒水渐盛，阴寒闭塞，营卫不能畅行，此时所凝之寒水，乘阳虚挟肾气上冲，故见喉咽塞噎，胁下急痛等症。治宜温补肾阳，驱散寒水，则病可痊愈。但医者误认为是留饮，而大下其水，诛伐太过，病必不除；又以为胸胃饮停而复用吐法，不仅冲气不减，反损伤脾胃，气阴两伤，以致虚烦，咽燥欲饮水；肾阳不足，气化失司，故见小便不利；脾胃虚弱，运化不利，水气内停，故面目手足浮肿；医以留饮内停，用葶苈丸下水，虽一时水减，浮肿稍见消退，然脾胃虚损未复，再饮食过度，复肿如前，冲气更为严重，故"胸胁苦痛，象如奔豚"；此时水气随冲气升浮犯肺，故浮咳喘逆。

总之，此病先有积水，继则冲逆，又因误用吐、下而浮肿咳喘。在治疗上，当分先后缓急；因冲气较急，故当先降其冲气；冲气平复，再治咳嗽，咳止喘亦自愈，最后再治水肿本病。因为冲气、咳喘皆是新病，而新病又以冲气为急，所以当先治其冲气，此即"先治其卒病，后乃治其痼疾"的具体应用。

【讨论】

1. 从本案例可以看出，水分、气分可相互影响。气行则水行，气滞则水停，气寒则水凝，反之水停则气逆。所以临床实践当分清虚实缓急，辨证论治。

2. 本条与痰饮病篇的支饮服小青龙汤以后，所发冲气的治法，大体相同，应前后互参，结合研究。

四、证治

（一）风水

風水，脉浮身重，汗出恶风者，防己黄耆湯主之。腹痛加芍藥。（二十二）

防己黃耆湯方：*方見濕病中*

【释义】

本条论述风水表虚的证治。风邪侵袭肌表，故脉浮；卫气虚不能固表，故汗出恶风；营卫涩滞，水湿停留，故身重。证属风湿在表，表气不固。治宜防己黄芪汤，益气固表，健脾除湿。方中黄芪、白术、甘草益气固表，防己去风湿利关节。腹痛者，为肝脾不和，故加芍药调和肝脾。

【讨论】

本条与《金匮》痉湿暍病篇二十二条的原文仅"湿"和"水"字之异，均用防己黄芪汤，属异病同治之例。但水与湿有相同点，也有不同之处，因此在症状上各有侧重。前者论风湿在表，以关节疼痛为主，后者论风水在表，以面目浮肿为主。故临证当须慎察。同属表虚，机理一致，故两者同用一方治疗。

【应用】

1. 本方常用于治疗慢性肾炎、营养不良性水肿、产后水肿以及血栓性静脉炎等属于气虚者。临证若病人恶风较甚，或有明显的"伤风"症状（如咽痒、流泪、喷嚏等），亦可少佐防风以祛风。利水退肿者用汉防己，祛风止痛者用木防己。

2. 医案举例

钱某，女，37 岁。于一月前，患急性化脓性扁桃体炎，经治愈后，渐觉面目、四肢浮肿，腰酸纳呆。尿检：蛋白（＋＋），红细胞（＋），颗粒管型（＋）。西医诊断为：急性肾小球肾炎，住院治疗。刻下病已经月，面黄虚浮，身重体倦，汗出恶风。尿检蛋白一直波动在（＋～＋＋）之间，苔白腻，质淡，脉浮缓。辨证为风水相结，表虚不固，肾亏于下。治宜祛风行水，益气固表，并稍佐温肾之品，取防己黄芪汤加味：防己 10g、黄芪 12g、白术 10g、甘草 4g、生姜 6g、大枣 10 枚、菟丝子 12g、仙灵脾 10g。服药八剂后，尿检蛋白少许，面浮身重，汗出恶风俱减。原方继服八剂后，诸证悉除，尿检正常，康复出院。[王伯群．防己黄芪汤的临床运用．江苏中医杂志，1984，(6)：40]

風水惡風，一身悉腫，脉浮不渴，續自汗出，無大熱，越婢湯主之。（二十三）

越婢湯方：

麻黃六兩　石膏半斤　生姜三兩　大棗十五枚　甘草二兩

上五味，以水六升，先煮麻黃，去上沫，内諸藥，煮取三升，分温三服。惡風者加附子一枚（炮）。風水加术四兩。古今錄驗。

【释义】

本条论述风水挟热的证治。风水之病，来势急剧，是因风致水，病在于表，故有恶风表证；风为水激而泛溢肌肤，故一身悉肿；脉浮不渴，据《金匮要略心典》当为脉浮口渴，风水初起口不渴，但是内有郁热则见口渴。热郁于内，风性疏泄，故续自汗出。热在里而不在表，且有续自汗出，故无大热。但风水相搏之证，虽汗出而表证不解，外无大热而郁热仍在，故治以越婢汤发越水气，清解郁热。方中麻黄、生姜，宣散水湿，配石膏发越水气，清解郁热；甘草、大枣调和营卫，补益中气，使邪去而正不伤。恶风者加附子，以汗多伤阳，附子有温经化气，复阳止汗之力；水湿过盛，再加白术健脾除湿，表里同治，以增强消退水肿的作用。

【讨论】

本条与上条同属风水，在证候上均有汗出、恶风、脉浮，但两者机理各异，虚实有别，其辨证的侧重点也有不同。本条为风水挟热，上条为风水表虚；症状上本条恶风不恶寒，可见身热，肿势明显。上条恶风不发热，自汗出，肿势较轻；治疗上越婢汤宣散水饮，兼清里热。而防己黄芪汤宣散水饮，益气固表，所以临床实践中当仔细分辨。

【应用】

1. 本方具有宣肺利水功效，对急性肾炎有较好疗效。临床可加连翘、益母草、生姜皮、茯苓以加强清热利水消肿之功。

2. "恶风"为风水本有之症，若服用越婢汤后，恶风不解或加剧，说明里阳已伤，故宜加附子温阳固肾，否则将出现"恶寒者，此为极虚发汗得之"的后果。

3. 医案举例

张某，男，3 岁，秋患水肿，经中西医治疗月余无效，患儿周身水肿，肿势较盛，按其手足，凹陷颇深，脐微突出，小便短少，大便如常，舌苔薄白，舌质红，脉不甚沉，兼有滑数之象，越婢汤以治之。处方：生麻黄 2.4g，生石膏 24g，生甘草 2.4g，生姜 2 片，大枣 2 枚。服 1 剂后，即见微微汗出，小便亦渐增长，连服 3 剂，肿已退去大半，原方再服 3 剂而愈。及改用香砂六君子汤加减以善其后，并嘱其忌盐四个月，愈后未复发。（王金魁，谢娟娟. 老中医谢天心应用石膏的独到经验. 上海中医药杂志，1984，5：27）

（二）皮水

裹水者，一身面目黄腫，其脉沉，小便不利，故令病水，假如小便自利，此亡津液，故令渴也。越婢加术汤主之。方见下（五）

【释义】

本条论述皮水的证治。皮水的形成是由于脾失运化渗利，肺失宣发肃降，停水外溢所致一身面目浮肿，按之没指；水阻气化，则小便不利；所以水湿既不能从毛窍而外泄，又不能下行由小便而排出，水郁日久则化热内扰，故脉沉，心烦。证属皮水郁热，治当发汗行水，兼清里热。其中越婢汤发越水气，从表而散；更加白术补脾益气，运化水湿。

【讨论】

1. 本条中的"越婢加术汤主之"应放在"故令病水"之后。"假如小便自利，此亡津液，故令渴也"属于插笔，旨在指出越婢加术汤的禁忌证候。若小便自利而口渴，说明津液已伤，不可使用发汗之法。

2. 越婢加术汤尽管是发汗之法，但是配伍精当，表现在白术与麻黄的配伍上，二者相互配伍，不仅可行皮中之水，而且可抑制麻黄过汗，即所谓麻黄得术虽汗而不至过汗；术得麻黄，可并行表里之湿，其配伍意义与寒湿在表的麻黄加术汤相似。

3. 方后注云："恶风者，加附子一枚炮"，是卫阳虚弱，腠理疏松的表现，加附子温阳固表。

【应用】

1. 本方对慢性肾炎急性发作性水肿、头面上半身浮肿明显、恶寒发热、咳嗽喘促胸闷、咽痛口渴，或微汗、纳呆腹胀便溏、尿少色黄、苔白或白黄而润、脉浮数或弦滑者，有较好疗效。

2. 医案举例

王某，男，42 岁。因"全身浮肿 20 天"于 1957 年 10 月 12 日收住院。入院后检查：血压：160/96mmHg；尿常规：蛋白（＋＋＋＋），红细胞（＋），白细胞 0～5 个，颗粒管型（＋），透明管型 0～1 个；X 线检查：心脏向两侧扩大；眼底检查：肾型视网膜炎；腹水征阳性。西医诊断：①急性肾炎；②肾炎性心脏病。请米老治疗。症见全身浮肿，以面部为甚，恶风发热，心慌气短，胸闷咳嗽，腹胀恶心，腰痛尿少，舌苔白腻，脉浮滑。诊为水肿并发心悸证。治宜宣肺清热，健脾除湿，消肿利水。方选越婢加术汤。药用：麻黄 24g，石膏 48g，生姜、白术各 17.5g，炙甘草 10.5g，大枣 5 枚。3 剂，水煎服。每日 1 剂，服药 3 剂，症状大减，尿量剧增，日排量 4500ml，舌淡，苔白腻，脉沉滑。继服原方 3 剂，体重减少 1.5kg，诸症消失，时有纳差，舌淡苔薄白，脉细。证属脾胃虚弱，治宜健脾益胃，方选六君子汤。每日 1 剂，连服 6 剂，血压、尿检一切正常，临床痊愈而出院。（米烈汉．中国百年百名中医临床家丛书－米伯让．北京：中国中医药出版社．2001）

　　皮水为病，四肢腫，水氣在皮膚中，四肢聶聶動①者，防己茯苓湯主之。（二十四）

　　防己茯苓湯方：

　　防己三兩　黃耆三兩　桂枝三兩　茯苓六兩　甘草二兩

　　上五味，以水六升，煮取二升，分溫三服。

【词解】

①聶聶動：形容其动而轻微。

【释义】

本条论述皮水脾虚证治。脾阳虚弱，水湿内停，里水外溢；肺气不足，通调失职，水湿停滞肌肤，故四肢浮肿，按之没指；水湿壅遏卫气，气行逐水，邪正相争，故四肢聶聶动，即浮肿肌肉有轻微跳动。治宜防己茯苓汤健脾益肺，行水化湿。方中防己、茯苓渗湿利水，导水下行；黄芪、桂枝、甘草益气温阳，培土制水。全方标本兼治，为治疗脾虚浮肿的有效方剂。

【讨论】

本条症状中"皮水为病，四肢肿，水气在皮肤中，四肢聶聶动者"与十二篇中第 11 条"其人振振身瞤剧，必有伏饮"，在症状描述上有相似之处。伏饮乃痰饮潜伏不出，发作有时。是水饮停留的部位较深，难以去除，多在外邪引动内饮时发作。与本条在病因上有一致之处，均为饮邪停留。但本条邪气轻而病位浅，因此只有四肢肌肉的跳动，没有全身的振颤及动摇。

【应用】

1. 凡慢性肾炎、肝硬化腹水、营养不良性水肿、尿毒症，关节炎、心源性浮肿等属阳气不宣，水气泛于肌肤者，症见面黄食少、便溏、肢体浮肿、小便少、心悸、四肢关节肿痛等，均可以防己茯苓汤加减治之。

2. 防己茯苓汤与防己黄芪汤均可治水气在表，均用黄芪、防己、甘草以健脾行表而祛水。不同者，防己茯苓汤偏于气虚阳郁，水停肌肤，症见四肢肿而肌肉跳动，小便不利，治以益气通阳，表里分消；而防己黄芪汤主治表虚不固，水湿在表，症见脉浮身肿或身重，汗出恶风，治以益气固表，祛风除湿为主。

3. 医案举例

男，28岁。病浮肿一年，时轻时重，用过西药，也用过中药健脾、温肾、发汗、利尿法等，效果不明显。当我会诊时，全身浮肿，腹大腰粗，小便短黄，脉象弦滑，舌质嫩红，苔薄白，没有脾肾阳虚的证候。进一步观察，腹大按之不坚，扣之不实，胸膈不闷，能食，食后不作胀，大便每天一次，很少矢气，说明水不在里而在肌表。因此考虑到《金匮要略》上所说的"风水"和"皮水"，这两个证候都是水在肌表，但风水有外感风寒症状，皮水则否。所以不拟采用麻黄加术和越婢加术汤发汗，而用防己茯苓汤行气利尿。诚然，皮水也可以用发汗法，但久病已经用过发汗，不宜再伤卫气。处方：汉防己、生黄芪、带皮茯苓各15g，桂枝6g，炙甘草3g，生姜2片，红枣3枚。用黄芪协助防己，桂枝协助茯苓，甘草、姜、枣调和营卫，一同走表，通阳气以行水，使之仍从小便排出。服2剂后，小便渐增，即以原方加减，约半个月症状完全消失。（秦伯未.谦斋医学讲稿.上海：上海科学技术出版社，1978：155-156）

裏水，越婢加术湯主之；甘草麻黄湯亦主之。（二十五）

越婢加术湯方：見上。于内加白术四兩，又見脚氣中。

甘草麻黄湯方：

甘草二兩　麻黄四兩

上二味，以水五升，先煮麻黄，去上沫，内甘草，煮取三升，温服一升，重覆汗出，不汗，再服。慎風寒。

【释义】

本条论述皮水的两种治法。皮水是由脾阳虚不能运化水湿，肺气虚不能通调水道，水湿停留，泛于肌表而成。皮水湿郁化热，一身面目黄肿者，可用越婢加术汤，宣肺健脾，清解郁热，行散水湿；若水湿停于肌表，无热而身肿者，可用甘草麻黄汤，内助脾气，外散水湿。本条所述同一皮水而设两方，属同病异治。但越婢加术汤证兼有郁热，而甘草麻黄汤证则无里热。

【讨论】

本篇载方十首，用麻黄者六首。《本草经集注》云："麻黄能上宣肺气，下伐肾邪，外发皮毛之汗，内祛脏腑之湿，故仲景于水气病用之为主药。"其说可参。

【应用】

1.《医宗金鉴》云："若表实无汗有热者，则用越婢加术汤，无热者，则用甘草麻黄汤发其汗，使水外从皮去也"，说明了两方的应用区别。甘草麻黄汤以甘草伍麻黄健脾宣肺，发汗而不致太过，使表气通，肺气行，小便通调，水祛肿消，故云"重覆汗出，不汗，再服。慎风寒。"

2. 医案举例

王某，男，3岁，1983年10月27日由儿童医院转来本院。患儿一周前发热，咽痛，经治热退，因汗出过多，其母用凉毛巾揩之，次日下午，患者脸、睑部出现浮肿到某院确诊为急性肾炎。用西药效微，转本院中医诊治。症见睑为卧蚕，全身浮肿，头面、下肢尤甚，其睾丸肿大如小杯，尿二日来几闭，不欲饮食，呼呼作喘，《金匮》所云"气强则为水"、"风气相击"，治以：麻黄15g，甘草15g。水煎，频频而少喂。患儿家长每十几分钟喂一匙，半剂尽，尿道口淋滴尿液，半小时后，第一次排尿（300ml），又隔45分钟，第二次排尿（700ml），此时喘促减，余嘱尽剂，夜间服5～6次，次日清晨，其肿大消，身渍渍汗出，改培土利湿剂善后。（顾兆龙．提壶揭盖法治疗风水关格．中医药研究．1984；22）

厥而皮水者，蒲灰散主之。 方見消渴中（二十七）

【释义】

本条论述皮水见有手足厥冷的治疗。皮水病人，内有郁热，外有水肿，阳气被郁，不达于四肢，故手足厥冷；水气外溢肌表，则浮肿按之没指；水阻气化则小便短少。治用蒲灰散利水通阳。滑石利水清热，蒲灰（蒲黄粉）活血利湿，使水气下渗而阳气自通，浮肿厥冷等症自然消失。叶天士"通阳不在温，而在利小便"的理论渊源于此。

【讨论】

蒲灰散既可治疗湿热引起的小便不利，也可治疗水阻阳郁的皮水病，属于异病同治，主要功效是通窍利水清热，气血兼顾，临床表现上可见有小便黄热短赤，或涩痛，四肢肿厥，舌苔黄腻等。

【应用】

1. 本方对慢性肾炎、肾病综合征、妇人经闭水肿等症见全身浮肿、手足逆冷、小便不利或黄热短少、舌苔黄腻等辨证属皮水阳郁者可用本方加减治之。

2. 医案举例

王一仁在广益医院治病，有钱姓男子，腹如鼓，鼓大如五斗瓮，臂如车轴之心，头面皆肿，遍体如冰，气咻咻着不续，见者皆曰必死。一仁商于刘仲华，取药房中干菖蒲一巨捆，炽炭焚之，得灰半斤，随用滑石和研，用麻油调涂全身，以开水调服一钱，日三服，明日肿减大半，一仁见有效，益后涂之，改服二钱，日三次，三日而肿全消，饮食谈笑如常人。乃知经方之妙，不可思议也。（曹颖甫．曹氏伤寒金匮发微合刊·金匮．上海：上海卫生出版社，1956：140）

（三）正水与风水

水之為病，其脉沉小，屬少陰；浮者為風，無水虛脹者，為氣。水，發其汗即已。脉沉者宜麻黄附子湯；浮者宜杏子湯。（二十六）

麻黄附子湯方：

麻黄三兩 甘草二兩 附子一枚（炮）

上三味，以水七升，先煮麻黄，去上沫，内諸藥，煮取二升半，温服八分，日三服。

杏子湯方：未見，恐是麻黄杏仁甘草石膏湯。

【释义】

本条论述风水、正水的证治，以及水气病与虚胀的鉴别。水之为病，包括风水、正水而言。正水病，是因少阴肾阳不足，不能温化水气，水湿停留，上逆犯肺，故见腹满，喘息，脉沉小。为水气在表而病本在肾，治宜麻黄附子汤。方中麻黄发汗行水，宣肺平喘；甘草健脾和中，培土制水；附子温阳化湿，共奏温经发汗，祛水平喘。风水病，因风邪袭表，肺失通调水道，水湿留于肌表四肢关节，故头面浮肿、骨节疼痛、脉浮恶风。本证属风水为患，无表虚、挟热之虑，为风水本证，治宜杏子汤，疏风散水，宣肺祛湿。该方未见，药物组成后世多认为系三拗汤或麻杏石甘汤。

"无水虚胀者，为气"，属插笔，视虚胀与水气病的不同。虚胀是因虚气郁，气滞而胀，症见腹部虚浮胀满，但无按之没指，也无小便不利等症，与虚寒性腹满相似。由于阳虚寒凝气滞，其胀满多喜温喜按，治疗可选用温阳行气消胀，不可发汗。因此说"无水虚胀者，为气"。若为水者，可用发汗的方法进行治疗。但是即使水病可汗，若"脉沉者，宜麻黄附子汤"，为水停在里，不属于风水范畴，是由于肾阳虚弱，不能化气行水所致的正水病，在治疗上既要顾护肾阳，也要行散水湿，因此选用麻黄发汗解表以散水邪，附子温阳化水，甘草调中，共奏温阳发汗，解表祛水之功。

【讨论】

1. 风水治用汗法，正水而表有水气者也可用汗法，但二者有异。前者疏风散水宣肺，后者发汗散水，兼顾肾阳。

2. 本方药物组成与《伤寒论》302 条麻黄附子甘草汤相同，只是麻黄剂量略有差异；与《伤寒论》301 条麻黄细辛附子汤仅一味药物之差。在《伤寒论》中，麻黄附子甘草汤治少阴病兼表而病势较缓者，麻黄细辛附子汤治少阴兼表，病邪初感，病势较急者；若见吐利而厥等里虚寒甚者，虽有表证，亦当舍表而急救其里，正如《金匮要略》"病，医下之，续得下利清谷不止，身体疼痛者，急当救里"。

【应用】

1. 凡腰以上及眼睑浮肿，兼有恶寒、四肢不温、小便不利或清长、咳喘、腹满脐平、脉沉细属正水者，多因肾阳虚不能化气行水，水寒犯肺所致，宜投麻黄附子汤温经发汗，祛水平喘。

2. 杏子汤方未见，推测必有辛开苦泄的作用。临床中若风水夹热，症见发热恶风、浮肿而喘、唇红、舌质红、苔薄黄少津、脉浮数者，可用麻杏石甘汤宣肺清热利水或以越婢汤发越水气，清解郁热；凡风水表里无热，症见浮肿而喘、苔白润、脉浮紧者，可用三拗汤宣肺散水平喘。

3. 医案举例

覃某，女性，年约 50 余。三个月前，初起眼睑浮肿，继即全身肿胀，按之凹陷，体重由 80 余斤增至 140 余斤，行动困难，食欲不振，大便软，小便少，素无心悸气促及两脚浮肿史，经化验诊断为肾脏性水肿，脉象沉小。初拟五苓散、济生肾气丸之类，连服多剂，不效。筹思再三，患者先从颜面肿起，正符合"腰以上肿，当发汗乃愈"之旨，用麻黄附子甘草汤，连服三剂，汗出至腿以下，顿觉全身舒适，继用五苓散及济生肾气丸多剂，功效大著，关门大开，小便清长，日夜十余次。二周后，全身水肿消失，体重减至八十余市斤，恢复原来体重，患者愉快出院。（湖南省中医药研究所．湖南省老中医医案选·第一辑．长沙：湖南科学技术出版社．1980；58）

（四）黄汗

问曰：黄汗之為病，身體腫一作重，發熱汗出而渴，狀如風水，汗沾衣，色正黄如柏汁，脉自沉，何從得之？師曰：以汗出入水中浴，水從汗孔入得之，宜耆芍桂酒湯主之。（二十八）

黄耆芍桂苦酒湯方：

黄耆五兩 芍藥三兩 桂枝三兩

上三味，以苦酒一升，水七升，相和。煮取三升，温服一升，當心煩，服至六七日乃解。若心煩不止者，以苦酒阻故也一方用美酒醯代苦酒。

【释义】

本条论述黄汗的病机与证治。黄汗为水气的一种，症见浮肿、汗出色黄、发热口渴。病由汗出入水中，表虚受邪，水湿郁遏，留于肌肉经脉，阻碍营卫运行，使卫郁不能行水，滞留于肌肤，故全身水肿；营郁而热，湿热交蒸于肌肤，热蒸湿动，故发热汗出，汗黏沾衣，色黄如柏汁；气不化津，故口渴；脉沉者当责有水。病机为表虚湿阻，卫郁营热，湿热内郁。治宜调和营卫，散水除湿。方中桂枝、芍药调和营卫，配苦酒以增强泄营中郁热的作用；黄芪实卫走表祛湿，使营卫和调，水湿得去，卫气得行，营热得泄，则诸症可愈。

【讨论】

1. 本方在调和营卫的基础上，祛除水湿，清解郁热。方中苦酒"古人称醋为苦酒，非另有所谓苦酒也"（《金匮要略论注》）。醋有米制、大麦制。米醋性温，大麦醋性微寒，用之较宜。方中以苦酒煎服，"当心烦"，魏氏言"服后心烦，仍服勿疑，以苦酒湿热，未免与湿邪相阻，然非此无以入血而驱邪，所谓从治之法也，至六七日湿邪渐除，苦酒之湿无所阻，而心烦自止矣"。因此对苦酒的认识当灵活对待。

2. 黄汗与风水相似，在症状表现上都有身体浮肿，发热汗出而渴。两者的区别在于：风水脉浮而黄汗脉沉；风水恶风而黄汗不恶风；风水之汗不黄而黄汗之汗其汗沾衣色黄如柏汁。

【应用】

1. 本方常用于慢性肾炎、内分泌紊乱偏于表虚多汗症者。汗多者，加浮小麦、煅龙骨、煅牡蛎固表敛汗；气虚甚者，加党参、黄芪益气固摄；肿甚者，加车前子、茯苓通利水道；小便不利，色黄者，加滑石、泽泻利尿除湿；烦热加栀子、黄连清热除烦。

2. 医案举例

周某，女，48岁，邹平县社员，1979年6月初诊。去年深秋，劳动结束后，在小河中洗澡，受凉后引起全身发黄浮肿，为凹陷性，四肢无力，两小腿发凉怕冷，上身出汗，下身不出汗，汗发黄，内衣汗浸后呈淡黄色，腰部经常串痛，烦躁，下午低烧，小便不利。

检查：肝脾未触及，心肺听诊无异常，血、尿常规化验正常，黄疸指数 4 单位，……脉沉紧，舌苔薄白。服芪芍桂酒汤：黄芪 30g，桂枝 18g，白芍 18g，水二茶杯，米醋半茶杯，头煎煮一杯；二煎时加水二杯，煮取一杯，头煎液和二煎液合在一起，分为二份，早晚各一份，共服六剂，全身浮肿消退。皮肤颜色转正常，纳增。疗后未复查蛋白电泳。［刘景祺．黄汗三例．山东中医学院学报，1980，（2）：55］

　　黄汗之病，兩脛自冷；假令發熱，此屬歷節。食已汗出，又身常暮盜汗出者，此勞氣也。若汗出已反發熱者，久久其身必甲錯；發熱不止者，必生惡瘡。

　　若身重，汗出已輒輕[1]者，久久必身瞤，瞤即胸中痛，又從腰以上必汗出，下無汗，腰髖弛痛[2]，如有物在皮中狀，劇者不能食，身疼重，煩躁，小便不利，此爲黃汗，桂枝加黃耆湯主之。（二十九）

桂枝加黃耆湯方：

桂枝三兩　　芍藥三兩　　甘草二兩　　生姜三兩　　大棗十二枚　　黃耆二兩

　　上六味，以水八升，煮取三升，溫服一升，須臾飲熱稀粥一升餘，以助藥力，溫服取微汗；若不汗，更服。

【词解】

①輒（zhé 蛰）轻：輒，总是，就。輒轻，即感觉轻快。

②腰髖弛痛：腰髖部筋肉松弛无力而痛。

【释义】

　　本条进一步论述黄汗证治及其与历节、劳气的鉴别。黄汗病初期，水湿郁表，郁热不甚，湿邪偏盛，因湿性重滞，湿留关节，阳气被郁，不能下达，故身热胫冷，“假令发热，此属历节”，说明历节病，虽身热，两胫亦热。假如“食已汗出，又身常暮盗汗出者”，即食后微热则汗出，或暮晚盗汗，是胃气不足，阴虚有热的虚劳征象，其所出之汗皆非黄色；其发热之症，亦不因汗出而减，这是劳气汗出的特点。黄汗，由于汗出阳气外发，湿邪得减，营阴外泄而发热辄轻。若汗出反发热者必然耗损营血，不能濡养肌肤，故其身必甲错；热郁肌肤，腐肉败物，则生恶疮。黄汗之症当汗出色黄，腰以上汗出，腰髖部疼痛、身重。乃阳虚不能温暖脾胃，脾胃失和，故剧者不能食；阳虚不能温化水气，故小便不利；上焦阳虚，则腰以上汗出；阳虚阴聚，胸阳闭阻故胸中痛；湿郁化热，则汗出色黄如柏汁；下焦湿盛，筋脉阻滞，则腰髖弛痛，如有物在皮中；湿郁化热，热扰心神则烦躁；总为阳虚湿阻，湿郁于表，治宜“汗而发之”，故以桂枝加黄芪汤调和营卫，益气除湿。方中桂枝汤解肌发汗，散湿消肿，调和营卫；湿阻营卫，卫气郁遏，故加黄芪二两助卫固表，使水湿得散而表气不伤。

【讨论】

　　芪芍桂酒汤、桂枝加黄芪汤，均治黄汗，均具有宣达阳气、排除水湿之功。不同之处在于：前者周身汗出，表气已虚，故重用黄芪为君；后者汗出不透，腰以上有汗，腰以下无汗，故主以桂枝汤，另加黄芪益气除湿。

【应用】

1. 本方适用于放射治疗、化疗及不明原因导致的白细胞减少症或黄疸病见表虚汗出者。

2. 本方即桂枝汤加黄芪，对营卫不和，表虚湿阻的痹证、黄汗、水气病等，均可在本方基础上加减应用。

3. 医案举例

韩某，女性，41岁，哈尔滨人，以肝硬化来门诊求治。其爱人是西医，检查详尽，诊断肝硬化已确信无疑。其人面色黧黑，胸胁串痛，肝脾肿大，腰胯痛重，行动困难，必有人扶持，苔白腻，脉沉细。黄疸指数、胆红质皆无异常，皮肤、巩膜无黄染。曾经多年服中西药不效，特来京求治。初因未注意黄汗，数与舒肝活血药不效。后见其衣领黄染，细问乃知其患病以来即不断汗出恶风，内衣每日更换，每日黄染。遂以调和营卫、益气固表以止汗祛黄为法，与桂枝加黄芪汤治之。桂枝10g，白芍10g，炙甘草6g，生姜6g，大枣4枚，生黄芪10g。嘱其温服之，并饮热稀粥，盖被取微汗。上药服三剂，汗出身痛减，服六剂汗止，能自己行走，继依证治肝病乃逐渐恢复健康，返回原籍。二年后特来告知仍如常人。（胡希恕医案，冯世纶整理. 黄汗刍议. 北京中医，1983，4：7）

（五）气分病

師曰：寸口脉遲而澀，遲則為寒，澀為血不足。趺陽脉微而遲，微則為氣，遲則為寒，寒氣不足①，則手足逆冷；手足逆冷，則榮衛不利；榮衛不利，則腹滿脅鳴相逐；氣轉膀胱，榮衛俱勞②，陽氣不通即身冷，陰氣不通即骨疼；陽前通③則惡寒，陰前通則痹不仁；陰陽相得，其氣乃行，大氣④一轉，其氣乃散；實則失氣，虛則遺尿，名曰氣分。（三十）

【词解】

①寒气不足：指有寒而又气血不足。

②营卫俱劳：即营卫俱病。

③前通："前"，古假借作"剪"，前通，即断绝流通之意。

④大气：指膻中之宗气。

【释义】

本条论述气分病的病机、脉证和治则。气分病是指由于脏腑功能失调，寒气乘阳之虚而结于气分之病。病变重心以肺、脾、肾为主，亦与三焦、膀胱有关。症见手足逆冷、腹满、肠鸣、身冷、骨痛、肌肤不仁等，病机为阴阳相失，治宜调其阴阳，温运阳气，即所谓"大气一转，其气乃散"的治疗原则；说明治疗水气病，贵在恢复阳气的气化功能，正气恢复，气行则津布，水气亦随之消散。"实则失气，虚则遗溺"指气分病亦有虚、实之分，若阳气衰微，肾气不足，则见遗溺失固，属气虚；若寒气郁结，气滞于腹，泄于后阴，而见失气，属气实，但二者均为气分病变。

【讨论】

1. 本条重点在于论述气分病的治疗原则。"阴阳相得，其气乃行，大气一转，其气乃散"，其意义在于阴阳相得，阴平阳秘，精神乃治，气血流畅，营卫和调，人体正气方能奉养全身而畅行无阻，故曰"阴阳相得，其气乃行"；若阴阳调，营卫和，膻中宗气则能振奋而转输正常，则水寒之气才能消散，此乃阳气行则寒气散矣，故曰"其气乃散"。因此对于气分病总的治则当是调其阴阳，温运阳气。

2. 气分、血分、水分三者均于水气病相关，而三者之间又存在着密切的关系，中医理论认为，气为血帅，气行则血行；气行则津液亦可布散于四肢百骸、五脏六腑。反之，气滞则可导滞血瘀、水停，而形成水气病。

氣分，心下堅，大如盤，邊如旋杯^①，水飲所作，桂枝去芍藥加麻辛附子湯主之。（三十一）

桂枝去芍藥加麻黄細辛附子湯方：

桂枝三兩　生姜三兩　甘草二兩　大棗十二枚　麻黄二兩　細辛二兩　附子一枚（炮）

上七味，以水七升，煮麻黄，去上沫，内諸藥，煮取二升，分溫三服，當汗出，如蟲行皮中，即愈。

【词解】

①旋杯：即圆杯。

【释义】

本条论述脾肾阳虚的气分病证治。患者脾肾阳虚，阴寒凝聚，水湿停滞，积留心下，则心下痞硬如杯如盘，若外溢于肌肤可见浮肿。或兼有手足逆冷，身冷恶寒，骨节疼痛，四肢麻木不仁等症。治当温阳散寒，宣散水饮，方用桂枝去芍药加麻黄细辛附子汤，其中附子、桂枝、生姜、甘草、大枣辛甘助阳，补火燠土以化水饮；又加麻黄温散于外，附子细辛温煦于里，通彻表里，从而使阳气振奋，大气运转，寒饮内蠲，表寒外散。服后"如虫行皮中"是阳气得通，推动阴凝之邪走表外散的现象。

【讨论】

1. 本方药后"当汗出，如虫行皮中"，与防己黄芪汤"服后当如虫行皮中"一样，均为卫阳振奋，邪在肌表欲解之象，是药后有效的表现，是病人自觉肌肤有蚁行感、有搔痒甚则肌肤发红湿痒等症状。

2. 本方是"阴阳相得，其气乃行，大气一转，其气乃散"的具体运用。因本病是寒饮乘阳虚而积结气分，故不直接用破气药，而用辛甘发散，温阳化气之药治本，实乃治疗胀病的关键，可谓是"审因论治"。

【应用】

1. 本方常用于感冒、慢性气管炎、肝硬化腹水、肝肾综合征等属于阳虚阴凝者，均可加减使用。另外，本方加知母，为治疗水肿要方"消水圣愈汤"。

2. 医案举例

董某，女，49岁。周身皮肤肿胀，随按随起而无凹陷，腹部胀满尤为明显。更有奇者，肚脐周围出现如栗子大小包块十余个，按之软，随按而没，抬手又起。腹部皮肤发凉，间或嗳气上逆，面色黧黑不泽。脉沉无力，舌苔白。该证病名为"气分"，属寒邪内搏气机所致。桂枝9g，生姜15g，大枣10g，炙甘草6g，麻黄6g，细辛4.5g，附子9g，川椒3g。服三剂后腹中气动有声，矢气甚频，腹胀随之消减，脐周之包亦消。但腹中胀满尚未尽愈，改方用李东垣寒胀中满分消汤三剂而愈。（刘渡舟，等．经方临证指南．天津科学技术出版社．1993.10）

心下坚，大如盤，邊如旋盤，水飲所作，枳术湯主之。（三十二）

枳术湯方：

枳實七枚　白术二兩

上二味，以水五升，煮取三升，分温三服，腹中軟即當散也。

【释义】

本条论述脾虚气滞的气分病证治。脾虚气滞，失于运化，水气痞结心下，症见心下痞坚如盘、食少倦怠、少气懒言、恶心欲吐等，治宜行气散结，补脾行水。方以枳术汤，枳实苦以降泄，消痞行水，白术补脾气，化水湿，消中兼补，使气行饮化，则心下痞坚得以消散。

【讨论】

1. 本条与前条同论心下坚之气分病，但前者属脾肾阳虚，阴寒凝结所致；后者属脾胃虚弱，气滞水凝为患。两者均有心下坚，但前者边如圆杯，指痞结较厚，说明症状较重；后者边如圆盘，指痞结较薄，说明症状较轻。因此，虽属同病，但病机、症状不同，治法亦不相同。

2. 若本方加一味荷叶，即是《内外伤辨惑论》中的枳术丸，具有升发胃气，健脾消滞功效，治疗饮食停滞脘腹痞满而胀者，效佳。与枳术汤作用重心有所差异。枳术丸重用白术以健脾为主，而枳术汤以枳实为主，重在消滞。

3. 气分病两方，一方以温运阳气，辛甘发散为主；一方以理气、行气为主，其治疗均以气行为宗旨，临床用药当有区别。

【应用】

1. 本方对心下痞满、肝脾肿大、胃下垂、脱肛等病证有较好疗效。偏脾虚者，重用白术；偏气滞者，重用枳实。

2. 医案举例

谢某，男，48岁，农民。1990年10月初诊。近年来脘腹胀满，食后为甚，自觉心窝下按之有坚实感，时有肠鸣，大便或艰或稀。苔白，脉细涩。当地医院X线钡餐检查诊为慢性浅表性胃炎，胃下垂。诊毕，何老辨证：脾胃虚弱，水饮痞结。盖心下胃也，胃气虚弱，升降乏力，运化失司，遂致水饮痞结于心下所致。病与《金匮》水气病脉证并治篇"心下坚，大如盘，边如旋盘，水饮所做，枳术汤主之"方证相合。治宜行气消痞，健脾化饮。枳术汤主之：枳实15g，土炒白术20g，服药7剂，症状减轻。28剂后，病已十去其九。再于原方加补中益气丸30g（包煎），继服半月而收全功。（金国梁．何任研究和运用仲景方一席谈．江苏中医杂志，1994，7：4）

【附方】

《外臺》防己黄耆湯：治風水，脉浮為在表，其人或頭汗出，表無他病，病者但下重，從腰以上為和，腰以下當腫及陰，難以屈伸。方見風濕中

【释义】

本条论述风水表虚，水湿偏盛的证治。风水为风邪犯肺，失其通调，以致津液运行障碍，水湿停聚，泛溢肌表而致。因此，脉浮为病在表；风为阳邪，浮于上故其人头汗出，表无他病，又因水为阴邪，其性下趋，故见腰以下当肿，甚者肿及外阴，下肢肿甚则难以屈伸。总属风水表虚，水湿偏盛。治以防己黄芪汤益气健脾，除湿利水。使水湿不仅从肌腠而散，也能从小便而除，临床可加茯苓以增强疗效。

小 结

本篇主要论述了水气病的脉证、病因、病机和辨证论治。水气病的形成与肺失宣化、脾失运化、肾失温化密切相关，与三焦水道、膀胱气化及其他脏器也紧密相连。在症状表现上依机理不同而异，但主证为水溢肌肤而致的浮肿。其分类根据水停部位和主证，分为风水、皮水、正水、石水、黄汗；根据水气病的形成与五脏关系，可分为心水、肝水、脾水、肺水、肾水；根据水气病的形成及演变关系，可分为血分、气分、水分等。对于水气病的治疗原则，张仲景继承了《黄帝内经》的理论，提出了"腰以上肿，当发汗"，"腰以下肿，当利小便"，"可下之"的治疗方法。在水气病的具体治疗中，风水表虚者，用防己黄芪汤益气固表，健脾除湿；风水挟热者，用越婢汤发越水气，清解郁热；风水脉浮，治宜杏子汤，疏风散水，开肺祛湿；皮水郁热，治以越婢加术汤宣肺健脾，利水清热；皮水郁表无里热者，可用甘草麻黄汤和中补脾，宣肺行水；皮水脾虚者，治宜防己茯苓汤健脾益肺，行水利湿；皮水阳郁者，治用蒲灰散利水渗湿通阳；正水属肾阳不足，水湿不化者，治宜麻黄附子汤温经发汗，祛水平喘；黄汗属湿热郁滞肌肤，表虚为甚者，治用芪芍桂酒汤益气固表，散水除湿，以泄营热；属水湿郁表，表虚较轻者，治用桂枝加黄芪汤解肌祛湿、调和营卫；气分属阳虚阴凝者，治用桂枝去芍药加麻黄细辛附子汤温阳散寒，宣散水饮；属脾虚气滞者，治用枳术汤行气散结，补脾行水。

思考题

1. 试述水气病的分类、主证、病机及病位。
2. 水气病的治疗原则是什么？如何理解？
3. 越婢汤与越婢加术汤同治水气病，二证有何不同？
4. 风水、皮水如何鉴别，怎样治疗？
5. 什么是气分病，如何辨证论治？
6. 何谓气分、血分、水分？
7. 何谓黄汗，如何辨证论治？

黄疸病脉证并治第十五

本篇专论黄疸病。黄疸病是以身黄、目黄、小便黄为特征。本篇所论黄疸，范围较广，包括了某些发黄证候的疾病。

对于黄疸病的分类，仲景依据病因不同，将黄疸分为三种类型，即谷疸、酒疸、女劳疸。根据病机不同，又分为湿热发黄、寒湿发黄、火劫发黄、燥结发黄、女劳发黄以及中虚发黄等类型，其中以湿热发黄为重点。

关于黄疸病的治疗方法，本篇提出了解表发汗、清利湿热、润燥逐瘀、调补脾胃、调和肝胃等方法，但以清热利湿法为主要治疗法则。

一、黄疸病机、分类与治则、预后

寸口脉浮而缓，浮则为風，缓则为痹。痹非中風。四肢苦煩，脾色必黄，瘀熱以行。（一）

【释义】

本条论述黄疸病的发病机理。脉浮主风，风为阳邪，易于化热，故"风"字可作"热"字理解。脉缓主湿，湿性黏滞，极易伤脾。"痹"为闭藏之意。"寸口脉浮而缓，浮则为风，缓则为痹"意指黄疸病因为风邪入里化热，与湿相合，湿热郁闭于脾。

脾主四肢、肌肉，湿热郁闭于脾，四肢肌肉失却濡养，则四肢烦重不适；脾主运化，为四运之轴，湿热郁滞无从排泄，日久波及血分，影响肝胆疏泄，导致血分瘀热，精汁不能正常藏泄，从而形成黄疸，故曰"脾色必黄，瘀热以行"。

"痹非中风"一句为插笔，意思是说"寸口脉浮而缓"在《伤寒论》见于太阳中风证，本条则见于黄疸病。但太阳中风之脉浮缓，必与恶寒发热、汗出恶风、头项强痛等症并见，黄疸病之浮缓，则与四肢苦烦、全身发黄等症并见。

【讨论】

1. 脾属土，在色为黄，故仲景认为黄疸的病变脏腑主要责之脾胃。后世在此基础上进一步认识到，由于脾胃升降失常，导致肝胆疏泄失职，以致胆汁外溢而形成黄疸，指出黄疸的病变脏腑主要在肝胆，但与脾胃有密切关系。

2. "脾色必黄，瘀热以行"阐明黄疸的发病机理为湿热郁阻于脾，日久波及血分而致黄，仲景这种湿邪瘀阻于血分而致黄的思想得到后世医家的普遍认同。如唐容川云"瘀热以行，一个瘀字，便见黄皆发于血分，凡气分之热不得称瘀……脾为太阴湿土，主统血，热陷血分，脾湿郁遏，乃发为黄"。肝病专家关幼波根据仲景"瘀热以行"的理论，提出"治黄必治血，血行黄易却"。现代医学研究表明，肝炎患者具有肝细胞变性、坏死和纤维化的特征，其血液流变学异常，肝脏微循环障碍，活血化瘀药具有减轻肝细胞变性、坏死，保护肝细胞，改善肝细胞微循环及抗纤维化的作用，大量临床实践证明，在清热祛湿基础上加用活血祛瘀药物，可以促使黄疸早日消退，提高临床疗效。

趺陽脉緊而數，數則為熱，熱則消穀，緊則為寒，食即為滿。尺脉浮為傷腎，趺陽脉緊為傷脾。風寒相搏，食穀即眩，穀氣不消，胃中苦濁[①]，濁氣下流，小便不通，陰被其寒，熱流膀胱，身體盡黃，名曰穀疸。

額上黑，微汗出，手足中熱，薄暮即發，膀胱急，小便自利，名曰女勞疸；腹如水狀不治。

心中懊憹而熱，不能食，時欲吐，名曰酒疸。（二）

【词解】

①胃中苦浊："苦"作"病"字解。"浊"指湿热之邪。"胃中苦浊"即指胃中湿热过甚。

【释义】

本条论述黄疸的分类及各类黄疸的病机和主证。条文分三段论述：

第一段：论谷疸的病机、主证及谷疸与女劳疸的区别。

趺阳脉用以候脾胃，脉数为胃中热盛，热盛则消谷善饥；脉紧主寒湿伤脾，脾伤则运化失职，故食后腹中胀满；"趺阳脉紧而数"，说明谷疸病机为脾胃湿热。

"尺脉浮为伤肾，趺阳脉紧为伤脾"系插笔，从脉象上指出女劳疸与谷疸的区别。尺脉候肾，浮脉主虚，说明女劳疸病机为肾虚内热；"趺阳脉紧"是"趺阳脉紧而数"的互辞，说明谷疸病机为脾胃湿热。

"风寒相搏"尤言湿热相搏，湿热蕴结脾胃，运化功能低下，故饮食不消，若勉强进食，必增湿助热。热上冲则头眩，湿热中阻则胃中不适，湿热下注，膀胱气化受阻则小便不利。"阴被其寒，热流膀胱"一句中，"阴"指足太阴脾。寒湿困脾，与胃热相合，湿热下注膀胱则小便不利。湿热无从外泄，郁蒸日久乃成黄疸。因其发病与饮食不节有关，故称之为谷疸。

第二段：论女劳疸的主证和预后。

女劳疸因房劳伤肾，阴虚有热所致。《灵枢·五阅五使》篇云："肾病者，颧与颜黑"，颜指额部，故女劳疸出现"额上黑"为肾虚脏色外露；"微汗出，手足中热，薄暮即发"为阴虚内热之征；"膀胱急"，指少腹部拘急，由肾精不足，少腹失养所致；"小便自利"，说明女劳疸病因非湿邪阻滞。若病至后期，出现腹中胀满，如有腹水的症状，此属脾肾两败，治疗极为困难，故称不治。

第三段：论述酒疸的主证。

酒疸因嗜酒过度所致。酒体湿而性热，嗜酒过度易伤脾胃，故酒疸病机为湿热蕴结脾胃。湿热上熏于心，则心中郁闷不舒，烦热不安；湿热内盛，脾胃升降失常，胃气上逆，则不能食，时而泛恶欲吐；湿热阻滞，日久累及血分，从而形成黄疸。

【讨论】

张仲景根据黄疸病病因的不同，将其分为三种证型，即谷疸、酒疸和女劳疸。其中谷疸由饮食不节所致，酒疸因嗜酒过度而发，女劳疸因房劳过度而成。谷疸、酒疸病位在脾胃，病机均属脾胃湿热；女劳疸病位在肾，病机为肾虚内热。在症状方面，谷疸以食谷即眩为主证，酒疸以心中懊憹为主证，女劳疸以额上黑为主证。此外，谷疸、酒疸因湿热所致，故均有小便不利，女劳疸病因非湿邪为患，故小便自利。

陽明病，脉遲者，食難用飽，飽則發煩頭眩，小便必難，此欲作穀疸。雖下之，腹滿如故，所以然者，脉遲故也。（三）

【释义】

本条论述寒湿谷疸的病机。谷疸多属湿热为患，然本条云"阳明病，脉迟"，即属寒湿谷疸。由于脾胃虚寒，腐熟运化能力低下，故病人不能饱食，过饱则饮食不化，气滞不行而见烦闷不舒；湿浊上逆，阻遏清阳则头目眩晕；湿浊下流，气化失职则小便难。

"虽下之，腹满如故"，说明未下之前即有腹满，乃由脾虚湿停，气机郁滞所致，治宜温化寒湿，而不应苦寒攻下。若误用寒下，势必重伤脾阳，非但寒湿不去，反致增寒助湿，致腹满如故。因此，寒湿谷疸当禁用苦寒攻下。

【讨论】

黄疸有湿热与寒湿之分。湿热黄疸必有黄色鲜明、舌苔黄腻、脉数有力等症，属于后世"阳黄"范畴，治宜清热利湿；寒湿黄疸症见黄色晦暗、精神疲倦、舌淡苔白、脉迟无力等症，属于后世"阴黄"范畴，治宜温化寒湿，可用理中汤、四逆汤等加茵陈治疗。

夫病酒黃疸，必小便不利，其候心中熱，足下熱，是其證也。（四）

酒黃疸者，或無熱，靖言了了①，腹滿欲吐，鼻燥；其脉浮者先吐之，沉弦者先下之。（五）

酒疸，心中熱，欲嘔者，吐之愈。（六）

【词解】

①靖言了了：指语言清晰，神情安静。

【释义】

以上三条进一步论述酒疸的证候和治法。酒疸因嗜酒伤中，湿热内蕴脾胃所致，其证候表现除第二条所说"心中懊憹而热，不能食，时欲吐"外，第四条又补充了"小便不利"和"足下热"等症状。湿热流注于下，故见足下热；膀胱气化受阻，则小便不利。由于小便不利，湿热无由排泄，郁蒸而成酒疸，所以"小便不利"是形成酒疸的关键。若气化正常，小便自利，湿热有外泄之机，则不致发生黄疸。所以《伤寒论》云"若小便自利者，不能发黄"。

　　酒疸虽因湿热内蕴脾胃所致，但其病势有在上、在中、在下之别，故治法上亦应有所变通。第五条云："酒黄疸者，或无热，靖言了了"，是因邪阻中焦，由于湿热不甚，尚未熏蒸于上，故心中无热，神情安静，语言清晰。若见有欲吐、鼻燥、脉浮等症，说明湿热阻滞，病在上脘，有上逆之势，治当因势利导，先用吐法涌吐邪气；若见腹满、脉沉弦等症，说明湿热下趋，病在下脘，治疗则当先用下法。文中使用两个"先"字，说明吐、下之法均属治标之法，俟吐、下之后标证缓解，再以清热化湿，调治其本。

　　第六条所述"心中热"、"欲呕"为湿热阻滞于胃，有上逆之势；欲呕者吐之，是顺应病势的一种治标方法，通过涌吐病邪，使湿热邪气从上排出，故曰"吐之愈"。

　　酒疸下之，久久为黑疸，目青面黑，心中如噉蒜虀状①，大便正黑，皮膚爪之不仁②，其脉浮弱，雖黑微黃，故知之。（七）

　　【词解】

　　①中如噉蒜虀状："噉"（dàn 啖），即吃的意思；"虀"（jī 鸡，同齑），是指捣碎的姜、蒜、韭菜等品。全句谓心中有灼热不舒的感觉。

　　②爪之不仁：指肌肤麻木，搔抓时无痛痒感。

　　【释义】

　　本条论述酒疸误治变为黑疸的证候。酒疸属湿热为患，虽有可下之证，但必须辨证准确，应用适宜，否则不当下而下，或下之太过，必致正气受损，湿热乘虚内陷血分，湿热与瘀血交蒸，日久则变为黑疸。由于瘀血内阻，肌肤失养，故见面青目黑，皮肤爪之不仁；瘀血阻滞，血不归经，下溢大肠则大便正黑。误下之后，正气不足，湿热犹存，上蒸于心，则心中懊憹如噉蒜虀状。脉浮弱，说明误下后正气受损而虚亏。由于湿热瘀血交蒸为患，故肤色黑中带黄。

　　【讨论】

　　巢氏《诸病源候论》云"夫黄疸、酒疸、女劳疸，久久多变为黑疸"。说明不仅酒疸误下可以转变为黑疸，其他黄疸经久不愈或误治，皆有转变为黑疸的可能，所以临床当需注意疾病的发展变化。

　　師曰：病黃疸，發熱煩喘，胸滿口燥者，以病發時火劫其汗①，兩熱所得。然黃家所得，從濕得之。一身盡發熱而黃，肚熱②，熱在裏，當下之。（八）

　　【词解】

　　①火劫其汗：指用艾灸、温针或火熏等治法强迫出汗。

　　②肚热：指腹中热。

　　【释义】

　　本条论述误用火劫发黄的证候及治则。黄疸初期多有发热症状，是由湿热熏蒸，营卫不和所致。若医者误认为是表证而用火劫治法强迫出汗，汗后非但在里之热不解，且火攻之热与内郁之湿热相合，而使热势增重。由于邪热熏蒸内外，故"一身尽发热"，尤以腹部发热为重；邪热扰心则烦，邪热薰肺则喘，热壅气滞则胸满，热盛伤津则口燥。由于热盛于里，故当采用攻下法通腑泻热。

"然黄家所得，从湿得之"一句是插笔，说明黄疸病多与湿邪有关。本条为两热所得，也不离乎湿，故治疗当清化湿热，如单用火劫，则湿邪化热，两热相得，势必变生它证，故宜慎之。

【讨论】

1. 本条"黄家所得，从湿得之"一句明确指出湿邪是形成黄疸病的关键，后人在此基础上提出"无湿不成疸"，说明治疸需治湿。

2. 本条有证无方，后人主张用栀子大黄汤、大黄硝石汤或凉膈散治疗，可供参考。

脉沉，渴欲飲水，小便不利者，皆發黄。（九）

【释义】

本条论述湿热发黄的证候。"脉沉"，为湿热郁滞于里之象；湿热内郁，耗伤津液，则渴欲饮水；湿热内停，气化受阻，则小便不利；小便不利，湿热无由排泄，郁蒸而成黄疸。

腹滿，舌痿黄①，燥②不得睡，屬黄家。舌痿疑作身痿（十）

【词解】

①舌痿黄：舌，《医宗金鉴》作"身"字；痿黄，即萎黄，指身黄而不润泽。

②燥：《医统》本作"躁"。

【释义】

本条论述寒湿发黄的证候。腹满为寒湿困脾，脾不运化所致，其特点是按之柔软，与实热腹满拒按截然不同。躁不得睡者，是湿郁中焦，胃不和而卧不安。寒湿郁阻，日久波及血分则成黄疸，其特点是身黄而晦暗，属后世阴黄范畴。

【讨论】

上述两条论述了湿热发黄与寒湿发黄的不同证候。第九条为湿热发黄，除渴欲饮水、小便不利外，必有黄色鲜明、心烦、溲赤、舌红苔黄腻、脉沉数等症，属于后世"阳黄"范畴；第十条为寒湿发黄，除见腹满、躁不得睡、黄色晦暗外，尚有口不渴、手足不温、舌淡苔白腻、脉沉迟等症，属于后世"阴黄"范畴。

黄疸之病，當以十八日為期，治之十日以上瘥，反劇者為難治。（十一）

【释义】

本条论述黄疸病的预后。黄疸的病变脏腑主要在脾胃。脾为湿土，寄旺于四季之末各十八日，故条文曰"黄疸病，当以十八日为期"。假如经过治疗，病情能在十天左右减轻，说明正能胜邪，容易治愈；相反，若治疗十日以上病情反而加重，说明邪盛正虚，治疗就比较困难。

【讨论】

本条主要说明可以根据病程的长短判断黄疸的预后。一般而言，凡病程短者，多病邪浅而正气未衰，故易于治疗；反之，病程长者，多邪盛正虚，故难以治愈。

疸而渴者，其疸難治，疸而不渴者，其疸可治。發於陰部①，其人必嘔；陽部②，其人振寒而發熱也。（十二）

【词解】

①阴部：阴部指在里的部位。

②阳部：阳部指在表的部位。

【释义】

本条续论黄疸病的预后。黄疸病多为湿热郁蒸所致，若见口渴，说明湿热化燥，病位较深，病邪较重，治疗比较困难；若口不渴，说明病位较浅，病邪较轻，治疗比较容易。黄疸病发于里者，内关脾胃，由于胃气上逆则呕吐；发于表者，营卫不利，故见振寒发热症状。

【讨论】

1. 本条以"渴"与"不渴"以及"呕吐"与"振寒发热"代表病位的深浅，旨在说明病位深重者难治，病位轻浅者易疗。

2. 本条与上条均讨论黄疸病的预后。综合以上两条内容来看，黄疸病的预后可以从三方面来判断：①病程的长短；②病位的深浅；③正气损伤的程度。

二、证治

（一）谷疸

穀疸之為病，寒熱不食，食即頭眩，心胸不安，久久發黄為穀疸，茵陳蒿湯主之。（十三）

茵陳蒿湯方：

茵陳蒿六兩　栀子十四枚　大黄二兩

上三味，以水一斗，先煮茵陳，減六升，内二味，煮取三升，去滓，分温三服。小便當利，尿如皂角汁狀，色正赤，一宿腹減，黄從小便去也。

【释义】

本条论述湿热谷疸的证治。谷疸由湿热内蕴脾胃所致。因脾胃为后天之本，是气血营卫生化之源。湿热交蒸，营卫不和则生寒热；湿热内蕴，脾胃升降失常则不欲饮食，若勉强进食，反而增湿助热，湿热上冲，则见头目眩晕、心胸不安。湿热郁蒸日久累及血分则形成黄疸。治宜清利湿热，方用茵陈蒿汤。方中茵陈蒿清热利湿退黄，为治疗黄疸的要药；栀子清热除烦，利湿退黄。二药合用，使湿热从小便而去；大黄活血化瘀，泄热退黄，通利大便；三味合用，清热利湿，行瘀退黄，使湿热、瘀热，从大小便排泄。故方后云："尿如皂角汁状，色正赤，一宿腹减，黄从小便去也。"

【讨论】

1. 结合方后注所说"小便当利……一宿腹减"及《伤寒论》260条"伤寒七八日，身黄如橘子色，小便不利，腹微满者，茵陈蒿汤主之"来看，本证除条文所述症状外，当有身黄如橘子色、腹微满和小便不利等症状，病机为湿热两盛。

2. 实验研究表明，茵陈蒿汤具有退黄、抗炎、降酶作用，能显著地降低谷丙转氨酶和谷草转氨酶，促进胆红素代谢，具有抗肝损伤和抗肝纤维化作用。

【应用】

1. 茵陈蒿汤的临床应用非常广泛，已经从治疗肝胆系统疾病扩展到其他领域。概括起来主要有：（1）肝胆疾病：如急性黄疸性肝炎、淤胆型肝炎、肝硬化、肝癌术后、肝胆道感染、胆囊炎、胆石症、胆道蛔虫引起的黄疸，可于原方酌情加入清热解毒活血之品，如金银花、连翘、板蓝根、赤芍、丹参、郁金；（2）妇科疾病：如该方治疗妇科输卵管结扎术后哭笑无常、阴道炎疗效满意；（3）皮肤科疾病：如湿热型湿疹、痤疮；（4）其他：如钩端螺旋体病、疟疾、回归热、肠伤寒以及败血症、肺炎等伴发黄疸。

2. 医案举例

孙某，男，55岁，1992年4月21日初诊。三年前，洗浴之后汗出为多，吃了两个橘子，突感胸腹之中灼热不堪，从此不能吃面食及鸡鸭鱼肉等荤菜，甚则也不能饮热水，如有触犯，则胸腹之中顿发灼热，令人烦扰为苦，必须饮进冷水则得安，虽属数九隆冬，只能饮凉水不能饮热水。去医院检查，各项指标未见异常，多方医治无效，专程由东北来京请刘老会诊。经询问，患者素日口干咽燥，腹胀，小便短黄，大便干，数日一行，视其舌质红绛，苔白腻，切其脉弦而滑。据脉证特点，辨为"瘅热"之病，《金匮》则谓"谷疸"。乃脾胃湿热蕴郁，影响肝胆疏通代谢之能为病。治法：清利湿热，以通六腑，疏利肝胆，以助疏泄。疏方：柴胡茵陈蒿汤：柴胡15g，黄芩10g，茵陈15g，栀子10g，大黄4g。服药七剂，自觉胃中舒适，大便所下秽浊为多，腹中胀满减半。口渴欲饮冷水，舌红，苔白腻，脉滑数等症未去，此乃湿热交蒸之邪，仍未驱尽，转用芳香化浊，苦寒清热之法：佩兰12g，黄芩10g，黄连10g，黄柏10g，栀子10g。连服七剂，口渴饮冷已解，舌脉恢复正常，胃开能食，食后不作胸腹灼热和烦闷，瘅病从此而愈。（陈明等编著．刘渡舟临证验案精选．北京：学苑出版社，2000：64—65）

（二）女劳疸

黄家日晡所發熱，而反惡寒，此為女勞得之；膀胱急，少腹滿，身盡黄，額上黑，足下熱，因作黑疸，其腹脹如水狀，大便必黑，時溏，此女勞之病，非水也。腹滿者難治。硝石礬石散主之。（十四）

硝石礬石散方：

硝石　礬石（燒）等分

上二味，為散，以大麥粥汁和服方寸匕，日三服。病隨大小便去，小便正黄，大便正黑，是候也。

【释义】

本条论述女劳疸转变为黑疸兼瘀血湿热的证治。"黄家日晡所发热"与第二条"手足中热，薄暮即发"同意，为女劳疸初期肾虚有热症状，今见日晡所反恶寒，是女劳疸日久，阴损及阳所致。膀胱急、少腹满、身尽黄、额上黑、足下热，与第二条所述之女劳疸症状相同，皆由阴虚内热而致。若兼见大便黑，时溏说明女劳疸兼挟瘀血而形成黑疸，所以说"因作黑疸"。女劳疸后期，若出现腹大胀满，有如水气病症状者，属脾肾两败，预后不良，所以说"腹满者难治"。

"硝石礬石散主之"一句是倒装笔法。应承接"非水也"之后。该方具有消瘀散结，清热化湿之功，方中硝石即火硝，咸寒除热，消瘀活血；矾石化湿利水。因石类药物易伤胃气，故用大麦粥汁调服以顾护脾胃。

【讨论】

方中矾石医家多用皂矾，因皂矾不但能化湿，并有补血作用。所以不仅能治女劳疸，亦可用治其他内伤诸黄。此说可供临床参考。

酒疸、谷疸和女劳疸经久不愈，皆有可能转化为黑疸。所以黄疸病证需积极治疗，万不可迁延日久，一旦形成黑疸，治疗就较为困难。

【应用】

1. 硝石矾石散是治疗女劳疸兼挟瘀血转变为黑疸的方剂，若女劳疸肾虚而不兼瘀血者，治疗当以补肾为主，偏于肾阴虚者，可选六味地黄丸、左归丸；偏于肾阳虚者，可用肾气丸、右归丸等方治疗。

2. 临床报道，本方加减可用于治疗病毒性淤胆型肝炎、肝硬化腹水、胆结石、钩虫病、囊虫病。

3. 医案举例

薛某，男，32岁，去夏患黄疸性肝炎，经用清热利湿药治疗黄疸消退，病后失调导致肝区胀痛，常用疏肝理气药，疼痛稍轻，至冬再度出现黄疸，仍用中药调治，又服清热利胆药，黄疸始终未退，有时虽退，但不尽。今春黄疸加重，经某医院检查，确诊为早期肝硬化，用西药治疗一个时期，症状未减。面色灰滞而黑，巩膜黄染，食少，便溏，有时呈灰黯色，脘腹胀满，肝区胀痛不舒；有时牙龈出血，舌质右边有紫斑，舌苔白腻，此《金匮》之女劳疸。病因湿热内蕴，熏蒸为黄疸，黄疸日久不愈，邪由气分进入血分，血瘀湿滞内郁为病，治当化瘀燥湿，仿硝石矾石散法汤散并进，以希速效。明矾3g，硝石3g，研末胶囊装，分三次服，大麦粥汤送下。柴胡6g，鳖甲15g（先煎），白芍10g，桃仁6g，红花6g，白术12g，茯苓、牛膝各10g，茵陈12g。一日一剂，连服15剂，黄疸渐退，面色灰黑，渐转灰滞，脘腹胁部胀痛减轻，饮食增多，原方既效，当加减继服，再进20剂，黄疸基本消退，面色灰滞，渐转红润，腹胁胀满轻微，大便正常，食欲如常，血瘀湿滞，渐化将尽，脾气健运，病情日趋稳定，改用鳖甲煎丸与硝石矾石散常服，以善其后。嘱注意饮食起居，防病反复。（张谷才. 从《金匮》方来谈瘀血的证治. 辽宁中医杂志，1980，7：2）

（三）酒疸

酒黄疸，心中懊憹或热痛，栀子大黄汤主之。（十五）

栀子大黄汤方：

栀子十四枚　大黄一兩　枳實五枚　豉一升

上四味，以水六升，煮取二升，分温三服。

【释义】

本条论述酒疸的证治。酒疸因嗜酒过度，湿热蕴结中焦所致。湿热上蒸于心胸，则心中懊憹而热；湿热炽盛，气机不畅，不通则痛，则心中热痛。证属湿热内蕴，且热重于湿，病位偏上，治宜清热除烦，利湿退黄，方用栀子大黄汤。方中栀子苦寒，清热利湿，与豆豉相伍，清热除烦之力益彰，大黄、枳实除积泻热。

【讨论】

1. 以方测证，本证除见心中懊憹而热痛外，当有身热、烦躁不眠、大便难、小便不利、身黄如橘子色等症。

2. 栀子大黄汤与茵陈蒿汤均有清热利湿之效，皆可用治湿热黄疸，方中均用大黄、栀子清泻湿热，但二证病机、病位、主证、功用不尽相同。栀子大黄汤证属湿热内蕴，热重于湿，病位偏于心下，主证为黄疸、心中懊憹或热痛，治疗当以清热除烦，利湿退黄为主；茵陈蒿汤证属湿热两盛，微兼腑实，病位偏于腹中，主证为黄疸、食即头眩、心胸不安、腹微满、小便不利，故治宜清热利湿，微通腑实。两者应予区别。

【应用】

1. 据临床报道，本方加减可用于治疗急性黄疸型肝炎、急性胰腺炎、复发性口腔溃疡属湿热者。治疗急性黄疸型肝炎和急性胰腺炎时，可加入赤芍、丹参等活血祛瘀药，若湿热明显更加茵陈蒿、龙胆草。

2. 医案举例

吴某，男，45岁，工人。1971年8月5日就诊。病者心中懊憹，发热身黄已二周。自述25年来嗜酒成癖，酒后多少食或不食。上月中旬酒后心中烦扰热闷，小便不爽。次日身热瘙痒，腹满，因西药过敏而求助于中药治疗。现症：巩膜、周身皮肤黄染如橘子色，大便秘结，小便不利，舌红苔黄腻，脉沉弦。体温38.2℃，血压160/110mmHg。血检：白血球21000，肝功能和黄疸指数均有明显改变。据证诊为酒疸。治以清泄湿热，方用栀子大黄汤加味：栀子15g，大黄10g，枳实15g，豆豉10g，黄芩15g，葛花5g。服上方17剂，大便通，小便利，热降黄退，思食神安。继以上方加减服用35剂，诸证悉除，肝功能基本恢复正常。嘱其断酒自养。［秦书礼.《金匮》清法临证运用举隅.江苏中医杂志1987；（2）：8～9］

（四）黄疸治则与变证治法

諸病黄家，但利其小便；假令脉浮，当以汗解之，宜桂枝加黄耆汤主之。方见水气病中（十六）

【释义】

本条论述黄疸病的治疗大法及黄疸兼表虚的证治。第八条云"黄家所得，从湿得之"。

一般而言，湿热是形成黄疸的主要原因。湿热内蕴，膀胱气化受阻则小便不利，小便不利则湿热无从排泄，郁蒸日久必发黄疸。故使小便通利，恢复气化功能，以除郁滞湿邪，就成为黄疸病的基本治疗大法，亦称黄疸病常法。如何应用，仲景举例而言；假若黄疸初起，症见恶寒发热，脉浮自汗，说明病邪在表，治当发汗解表，方用桂枝加黄芪汤。方中桂枝汤解肌发汗，调和营卫，黄芪固表祛湿，扶正托邪，共奏解肌发汗，祛湿退黄之效，汗出湿去，则黄疸可愈。

【讨论】

1. 桂枝加黄芪汤在水气病篇用治黄汗，在本篇用治黄疸表虚，属异病同治。

2. 现代研究表明，黄芪具有扶正祛邪，托毒利水作用，在治疗急性黄疸型肝炎时，于清热利湿药中加黄芪能大大提高药物的疗效，缩短病程，消除和减轻症状，有利于患者康复，并防止病程延长而演变为慢性肝炎。

3. "诸病黄家，但利其小便"意在治湿，恢复气化功能。湿阻气机，气化失常，邪无出路，是形成黄疸的关键。本方指出气虚邪犯于表，湿邪留滞，也是致黄的原因之一，所以临床当审症求因，辨证论治。

【应用】

1. 本方由辛甘温药物组成，适宜于表虚而内热不重者。若表实而内有湿热者，可选用《伤寒论》麻黄连翘赤小豆汤（麻黄、连翘、杏仁、赤小豆、大枣、生梓白皮、生姜、甘草）；若内热重者，可用《外台》麻黄五味汤（麻黄、葛根、石膏、茵陈、生姜）。

2. 有报道本方加减可用于治疗糖尿病多汗证、慢性荨麻诊、胆碱能性寻麻疹、泛发性神经性皮炎、慢性湿疹、夏季气虚感冒等属营卫不和，兼有湿邪者。

諸黄，豬膏髮煎主之。（十七）

豬膏髮煎方：

豬膏半斤　亂髮如雞子大三枚

上二味，和膏中煎之，髮消藥成，分再服，病從小便出。

【释义】

本条论述胃肠燥结的萎黄证治。猪膏发煎由猪膏、乱发组成。方中猪膏润燥通便，乱发消瘀通便，共成补虚润燥，化瘀通便之剂，用于治疗黄疸日久，湿热已去，津枯血瘀，胃肠燥结之萎黄证。由于津枯血瘀，外不能润养肌肤，内不能濡润脏腑，故症见肌肤萎黄不华、少腹微满、大便秘结、小便不利等。

【讨论】

1. 条文首冠以"诸黄"二字，但猪膏发煎不能治一切黄疸，仅适用于治疗津枯血瘀、胃肠燥结之萎黄证，所以临床当需活看。

2. "病从小便出"说明仲景补虚润燥，化瘀通便，在于恢复气化之功能，也是上条"但利其小便"的具体体现。

【应用】

1. 有用本方治疗肝硬化腹水、慢性盆腔炎、老年性便秘等病证属于津亏肠燥瘀血发黄者，获得较好疗效。

2. 医案举例

疸症多种，黑者属肾，肾气过损者曰女劳黑疸。今肌肤舌质尽黑，手指映日俱暗，强壮之年，肾阳早已不举（指阳痿），体虽丰腴，腰软不易久坐，脉弱神疲，纳减足冷，显属肾脏伤残太甚…血余四两，猪油一斤（熬至发枯，取油盛贮，一切食物中可以用油者俱用之）。煎方：制附子七分，炒枸杞子一钱五分，炒黄柏一钱，菟丝子一钱五分，茯苓三钱，牡蛎七钱，茵陈一钱五分，杜仲三钱，熟地六钱。再诊：前方已服二十余剂，肌肤之黑半化，其势渐转阴黄，形神大振，胃纳加餐，且可耐劳理事矣，再拟补养脾肾。（柳宝诒编.柳选四家医案·爱庐医案. 上海：上海科学技术出版社，1957：345）

黄疸病，茵陳五苓散主之。一本云茵陳湯及五苓散並主之。（十八）

茵陳五苓散方：

茵陳蒿末十分　　五苓散五分方見痰飲中

上二物和，先食飲方寸匕，日三服。

【释义】

本条论述湿重于热的黄疸证治。从方药可以看出，本条"黄疸病"当属湿重于热的黄疸。其证候表现，当有全身发黄，黄色不甚鲜明，食少脘痞，身重便溏，小便不利，苔腻淡黄等症。治宜利湿清热，方用茵陈五苓散。方中茵陈清热利湿退黄，五苓散化气利水除湿。

【讨论】

1. 该方是治疗黄疸病的常用方剂，也是第十六条"诸病黄家，但利其小便"法则的又一具体运用。

2. 湿热黄疸临床最为常见，其关键在于辨明湿与热的孰轻孰重。上述茵陈蒿汤用治湿热两盛的黄疸；栀子大黄汤用于热重于湿的黄疸；茵陈五苓散则用治湿重于热的黄疸；大黄硝石汤用于热盛里实的黄疸。

3. 现代研究表明：茵陈五苓散能调整脂质代谢，降低全血黏度，具有良好的抗动脉粥样硬化作用。对免疫性肝损伤具有保护作用，其机制可能与其直接清除自由基、降低脂质过氧化物水平、提高 SOD 活性、减少炎性细胞因子的产生和调节机体免疫功能等有关。

【应用】

1. 有报道本方加减可用于治疗黄疸性肝炎、酒精性肝损伤、药物性肝损害、肝炎后高胆红素血症、肝硬化腹水、小儿急性黄疸型肝炎、新生儿黄疸、高脂血症、急性痛风性关节炎属于湿重于热者。治疗黄疸型肝炎，可将本方与柴胡疏肝散合用；治肝硬化腹水可将本方与大黄䗪虫丸合用；便秘加大黄；腹胀加大腹皮、枳实、厚朴。

2. 医案举例

黄某，女，25 岁，1978 年 8 月 21 日入院。目黄、身黄、尿短黄一周，兼有身热不扬，肢软肤痒，恶心纳少，厌食油荤，脘腹胀满，口干不欲饮等。已孕六个月。有与急性黄疸型肝炎接触史。体温 37.7℃，皮肤、巩膜明显黄染，心肺正常，腹软，肝在胁下 1.5cm，质软有触痛，宫底位于脐上三指，舌苔黄厚腻，质边尖红，脉细滑。化验：血象正常，尿三胆阳性。肝功能检查：范登伯试验直接反应阳性，碘试验（＋＋），黄疸指数 35 单位，TTT16 单位，GPT387 单位，超声波检查为密集微波。综观上症，均系湿热熏蒸于里，外不得汗，内不得利，阻碍脾胃升降，熏蒸肝胆，使胆汁外溢肌肤而发黄。诊为阳黄，湿热并重型（妊娠期急性黄疸型病毒性肝炎）。治宜清热利湿，佐以解毒养血固胎。茵陈五苓散加减：茵陈30g，茯苓12g，泽泻10g，猪苓10g，白术9g，黄芩10g，板蓝根15g，佛手10g，丹参15g，焦三仙各10g。上方加入藿梗、佩兰、薏仁、桑寄生、当归身等，辅用维生素 B 和维生素 C 口服。服药四天后胃纳正常，皮肤痒止，尿黄变浅。9 月 2 日尿三胆转阴，9 月 8 日症状及体征均基本消失，肝功恢复正常，出院后一月复查肝功亦正常，出院后三个月顺产一男孩。（祁守鑫．茵陈五苓散治疗急性黄疸型病毒性肝炎的临床体会．湖北中医杂志，1979，2：41）

黄疸腹满，小便不利而赤，自汗出，此为表和里实，当下之，宜大黄硝石汤。（十九）

大黄硝石汤方：

大黄　黄檗　硝石各四两　栀子十五枚

上四味，以水六升，煮取二升，去滓，内硝，更煮取一升，顿服。

【释义】

本条论述热盛里实的黄疸证治。黄疸病，由于热盛里实，壅滞气机，故见腹满；湿热互郁，膀胱气化失司，则小便不利而赤；自汗出为里热熏蒸，迫津外泄所致。"此为表和里实"一句是对本证病机的概括，说明本证外无表邪，而属里热成实。治疗宜苦寒攻下，通腑泄热，方用大黄硝石汤，方中栀子、黄柏清里泄热，兼以燥湿，大黄、硝石攻下瘀热。四药合用，具有泻热通便，利湿退黄之效。

【讨论】

栀子大黄汤证与大黄硝石汤证均属于热重于湿的黄疸，二者区别在于：栀子大黄汤证病位偏上偏于胃脘部，症状以心中懊憹或热痛为主，病情较轻；大黄硝石汤证病位偏于大肠，症状以腹满拒按、二便不利、自汗出为主，病情较重。

【应用】

1. 由于本方清泄之力峻猛，因而患者必须是腹部胀满或疼痛拒按，大便秘结，小便短赤，舌红苔黄，脉象滑数有力者，方可使用。

2. 本方在临床上主要用于治疗热盛里实的黄疸重证。若胁痛较甚，加柴胡、郁金、川楝子；恶心呕吐加橘皮、竹茹。

3. 医案举例

郭某，男，48岁，门诊就诊。患者开始发热、恶寒、头眩恶心，继而但热不寒，惟头汗出，心下烦闷，口干渴欲饮，下腹胀满，两胁胀满拒按，大便 4 日未解，一身面目尽黄，光亮有泽，小便短少，如栀子汁，脉滑数有力。肝功能：黄疸指数 52 单位，硫酸锌浊度 22 单位，谷丙转氨酶 480 单位，脉证合参，系热瘀于内，湿热熏蒸，热甚于湿之"阳黄"。遂投大黄硝石汤合茵陈蒿汤清泄胆胃湿热，更佐云苓、扁豆淡渗利湿健脾。方用茵陈 18g，栀子 18g，大黄 9g，黄柏 9g，芒硝 9g，云苓 18g，扁豆 18g。服 5 剂后，大便通利，小便转淡黄，腹部微胀，其他证情亦有好转，肝功能化验检查：黄疸指数 7 单位，硫酸锌浊度 15 单位，谷丙转氨酶 185 单位。上方微事增损，去芒硝、大黄，加柴胡 6g，胆草 5g，以平肝、泄热，勿使乘上，续服 8 剂。三诊，诸症已愈，以栀子柏皮汤合参苓白术散，清余邪而调脾胃，续服 5 剂善后，半月后随访已上班工作。［李哲夫．黄疸湿热辨．湖北中医杂志，1981；（6）：27］

黄疸病，小便色不變，欲自利，腹滿而喘，不可除熱，熱除必噦。噦者，小半夏湯主之。方見痰飲中（二十）

【释义】

本条论述黄疸误治变证的证治。十九条云黄疸病，"小便不利而赤"，"赤"为里热偏盛，今"小便色不变"，说明里无热邪。无热而腹满欲自利，则属太阴虚寒证，腹满由寒湿内蕴，阻滞气机所致，其特点为时满时减，喜温喜按。喘为中气不足。治疗当用理中、四逆辈温运脾阳，除湿散寒。若误认为"腹满而喘"为实热内结，而用苦寒攻下，必重伤中阳，致胃气上逆而哕。根据"痼疾加以卒病，当先治其卒病，后乃治其痼疾"的原则，先用小半夏汤降逆止哕，哕止后再根据证情辨治黄疸。

諸黄，腹痛而嘔者，宜柴胡湯。必小柴胡湯，方見嘔吐中（二十一）

【释义】

本条论述黄疸兼少阳证的证治。"诸黄"多指湿热所致谷疸、酒疸而言。腹痛、呕吐为少阳邪热乘克脾胃所致。由于少阳枢机不利，本证尚可见往来寒热，胸胁苦满，默默不欲饮食等症。治宜和解少阳，疏肝健胃，方用小柴胡汤。

【讨论】

黄疸初期，常见少阳证，用小柴胡汤加茵陈蒿可以增强清热利湿之效，疗效更佳。若里热较盛，大便秘结者，则当用大柴胡汤。故仲景只言"宜柴胡汤"，而未言其大、小柴胡，旨在临床实践当辨证论治。

【应用】

1. 本方应用广泛，可用于治疗慢性肝炎、肝硬化、急慢性胆囊炎、胆结石、急性胰腺炎、胆汁返流性胃炎、慢性浅表性胃炎、中耳炎等有少阳见证者。

2. 医案举例

唐某，女，13 岁。1986 年 3 月 9 日诊。患者恶寒发热，恶心欲呕，厌油，胃脘及两肋饱胀，食欲不振，大便稀溏，小便黄如茶汁已有 3～4 天，曾服感冒药无效，因而改看中医，查：精神不振，面色微黄，巩膜发黄，舌苔白厚黄腻，脉弦，胃脘有压痛，验血：GPT350u，TTT10u，TFT（＋＋），黄疸指数 30u，尿三胆：阳性，西医诊断为急性黄疸性肝炎。证属脾胃虚弱，湿热发黄。治则：清热利湿，疏肝健脾。方选小柴胡汤加味。柴胡12g，黄芩 10g，党参9g，生姜3g，大枣 5 枚，法夏9g，茵陈 15g，滑石 15g，板蓝根 15g，建曲 20g，甘草 3g，共十五付。2 天 1 付，共服一个月，服药后复查肝功能全部正常。尿三胆阴性。［钟季玉．小柴胡汤的临床应用．贵阳中医学院学报，1988；（3）：34］

男子黃，小便自利，當與虛勞小建中湯。方見虛勞中 （二十二）

【释义】

本条论述虚劳萎黄的证治。凡湿热引起的黄疸多有小便不利症状。今小便自利，说明气化正常，湿有出路；病属脾胃虚弱，气血亏虚，肌肤失养所致的萎黄证，其特点为皮肤发黄而无光泽，伴有气短懒言，身体倦怠，食少便溏，舌淡苔薄等症。治宜温补脾胃，方用小建中汤，使中气建立，气血充盈，肌肤得养，则萎黄自退。

【讨论】

1. 原文虽曰"男子黄"，但本证并不只见于男子，凡妇女月经病或产后，或大失血之后，气血虚损，血不外荣者，均可形成萎黄证。

2. 本条所论虚劳萎黄与女劳疸均属虚黄范畴。由此可知，张仲景所论黄疸病，并非均由湿热所致，而是包括了诸多发黄的疾病。

3. 仲景于篇末论述小建中汤法，因黄疸形成以脾虚湿阻为关键，治疗以清热利湿为重心，而体质的恢复又以健运脾胃为首务，故健中法可谓治疗黄疸病的善后收功之法。

【应用】

1. 小建中汤除用治脾胃气血虚弱引起的萎黄外，黄疸病恢复期出现中焦虚寒者，也可用本方调理。

2. 医案举例

彭姓子年二十余，男，20 岁，身面俱黄，目珠不黄，小便自利，手足烦热，诸医治疗无功。予诊其脉细弱。默思黄疸虽有阴阳之不同，未有目珠不黄，小便自利者。脉证合参，脾属土为荣之源，而主肌肉，此为脾虚而荣血虚馁，不能荣于肌肉，土之本色外越也。《金匮》云："男子黄，小便自利，当与虚劳小建中汤。"仲师明训"虚劳"也能发黄，与寒湿、湿热诸黄不同。当从虚劳治例，与小健中汤加参、归以益气养荣。十余服，热止黄退。（汤万春．万健臣先生医案摘录．中医杂志，1963，9：25）

【附方】

瓜蒂湯：治諸黃。方見暍病中

【释义】

古书载黄疸之治，多用瓜蒂。认为瓜蒂能去湿退黄，但后人较少应用，近来临床实验报道，瓜蒂研末搐鼻，渗出黄水，治黄疸有效。

《千金》麻黄醇酒湯：治黄疸。

麻黄三兩

上一味，以美清酒五升，煮取二升半，頓服盡。冬月用酒，春月用水煮之。

【释义】

外感风寒，湿热在表，郁蒸而发为黄疸，症见发热无汗，身黄脉浮。故治疗用麻黄醇酒汤发汗散邪。方中麻黄走表发汗，开肺散邪以通调水道，美酒辛温助麻黄之开以宣，助经脉之行以散，使汗出黄退。

小　结

本篇所论黄疸病范围广泛，包括了诸多原因引起的发黄证候。

仲景根据黄疸病因的不同，将其分为谷疸、酒疸、女劳疸。谷疸由饮食不节所致，以寒热不食，食即头眩，心胸不安为主证。酒疸因嗜酒过度所致，以心中懊憹或热痛为主证；女劳疸因房劳过度所致，以肌肤萎黄，额上黑，微汗出，手足中热，薄暮即发，膀胱急，小便自利为主证。谷疸、酒疸多属脾胃湿热，女劳疸则为阴虚有热。谷疸、酒疸、女劳疸日久不愈，邪入血分，瘀血内阻，皆可转变为黑疸。

就病机而言，本篇所论黄疸可分为湿热发黄、寒湿发黄、火劫发黄、燥结发黄、女劳发黄和虚劳发黄，其中以湿热发黄较为多见。

湿热发黄关键在于辨别湿盛、热盛，或湿热两盛。若湿热两盛者，治用茵陈蒿汤，湿重于热者，治用茵陈五苓散，热重于湿者，治用栀子大黄汤或大黄硝石汤。女劳疸日久兼挟瘀血治用硝石矾石散；脾胃虚弱，气血亏虚之萎黄治用小建中汤；胃肠燥结，津枯血瘀之萎黄治用猪膏发煎；黄疸见表虚者，治用桂枝加黄芪汤；黄疸见少阳者，治用小柴胡汤；若黄疸误治变生呃逆，可先用小半夏汤降逆止呃，待呃逆得止，再辨治黄疸。

思考题

1. 张仲景对黄疸病是如何分类的？其病因、病机、主证各是什么？
2. 试述茵陈蒿汤证、茵陈五苓散证、栀子大黄汤证、大黄硝石汤证的异同。
3. 桂枝加黄芪汤与小柴胡汤所治黄疸病的病机、主证是什么？
4. 仲景对女劳疸是如何论治的？

惊悸吐衄下血胸满瘀血病脉证治第十六

本篇论述惊、悸、吐、衄、下血和瘀血等病，胸满仅是瘀血的一个伴有症状，并非独立的疾病。由于这些病证均与心和血脉有密切关系，故合为一篇讨论。

惊与悸是两种病情，《资生篇》曰："有所触而动曰惊，无所触而动曰悸；惊之证发于外，悸之证发于内。"惊是突然受到外界刺激而引起的惊恐，精神不定，卧起不安；悸是自觉心中悸动不安。惊多为一时之变，悸则多为慢性疾患。但惊与悸二者互有联系，所以临床上每多并称。

吐血、衄血、下血和瘀血，同属血证范围，因其发病机理和病变部位不同，故证情上有寒热虚实之分，治疗上有温凉补泻之别。仲景所论对后世影响深远。

惊　悸

一、病因病机

　寸口脉動而弱，動即爲驚，弱則爲悸。（一）

【释义】

本条从脉象论述惊和悸的病因病机。脉动是指脉搏跳动如豆粒转动一般，多由大惊卒恐等外界刺激，使心无所倚，神无所归，气血逆乱所致，属于惊证，故曰"动即为惊"；脉弱是指脉细软无力，多由气血不足，心神失养所致，属于悸证，故曰"弱则为悸"。若寸口脉动弱并见，则是心之气血内虚，又为惊恐所触，症见精神惶恐，坐卧不安，心中悸动不宁，是为惊悸证。

【讨论】

本条通过对脉象的描述，旨在说明，惊证多由外界惊恐刺激引起，悸证多因气血不足而失养所致，即惊自外来，悸由内生，惊多实证，悸多虚证，但就临床所见，受惊之人必致心悸，而心悸患者又易受惊恐，二者相互联系，互为因果。辨证治疗时，应既要看到它们的区别，也要注意它们的联系。

二、证治

（一）火劫致惊

火邪^①者，桂枝去芍藥加蜀漆牡蠣龍骨救逆湯主之。（十二）

桂枝救逆湯方：

桂枝三兩（去皮）　甘草二兩（炙）　生姜三兩　牡蠣五兩（熬）　龍骨四兩　大棗十二枚　蜀漆三兩（洗去腥）

上為末，以水一斗二升，先煮蜀漆，減二升，內諸藥，煮取三升，去滓，温服一升。

【词解】

①火邪：即火劫，指误用烧针、艾灸、火熏等治法强迫汗出。

【释义】

本条论述火劫致惊的治法。汗为心之液，误用火劫发汗导致心阳损伤，神气浮越，而见心悸、惊狂、卧起不安等症。治宜温通心阳，镇惊安神，用桂枝去芍药加蜀漆牡蛎龙骨救逆汤治疗。方中用桂枝汤去芍药温助心阳，因芍药为阴柔酸敛之品，恐妨碍心阳的恢复，故去之，龙骨、牡蛎镇惊安神，因阳虚易生痰浊，故用蜀漆涤痰逐邪以止惊狂。由于本证病势急迫，且由误用火劫所致，故方名"救逆"。

【讨论】

学习本条应与《伤寒论》合参。《伤寒论》112 条云"伤寒脉浮，医以火迫劫之，亡阳，必惊狂，卧起不安者，桂枝去芍药加蜀漆牡蛎龙骨救逆汤主之。"说明了火劫致惊的机理及症状。临证时，可不必拘泥于火邪致惊，凡由不同原因所致的心阳不足，痰迷心窍而见惊狂、卧起不安等症者，均可用本方。

【应用】

1. 蜀漆为常山之苗，功同常山，若无蜀漆可用常山取代，二药皆能涌吐痰涎，临证常借涌吐之势而达祛痰目的。

2. 临床报道，本方能满意地控制心动过速，确有救逆之功。对有些卒发重症心悸不宁，气短，四肢不温，脉来疾数，往往不易计数（如心率 >160 次/分，心电图检查为室性或室上性阵发性心动过速），用中西药一般措施而未能控制者，用本方急煎服之，药液入胃，移时恶心呕吐，吐出痰涎及部分药汁，心动过速即恢复正常，心悸顿失，诸症均减。

3. 医案举例

彭某，男，58 岁。患伤寒证十一日，虽经发汗三次，而发热恶寒不解，身体困倦不支，食欲不思，夜不能寐，口燥舌干，脉象浮软。此系过汗损伤津液，而外不解，阳气已伤。此时应以扶阳育阴之法，辅以宣邪外达之剂，助正以驱邪。医者不知，认为阳虚而邪不透，与以辛温补阳散邪法治之，参附和荆防合用。服药后，心中烦躁，惊狂不安，辗转床头，起卧叫喊。余诊其脉，细数而浮，按之无力，舌质绛而少津，此乃平素阳气不足，病后因汗不如法，经过多发汗，津液先伤，阳气耗损。当津气两败之际，病邪仍胶结不解，既不经误治，已感困顿不堪，而医者，复以辛散温燥之品，竭阴助热，不但外邪不解，而辛温燥热之药，又复内迫以助病势，故现惊狂不安之症状。若不速挽救，则一阵大汗，将变为虚脱之证矣。遂与桂枝去芍药加蜀漆牡蛎龙骨救逆汤。因患者汗出不禁，防止大汗淋漓，造成虚脱，故处方时，未去芍药：桂枝 5g，生牡蛎 15g，生龙骨 15g，蜀漆 6g，芍药 12g，茯神 15g，生姜 3g，大枣 15 枚，甘草 10g。嘱其连煎二剂，隔四小时服一次。服药后，精神逐渐安静，略能入睡，惊狂之象不再发作。然胃呆仍不能食，遂以此方加养胃育阴之品，连服四剂，症状好转，食欲渐展，连服二十余剂，始恢复正常。（邢锡波．伤寒论临床实验录．天津：天津科学技术出版社，1984；117）

（二）水饮致悸

心下悸者，半夏麻黄丸主之。（十三）

半夏麻黄丸方：

半夏　麻黄等分

上二味，末之，炼蜜和丸小豆大，饮服三丸，日三服。

【释义】

本条论述水饮致悸的证治。半夏麻黄丸由半夏、麻黄二味组成，半夏化饮降逆，麻黄宣通阳气，合而用之，共奏化饮降逆，宣通阳气之效。以此推断，文中所述"心下悸"是由水饮凌心，心阳被遏所致。因麻黄归经属肺，半夏归经属胃，本证除心下悸外，尚应兼有咳唾清稀涎沫，胸脘痞闷，或喘、或呕等症。由于凌心之水不易速去，郁遏之阳不能过发，故以丸剂小量，缓缓图之。

【讨论】

1. 第一条述及惊多实证，悸多虚证，而第十二条的火劫致惊则属虚证，第十三条的水饮致悸则属实证，这并非前后矛盾。第一条所论是惊悸的一般规律，而第十二、十三条所述是惊悸的特殊情况。一般规律容易掌握，不会引起误诊误治，所以仲景简述一般，强调特殊，示人高度警惕，灵活变通，这也是仲景写作文法的特点之一。

2. 痰饮心悸，仲景多用桂枝、茯苓温阳化饮，如《金匮》痰饮病篇苓桂术甘汤，而半夏麻黄丸证，则属饮盛阳郁，除心悸外尚兼喘、呕、胸闷等肺气郁闭，胃失和降症状，故用麻黄宣肺通阳，半夏化饮降逆。

【应用】

1. 本方为主可用于治疗室性心动过速、心律不齐、心肌炎、风湿性心脏病、胃炎、支气管炎等见水饮内郁致悸者。

2. 医案举例

余治顾男，五十八岁，入冬以来，自觉"心窝部"跳动，曾作心电图无异常。平时除有老慢支及血压略偏低外，无他病。脉滑苔白。予以姜半夏、生麻黄各 30g，研末和匀，装入胶囊。每日三次，每次二丸。服后心下悸即痊愈。［何任．《金匮》撷记．上海中医杂志，1984；（12）：21］

吐 衄 下 血

一、脉证、预后与治忌

師曰：夫脉浮，目睛暈黄①，衄未止。暈黄去，目睛慧了②，知衄今止。（二）

【词解】

①目睛晕黄：一是望诊可见黑睛周围有黄晕，但与黄疸白珠发黄有别；二是病人自觉视物昏黄不清。

②目睛慧了：谓目睛清明，视物清晰。

【释义】

本条从脉证判断衄血的预后。原文"夫"据《医统》本作"尺"。尺脉候肾，尺脉浮是肾阴亏虚，相火内动之象。肝肾同源，肝开窍于目，肝经郁热上扰于目则目睛昏黄，视物不清。肝肾阴虚，阳亢火动，热邪迫血妄行，损伤阳络则衄血，热邪不去则衄血不止，若经过治疗，晕黄退去，患者由视物不清变为视物清晰，说明阴复火降，热退血宁，衄血将止。

又曰：從春至夏衄者太陽，從秋至冬衄者陽明。（三）

【释义】

本条论述衄血与四时气候的关系。春夏季节阳气升发于外，太阳表热居多，热伤阳络每致衄血，所以说春夏季节衄血，多责之于太阳；秋冬季节，阳气潜藏于里，腠理致密，阳明里热居多，里热炽盛，迫血上溢可致衄血，所以说秋冬季节衄血，多责之于阳明。

【讨论】

1. 手足太阳、阳明经脉皆循行鼻部，故鼻衄属太阳、阳明经病变居多。

2. 衄血的发生固然与四时气候变化以及人身阳气升降出入有关，但不能拘泥于"从春至夏衄者太阳，从秋至冬衄者阳明"之说，从临床来看，春夏之衄血也有属阳明者，秋冬之衄血也有属太阳者。

衄家不可汗，汗出必额上陷，脉紧急，直视不能眴，不得眠。（四）

【释义】

本条论述衄家禁汗及误汗伤阴的变证。经常衄血之人，阴血亏虚，即使患有表证，亦不可纯用辛温发汗。因汗血同源，若误发其汗，必致阴血更虚，脉道失充，故额上血脉凹陷不起；血虚经脉失养，则脉象强急，失去柔和之象；血虚目失所养，则两目直视不能转动；血虚心失所养，则夜不能寐。

【讨论】

本条以衄血为例，说明阴血不足之人禁用汗法，推而言之，吐血、下血之人，由于阴血不足，也当禁用汗法。

病人面無色，無寒熱。脉沉弦者，衄；浮弱，手按之絕者，下血；煩欬者，必吐血。（五）

【释义】

本条论述衄血、下血和吐血的不同脉证。"病人面无色"指面无血色，为脱血征象，即《灵枢·决气》篇"血脱者色白，夭然不泽"。"无寒热"说明该失血并非外感引起，而是内伤所致。内伤出血者，根据出血部位的不同可分为吐血、衄血和下血。若脉见沉弦，沉主病在肾，弦主病在肝，肝肾阴虚，肝火上炎，伤及阳络则衄血；若脉见浮弱，重按则无，为阴血下脱，虚阳上浮所致，多见于下血之人；若脉浮弱，又见虚烦咳嗽，为阴虚肺热，虚热灼伤肺络，必致吐血。

【讨论】

内伤失血有虚实之分，联系《金匮》血痹虚劳病篇："男子面色薄者，主渴及亡血，卒喘悸，脉浮者，里虚也。"以及"男子脉虚沉弦，无寒热，短气里急，小便不利，面色白，时目瞑，兼衄，少腹满，此为劳使之然。"两条所论，可知本条之失血，也属虚劳所致。

夫吐血，欬逆上氣，其脉數而有熱，不得臥者，死。（六）

【释义】

本条论述吐血的预后。吐血与咳逆上气并见，可知血出于肺，而肺气大伤。失血之人阴血大亏，气随血脱，虚火外浮，故见脉数、身热；虚火灼肺，肺失肃降，则咳逆上气；虚火扰及心神，则心烦不得安卧。如是阴愈虚则火愈旺，火旺则动血，气虚亦失固，以致吐血反复发作，终至血脱气亡，预后险恶。

【讨论】

本条旨在说明热邪是引起出血的重要原因，血证预后的好坏与热邪有着极为密切的关系，热轻者预后较好，热重者预后较差，不但吐血如此，衄血、下血也是如此。但临床需分辨虚实，辨证论治。

夫酒客欬者，必致吐血，此因極飲過度所致也。（七）

【释义】

本条论述酒客咳血和吐血的病因病机。酒体湿而性热，平素嗜酒之人，必致体内湿热偏盛，湿热蕴积于胃，灼伤胃络则吐血；湿热上熏于肺，肺失清肃则咳逆，咳伤肺络则咳血。此证皆因肺为娇脏，饮酒过度，湿热蕴结，积于胃而熏于肺所致。

【讨论】

应当注意的是，本条"吐血"应包括吐血和咳血，因肺和胃的出血均经口而出，故有时泛称为吐血。吐血的原因很多，本条是因湿热所致，治疗时不能单纯止血，当以清解湿热为主，后世多主张用泻心汤。

寸口脉弦而大，弦则爲减，大则爲芤，减则爲寒，芤则爲虚，寒虚相擊，此名曰革，婦人則半産漏下，男子則亡血。（八）

【释义】

本条论述虚寒亡血的脉象。该条前见于《金匮》血痹虚劳病篇第十二条，此处专论血证，故于《金匮》血痹虚劳病篇第十二条中去掉最后"失精"二字，并与第六、七条作为对比，说明亡血不一定都是阴虚，也可出现阳虚失血之证。

亡血不可發其表，汗出即寒慄而振。（九）

【释义】

本条论述亡血误汗伤阳的变证。失血之人，阴血亏虚，虽有表邪，亦不能发汗。若强行发汗，则不仅阴血更伤，且阳气也将随汗外泄而引起亡阳之变。由于阳气亏虚，不能温养肌肤筋脉，故寒慄而振。

【讨论】

第四条和第九条皆论亡血忌汗及误汗引起的变证，结合两条内容来看，亡血误汗会引起两种不同的变证，一是伤阴，一是亡阳，伤阴与亡阳的产生与病人的体质有关，素体阴虚者，误汗易致伤阴；素体阳虚者，误汗易致亡阳。

二、证治

（一）虚寒吐血

吐血不止者，柏葉湯主之。（十四）

柏葉湯方：

柏葉　乾姜各三兩　艾三把

上三味，以水五升，取馬通汁一升，合煮取一升，分温再服。

【释义】

本条论述虚寒吐血的证治。"吐血不止"，说明吐血反复发作，日久不愈，究其出血之因，乃中气虚寒，血不归经所致。方中柏叶其性清凉而降，能直折上逆之势而收敛止血；干姜辛热，温中止血；艾叶苦辛性温，温经止血，干姜、艾叶与柏叶配伍，既可制约柏叶的寒性，又可发挥其降逆止血之效；马通汁其性微温，能引血下行以止血，四药合用，共奏温中止血之效。以方测证，除吐血日久不愈外，尚见面色萎黄或苍白，血色淡红或暗红，神疲体倦，舌淡苔白，脉虚无力等症。

【讨论】

马通汁即马粪加水过滤取汁，古人常用于止血，若无马通汁，可以童便代替，其效亦佳。《本草经疏》认为马通汁乃苦凉之品，故有学者认为本方为寒热并用，阴阳兼顾，此说可为参考。

【应用】

1. 柏叶汤是治疗虚寒性出血的常用方剂，无论吐血、衄血、咳血或下血皆可使用。临床可用于胃溃疡出血、肺结核咳血、支气管扩张咯血等病。

2. 为加强止血效果，可将柏叶、干姜、艾叶炒炭应用。

3. 医案举例

彭某，男，43岁。患支气管扩张，咯血，并有结核病史。一般说来，此类病人多属阴虚血热之体，治宜养阴清肺，但此患者咳痰稀薄，形寒畏冷，舌苔薄白，脉象沉缓。前医用四生丸加白芍、白及、仙鹤草之类，反觉胸闷不适，食纳减少，此肺气虚寒，不能摄血所致。拟温肺摄血，方用柏叶汤：侧柏叶12g，干姜炭5g，艾叶3g，童便一杯兑。服两剂，咯血已止，仍咳稀痰，继用六君子汤加干姜、细辛、五味子。服三剂，咳嗽减轻，食欲好转。(谭日强. 金匮要略浅述. 北京：人民卫生出版社，1981；308)

（二）虚寒便血

下血，先便後血，此遠血也，黃土湯主之。（十五）

黃土湯方：亦主吐血衄血

甘草　乾地黃　白术　附子（炮）　阿膠　黃芩各三兩　竈中黃土半斤

上七味，以水八升，煮取三升，分溫二服。

【释义】

本条论述虚寒便血的证治。远血是指出血部位距肛门较远，多来自直肠以上部位，其证候特点是大便在先，便后出血，病机为脾气虚寒，统摄无权，阴血下渗。治宜温脾摄血，方用黄土汤。方中灶心黄土（又名伏龙肝）温脾涩肠止血；附子、白术温阳健脾以摄血；地黄、阿胶滋阴养血以止血；黄芩反佐，抑肝扶脾，以防术、附温燥动血之弊；甘草甘缓以和中调药。本方刚柔相济，寒热并用，温阳而不伤阴，滋阴而不损阳，《金匮要略心典》称其为"有制之师"。

【讨论】

1. 远血不独虚寒所致，也有胃热引起者，临证需结合脉证进行辨别。

2. 实验研究表明。黄土汤具有缩短凝血时间，使血液黏稠度增高，促进血小板聚集等作用，所以可用于多种出血症。

【应用】

1. 本方不仅用治远血，凡脾气虚寒，统摄无权所致的吐血、呕血、衄血、崩漏、尿血等皆可用本方治疗，结合临床所见，当有血色紫暗稀薄、腹痛便溏、面色无华、神疲懒言、手足不温、舌淡脉细等症。临床亦有用本方治疗脾虚泄泻获得满意疗效。

2. 医案举例

章某，男，54 岁。患胃痛多年，经 X 光吞钡透视，诊断为溃疡病。初起自服苏打片、氢氧化铝之类，可以缓解；以后时愈时发，逐渐加重，曾经中医治疗，亦只暂时见效。近来嗳气泛酸，胃痛背胀之症反而减轻，但觉头晕眼花，神疲无力，大便溏黑如柏油，隐血试验阳性，其人面色萎黄，眼睑、舌质淡白，脉弦芤无力。此中气虚寒，不能摄血，治以温脾摄血为法。方用黄土汤：干地黄 15g，白术 10g，附片 10g，黄芩 6g，阿胶 10g 蒸兑，甘草 3g，灶心土 150g 烧红淬水煎药，加白芍 10g，侧柏叶 10g，服三剂，大便色变黄软，余症如上，后用归脾汤多剂，调理半月而痊。（谭日强.金匮要略浅述.北京：人民卫生出版社，1981；309）

（三）湿热便血

下血，先血後便，此近血也，赤小豆當歸散主之。方見狐惑中（十六）

【释义】

本条论述湿热便血的证治。近血是指出血部位距肛门较近，其证候特点是便血在先，大便在后，病由湿热蕴结大肠，灼伤血络，迫血下行所致。治宜清热利湿，化瘀止血，方用赤小豆当归散，方中赤小豆清热利湿解毒，当归活血止血，浆水清凉解毒，清热除湿。

【讨论】

1. 本条叙症简略，结合临床，其症除先血后便外，尚有血色鲜红，或夹脓液，腹痛，大便不畅，舌苔黄腻，脉数等症。

2.《金匮》依据出血部位距肛门的远近，大便与出血的先后顺序，将下血分为远血和近血，远血以先便后血为特征，近血以先血后便为特征。但是，对这一症状也应活看。如胃、十二指肠的出血，出血部位距肛门较远，应属远血，临床上患者多表现为柏油样便，即血、便混杂在一起。再如痔疮出血，出血部位距肛门较近，应属近血，患者也有表现为便后滴血者，所以，先便后血，先血后便并不是确定远血和近血的唯一指征，临床必须结合患者的出血性状、舌象脉象、全身症状等全面考虑。

3. 黄土汤与赤小豆当归散均用治下血，但证情有虚实寒热之分，黄土汤用治脾气虚寒，统摄无权的远血，症见先便后血，血色紫暗稀薄，便溏腹痛，面色无华，神疲懒言，手足不温，舌淡脉细，治宜温脾摄血。赤小豆当归散用治湿热蕴结大肠，灼伤血络的近血，症见先血后便，血色鲜红或兼脓液，大便不畅，苔黄脉数，治宜清热利湿，活血止血。

【应用】

1. 赤小豆当归散在《金匮》中，一是用于治疗狐惑酿脓证，一是用治近血，二者病机均属湿热为患，故可用同一方治疗。使用本方时可酌加银花、连翘、公英等以增强清热解毒之力。也有用本方治疗渗液性皮肤病、白塞氏综合征。

2. 医案举例

向某，女，21 岁。工人。1984 年 6 月 3 日就诊。患者半年前患便后下血，量不多而来治疗。近 20 天便血增多，经多方面检查病因未明，服补中益气汤加阿胶、地榆炭 4 剂，便后鲜血直流，每次约 20～30ml，便干不利，肛门热胀，口苦干，舌红、苔黄腻，脉滑数。

证属湿热蕴肠，络伤血溢。治宜清热利湿，和营解毒，佐以止血。用赤小豆当归散加味：赤小豆20g，当归、苡仁、金银花、藕节各15g，柏叶炭9g，大黄炭6g。服7剂，便血已止，1年后随访未复发。[彭述宪. 赤豆当归散临床运用. 湖南中医杂志. 1993；（3）：8]

（四）热盛吐衄

心气不足[①]，吐血、衄血，泻心汤主之。（十七）

泻心汤方：亦治霍乱

大黄二两　黄连　黄芩各一两

上三味，以水三升，煮取一升，顿服之。

【词解】

①心气不足：当从《千金要方》改作"心气不定"，即心烦不安之义。

【释义】

本条论述热盛吐衄的证治。心火亢盛，扰乱心神，则心烦不安；热盛迫血妄行，则见吐血、衄血。治宜清热泻火以止血，方用泻心汤。方中黄芩清泻上焦邪热，黄连既清心火，又降胃热，大黄苦寒降泻，三药合用，苦寒直折其热，使火降则血亦自止。

【讨论】

1. 《金匮要略浅注》称泻心汤为"吐衄之神方"，其所治吐血、衄血为实热所致，结合临床所见，当有面赤舌红、烦渴便秘、脉数有力等症。

2. 泻心汤由三味苦寒之品组成方剂，方中并无止血药物，而是通过清热泻火的作用达到止血的目的，这正是"审因论治"法则的具体体现。

3. 泻心汤与柏叶汤均治吐血，但一属实热一属虚寒，是治疗血证的两大法门。前者主治心火亢盛，迫血妄行之吐血、衄血，症见血色鲜红，面赤舌红，烦渴便秘，脉数有力，治宜清热泻火而止血；后者主治中气虚寒，血不归经之吐血，症见面色萎黄或苍白无华，血色淡红或暗红，神疲体倦，舌淡苔白，脉虚无力，治宜温中散寒而止血。

【应用】

1. 本方对热盛迫血妄行所致的吐血、衄血、便血、尿血等多种出血均有良好效果，尤其对上消化道出血效果甚佳。在临床上可用于治疗急性菌痢、上消化道出血、急性脑血管病、肝豆状核变性、精神分裂症、支气管扩张、复发性口腔溃疡、生殖器疱疹、烧伤、戒断综合征、高血压、带状疱疹、肾盂肾炎尿血等病的治疗。

2. 医案举例

病妇王某，年30岁。妊娠2月余，病呕吐甚剧，先呕出清水，继则吐黄绿色黏液，恶闻食臭，仅偶可进少量稀粥，自觉胃脘部堵闷灼热，大便五日未行，小溲黄赤。自昨日晚间，突然吐血约50毫升。舌质红苔黄腻，脉弦滑而数。余以为此系妊娠后胎气上逆，湿热阻滞，胃失和降，热灼血络所致。治宜清热和胃降逆止血之法，方用大黄黄连泻心汤加味。处方：大黄粉1g（分冲），黄连4.5g，黄芩6g，苏叶6g（后下），刀豆子12g，半夏9g，郁金9g。两剂，水煎后少量频服。药后吐血即止，呕吐次数减少，可进少量饮食。原方再进两剂，呕吐止，饮食复常，病告痊愈而出院。后足月顺产一子，母子平安。（路志正. 临证

经验琐谈．中医杂志，1984，8：27）

瘀　　血

病人胸满，唇痿舌青，口燥，但欲漱水不欲嚥，無寒熱，脉微大來遲，腹不滿，其人言我滿，爲有瘀血。（十）

【释义】

本条论述瘀血的脉证。瘀血内阻，血不外荣，故唇痿舌青；瘀血阻滞，津不上承，故口燥；由于病在血分，并非真正津亏，所以患者但欲漱水不欲咽，这是瘀血口燥的特征；瘀阻气滞，故见胸满、腹满，其特点是病人自觉腹满，但外形并无胀满的表现，此即"腹不满，其人言我满"之义，脉微大来迟，是指脉象虽大，但脉势不足，往来涩滞迟缓，即今之涩脉，"无寒热"是强调该瘀血证由内因引起，非外感所致。

【讨论】

瘀血腹满有别于宿食积滞、水饮内停之腹满，其特点是病人自觉腹满，但外形并无胀满的表现，这是因为瘀血阻滞，使经脉气机运行受阻，而非肠中胀气的缘故。

病者如熱狀，煩滿，口乾燥而渴，其脉反無熱，此爲陰伏，是瘀血也，當下之。（十一）

【释义】

本条论述瘀血化热的症状及治法。瘀血阻滞日久可以化热。瘀热内阻则病人自觉发热；瘀热内扰则心烦；瘀阻气滞则胀满，包括胸满和腹满；瘀热伤津则口干而渴。病虽化热，但诊脉时，并不见洪大滑数之象，这说明热不在气分，而是郁伏于血分，故原文云"此为阴伏"。病属瘀血与邪热相合为患，治疗当攻下瘀血，瘀血一去，热邪便随之而解。

【讨论】

1. 瘀血可以引起多种证候表现，仲景除在上述两条详述瘀血脉证外，在其他篇章中也有论述，如《金匮》血痹虚劳病篇第十八条云："肌肤甲错，两目暗黑"，《黄疸病》篇第七条云"目青面黑，大便正黑，皮肤爪之不仁"等都是瘀血见症，学习时应前后互参，融会贯通。但在诸多瘀血证候中，尤其是舌质的变化是诊断瘀血证的重要依据。

2. 第十条是单纯瘀血证，第十一条是瘀血化热证，比较两条所述证候，有相同之处，也有不同点，相同之处在于两条均论及到"满"（包括胸满、腹满）和"口干燥"，不同之处在于第十一条增加了热、烦、渴三症，这些症状正说明了瘀血已经化热。换言之，如果在第十条见症的基础上，又见热、烦、渴也就可以诊断为瘀热证。

3. 仲景指出，瘀血化热治疗"当下之"，这是《金匮》脏腑经络先后病篇第十七条所云"夫诸病在脏，欲攻之，当随其所得而攻之"原则的具体运用，方剂可选用大黄䗪虫丸、下瘀血汤，抵当汤，鳖甲煎丸等。

小 结

本篇论述了惊悸、吐血、衄血、下血的因、机、证、治及瘀血的脉证。

惊与悸是两种不同的病证。惊因突受外界刺激，使气血逆乱所致，多属实证；悸由气血不足，心失所养而致，多属虚证，但也有特殊。本篇所举桂枝去芍药加蜀漆牡蛎龙骨救逆汤即用于治疗误用火劫致心阳不足、神气浮越的惊狂证，该方具有温阳、镇惊、安神之效；半夏麻黄丸，用治水饮凌心，心阳郁遏的心悸证，该方具有通阳、化饮之功。不过，惊与悸有一定联系，惊久可以致悸，心悸常可致惊，故临床多惊悸并称。

血证是本篇论述的重点，内容包括吐血、衄血、下血及瘀血，胸满仅是瘀血的一个症状。血证的产生，既可由外感引起，也可由内伤所致，若阳络受伤，血液上溢则吐血、衄血；若阴络受损，血液下溢则便血；已离经之血，蓄结不散，则成瘀血。关于吐衄下血的治疗，本篇共有方剂四首，由中气虚寒，不能摄血而致吐血不止者，用柏叶汤温中止血；由心火亢盛，迫血妄行而致吐血、衄血者，用泻心汤清热降火止血；由脾气虚寒，统摄无权而致下血者，用黄土汤温脾摄血；由湿热蕴结，灼伤血络而致下血者，用赤小豆当归散清利湿热，活血止血。至于瘀血，本篇论述简略，只论其脉证及治法，未涉及具体方药。瘀血的主要证候特点是：唇萎舌青，口燥，但欲漱水不欲咽，自觉胸满或腹满。若瘀久化热，可有身热、心烦、口渴等症，其中唇萎舌青一症对瘀血的辨证有着重要的指导意义。在治疗方面，仲景提出了"当下之"的治疗原则，但本篇未出方药，可随证选用其他篇章的攻瘀之剂，如大黄䗪虫丸，下瘀血汤，抵当汤，鳖甲煎丸等。

思考题

1. 何谓惊悸？其脉象及病机如何？
2. 何谓远血和近血？试述其证治。
3. 泻心汤和柏叶汤均治吐血，二者有何不同？
4. 瘀血有哪些脉证表现？试述其理。

呕吐哕下利病脉证治第十七

本篇论述了呕吐、哕、下利病的脉因证治。呕吐指因胃失和降，气逆于上，使饮食、痰涎等物自胃中上涌，从口而出的一类病证，包括呕、吐、干呕和胃反，可由寒、热、虚、实及寒热错杂等不同原因引起。前人有曰：有物有声谓之呕，有物无声谓之吐，无物有声谓之干呕。但临床呕与吐多同时发生，很难截然划分，故每多并称。本篇讨论的胃反，后世又称之为反胃、翻胃，以食入之后，停留胃中，朝食暮吐，暮食朝吐，所吐皆为未消化之食物为特征。哕即呃逆，指胃气冲逆而上，喉间呃呃作声，不能自制的病证，有寒热虚实之分。下利包括后世的泄泻与痢疾，亦有寒热虚实之别。

本篇在全书中条文最多，寒热虚实辨证治疗的内容十分丰富，根据"实则阳明，虚则太阴"、"阳病属腑，阴病属脏"的理论，凡实证、热证多责之阳明，治从和胃降逆，通腑祛邪；虚证、寒证多责之太阴，治宗温中散寒，补虚健脾。另外篇中还多次论及其他脏腑病变亦可引起呕吐、哕之胃气上逆，提出治病当审证求因，审因论治，强调不可见呕止呕、见哕止哕。

由于呕吐、哕、下利的病位皆在胃肠，且常相互影响，合而发病；病机上多与脾胃运化失职、升降失常有关；辨证方法也可互相借鉴；在治疗上又以恢复升降气机为原则，某些方剂可以相互借用，故合为一篇论述。

呕吐、哕

一、治疗禁忌

夫呕家有痈脓，不可治呕，脓尽自愈。（一）

【释义】

本条论述了痈脓致呕的治疗禁忌。呕家，指经常呕吐、反复不愈之人。一般而言，呕吐多为胃失和降所致，治疗应以和胃止呕为原则，但若其呕是由痈脓内蕴所致者，则应以消痈排脓为治，不可止呕，待痈消脓尽，其呕则自止。

【讨论】

1. 呕吐痈脓的病证历代中医文献均有记载，说明该病过去是一种常见病，但目前较为罕见。该病相当于后世的急性化脓性胃炎（胃痈）、上腹壁脓肿（胃脘痈）等疾病。其治疗《张氏医通》提出："轻则《金匮》排脓汤，重则射干汤（射干、栀子仁、赤茯苓、升麻、赤芍药、白术、地黄汁），或犀角地黄汤加忍冬、连翘，皆因势利导之法也。"

2. 注家之论。尤怡《金匮要略心典》："痈脓，胃中有痈，脓从呕出也。是因痈脓而呕，脓尽痈已，则呕自愈，不可概以止吐之药治之也。"意在说明要审因论治，强调不可见呕止呕，否则有闭门留寇之弊。

二、成因与脉证

（一）饮邪致呕

先嘔却渴者，此爲欲解。先渴却嘔者，爲水停心下，此屬飮家。

嘔家本渴，今反不渴者，以心下有支飮故也，此屬支飮。（二）

【释义】

本条论述水饮致呕的辨证方法。原文从先呕后渴、先渴后呕和呕而不渴三种情况，说明水饮致呕的辨证要点是辨口渴。若"先呕却渴"，此时呕吐已罢，口渴能饮，饮后不再吐，说明饮邪已去，胃气已降，故为呕吐欲解之兆。而"先渴却呕者"，其人素有水饮内停，气化受阻，津不上承，故口渴。因渴而饮水，水停心下，更增其饮，饮阻气逆，胃失和降，发为呕吐，故云"此属饮家"。停饮呕吐，如饮去阳复则当口渴，今反不渴，乃水饮内盛所致，故云"此属支饮"。此处的支饮因其部位在心下，宜作饮邪支撑之病机理解。

【讨论】

1. 本条以渴与呕的先后关系来辨别痰饮致呕，有一定临床价值。饮邪致呕，其呕吐物多为清稀涎沫，或水食混杂，呕后饮邪是否排出，除口渴与否可资鉴别外，恶心、脘痞等症状是否消除亦甚重要。

2. 呕吐的原因，寒热虚实皆有之。本条是水饮内停所致，故可用化饮降逆之方以治其呕，如用小半夏汤或小半夏加茯苓汤治疗。

3. "先呕却渴者，为欲解"。历代注家的观点主要是其呕乃因饮停而致，若经呕使饮邪尽去，胃阳初回，津液未布，可出现口渴，是病情好转的预兆。但因为饮邪是脏腑功能失调所产生的病邪，若说呕吐能使既停之饮得以祛除的话，却并不能使脏腑功能得以完全恢复，故此说不尽妥当，还当视具体病情。"先呕却渴者，为欲解"的判断方法不应仅着眼于口渴出现于呕吐之后这一表现形式，因为这一表现形式不全主病情欲解。在《金匮要略》中，水饮内停所致呕吐与口渴出现的相继性形式表现较多，除本条口不渴、先渴后呕特征之外，本篇第18条"吐而渴欲饮水"，先吐后渴，呕吐与口渴反复交替出现，亦是其一。本书痰饮病篇第28条："呕家本渴，渴者为欲解，今反不渴，心下有支饮故也。小半夏汤主之"，第41条"先渴后呕，为水停心下，此属饮家，小半夏茯苓汤主之"，亦应与本条互参。说明停饮所致呕吐与口渴出现的表现形式不尽相同，故不可拘泥于某一条原文的阐述。

4. 注家之论。尤怡《金匮要略心典》："呕家必有停痰宿水，先呕却渴者，痰水已去，而胃阳将复也，故曰此为欲解。先渴却呕者，因热饮水过多，热虽解而饮旋积也，此呕因积饮所致，故曰此属饮家。呕家本渴，水从呕去故也，今反不渴，以宿有支饮在心下，愈动愈出也，故曰此属支饮。"

（二）虚寒胃反

問曰：病人脉數，數爲熱，當消穀引食，而反吐者，何也？師曰：以發其汗，令陽微，膈氣虛，脉乃數。數爲客熱①，不能消穀，胃中虛冷故也。

脉弦者，虛也。胃氣無餘，朝食暮吐，變爲胃反。寒在於上，醫反下之，今脉反弦，故名曰虛。（三）

【词解】

①客热：此指假热，是相对于真热而言。

【释义】

本条论述虚寒胃反的病机。前段论述由于误汗导致胃阳虚损形成的胃反。病人虽脉数却不消谷引食，可知这种数脉所主不是真热而是假热，即所谓"客热"之证。是因医生误用汗法，损伤了胃阳，使胃气虚寒，虚阳浮越之故，其脉必数而无力。

后段论述由于误下导致胃阳不足形成的胃反。虚阳浮越之脉数，医者误以为里实证而予苦寒攻下，复损胃阳，土虚木乘，故见弦脉，此必弦而无力。胃阳不足，不能腐熟水谷，则成朝食暮吐，暮食朝吐，宿谷不化之胃反。

【讨论】

1. "数为客热"。一般来说，阳盛而脉数，阴盛而脉迟，热又分虚实。此因误用汗法后，令胃气受损，胃中虚冷阳浮所致一时性的假热之数脉，即"客热"，其脉必数虚无力，症见不食而呕。此与《伤寒论》消渴病篇第8条之"趺阳脉浮而数，浮即为气，数即消谷"不同，其脉浮数有力，为真热，症见消谷而善饥。

2. "脉弦者，虚也"。弦脉多主寒、主痛，今言弦脉而为虚，此因医见数脉以为热而误用下法，更伤胃阳，使脉由数为客热，又变为弦脉主虚，此弦脉乃胃虚生寒之弦，非水饮、阴寒，且弦必迟缓，与《金匮》痰饮咳嗽病篇第12条"脉双弦者，寒也，皆大下后善虚"之理相同，而非弦而有力的脉象。

本条主旨在于阐明胃反的病机是胃气虚寒，不能腐熟，误治只是发病的原因之一。同时示人不可单纯凭脉论断，而应脉证合参，审证求因，审因论治，方能无误。临床脉象主病，有常也有变，应当知常达变。如数脉不单主热证，弦脉不单主寒证，也主虚证，此亦《金匮要略》的脉学特点之一。本条在于说明脾胃素虚的病人，医生误用汗法或下法治疗，致心胃阳气重伤，是导致胃反的原因之一。故治疗本病时，当以温补脾胃阳气为大法，忌用辛温发汗和苦寒攻下法，以免损伤阳气。

3. 胃反可由误治而得，也可由久伤饮食或七情郁结而生，其病机是胃中火衰，胃寒脾弱，不能腐熟运化水谷而致；其治疗大法，初期宜温养脾胃，降逆止呕；后期症见下秘上吐者，则当补养胃气，兼以滋脾润燥。

寸口脉微而數,微則無氣，無氣則榮虛，榮虛則血不足，血不足則胸中冷。(四)

【释义】

本条论述胃反气血俱虚的病机。此寸口脉包含两手寸关尺三部，脉见微而数，是数而无力。由于胃中虚冷不能消谷，故气血化生之源不足，致气血俱虚，故曰：微则无气。气者营之主，气虚则营亦虚，营为血之源，营虚则血不足。气血不足则宗气亦虚，故胸中寒冷。由此可知，上焦受气于中焦，"胸中冷"也是胃反病的一种临床表现。

【讨论】

本条叙证不甚明确。对本条的解释多数注家认为是虚寒胃反所致，由胃气虚寒，不能消谷，气血化生不足，以致营卫气血俱虚，影响胸中宗气，从而出现胸中寒冷；亦有注家认为本条有错简阙文；赵锡武认为，第3条的"胃中虚冷"与本条的"胸中冷"互相依赖，心脉不通可致胸痹心痛，为冠心病心胃同治提供了依据。均可作参考。

趺陽脉浮而澀，浮則爲虛，澀則傷脾，脾傷則不磨，朝食暮吐，暮食朝吐，宿穀不化，名曰胃反。脉緊而澀，其病難治。(五)

【释义】

本条论述胃反的脉证。趺阳脉以候脾胃之气，趺阳脉浮，主胃气不降，其不降的原因乃在于"虚"，即胃阳虚浮；趺阳脉涩，主大肠干燥，其干燥原因在于"脾伤则不磨"，即脾不运化。脾胃两虚，不能腐熟，则出现胃反之病。其病以"朝食暮吐，暮食朝吐，宿谷不化"为特征。若脉转紧涩，紧主寒，说明气虚阳虚；涩主燥，乃津亡阴伤之象，上吐下秘，乃病情进展，此时温阳则伤阴，滋阴则损阳，病势更深重，故曰难治。

【讨论】

1. 胃反作为病名，乃由脾胃虚寒，不能腐熟所致，以"朝食暮吐，暮食朝吐，宿谷不化"为主证。后世幽门水肿、幽门梗阻等病的表现与此有类似之处。

2. 胃反与脾约证不同。两病证均以趺阳脉浮论之，然本条脉浮虚无力，即"浮则为虚"，乃里虚阳浮所致；脾约证之脉浮，是浮大有力，"浮则胃气强"，是胃热气盛所致，学者自当明辨。

3. 程门雪《金匮篇解》："此言脾胃两病之胃反也。脾为阴土，胃为阳土，胃主纳食，脾气主消磨，脾虚则不磨，胃虚则不纳，不磨不纳，则为胃反。胃反之证，大便每多干燥，粪如羊屎者，脾阴不足，脾为约也。脉涩为脾约，《伤寒论》亦已言之，脾阴虚津液不足，不能滋润大肠而下结，下结则下不通而反上逆为胃反，书所谓'幽门不通，上冲吸门'者是，此乃脾阴不足之胃反也。治以生津增液、润燥通幽之法可矣。若脉涩而紧，紧则为寒，寒伤胃阳，阳弱不运；涩主脾阴伤，阴竭不濡，脾阴虚而胃阳亦虚，宿谷不化，反从上逆，滋阴则碍阳，温阳则碍阴，为难治矣。此脾阴胃阳两伤之胃反也。是则胃反一证，可得三法：命火衰微，釜底无薪，一也；胃气无余，木来克土，二也；脾阴竭不能转输，胃阳伤不能生化，三也。益火生土，崇土抑木，调和阴阳，择其三者而施之，必有一合者矣。"此论颇为精辟，临床辨治以资参考。

三、治则

病人欲吐者，不可下之。（六）

【释义】

本条论述欲吐的治禁。欲吐若不是由于腑气不通，浊气上冲所致者，皆不可予攻下之法。

【讨论】

1. 临床实践不可拘泥，应根据不同的病机确立相应的治法。若是由病邪内停所致欲吐者，乃正气有驱邪外出之势，则应治以涌吐之法，以助正气驱邪。若是由胃失和降，胃气上逆所致，则应治以和胃降逆。

2. 吐下法当审因而定，因势利导。本条所述"欲吐者，不可下之"之则，应与本篇第7条"哕而腹满，视其前后，知何部不利，利之即愈"、第17条"食已即吐者，大黄甘草汤主之"的治则结合起来理解，凡腑气不通，浊气上冲所致呕吐者，又当用攻下法治之。

哕而腹满，视其前后，知何部不利，利之即愈。（七）

【释义】

本条论述哕而腹满的治则。哕而腹满，哕由腹满致，腹满由下部不利致，此下部不利或指膀胱之腑水道不利，即在前之小便不利；或指肠腑谷道不利，即在后之大便不通。六腑以通为用，腑气不通，浊气上逆，逆而上冲，则发为哕逆。故治疗需根据其不利部位，予以通利，则满消哕止，而仅以降逆止哕之法则难获疗效。

【讨论】

1. 本条所论亦适用于呕吐并见腹满者。单纯的通利之法属祛邪以治标，若久病、重病之后的虚气哕证，当禁用本法。可考虑扶正与通腑并用，或先扶正后祛邪之法。

2. 以上两条论述了胃失和降致呕、哕的治则与治禁。原文皆表达了治呕（哕）不可见呕（哕）止呕（哕），而当根据病因，或者止呕、或者催吐、或者治疗其他脏腑，即所谓审证求因，审因论治的观点。这种审因论治观同样也适用于其他疾病的论治。

四、证治

（一）肝胃虚寒

呕而胸满者，茱萸汤主之。（八）

茱萸汤方：

吴茱萸一升　人参三两　生姜六两　大枣十二枚

上四味，以水五升，煮取三升，温服七合，日三服。

乾呕，吐涎沫，头痛者，茱萸汤主之。方见上　（九）

【释义】

以上两条论述肝胃虚寒、寒饮上逆的呕吐证治。第八条以胃阳不足为主，寒饮内停，胃气上逆，胸阳不展，故见呕而胸满；第九条乃胃虚停饮尚挟肝寒之气上逆，阳虚失布，寒饮上逆则吐涎沫；足厥阴肝经与督脉会于巅顶，肝寒之气循经上犯故头痛。故治以吴茱萸汤温阳散寒，降逆止呕。方中吴茱萸苦辛大热，入肝胃二经，功专温胃暖肝，降逆止呕；配生姜辛散，助吴茱萸温中散寒，和胃降逆；人参、大枣甘温，补虚健脾和中。

【讨论】

1. 吴茱萸汤证的辨证要点。呕吐涎沫，胸脘痞满，或干呕，头顶冷痛，喜温喜按，甚则手足厥冷，苔白而腻，脉弦迟或沉缓无力。

2. 注家之论。柯琴《伤寒来苏集》："呕而无物，胃虚可知矣。吐惟涎沫，胃寒可知矣。头痛者，阳气不足，阴寒得以乘之也。吴茱萸汤温中益气，升阳散寒，呕痛尽除矣。干呕、吐涎沫是二证，不是并见。"可见本方既可用于干呕，又可用于吐涎沫者。

3. 以上两条所述症状虽有不同，但寒饮妄动犯上，中阳不足则一。方中主药吴茱萸既可温散胃中寒饮，又能泄除厥阴逆气，故均用吴茱萸汤散寒饮，降逆气，温胃阳。药理研究证实：本方能抑制胃肠运动，解除胃肠痉挛，有明显的镇吐作用。并有镇痛、强心、扩张血管等作用。

【应用】

1. 本方可用于治疗急性胃肠炎、慢性胃炎、溃疡病、偏头痛、神经性头痛、耳源性眩晕、高血压、心脏病、肝炎、妊娠恶阻等属肝胃虚寒、其气上逆者。若阳虚恶寒甚者，加附子、肉桂；血虚加当归；呕吐甚者加半夏、丁香；腹胀加白豆蔻；泛酸加瓦楞子、牡蛎；胃寒痛甚加高良姜、制香附；气虚者重用党参、黄芪；头晕头痛较甚者，加钩藤、半夏、川芎。

2. 医案举例

周某，38 岁。体质素弱，……此次腹痛不舒，就近请某医诊治，服药腹泻，病即陡变，晕厥瞑若已死，如是者半日许，……病人目瞑齿露，死气沉沉，但以手触体，身冷未僵，扪其胸膈，心下微温，恍惚有跳动意，按其寸口，在若有若无间，此为心体未全静止，脉息未全厥绝之症。族人苦求处方，姑拟参附汤：人参 3g，附子 3g，煎浓汁，以小匙微微灌之，并嘱就榻上加被。越 2 时许，复来邀诊，见其眼半睁，扪其体微温，按其心部，跳跃较明晰，诊其寸口，脉虽极弱极微，亦较先时明晰。予曰：真怪事，此病可救乎？及予扶其手自肩部向上诊察时，见其欲以手扪头而不能，因问：病人未昏厥时曾云头痛否？家人曰：痛甚。因思仲景头痛欲绝者，吴茱萸汤主之。又思前曾患血崩，此次又腹泻，气血不能上达巅顶，宜温宣冲动，因拟吴茱萸汤一方：吴茱萸 9g，人参 4.5g，生姜 9g，大枣 4枚。越日复诊，神识渐清，于前方减吴黄之半，加人参至 9g。一周后病大减，用当归内补建中汤、炙甘草汤等收功。（冉雪峰. 冉雪峰医案. 北京：人民卫生出版社，1962；16）

（二）寒热错杂

呕而肠鸣，心下痞者，半夏泻心汤主之。（十）

半夏瀉心湯方：

半夏半升（洗）　黄芩三兩　乾姜三兩　人參三兩　黄連一兩　大棗十二枚　甘草三兩（炙）

上七味，以水一斗，煑取六升，去滓，再煑取三升，温服一升，日三服。

【释义】

本条论述寒热错杂的呕吐证治。寒指中焦脾气虚寒，热指胃肠湿热。病机为寒热互结中焦、脾胃升降失常。中焦气结则心下痞，胃不和降则呕吐，脾失升健则肠鸣泄泻。故治以半夏泻心汤，开结除痞，和胃降逆。方中黄芩、黄连苦寒泄热以降浊；干姜、半夏辛温散寒以开痞；人参、甘草、大枣温养中气，以复胃阳。全方共奏寒热互用、苦降辛开、调和胃肠之效，令中焦气机升降复，则痞消呕利止。

【讨论】

1. 寒热错杂证的辨证要点。本证寒热互结于中焦，故以"心下痞"为辨证关键；患者自觉胃脘部有堵塞感，可兼见恶心呕吐、肠鸣、下利、纳呆、口微渴。以方药测病机，尚有中气不足的一面，可见舌淡胖，苔薄白而润，脉缓无力或缓滑。

2. "但治其中"的治则。尤怡《金匮要略心典》："邪气乘虚陷入心下，中气则痞，中气既痞，升降失常，于是阳独上逆而呕，阴独下走而肠鸣，是虽三焦俱病，而中气为上下之枢，故不必治其上下，而但治其中。"提示中气为上下之枢，故对本证虽三焦俱病，而从中焦调治的重要治则。

【应用】

1. 本方临床运用较广，凡呕而肠鸣，或呕而下利，伴有心下痞满，按之自濡者，用之多效。若无呕利症状，但心窝部痞满、嘈杂不适者，亦可选用本方。若心下痞，按之痛，舌苔黄腻者，可与小陷胸汤合用。不惟如此，其对后世医家的影响也较大，如叶天士、吴瑭、薛生白、王孟英等医家，皆宗本方化裁出苦辛宣泄、苦降辛开、苦降辛通等法。

2. 本方临床广泛应用于急性胃炎、胃及十二指肠溃疡、口腔黏膜溃疡、慢性肠炎、消化不良、慢性胆囊炎、乙肝、慢性胰腺炎等属于寒热错杂证者。若痛者可加用芍药甘草汤；泛酸可加用左金丸；大便秘结可加用大黄；胃火盛者加蒲公英，重用黄连。

3. 医案举例

白某，男，41岁。患者于1959年9月发现肝大，当时无自觉症状，肝功能正常，以后逐渐觉两肋间歇隐痛，甚则及背，腹胀肠鸣，日轻暮重，食欲减退，嗳气频频，大便不实。检：颈部有蜘蛛痣数个，肝大肋下10cm，质软无叩、压痛。1962年9月以后，谷丙转氨酶曾2次升高，先后住院治疗，都可暂取得效果，但遇紧张和劳累则病症复发。1964年1月24日诊：六脉迟虚无力，舌胖大，苔浮而腻，腹胀肠鸣，干噫食臭，有时两胁及背、少腹作痛，大便呈糊状，日2行，或间日一行。盖早年饥饱劳役，脾胃失调所致。先以仲景半夏泻心汤治之：法半夏、党参、黄芩各9g，干姜、炙甘草各6g，大枣4枚（擘）。至2月8日，服药2周后，干噫肠鸣，矢气稍减，纳食转馨，腹胀亦瘥。胁痛隐隐如故，大便先干后溏，日2行，舌体胖大，舌苔薄黄而腻，脉数中空无力。前药见效，然脾气虚弱较甚，拟于前方加重益气之品。党参改为 15g，加太子参 15g，茯苓 9g。服药至 29 日，干噫食臭，肠鸣矢气大减，惟腹胀稍增，胁痛隐隐，大便有时成形，舌胖边尖有齿痕，舌苔厚腻，脉虚无力，肝脉尤显。此为虚不受补，用半夏厚朴生姜甘草人参汤与半夏泻心汤交替服用。两月后腹胀明显减轻，干噫食臭、嗳气、肠鸣消失。偶有两胁隐痛，肝脉稍有弦象、较前有力。予半夏泻心汤常服，晨起吞服补中益气丸，缓缓善后，于 1964 年 4 月 12 日出院。[岳美中，等. 顽固腹胀治验案. 浙江中医杂志. 1965；（8）：28]

（三）呕利并见

乾嘔而利者，黃芩加半夏生薑湯主之。（十一）

黃芩加半夏生薑湯方：

黃芩三兩　甘草二兩（炙）　　芍藥二兩　半夏半升　生薑三兩　大棗十二枚

上六味，以水一斗，煮取三升，去滓，溫服一升，日再夜一服。

【释义】

本条论述邪热客犯肠胃的下利兼呕吐证治。下利与呕吐并见，从其主方黄芩汤加味可知，应是以下利为主。热迫于肠则利，热扰于胃则呕。其症当以下利热臭垢积，里急后重，肠鸣腹痛，干呕不适为特点。方中用黄芩汤清热止利，加半夏、生姜以和胃止呕。

【讨论】

1. 本证的辨证要点。应抓住热犯于肠，兼及于胃这一病机。《伤寒论》太阳病篇 172 条："太阳与少阳合病，自下利者，与黄芩汤。若呕者，黄芩加半夏生姜汤主之"可知，本方以治下利为主，方中半夏与生姜是专为呕吐一症而设。除呕利并见外，尚可见发热、口苦、小便短赤、下利灼肛、或大便黏滞不爽、气味臭秽、腹痛、舌苔黄腻、脉弦滑数。

2. 程门雪《金匮篇解》："利为热利，故治以黄芩汤，芩、芍苦寒，坚肠泻热也。原本热利，而兼以胃寒之呕恶，则知上寒下热，故加生姜以散寒，半夏以降逆，此即胃寒肠热之治也。"此说可参。

3. 半夏泻心汤与黄芩加半夏生姜汤运用之别。半夏泻心汤主治寒热互结于中焦，脾胃升降失司之证，临床以上见呕吐，下见肠鸣，中见心下痞，尤其心下痞为主证，病位在中焦，兼见于肠，故治疗重点在中焦，以半夏泻心汤散结除痞，和胃降逆，主治胃而兼治肠。黄芩加半夏生姜汤主治干呕而利，证属大肠邪热，上迫于胃，故以下利腹痛，利下臭秽为主证，兼见干呕，病变重点在肠，兼见于胃，治疗以黄芩加半夏生姜汤清热止利，和胃降逆，主治肠而兼治胃。

【应用】

1. 本方常用于热痢初起、赤白痢、阿米巴痢疾、干呕而暴注下迫的急性胃肠炎等邪热客犯胃肠者。另春温初起，热在少阳胆经，发热不恶寒、口苦而渴、心烦、小便短赤、舌红苔黄、脉弦数者，亦可使用。

2. 用治热利可酌加黄连、白头翁、马齿苋等；治湿热痢可合用芍药汤；用治急性胃肠炎，常与藿朴夏苓汤、平胃散等合用。

3. 医案举例

王某，男，28岁。初夏迎风取爽，而头痛身热，医用发汗解表药，热退身凉，头痛不发，以为病愈。又3日，口中甚苦，且有呕意，而大便下利黏秽，日四五次，腹中作痛，且有下坠感。切其脉弦数而滑，舌苔黄白相杂。辨为少阳胆热下注肠而胃气不和之证。药用黄芩10g，白芍10g，半夏10g，生姜10g，大枣7枚，甘草6g。服3剂而病痊愈。（刘渡舟．新编伤寒论类方．太原：山西人民出版社．1984：123）

（四）饮停呕吐

諸嘔吐，穀不得下者，小半夏湯主之。方見痰飲中（十二）

【释义】

本条论述寒饮停胃的呕吐证治。谷不得下，言其呕势较剧，得食则呕，呕吐物以清稀痰涎为特征。小半夏汤由半夏与生姜两味组成，功专散寒蠲饮，降逆止呕。

【讨论】

1. "诸呕吐"的含义。"诸"字应灵活看，并非指任何呕吐。但小半夏汤具有较强的和胃降逆之功，有止呕祖方之誉，故半夏、生姜两味药物适当配伍，可用于多种呕吐。

2. 赵良仁《金匮玉函经二注》："呕吐谷不得下者，有寒有热不可概论也。食入即吐，热也；朝食暮吐，寒也；此则非寒非热，由中焦停饮气结而逆，故用小半夏汤。"

【应用】

本方可用于治疗急慢性胃炎、幽门不全梗阻、幽门水肿等偏于寒饮停胃致吐者。实验研究证实：本方有促进胃排空、消除幽门水肿、解除空肠痉挛等作用。

（五）饮病调治

嘔吐而病在膈上，後思水者，解，急與之。思水者，豬苓散主之。（十三）

豬苓散方：

豬苓　茯苓　白术各等分

上三味，杵爲散，飮服方寸匕，日三服。

【释义】

本条论述饮邪内停致呕的调治方法。"病在膈上"指饮停于胃，上逆于膈，"后思水者"指呕吐之后口渴思水欲饮。若思水而饮，饮后不吐者，是饮去阳复，病情好转，此时可改和胃止呕而为健脾祛饮，用猪苓散以杜绝病根。方中猪苓、茯苓淡渗利水，白术健脾化湿。配制散剂，取"散者散也"之意，使水饮得散，中阳复运，气化水行，则呕吐自除。

【讨论】

1. 吴谦《医宗金鉴》："此详申上条之呕，以明其治也。呕吐病后，则伤膈上津液，若思水者，急与饮之，不得呕吐者，是病去胃和自解也。思水者，与饮之而仍呕吐者，是病未除而有水饮也。"尚需注意，呕吐后思水者，并不尽属病解之兆，临床需四诊合参，认真辨证。

2. "急与之"含义。有两种说法，一是少少饮水以自救，即《伤寒论》"少少与饮之，令胃气和则愈"之法。以防新饮复生。二是与猪苓散善后。从一个"急"字来看，当以第二种看法为是。

【应用】

1. 本方用于治疗急慢性胃炎、神经性呕吐、贲门痉挛、幽门水肿、肠套叠、心律失常、高血压等属于饮邪停胃者，有较好疗效。

2. 医案举例

刘某，男，26岁。忽然患腹痛如刀割，腹胀如鼓，大便不通，大渴，床头用釜盛茶水，每饮一大杓，饮下不久即呕水，呕后再饮，寝室满地是水。据西医论断是"肠套叠"，须用大手术，病延至三日，医皆棘手，危在旦夕。余诊其脉沉紧而滑，首用白术、茯苓、猪苓各五钱，水煎服一剂，呕渴皆除，大便即通。继用附子粳米汤，腹痛腹胀等症亦渐痊愈。（湖南中医研究所．湖南中医医案选辑．第一集．长沙：湖南人民出版社，1960；150）

（六）阴盛格阳

嘔而脈弱，小便復利，身有微熱，見厥者，難治，四逆湯主之。（十四）

四逆湯方：

附子一枚（生用）　乾姜一兩半　甘草二兩（炙）

上三味，以水三升，煑取一升二合，去滓，分溫再服。強人可人附子一枚，乾姜三兩。

【释义】

本条论述了阴盛格阳，虚寒上逆的呕吐证治。阴盛格阳，虚寒上逆，则呕而脉弱；阳气大虚，肾关不固，则小便失禁；阴盛于内，格阳于外，则身有微热；阴胜阳衰，阳不温煦，则四肢厥冷。病已危急，预后不佳。急以温阳救逆法治之，用四逆汤。方中生用附子，配以干姜，以散寒温中，回阳救逆，甘草和中。

【讨论】

1. 阴盛格阳呕吐证的辨证要点。应见脉微细弱、但欲寐、四肢厥冷、小便色白自利等阳虚阴盛证。而身热、颧赤、烦躁等症则为假象，乃阴盛格阳于外所致。

2. 附子应用规律。一般散寒止痛，多炮用，痛甚者加或改用乌头；用以回阳救逆时，多生用之。

3. 尤怡《金匮要略心典》："脉弱便利而厥，为内虚且寒之候，则呕非火邪，而是阴气上逆；热非火邪，而是阳气之外越矣！故以四逆汤救阳祛阴为主。"此说可参。

【应用】

1. 四逆汤用于治疗急慢性胃肠炎吐泻过多，或急性病大汗出而见虚脱者，亦用于治疗急慢性胃炎，胃下垂；高血压，低血压阴盛阳虚证；心肌梗塞伴发心源性休克，多合用生脉散；慢性肾炎，多与五苓散合用；慢性支气管炎，多合用二陈汤；虚寒性荨麻疹，宜加细辛、防风；本方还可用于放射性白细胞减少症、肢端青紫症、阴性疮疡等，但均应谨守脾肾阳虚，阴寒内盛的基本病机。临证呕吐涎沫，或小腹疼痛者，加盐炒吴茱萸、生姜；呕吐不止者，加生姜汁；泻不止者，加人参、黄芪、白术、茯苓、升麻。

2. 现代药理研究证实：四逆汤对动物离体、在体心脏及戊巴比妥所致的衰竭心脏均具有明显的强心作用，并能提高多种原因所致的休克动物的平均动脉压，对蟾蜍及家兔心脏有直接加强心脏收缩的作用。

3. 医案举例

陈某，50余岁。陡然腹痛，吐泻大作，其子业医，投以藿香正气散，入口即吐。又进丁香、砂仁、柿蒂之属，亦无效。至黄昏时，四肢厥冷，两脚拘挛，冷汗淋漓，气息低微，人事昏沉，病势危急。举家仓惶，求治于予。及至，患者面色苍白，两目下陷，皮肤干瘪，气息微弱，观所泄之物如米泔水，无腐秽气。只带腥气，切其脉，细微欲绝。余曰：此阴寒也，真阳欲脱，阴气霾漫，阳光将熄，势已危笃，宜回阳救急，以挽残阳。投大剂四逆汤，当晚连进2剂，冷服。次早复诊：吐利止，厥回，脉细，改用理中加附子而康。（湖南中医研究所．湖南省老中医医案选．长沙：湖南科学技术出版社．1980；24）

（七）热郁少阳

嘔而發熱者，小柴胡湯主之。（十五）

小柴胡湯方：

柴胡半斤　黄芩三兩　人参三兩　甘草三兩　半夏半斤　生姜三兩　大棗十二枚

上七味，以水一斗二升，煮取六升，去滓，再煎取三升，温服一升，日三服。

【校勘】

半夏半斤：《伤寒论》、《医统》本均为"半夏半升"。

【释义】

本条论述少阳邪热迫胃呕吐的证治。呕而发热，用小柴胡汤主治，可知其热是少阳之热，其呕是少阳邪热迫胃所致。故热当往来寒热，呕是口苦咽干，心烦喜呕，并可伴有胸胁苦满等少阳见症。治宜疏解清热，和胃降逆。方用小柴胡汤，方中柴胡、黄芩经腑同治，清疏并行；半夏、生姜调理胃气，降逆止呕；人参、甘草、大枣补虚安中。

【讨论】

1. 小柴胡汤证的辨证要点。应用本方应结合《伤寒论》条文互参，以便深入理解和全面掌握。由于小柴胡汤有和解少阳、疏利三焦、调达气机、宣通内外、运转枢机的功效，应用时应有寒热往来、胸胁苦满、心烦喜呕、默默不欲饮食、口苦、咽干、目眩、脉弦细等症。结合临床实际和仲景告诫的"但见一证便是，不必悉具"，若见"呕而发热"、"往来寒热"、"胁下痞硬"时，亦可使用本方。

2. 尤怡《金匮要略心典》："呕而发热，邪在少阳之经，欲止其呕，必解其邪，小柴胡汤和解少阳之正法也。"

【应用】

1. 小柴胡汤为和解少阳之祖方。现代应用相当广泛，既用于外感热病，又广泛应用于内伤杂病以及外科、妇科、儿科等病。本方常用于治疗肝胆系统的疾患，如肝炎、胆囊炎等证属热郁少阳者。亦可治疗多种发热病症，如流行性感冒、上呼吸道感染、扁桃腺炎、及妇女经期感染发热等。不仅用于高热、低热，亦可用于咳、呕、腹中痛、胁下痞硬等呼吸道和消化系统疾病，但均应谨守少阳枢机不利之基本病机。

2. 实验研究表明，本方有保肝利胆、抗菌抗炎、抗病毒、抗肿瘤、抗衰老、增强免疫功能、调节内分泌等药理作用。

3. 医案举例

李某，女，38岁。长期呕吐，兼见低烧，服药已百余剂不效，舌苔白滑，时有进修医生陈君在侧，问曰：此何证也？余曰：呕而发热者，小柴胡汤主之。果服三剂而呕止烧退。［刘渡舟．对《伤寒论》一书几个问题的探讨．新医药学杂志．1978；（1）：18］

（八）虚寒胃反

胃反呕吐者，大半夏汤主之。《千金》云：治胃反不受食，食入即吐。《外臺》云：治呕，心下痞鞕者。（十六）

大半夏湯方：

半夏二升（洗完用）　人參三兩　白蜜一升

上三味，以水一斗二升，和蜜揚之二百四十遍，煮取二升半，温服一升，餘分再服。

【释义】

本条论述虚寒胃反的证治。"胃反呕吐"即指第5条所述的"朝食暮吐，暮食朝吐，宿谷不化"的病证，其病机为脾胃虚寒，不能腐熟、运化水谷，反出于胃而为呕吐。由于脾胃健运失职，不能化气生津以滋润肠道，还可见心下痞硬，大便燥结如羊屎。故以大半夏汤温养胃气，降逆润燥。方中重用半夏开结降逆，人参温养胃气，白蜜滋肠润燥。

【讨论】

尤怡《金匮要略心典》："胃反呕吐者，胃虚不能消谷，朝食暮吐也。又胃脉本下行，虚则反逆也，故以半夏降逆，人参、白蜜益气安中。"可参。

【应用】

1. 本方临床常用于治疗神经性呕吐、胃及十二指肠溃疡、顽固性贲门失弛缓症、肠粘连，甚至胃癌等所致的呕吐，证属脾胃虚寒者。

2. 久病血亏大便干如羊屎者加当归、火麻仁；腹部隐痛，大便色黑而无热，属气虚便血者，加黄芪、白芨；畏寒肢冷，面色㿠白，加姜炭、炒艾叶。

3. 医案举例

赵某，男，62岁，1971年6月12日初诊。胃反呕吐，食不能多，气机不舒，面色不华，脉弱无力，经医院检查，未发现实质性病变，乃予大半夏汤加味：党参15g，姜半夏12g，沉香曲9g，白蜜2勺（冲），生姜2片（各药浓煎后，再加蜜），5剂。服药后，呕反停止，能得嗳气，调治而痊。（何任．金匮要略新解．杭州：浙江科学技术出版社．1981；149）

（九）胃肠实热

食已即吐者，大黄甘草汤主之。《外臺》方：又治吐水。（十七）

大黄甘草汤方：

大黄四两　甘草一两

上二味，以水三升，煮取一升，分温再服。

【释义】

本条论述胃肠实热呕吐的证治。"食已即吐"，是食入于胃，旋即尽吐而出。因胃肠积热，失于通降，食入反助其热，热壅气逆，故食已即吐。治宜通腑泻热和胃，方用大黄甘草汤。方中大黄泄热通腑，荡涤胃肠实热以顺承腑气；甘草既能缓和吐势之急迫，亦可缓和攻下之峻猛。二者相伍，冀实热去，胃气和，则呕吐自止。

【讨论】

1. "食已即吐"是应用本方的关键。据证分析，临床尚有胃肠实热见证，如胃脘灼热疼痛、口苦口臭、大便干结、小便短赤、舌红苔黄少津、脉滑有力等。

2. 本条可与第6条文义互补。第6条"病人欲吐者，不可下之"是指病邪在上，正气有驱邪外出之势。所谓"其高者因而越之"，治疗应根据因势利导的原则，顺其病势，祛除邪气。若误用下法，逆其病势，会导致邪气内陷，正气受损，引发变证，故曰："欲吐者，不可下之"；本条"食已即吐者，大黄甘草汤主之"，是因实热壅阻胃肠，腑气不通，在下则肠失传导而便秘，在上则胃气不降，火性急迫上冲而呕吐，故用大黄甘草汤泻热去实，使实热去，大便通，胃气和，则呕吐自止。因此临床上对呕吐可否用下法还应灵活掌握，呕吐禁下并非绝对，而应以审证求因，审因论治，因势利导为根本宗旨。

【应用】

1. 本方可用于急性胃炎、急性肝炎、急性胆囊炎、急性胰腺炎、胆道蛔虫症、急性阑尾炎、肠梗阻等所致的反射性呕吐而属于实热证者，以及由脑中风、病毒性脑炎、流行性出血热、糖尿病等所致的中枢性呕吐，并且对疔疮发背、泌尿系感染亦有较好疗效。实验研究证实，本方具有明显抑制毛果芸香碱对回肠平滑肌的兴奋作用，能显著减轻碱性肠液返流引起炎细胞浸润及腺体增生。

2. 若呕甚者加竹茹、芦根；呕吐泛酸者，加瓦楞子、左金丸；热盛者加山栀、黄芩、黄连；小便不利加泽泻、车前子；大便秘结者加芒硝。

3. 医案举例

王某，女，25岁，已婚。1975年8月22日，呕吐2天求诊。2天前出工干农活时，气候炎热，自觉口苦口臭，头昏头痛，胃脘热胀，不发热，食已即吐，不食不吐，吐出物为原食物，全身酸软乏力，精神尚可，大便不畅，小便短黄，舌红苔薄黄少津，脉滑有力。辨为胃脘积热，胃失和降，胃热气逆之证。治以荡热和胃之法，用大黄12g，甘草3g，1剂。上方浓煎，分为2次，间隔4小时服。服后大便通畅，胃脘热胀消失，当晚吃热粥2碗，食已不吐，饮食正常，头晕头痛亦大减，惟口干，舌红无苔乏津，脉细数。此胃中积热已去，胃阴不足之象，拟用甘寒养胃之益胃汤加减，2剂，以善其后。1周后随访，病人药后能参加生产劳动了。（王廷富．金匮要略指难．成都：四川科学技术出版社，1986，399）

（十）饮停呕渴

【原文】

胃反①，吐而渴欲饮水者，茯苓泽泻汤主之。（十八）

茯苓泽泻汤方：《外台》云：治消渴脉绝，胃反吐食之，有小麦一升。

茯苓半斤　泽泻四两　甘草二两　桂枝二两　白术三两　生姜四两

上六味，以水一斗，煮取三升，内泽泻，再煮，取二升半，温服八合，日三服。

【词解】

①胃反：在本书中有两层含义。一指症状，即本条反复呕吐之谓。二指病证，即指"朝食暮吐，暮食朝吐，宿谷不化"的胃反病证。

【释义】

本条论述胃有停饮、呕渴并见的证治。以呕吐与口渴反复交替出现为主证。呕吐物为水饮与食物混杂、不酸不苦不臭为特征。口渴乃由于饮阻气化，津不上承所致，因渴而饮水多，脾虚不运，更助饮邪，饮邪停聚，胃失和降，故呕吐频频。如此愈渴愈饮，愈饮愈吐，愈吐愈渴，以致反复发作。其治法宜温胃化饮，降逆止呕。用茯苓泽泻汤，方中茯苓、泽泻淡渗利饮；配以桂枝、生姜通阳化饮，和胃止呕；白术、甘草健脾和中。诸药合用，使气化水行，则呕渴自止。

【讨论】

1. 本证呕吐，乃饮阻气逆所致，故辨证关键在于饮邪内停，反复呕吐，以呕吐物为痰涎清水与食物混杂、不酸不苦不臭为特征。据方测证，尚有浮肿，大便溏薄或不畅，精神不振，兼见头眩、心下悸，舌质淡红，苔薄而润，脉缓滑等停饮之脉证。

2. 尤怡《金匮要略心典》："猪苓汤治吐后饮水者，所以崇土气，胜水气也。茯苓泽泻汤治吐未已，而渴欲饮水者，以吐未已，知邪未去，则宜桂枝、甘、姜散邪气，苓、术、泽泻消水气也。"二方证可以此为鉴。

3. 茯苓泽泻汤与五苓散鉴别。二者症状上均有呕渴并见；病机上都有水饮内停，津不上承；治疗上都以利水为主；两方中都有茯苓、泽泻、白术、桂枝。不同点：五苓散证重点在于膀胱气化不行，故以小便不利为主证，治以通阳化气利水。茯苓泽泻汤证重点在于胃有停饮、中阳不运，故以呕渴不已为主证，治宜温胃化饮止呕。在方剂的配伍方面，五苓散重在通利小便，泽泻用量独重，配以二苓、桂枝、白术，化气利水；茯苓泽泻汤重在温胃化饮止呕，故重用茯苓，辅以生姜、桂枝、白术、甘草、泽泻温胃利水。

【应用】

1. 本方临床多用于治疗急性胃炎、慢性胃肠炎、胃神经官能症、胃窦炎、幽门水肿引起的饮停于胃、反复呕吐者。也可用于慢性肾炎小便不利、低血压头晕恶心、梅尼埃综合征等。

2. 若呕吐甚者，加砂仁、半夏以理气降逆止呕；呕吐清水不止，加吴茱萸以温中降逆止呕；脘腹胀满、苔厚者，去白术，加苍术、厚朴以行气除满；脘闷不食者，加白蔻仁、砂仁以化浊开胃。

3. 医案举例

苟某，男，42 岁，农民。患呕吐两年多，已丧失劳动能力，故来求诊。其呕吐时间不定，大多每天吐一次，或两天吐一次，吐出物水饮与食物混杂，有时水多食物少，不酸不臭，口不干不渴不思水，胃纳正常，精神不振，全身浮肿，面色苍白，大便稀溏，口淡无味，舌质淡苔薄白而润，脉象缓滑。此为脾虚水饮之胃反证，拟以健脾利水化气散饮，方用茯苓 15g，泽泻 12g，白术 12g，桂枝 9g，生姜 12g，甘草 3g。嘱服 2 剂，严禁生冷食物。三天后复诊：服上方 2 剂后，呕吐消失，饮食倍增，精神仍差，浮肿大减，大便略溏，舌质淡苔薄白而润，脉虚缓。效不更法，服上方 4 剂后，诸症基本消失，呕吐未复发，调养一月左右已参加生产劳动。（王廷富. 金匮要略指难. 成都：四川科学技术出版社，1986，396）

（十一）里热兼表

吐後，渴欲得水而貪飲者，文蛤湯主之。兼主微風，脉緊，頭痛。（十九）

文蛤湯方：

文蛤五兩　麻黄三兩　甘草三兩　生姜三兩　石膏五兩　杏仁五十枚　大棗十二枚

上七味，以水六升，煑取二升，溫服一升，汗出即愈。

【释义】

本条论述里有郁热，兼有表寒呕吐的证治。郁热在里，邪热迫胃，则为呕吐；热灼津液，故口渴贪饮。因主治方药兼有透表达邪之效，方后亦云"汗出即愈"，说明其证当表有风寒，即原文所述"兼主微风，脉紧，头痛"。文蛤汤由大青龙汤去桂枝加文蛤组成，方中文蛤咸寒，生津止渴，与麻黄、杏仁、甘草、石膏相配，发散热邪；复加生姜、大枣调和营卫。全方功能清泄郁热，透表达邪。

【讨论】

1. 本条可视为呕吐后所出现的一种变证，此时主证已并非呕吐而是口渴。文蛤汤可视为大青龙汤、麻杏石甘汤或是越婢汤的类方，此三方皆为治疗肺有郁热的主方，故推测其渴乃由肺热所致。临床凡肺热口渴皆可以此方治之，不必拘于呕吐之后。

2. 关于文蛤。注家有两种看法，一认为是东海之蛤而有纹者，又名海蛤（任应秋先生）；二认为是五倍子，异名文蛤，能生津止渴（《三因方》）。虽临床有用大剂五倍子治糖尿病有效者，但因其为汉以后之药，故此处当以花蛤为是。

3. 对本条的解释历来注家看法不一，有认为与《伤寒论》太阳病篇文蛤散互错；有囿于呕吐与口渴出现先后的关系，认为呕吐为水热互结之证，吐后水去热留，热邪消灼津液，故致口渴。二者可互参。

【应用】

1. 文蛤汤有用于糖尿病肺胃热盛，耗液伤津，表里同病者。

2. 医案举例

朱某，男，50 岁。患糖尿病半年余，口渴多饮，咽干舌燥，心烦不安，饥而欲食，但食而不多，全身乏力，两眼视物模糊，舌尖红，苔薄黄而干，脉偏数。空腹血糖210mg%，尿糖定性（＋＋＋），眼底检查提示早期白内障。辨为肺胃热盛，耗液伤津。文蛤汤加减以清热解渴，宣肺布津：文蛤20g、麻黄3g、生姜1片、生石膏60g、杏仁6g、大枣2枚、鲜石斛30g、麦冬10g。20剂后诸症基本消失，空腹血糖80mg%，尿糖（－），以上方加用补肾之品，以巩固疗效：文蛤20g、麻黄3g、生姜1片、生石膏60g、杏仁6g、大枣2枚、鲜石斛30g、麦冬10g、熟地30g、女贞子10g、山萸肉15g、山药20g。又服30剂，体力和精神完全恢复正常，长驱步行十多里不觉疲累。一年后复查血糖100mg%，尿糖（－）。两年后随访患者一切均好。（陈明．金匮名医验案精选．北京：学苑出版社．1999，472）

（十二）阳虚饮停

乾嘔，吐逆，吐涎沫，半夏乾姜散主之。（二十）

半夏乾姜散方：

半夏　乾姜等分

上二味，杵爲散，取方寸匕，漿水一升半，煎取七合，頓服之。

【释义】

本条论述中阳不足、寒饮停胃的呕吐证治。由于中焦虚寒，津液变生饮邪，停留于胃，使胃失和降，胃气上逆，则为干呕、吐逆、吐涎沫。治宜半夏干姜散温中助阳，化饮降逆。方中半夏辛燥，化痰开结，善降逆气；干姜辛热，温胃散寒，通阳化饮。浆水甘酸，调中止呕。"顿服之"则药力集中，以取速效。

【讨论】

1. 本证乃中阳不足，寒饮内盛。除见干呕、吐逆、吐涎沫外，尚可见胃脘冷痛，喜温畏寒，不欲饮水，纳少，舌淡苔薄白腻，脉缓弱。

2. 半夏干姜散与小半夏汤鉴别。前方乃小半夏汤中生姜易成干姜，干姜温阳，守而不走，治疗中阳不足，寒饮呕逆涎沫；小半夏汤以生姜散寒和胃，走而不守，主治饮盛抑阳呕吐。

3. 半夏干姜散与吴茱萸汤鉴别。两方证均有干呕、吐涎沫。但在兼症、病机和治法上都有所不同。半夏干姜散用治"干呕，吐逆，吐涎沫"者，吐逆之势较重，病机属胃阳虚弱，寒饮上逆，病专在胃，治法重在温胃散寒，降逆止呕；吴茱萸汤证除干呕、吐涎沫外，还兼有胸满、头痛，病机为中气不足，胃虚停饮夹肝气上逆，病既在胃，又涉及肝，治疗需肝胃同治。

程门雪《金匮篇解》云："若干呕、吐涎沫，则又不同。其症有二：干呕者胃气逆也；吐涎沫者口多涎，胃有寒也。呕逆，吐涎沫者，半夏干姜散主之。干姜温胃去寒，半夏和胃降逆也。见头痛者，肝病也，厥阴之经，上额会巅，厥阴受寒，是头痛呕吐涎沫。本属胃寒，更加头痛，则兼肝寒，治以吴茱萸汤。参、枣、生姜温胃散寒，重用吴茱萸温肝，以驱阴邪也。是干呕吐涎沫者有二治，不头痛者，单用温胃半夏干姜散，有头痛者，兼用温肝吴茱萸汤。二方虽有不同，其温寒则一也。"二方证可以此鉴别。

【应用】

1. 半夏干姜散常用于急慢性胃炎、胃扩张、急慢性胆囊炎，属中阳不足，寒饮内盛而见干呕吐逆者。

2. 医案举例

吴某，女，42岁，干部。患高血压病已3年，血压常波动在 190～140/110～100mmHg 之间，遍服中西药均无显效，于1962年夏从南方赴京求治于秦老。观其服用的中药处方，大都是生石决明、灵磁石、生龙牡、杭菊花、双钩藤、生白芍、桑寄生、怀牛膝等平肝降逆辈。患者形体肥胖，自述常头晕胀痛，眩晕甚时如坐舟中，颇欲吐，曾数次呕出大量清涎，纳食欠馨，胸脘部常有胀闷感，心悸，多梦，二便尚可。舌质淡，苔薄白腻，脉象右寸关滑甚。观此患者之形证，乃中阳不足，寒饮上逆所致，且患者数年来所服中药多系寒凉重降之品，更伤中焦，故当温中止呕，方用半夏干姜散加味。遂用法半夏、淡干姜、云茯苓各9g，水煎服，服药三剂后感觉多年来从未如此舒服。嗣后以温中化饮法加减，治疗月余病愈，患者高兴返里。[吴大真.秦伯未经方验案举隅.国医论坛.1986；(2)：20]

（十三）寒饮搏结

病人胸中似喘不喘，似呕不呕，似哕不哕，彻心中愦愦然无奈[1]者，生姜半夏汤主之。（二十一）

生姜半夏汤方：

半夏半升　生姜汁一升

上二味，以水三升，煮半夏，取二升，内生姜汁，煮取一升半，小冷，分四服，日三夜一服。止，停后服。

【词解】

[1]彻心中愦愦然无奈：指胃脘、心胸中烦乱不安，不能忍受。"愦愦然"，《大宋重修广韵》："愦，心乱也。"轻则郁闷烦乱，胃中嘈杂；重则昏乱糊涂。"无奈"，即无可奈何之意。

【释义】

本条论述寒饮搏结于胸的证治。胸为气海，乃呼吸往来之所，清气出入升降之道，内居心肺，下邻脾胃，若寒饮搏结于胸中，闭郁胸阳，阻滞气机之升降，则见胸中似喘不喘、似呕不呕、似哕不哕难以名状，烦闷不堪，痛苦难忍之症。仲景治用生姜半夏汤辛散寒饮，舒展阳气。该方重用生姜汁以辛开散结，配半夏以化饮降逆。方后云"小冷"，即宗《素问·五常政大论》"治寒以热，凉而行之"的反佐之法，防热药格拒不纳而吐；"分四服"，意在量少频服，以发挥药力持续作用，并防药量过大而致呕吐。

【讨论】

1. 生姜半夏汤证属于胸中膈间寒饮阻滞气机，临床以心中烦乱，欲吐不得，口淡津多，舌质胖淡，舌苔水滑为选方指征。方中生姜用汁，且姜汁用量倍于半夏，以加强其辛开散结的作用，入口即行，其治位高，故可主治"胸中似喘不喘，似呕不呕，似哕不哕，彻心中愦愦然无奈"。

2. 尤怡《金匮要略心典》："寒邪搏饮，结于胸中而不得出，则气之呼吸往来、出入升降者阻也。似喘不喘，似呕不呕，似哕不哕，皆寒饮与气相搏互击之证也。且饮，水邪也；心，阳脏也。以水邪而逼处心脏，欲却不能，欲受不可，则彻心中愦愦然无奈也。生姜半夏汤即小半夏汤，而生姜用汁，则降逆之力少，而散结之力多，乃正治饮气相搏，欲出不出者之良法也。"此说颇有意义。

【应用】

1. 本方常用于治疗胃寒、胃虚、痰饮上犯而作的呕吐。此外，还可用于治疗眉棱骨痛、急慢性胃炎、胃或贲门痉挛、胆汁返流性胃炎、食道炎、梅尼埃综合征等而见呕吐属寒饮搏结胸胃者。有学者认为本方证的特点是寒痰蒙闭心包，机窍失灵，可谓内服开窍之渊薮。

2. 医案举例

陈某，男1.5个月。1995年11月17日初诊：近3日来不欲吮奶，时吐奶，偶尔吐涎沫，昨晚哭闹甚，欲索一方，苔白，指纹淡红，遂予生姜半夏汤：半夏3g，入煎取汁，加生姜汁5毫升，酌加红糖适量，分5~6次灌服，连服2日病愈。（张笑平.金匮要略临床新解.合肥：安徽科技出版社，2001；253）

（十四）胃寒气逆

乾嘔、噦，若手足厥者，橘皮湯主之。（二十二）

橘皮湯方：

橘皮四兩　生姜半斤

上二味，以水七升，煑取三升，温服一升，下咽即愈。

【释义】

本条论述胃寒气逆的干呕、哕证治。干呕、哕在病机上也是胃气失和，其气上逆。本条指出，无论干呕、哕是合并发生，还是单独出现，如兼见手足厥冷者，均属胃寒气逆。病因寒邪袭胃，胃气失和而上逆，则为干呕、哕；胃阳被遏，不达四末，则手足厥冷。治以橘皮汤散寒降逆，通阳和胃；方中橘皮理气和胃，生姜散寒止呕。

【讨论】

1. 橘皮汤的辨证要点。临床以呃声沉缓有力为主证，或干呕，或嗳气，或呕吐，或恶心，脘腹疼痛，遇寒则剧，得热则减，舌淡，苔白腻，脉弦滑或沉缓有力。其"手足厥"，仅表现为轻度的寒冷感，与阳微阴盛四逆汤证之厥不同。

2. 吴谦《医宗金鉴》："东垣以干呕为轻，哕为重，识仲景措辞之意也。哕而手足厥，乃胃阳虚，是吴茱萸汤证也。若初病形气俱实，虽手足厥，非阳虚阴盛者比，乃气闭不达于四肢也，故单以橘皮通气，生姜止哕也。"

【应用】

1. 橘皮汤常用于治疗急性胃炎、幽门不全梗阻、幽门水肿、神经性呕吐、妊娠呕吐等病属胃寒气逆偏于实证者。

2. 若兼见纳呆，可加白术、焦三仙；腹胀加砂仁、枳壳；呃逆气冷，或胃脘隐痛，加吴茱萸、干姜、芍药；心下痞闷不舒，加半夏、枳实。

3. 医案举例

何某，女，18岁，农民。初诊：连日降雨，晨起突感吸入一口凉气，后即呃逆频频不止，呃声高亢，胸膈间疼痛，面色如常，精神尚可。查其舌淡苔白腻，脉弦滑。此乃寒气动膈之呃逆证，拟用降逆散寒之橘皮汤加味：陈皮12g，姜半夏15g，生姜12g，茯苓12g，甘草3g。嘱服1剂，服药2小时后复诊。当午，母女同来，诉：女儿服药后约20分钟，呃逆止，胸膈舒适而疼痛消失，舌象同前，脉滑。嘱将上方服完，以巩固疗效。（王廷富．金匮要略指难．成都：四川科学技术出版社．1986：403）

（十五）胃虚挟热

哕逆者，橘皮竹茹汤主之。（二十三）

橘皮竹茹汤方：

橘皮二升　竹茹二升　大棗三十枚　人参一兩　生姜半斤　甘草五兩

上六味，以水一斗，煮取三升，温服一升，日三服。

【释义】

本条论述胃虚挟热、胃气上逆的呃逆证治。一般胃虚有热呃逆证多见于久病体弱，或大吐下后者，其呃声低微而不连续，并可见虚烦不安，少气口干，不欲多饮，手足心热，苔薄黄或苔少，脉虚数等。其病机为胃虚有热，气逆不降。故治以补虚清热，降逆止呃的橘皮竹茹汤。方中橘皮、生姜辛温，理气和胃，降逆止呃；竹茹甘寒，清热安胃以止呕；人参、甘草、大枣补虚益气。

【讨论】

1. 因竹茹并非大寒之品，从方中诸药的用量比例来看，全方仍偏于温热，故临床若热象突出时，需加清热药于方中。后世严用和在仲景橘皮竹茹汤的基础上，加茯苓、半夏、麦冬、枇杷叶，名为济生橘皮竹茹汤，治疗气阴两虚，胃气上逆之呕吐、呃逆，可供参考。

2. 程林《金匮直解》："《内经》曰：胃为气逆为哕，上证但干呕而未至逆，今哕逆者，即《内经》所谓诸逆上冲，皆属于火。胃虚而热乘之，作哕逆者欤？夫胃气热而专主呕哕，必以竹茹为君，橘皮下逆气为臣，生姜止呕逆为佐，人参、甘草、大枣用以缓逆为使。"此注可作参考。

【应用】

1. 本方临床被广泛应用于呃逆的治疗。其致呃的原因涉及到混合型食管裂孔疝、碱性返流性胃炎、膈肌痉挛、幽门不全梗阻、神经性呕吐、术后呃逆不止、功能性呃逆、顽固性呃逆、妊娠呕吐等。

2. 若舌红苔黄胃热显著者，可加黄连、芦根，或加山栀子；兼痰热者，加竹沥、栝楼仁；舌红无苔，或中剥，胃阴匮乏者，可加沙参、石斛、麦冬；胃不虚者，去人参、大枣，减甘草之用量；呃逆不止者，加枳实、柿蒂等。

3. 医案举例

周某，男，22岁。因发热头痛十五天入院，此段时期内体温在38.5℃～39.5℃之间，伴有头痛剧烈且进行性加重，予解热止痛药无效。自诉1979年至此次入院前，先后患左上肺浸润型肺结核、疟疾、痢疾、左侧髂窝冷性脓疡等多种疾病。治疗一周后头痛及脑膜刺激征减轻。入院第八天出现呃逆，逐日加重，白天连续发作 7~8 小时，夜间亦发作，严重时影响睡眠及进食，且出现呕吐，上腹部疼痛不适。经中医辨证：认为本例一年来患多种疾病，久病必虚，舌质红，脉细无力，为胃虚挟热之症，治宜益胃气，清胃热，降逆止呃，橘皮竹茹汤加味主之：党参 15g，竹茹 9g，白术 12g，茯苓 12g，橘皮 9g，生姜 3 片，大枣 4 枚，麦芽 9g，甘草 2g。上方每日一剂，服一剂后，哕逆减轻，共服三剂，哕逆完全停止，停药后至今无复发。（张万邦．橘皮竹茹汤治愈顽固性呃逆．新中医，1981，12：4）

下　利

一、病机与证候

夫六府氣絕①於外者，手足寒，上氣，脚縮；五藏氣絕於內者，利不禁，下甚者，手足不仁。（二十四）

【校勘】

利不禁：《千金要方》卷十五作"下不自禁"；《脉经》卷八"利"上有"下"字，即"下利不禁"。

【词解】

①气绝：指脏腑之气虚衰。《医宗金鉴》曰："气绝非为脱绝，乃谓虚绝也"。

【释义】

本条总论呕吐、哕、下利的病机及预后。脏腑气衰，外不足以行表，内不能固守封藏。因六腑属阳，阳主卫外，以胃为本。胃阳虚衰，失于和降则为呕、哕；不能通达于四末则为手足寒冷；筋脉失于温煦，故见踡卧脚缩；上焦不能受气于中焦，宗气因之不足，肺失肃降故上气喘促；五脏属阴，阴主内守，以脾为后天之本，以肾为先天之本。脾虚失运，清气下陷，故下利不禁；久病及肾，肾阳虚衰，下焦失固，则下利尤甚；阴液亦随利而失，阳失温煦，阴不濡养，故手足麻木不仁。

【讨论】

1. 本条列于呕吐、哕与下利原文中间，承上启下，旨在阐明呕吐、哕、下利病变的一般规律。从总的病机来说，呕吐、哕、下利是由脾肾虚衰、升降失序所致；然初病在脾胃，终必归肾，是其病变的基本规律。因此，治疗呕吐、哕固然以治胃为主，但在病变后期，或病情属虚的，则要重视脾肾。

2. 本条强调了脾（胃）肾在呕、哕、利三病发展过程中的重要作用。这里"六腑气绝于外"和"五脏气绝于内"不是分割开的两种病证，而是五脏六腑尽皆"气绝"。故此"手足寒、上气、脚缩"不能仅理解成只是胃阳不足，而脾阳健旺；而"利不禁、手足不仁"也不能仅理解为只是肾阳虚，而胃肠、甚至于脾的功能正常；在临床实践中，五脏六腑是相互联系，互相影响，所以应从整体上辨证论治。

二、脉证预后与治则治禁

下利①脉沉弦者，下重②；脉大者，爲未止，脉微弱數者，爲欲自止，雖發熱不死。（二十五）

【词解】

①下利：本条指痢疾。

②下重：即里急后重。

【释义】

本条根据脉象判断痢疾的病情和预后。脉沉主里，脉弦主痛，下利而脉见沉弦，是病邪在里，气机不畅，传导失常，故见利下不爽，里急后重；下利而见脉大，大主邪气盛，乃正邪交争之象，故必大而有力，邪气既盛，痢疾尚在发作期，不能及时痊愈，故曰"为未止"；下利而脉见微弱数，微弱者无力之象，虽正气不足，然邪气亦衰，脉数即余邪未尽之象，这时已进入病的恢复期，通过积极的治疗，很快会痊愈，故曰"为欲自止，虽发热不死"。

【讨论】

痢疾患者出现利下赤白，滞下不爽，里急后重，腹中疼痛，身热，脉实有力，这时病情虽不能迅速痊愈，却不一定预后不良；而下利脉大无力，除可在恢复期"欲自止"时见到外，阳亡于外，阴亡于内的重证、危证时亦可出现，故应注意判别。

下利手足厥冷，無脉者，灸之不温。若脉不還，反微喘者，死。少陰負趺陽①者，爲順也。（二十六）

【词解】

①少阴负趺阳：即少阴脉比趺阳脉弱小之意。

【释义】

本条论述脾肾虚衰下利的预后。利下无度，手足厥冷，脉微欲绝，这是脾肾两衰，阳气将脱之象。这时虽以艾灸温之，但阳气衰微，积重难返，仅以艾灸，急切之间很难使阳气恢复，故而厥冷不去，所以说"灸之不温"。此时转归有二：若阳气不复，脉气不还，更见微喘，是肾阳衰微，肾不纳气，肺肾之气将脱，阴阳欲将离绝的危证，预后不良；若少阴肾脉弱于趺阳胃脉，说明尚有胃气，"有胃气则生，无胃气则死"，这时即便肾阳已衰，但仍有治愈的希望，预后为顺。

【讨论】

1. 本条的下利，注家多从泄泻解，但从其病理机制看，似亦应包括痢疾在内。

2. "少阴负趺阳"之理，注家大致有如下六种观点：第一种认为是相克，以赵以德为代表："夫趺阳胃脉土也，少阴肾脉水也，负者，克也；若少阴受负于趺阳，是后天之阳尚存，阴寒犹可回，故为顺也"。第二种认为是负戴之负，以陈修园为代表："脉之元始于少阴，生于趺阳，少阴趺阳为脉生始之根，少阴脉不至，则趺阳脉不出，故少阴在下，趺阳在上（中）；故必少阴上合而负于跌阳者，戊癸相合，脉气有根，故其名负奈何？如负戴之负也"。第三种认为是胜负之负，以黄坤载为代表："少阴肾脉，跌阳胃脉，胃土本克肾水，而水盛反得侮土，以土生于火，而克于火，火盛则土能克水而少阴负，火败则水反侮土而跌阳负。凡病皆水胜而土负，土盛而水负者甚少也。水盛大则死，土盛则生，故少阴以负跌阳为顺"。第四种认为尺脉有根为顺证，以唐容川为代表："少阴脉既有根，而上生跌阳之脉，即尺脉有根，上入于关，由下升上之谓也。原文是言足之少阴，足之跌阳，余以例推之，尺脉渐生，上至关者，亦作如是论。"第五种认为是肾脉伏胃脉存，以《金匮要略译释》为代表："当喘息未发之先，少阴脉伏不见，如能从跌阳部见到胃脉，是脉之资始于肾中之阳虽负，而资生的胃脏之阳犹存，此即脉得胃气则生之理，因此有此生机，也就有了挽回的余地，所以谓之顺。"第六种认为"疑有脱误"，吴考槃在《医宗金鉴》的影响下指出："少阴负跌阳为顺一句，与上文义不属，疑有脱误。"

以上诸说，从不同角度而论，可为参考。以跌阳脉比少阴脉有力之说为妥。其理在于：跌阳脉主候脾胃，对下利等脾胃病证，在脾肾两衰的情况下，既重先天之气的作用，更强调后天之气的存亡。跌阳脉不是脉微欲绝的"无脉"，说明胃气尚存，"有胃气则生，无胃气则死"，故曰"为顺也。"

下利有微热而渴，脉弱者，今自愈。（二十七）

【释义】

本条论述阴寒下利将愈的脉证。虚寒下利，症见微热、口渴，是阳气来复之兆，脉弱表明正虚而邪气亦衰，脉证合参，有正复邪去之机，故知病将自愈。

【讨论】

1. 发热口渴，焉知不是热盛？关键在于一个"微"字。一般而言，下利不宜发热，如初起大热而渴，多属表里俱病，或里热过盛；无热不渴，多属阴证或虚证，皆不能自愈。若久利发热，多属阴竭阳越，乃危险征兆。本证见"微热而渴，脉弱"，非为热盛，而是阳复。其发热程度当轻微，渴必不甚，若大热大渴，脉数大有力，乃为邪热盛也。此乃阴阳和，胃气来复，故预断为邪退阳复向愈之候。此时下利，亦必轻微。（本条亦见于《伤寒论》厥阴病篇360条。）

2. 钱潢《伤寒溯源集》："言阴寒下利，设身有微热而渴，乃阳气渐回，阴邪已退之兆，非大热而热气有余之比。若虚阳飞越于外而热，则寒盛于里，虽热亦不渴矣，故知为欲愈也。然必脉弱者，方见其里气本然之虚，无热气太过，作痈脓、便脓血，及喉痹、口伤烂赤之变，故可不治，令其自愈也。"此说对本条的理解有一定补益。

下利脉数，有微热，汗出，今自愈；设脉紧，为未解。（二十八）

【释义】

本条再论阴寒下利向愈与未解的脉证。下利微热汗出与上条下利微热而渴均兆示阳气回复，上条脉弱为邪衰，本条脉数（应数而无力）仍主阳复，故推测当自愈。设若虚寒下利而脉见紧象，则表示阴寒仍盛，阳气未复，故知病为未解。

【讨论】

本证自愈的机理,注家有不同见解:第一种认为是"阳胜而热从外泄",以徐忠可为代表:"有微热,脉不弱而数,数,阳胜也,更汗出则从外泄矣,故亦今自愈。"第二种认为是"阳升利止",以魏念庭为代表:"下利脉数有微热,证脉相符,阳气有余可知矣。汗出阳升,阳升则气升,气升则不致下降而利,亦可知其人必自愈。"第三种认为是"表里俱和",以程云来为代表:"寒则下利,脉数有微热,则里寒去,汗出则表气和,表里俱和,故今自愈。"第四种认为是"阳复而病势外达",以尤怡为代表:"脉数阳复也,微热汗出者,气方振而势外达,为欲愈之候",均可作参考。(本条亦见于《伤寒论》厥阴病篇361条,其中"设脉紧为未解"作"设复紧为未解"。)

下利脉數而渴者,今自愈;設不差,必圊①膿血,以有熱故也。(二十九)

【词解】

①圊脓血:指大便利下脓血。圊:(qīng 青),原意指厕所,这里用如动词。

【释义】

本条论述下利脉数口渴所主的不同预后。虚寒下利出现脉数、口渴,为阳气来复,其病有向愈之势;若不愈,也有见大便下脓血者,其病机"以有热故也",是邪热甚损伤阴络所致。

【讨论】

1. 下利脉数口渴两种不同预后的病机。一种认为是阴寒下利,阳气来复。下利脉数口渴若见于脾胃虚寒证,无里急后重感之清冷下利,次数有减,脉由细弱迟缓转为至数正常甚或为无力数脉,口由不渴转为渴而不欲多饮,或喜热饮等,示阳气来复,病将自愈;另有一种认为是湿热下利,里热较盛。若下利脉数口渴为大肠湿热所致,利下臭秽不爽,里急后重,脉数有力,口渴喜凉饮,则不唯病不向愈,因湿热内蕴大肠,传导失司,通降不利,气血壅滞,肠道脉络受损,势将出现利下脓血。(本条亦见于《伤寒沦》厥阴病篇367条。)

2. 尤怡《金匮要略心典》:"按上数条,皆是伤寒邪气入里之候,故或热或渴,或汗出,或脉数,阳气既复,邪气得达则愈。若杂病湿热下利之证,则发热口渴脉数,均非美证。《内经》云'下利身热者死',仲景云'下利手足不逆冷,反发热者不死'。盖《内经》所言者,杂病湿热下利之证,仲景所言者,伤寒阴邪内入之证,二者不可不分也。"指出了虚寒下利与湿热下利得鉴别,可为参考。

下利脉反弦,發熱身汗者,自愈。(三十)

【释义】

本条再论阴寒下利向愈的脉证。阴寒下利属于里证,脉本应沉,今脉不沉却见弦象,故曰反弦。弦较沉细脉有力而大,又见发热身汗,这是一种阳气来复,营卫调和的象征。此发热并不一定体温升高,是对阳气不足恶寒症状的否定,病患由畏寒而感到暖和舒适身热,遍身可漐漐汗出。

【讨论】

向愈脉证的病机，注家看法不尽相同，一种认为本条下利是由表邪内陷所致，故提出这里的弦当是浮弦。弦主少阳有生发之气，发热是新感表邪，周身汗出，可使热随汗解，下利亦随之而愈（如成都中医学院为全国金匮师资班编著《金匮要略讲稿》等）；另一种认为脉不沉而弦，为阳气升发之象，与发热身汗共主阳气复、营卫和（《金匮玉函经二注》等）。如魏荔彤《金匮要略方论本义》："脉不沉而见弦，浮而弦，阳气由少阳升达之象，知不陷下而能升上也。故发热身汗，祇为阳升利止之象，而不必他疑也，所以必其人方自愈也。"此两种观点可参。

下利氣①者，當利其小便。（三十一）

【词解】

①下利气：指下利时伴随有频频的矢气。

【释义】

本条论述了气滞湿困下利气的治法。下利气指下利的过程中气随利失，矢气频频。中焦湿困，故大便溏泄；气机阻滞，故腹胀窘痛，矢气则舒，气滞随下利之机外泄，故为下利气。治当用利小便法，以分利肠中水湿，使小便利，湿邪去，肠道气机调和，则下利已，矢气除。

【讨论】

本证尚可兼有肠鸣腹胀，小便不利等。此利小便法当包含健脾利湿、温阳化湿等意。后世提出的"治湿不利小便，非其治也"和治疗泄泻用"急开支河"法，其理论均渊源于此。

下利，寸脉反浮數，尺中自①澀者，必圊膿血。（三十二）

【词解】

①自：原来的样子。《汉书·李广传》："会暮，吏士无人色，而广意气自如。"颜师古注："自如，犹云如旧"。

【释义】

本条论述湿热痢疾的脉证。根据下利、脉寸部浮数，尺中自涩，可推断此病属痢疾，当会便脓血。因为本篇下利包括泄泻和痢疾，一般泄泻多属里虚寒证，脉当沉或迟；今脉不沉迟而浮数，则知此下利不是虚寒泄泻而是湿热痢疾，即《医学读书记》所谓"泄泻多起寒湿，……痢病多成湿热，……虽泄泻亦有热症，然毕竟寒多于热，痢病亦有寒证，然毕竟热多于寒"。下利属脾胃之病，浮数不见于关却见于寸部，说明此下利是由新感时邪，内蕴肠腑所致，尺中自涩，是下利病变在肠，大肠传导失职，通降不利，气血壅滞，热盛营腐，脉络受损，故利下赤白脓血。

【讨论】

1. 下利的特点：利下脓血，赤白夹杂，稠黏气臭，腹胀腹痛，里急后重，肛门灼热；尚兼小便短赤，口干苦黏，或恶寒发热，舌苔黄腻，脉象滑数等。

2. 寸脉浮数,尺脉自涩。注家对此见解不一:第一种认为是"阴阳气血不和"。如赵以德谓:"寸脉浮数,则是阳盛于上,而下不与阴和,阴,血也,血不得与气和,则不荣经,不藏于肝,则散入肠胃,故尺脉涩,血积为脓血也"。第二种认为是"有余和不足"。如程云来谓:"寸脉浮数,其热有余,尺脉自涩,为血不足,以热有余,则挟热而变脓血"。第三种认为是"阳强阴弱"。如陈修园谓:"下利属寒者,脉应沉迟,今寸脉反浮数,其阳强可知,尺中自涩者,其阴弱可知,以阳强而加弱阴,必圊脓血"。第四种认为是"热陷血分"。如《医宗金鉴》谓:"下利里病而得浮数表脉,故曰脉反浮数也。但尺中自涩,则知热陷血分,必圊脓血也"。

诸说虽各执其理,然多抽象生僻,唯《医宗金鉴》所论较与临床贴近。成都中医学院为全国金匮师资班所编《金匮要略讲稿》亦曰:"寸脉肺气主之,肺与大肠相合,浮数之脉在寸部,乃气分热盛;涩脉在尺中,下利病变在肠,乃热毒伤及肠脏络脉,故圊脓血也。涩脉在《金匮》有关原文中,一般指精血不足,在此处应作为血分损伤来对待。尺中自涩是言其大肠之阴络受伤。由于热毒为患,以致气郁血滞,气血不和,热壅在肠,故必圊脓血。"(本条亦见于《伤寒论》厥阴病篇363条。)

下利清谷,不可攻其表,汗出必胀满。(三十三)

【释义】

本条论述虚寒下利治禁。下利清谷,指大便澄澈清冷,完谷不化;是因脾(或脾肾)阳虚,阴寒内盛,不能腐熟,小肠受盛与大肠传导失常所致。故治当以健脾补肾,温中化湿为法。在里虚证急的情况下,即使有表邪未解,亦应急当温里,不可径用汗法攻表。若误攻其表,汗出阳更虚,阴寒更甚,以致发生腹部胀满之变证。即《内经》所谓"脏寒生满病"。

【讨论】

1. 本条与《金匮》脏腑经络先后病篇第十四条"下利清谷不止,身体疼痛者,急当救里"互参,示人以标本缓急的论治原则,也体现以顾护人体阳气为要的学术思想。(本条亦见于《伤寒论》厥阴病篇364条。)

2. 虚寒下利若不挟表证,则更不应以汗法治之。《罗氏会约医镜》曾总结包括暴泻、久泻在内的治泻十法:一曰淡渗,一曰升提,一曰清凉,一曰疏利,一曰甘缓,一曰酸收,一曰燥脾,一曰平肝,一曰温肾,一曰固涩。其中无一法以汗治之。

下利脉沉而迟,其人面少赤,身有微热,下利清谷者,必郁冒[①],汗出而解,病人必微热。所以然者,其面戴阳[②],下虚[③]故也。(三十四)

【校勘】

必微热:《医统》本作"必微厥",可从。

【词解】

①郁冒:即郁闷昏冒。不仅头昏目瞀,还有郁滞烦闷的感觉。《汉语大字典》郁

（鬱）：阻滞闭塞；冒：通"懑（mèn）"，原指烦闷、气郁，中医学用指晕眩、昏厥。《素问·玉机真脏论》："忽忽眩冒而颠疾"，《金匮》妇人产后病篇："血虚而厥，厥而必冒"。

②戴阳：此指虚阳上浮致面赤如妆者。

③下虚：下焦虚寒。

【释义】

本条论述虚寒下利的脉证变化。下利清谷，脉象沉迟，是由脾肾阳虚所致。由于阴寒内盛，格阳于外，故见面红如妆，身有微热；虚阳上浮，亦可见头昏目瞀，郁闷不舒之症。此时应急与通脉四逆之类回阳救逆。若误将"面少赤，身有微热"视为表证，以为可通过"汗出而解"而妄用汗法，则势必更伤阳气，阳虚欲脱，必见四肢厥冷。之所以禁用汗法，乃因"面少赤，身有微热"属虚阳上浮的戴阳证，即所谓"下虚故也"。

【讨论】

1. "面少赤，身有微热"，注家认识不一。一是认为兼有表邪，只因为里虚，所以才郁冒而汗解；一是认为虚阳被格于上、格于外，只是虚尚未甚，藏而能动，所以会郁冒汗出而解。从整体上看，"其面戴阳"自是指"面少赤"，阳气不足已经到格阳于外、虚阳上浮的地步，证情远较上条为重，此时即使"身有微热"属外邪在表，也断无"汗出而解"之理；若是外无表证，仅是阳虚，则更不可"汗出而解"。医生若误以为"其人面少赤，身有微热"是外邪在表，冀望能"汗出而解"而治以汗法，使阳更虚，阳气外脱，则"其人必微厥"。（本条见于《伤寒论》366条。）

2. 陈修园《金匮要略浅注》："下利脉沉而迟，其为阴盛阳虚无疑矣。阳虚则气浮于上，故其人面少赤，虽身有微热，尚见阳气有根；其奈阳不乱阴，为下利清谷，而不能遂止者，是阳热在上，阴寒在下，两不相接，惟以大药投之，令阴阳和上下通，必郁冒汗出而解。然虽解而病人必微厥，所以然者，其面戴阳，阳在于上而不行于下，下焦阳虚故也。此言三阳之阳热在上，而在下阴寒之利，可以冀其得解，师于最危急之证，审其一线可回者，亦不以不治而弃之，其济人无已之心，可谓至矣。"从陈氏所论，"汗出而解"属回阳之后，阴阳和上下通的临床表现，可为参考。

下利後脉絶，手足厥冷，晬時①脉還，手足温者生，脉不還者死。（三十五）

【词解】

①晬（zuì 醉）时：即一周时，又称一昼夜。

【释义】

本条论述虚寒下利的预后。虚寒下利，脉伏不见，手足厥冷，为阳气衰竭之候，病情凶险；在治疗的过程中，判断其预后，可依阳气存亡与否而定。若在一定时间里脉气来复，手足转温，是阳气得回，尚有生还之望；若经一昼夜治疗，脉仍不起，手足不温，真阳不回，预后不良。

【讨论】

1. "晬时脉还"，注家看法不尽相同，一是认为"气血暂息"。如赵以德曰："脉者气血之候，下利脉绝，不惟无阳，亦且无阴，气血养神者也，气血亡，其脉亦绝，晬时复还，手足温，此可见气血暂息耳，故生；脉不还，则亡矣，故死。所谓生者，非不治自生，救其气血，止其利也"。第二种认为"经气循环一周"。如尤怡曰："下利后脉绝，手足厥冷者，阴先竭而阳后脱也，是必俟其晬时经气一周，其脉当还，其手足当温；设脉不还，其手足亦必不温，则死之事也"。第三种认为"阴阳循环五十度"。如陈修园曰："其脉生于中焦，从中焦而注于手太阴，终于足厥阴，行阳二十五度，行阴二十五度，水下百刻一周，循环至五十度，而复会于太阴，故还与不还，必视乎晬时也"。第四种认为"阴阳相生，阳复脉还"。如章虚谷曰："厥冷而脉绝，是阳陷不能出也，晬时者，周十二时，于午阴阳相生也，若脉还手足温，其阳复而生，如不还则阳必死矣"。

根据注家解释，这里宜将晬时视为一大致的时间，而不必执泥于一周时之说。所谓经气循环一周说、阴阳循环五十度说等可参考理解。

2. 其脉绝又还的机理，推测其下利是指急剧暴泻，使津液骤泄，阳气一时脱绝，故在积极治疗下，经过一段时间，阳气尚有来复的可能。钱天来在《伤寒溯源集》中亦云："寒邪下利而六脉已绝手足厥冷，万无更生之理而仲景犹云周时脉还，手足温者生，何也？夫利有新久，若久利脉绝而致手足厥冷，则阳气以渐而虚直至山穷水尽，阳气磨灭殆尽，脉气方绝，岂有复还之时。惟暴注下泄忽得之骤利，而厥冷脉绝者，则真阳未至陡绝，一时为暴寒所中，致厥利脉伏，真阳未至陡绝，故阳气尚有还期。此条乃寒中厥阴，非久利也，故云晬时脉还，手足温者生，若脉不见还，是孤阳已绝而死也"。（本条亦见于《伤寒论》厥阴病篇 368 条。）

三、证治

（一）里虚兼表

下利腹脹滿，身體疼痛者，先溫其裏，乃攻其表。溫裏宜四逆湯，攻表宜桂枝湯。（三十六）

四逆湯方：见上

桂枝湯方：

桂枝三兩（去皮）　芍藥三兩　甘草二兩（炙）　生姜三兩　大棗十二枚

上五味，咬咀，以水七升，微火煑取三升，去滓，適寒溫服一升，服已須臾①，啜稀粥一升，以助藥力，溫覆令一時許，遍身漐漐微似有汗者，益佳，不可令如水淋漓。若一服汗出病差，停後服。

【校勘】

下利：《金匮要略心典》、《金匮要略浅注》其下有"后"字。稀粥：《注解伤寒论》作"热稀粥"。

【词解】

①须臾：有两说：一是佛教典籍《俱舍论》："三十须臾为一昼夜也"。一须臾即 48 分钟。二是指片刻《商君书·慎法》"不可以须臾忘于法"。

【释义】

本条论述表里同病，里虚为急的证治。下利腹部胀满，是脾肾阳虚、阴寒内盛，可见利下清谷；身体疼痛乃外有表邪，形成表里同病之证。表里同病，里虚寒者，当以救里为急，故先以四逆汤温里回阳，待阳回利止，里气充实，表证仍在时，再用桂枝汤调和营卫，解表散寒。

【讨论】

1. 四逆汤乃是阳亡欲脱时，急先救治的回阳救逆方。如本书《脏腑经络先后病脉证》篇第十四条，本篇第三十六条之用皆属此义。应用本方应见脉微细弱、但欲寐、四肢厥冷、小便色白自利等阳虚阴盛证。而身热、颧赤、烦躁等症则为假象，乃阴盛格阳于外所致。

2. 尤怡《金匮要略心典》："下利腹满，里有寒也，身体疼痛，表有邪也。然必温其里，而后攻其表，所以然者，里气不充，则外攻无力，阳气外泄，则里寒转增，自然之势也。而四逆用生附，则寓发散于温补之中，桂枝有甘芍，则固里于散邪之内，仲景用法之精如此。"论述较为精当，可参。

3. 本条宜与《金匮》脏腑经络先后病篇第十四条互参。四逆汤、桂枝汤，举例而已，温里不一定用四逆汤，攻表不一定用桂枝汤。

【应用】

1. 四逆汤可用以治疗心肌梗塞、休克、心力衰竭、急慢性胃肠炎吐泻过多，或急性病大汗出而见虚脱者，以及胃下垂等属脾肾阳虚、阴盛格阳者。

2. 医案举例

癸巳八月，吴秋舫幼子初得外感，发热，恶寒，下利，某医用儿科套药，寒热仍在，下利至日十余行，呕逆，即转延余诊。察其指纹青黯，面舌皆白，准头亦青。余曰：下利呕逆，里寒已见，虽表证未解，而里证为急，理宜温里。拟四逆汤，一服不瘥，后用附子至四五钱，日三服，呕利乃愈。［易巨荪医案选录（二）．广东中医，1962，7：34］

（二）实热下利

下利三部脉皆平，按之心下坚者，急下之，宜大承气汤。（三十七）

【校勘】

下利，《脉经》作"下利后"。

【释义】

本条论述实热下利的证治。三部脉皆平指寸关尺三部脉如正常人一样有力不虚，不同于虚寒下利之微弱沉细，主病非寒证。按之心下坚，指脘腹部硬满疼痛，按之不减，即本书《腹满寒疝宿食病》篇第2条"病者腹满，按之……痛者为实"之谓。故本条下利属实热积滞，内停肠腑，热结于内，旁流于外，邪实而正不衰，正可攻下，治用大承气汤急下实积，积滞一去，则利亦自止。此即"通因通用"之法。若迁延日久，邪实正虚，攻补两难，故需"急下之"。

【讨论】

"心下坚"。仲景有"阳明病，心下硬满者，不可攻之"（《伤寒论》阳明病篇205条）

和"按之心下满痛者，此为实也，当下之，宜大柴胡汤"（《金匮》腹满寒疝宿食病篇 12 条）之论。"不可攻之"之"心下硬满"是指痞证等，病在胃而不在肠，肠中无有形积滞内停，故不可攻之；大柴胡汤主治之"心下满痛"是少阳阳明同病之证，满痛位于心下而波及两胁，故用大柴胡汤少阳阳明同治。

【应用】

实热下利证的辨证要点为：热结旁流，下利不爽，臭秽浊垢，谵语，心腹部坚满痛拒按，舌苔燥黄，脉滑等。

下利，脉遲而滑者，實也，利未欲止，急下之，宜大承氣湯。（三十八）

【校勘】

急，《脉经·卷八》作"当"字。

【释义】

本条续论实热下利的证治。脉迟而滑，这里迟主积滞内停，脉气被阻，故迟而有力；滑主食积内结，食积气滞，腑气不和，故下利而脉迟滑并见。此与《金匮》腹满寒疝宿食病篇 22 条"脉数而滑者，实也，此有宿食，下之愈，宜大承气汤"义同。故本条下利是由宿食内停，肠腑实热所致，积滞不去，则下利不止，故宜大承气汤，乘其正气未虚而急下之。

下利，脉反滑者，當有所去，下乃愈，宜大承氣湯。（三十九）

【释义】

本条续论实热下利的证治。下利多为虚寒之证，脉当虚弱沉迟，今下利而见滑脉，与虚寒之脉不符，故曰"反"。此处之滑必滑数有力，是宿食积滞不消，邪气未尽之证，故云"当有所去"，宜用大承气汤急去未尽之邪，邪实一去，利即自愈，故"下乃愈"。

【应用】

食积内停下利的辨证要点。泻下之物臭如败卵，泻后痛减，或泻而不畅，并见腹胀腹痛拒按，胸脘痞闷，嗳气不欲食，舌苔垢浊，脉沉滑等。

下利已差，至其年月日時復發者，以病不盡故也，當下之，宜大承氣湯。（四十）

大承氣湯方：見痓病中

【释义】

本条续论实热下利的证治。下利已经"痊愈"，过一段时间却又复发，这是因为病的夙根未尽，余邪留滞于胃肠，每遇气候变化、饮食失调、劳倦内伤等因素影响，再次病作；此证多见于休息痢。治疗仍可用大承气汤，攻下未尽之邪，以绝其病根。

【讨论】

1. 痢疾发作之时，以腹痛，里急后重，下痢赤白为主证。若下利已"痊愈"，过一段时间却又复发，乃因病之初，治之不彻底；或兜涩太早，以致余邪未尽，留恋于肠间，每到一定季节气候变化或饮食所伤，积滞未尽，正气已虚，而再次发作，如时作时止的休息痢。

2. 休息痢的治疗。多采用发作时在导滞行积的基础上，再根据湿热或寒湿证的不同，分别用清肠化湿或温中化湿；不发时则以扶正为主的方法。本条即是发作时邪实治法，用大承气汤行积导滞，并可根据证情，适当加入黄芩、黄连、黄柏或苍术、厚朴等药。

3. 金寿山《金匮诠释》论述较详："'至其年月日时复发'一句须当活看，只是说到一定的时候又要复发。下利而心下坚，脉迟而滑，都属实证，故当下之。最后一条指出不仅急性泄泻可用下法，慢性泄泻也可用下法，痢疾也同样如此。所以然的道理，原文已经指出'以病不尽故也'，就是说病没有治断根。"

下利而用大承气，陆渊雷体会深刻，《金匮要略今释》论曰："《伤寒》、《金匮》中急下诸条，皆不能无疑，为其证轻而药重也。虽然，尝治一叟伤寒，热高汗多，脉洪大而数，不大便五、六日，腹虽不软，亦不甚坚，以其年高有烟癖，不敢逐下，与大剂白虎汤。越两日，下证较显，急与大承气汤，已不及救。因思大论《阳明篇》云：阳明病发热汗多者，急下之；盖谓稍有可下之证，而发热汗多，即当急下，自恨读书不精，坐令可救不救。然因此知《伤寒》、《金匮》中方法，苟非显然刺谬，必有效验，虽不能知其理，未尝不可用其法也"。其理明见，故可参考。

【应用】

1. 以上四条，皆论述了阳明实热积滞下利（包括泄泻痢疾）不爽的脉证，下利与"心下坚"、"脉迟而滑"、"脉滑"同见，说明虽为下利，但仍以实热积滞内停为病机关键，因邪热与燥屎搏结于肠道，并逼津液下趋，形成热结旁流之证。由于里实热积滞，且势急而正气未虚，故用承气汤急下其实，此即"通因通用"之法，适用于实证，即《内经》所云"实者泻之"之意。又大承气汤毕竟为苦寒攻下之峻剂，故仲景用"宜"字论述，即有斟酌谨慎之意。

2. 医案举例

陈姓少年住无锡路矮屋，年十六，幼龄丧父，惟母是依，终岁勤劳，尚难一饱。适值新年，贩卖花爆，冀博微利。饮食失时，饥餐冷饭，更受风寒，遂病腹痛拒按，时时下利，色纯黑，身不热，脉滑大而口渴。家清寒，无力延医。经十余日，始来求诊。察其症状，知为积滞下利，遂书大承气汤方，怜其贫也，并去厚朴。计大黄4钱、枳实4钱、芒硝3钱。书竟，谓其母曰：倘服后暴下更甚于前，履疾可瘳。其母异曰：不止其利，反速其利，何也？余曰：服后自知。果一剂后，大下三次，均黑粪，干湿相杂，利止而愈。此《金匮》所谓宿食下利，当有所去，下之乃愈，宜大承气汤之例也。（曹颖甫·经方实验录·上海：上海科学技术出版社，1979；36）

下利讝語者，有燥屎也，小承氣湯主之。（四十一）

小承氣湯方：

大黃四兩　厚朴二兩（炙）　枳實大者三枚（炙）

上三味，以水四升，煮取一升二合，去滓，分温二服。得利则止

【释义】

本条论述下利谵语实证的治法。《伤寒论》"实则谵语，虚则郑声"。故本条下利谵语，属于胃肠实热。其"利"是由燥屎内结，不得下行，而"热结旁流"，其粪便必黏秽不爽。阳明实热或温邪入于营血，热扰神明，出现神志不清、胡言乱语的重症。与郑声不同，多为实证。除下利谵语外，还当有潮热，汗出，腹满痛拒按，溲黄，舌苔黄燥，脉滑数有力等。治用小承气汤通腑攻下。

【讨论】

小承气汤、厚朴三物汤、厚朴大黄汤三方均由大黄、厚朴、枳实组成。小承气汤以大黄为君，主治阳明腑实，热结旁流之燥屎不下，下利而谵语；厚朴三物汤以厚朴为君，主治气滞热结，胀重于积，重在行气破气，通导肠腑；厚朴大黄汤以厚朴、大黄均重，主治支饮胸满，通腑以降肺气，平喘满。三者临床运用当仔细斟酌。

【应用】

1. 前四条实热下利用大承气汤，本条用小承气汤，临床不必拘泥，但以把握下利是由积滞内停所致为要。痞满燥实具备者，可选大承气汤；若以痞满为主，燥实不甚，见谵语者，则用小承气汤为宜。

2. 医案举例

梁某，男，28岁。因流行性乙脑住院。病已6日，曾连服中药清热解毒养阴之剂，病势有增无减。会诊时，体温40.3℃，脉象沉数有力，腹满微硬，哕声连续，目赤不闭，无汗，手足妄动，烦躁不宁，有欲狂之势，神昏谵语，四肢微厥，昨日下利纯青黑水，此虽病邪羁踞阳明，热结旁流之象，但未至大实满，而且舌苔秽腻，色不老黄，未可与大承气汤，乃用小承气汤法微和之。服药后，哕止便通，汗出厥回，神清热退，诸症豁然，再以养阴和胃之剂调理而愈。原按：此患者症见腹满微硬，谵语欲狂，热结旁流，目赤肢厥，身热无汗，脉沉数有力，乃里闭表郁之征，虽屡用清热、解毒、养阴之剂，而表不解，必须下之。下之则里通而表自和。若泥于温病忌下之禁，当下不下，里愈结而表愈闭，热结精伤，造成内闭外脱。说明脑炎治疗并非绝对禁用下法，惟非下证而误下，酿成内陷则属非是。（中医研究院．蒲辅周医案．北京：人民卫生出版社，1981；94）

（三）虚寒下利

下利便脓血者，桃花汤主之。（四十二）

桃花汤方：

赤石脂一斤（一半剉，一半筛末），乾姜一兩　粳米一升

上三味，以水七升，煮米令熟，去滓，温服七合，内赤石脂末方寸匕，日三服；若一服愈，餘勿服。

【释义】

本条论述虚寒下利便脓血的证治。利下脓血，一般多见于实热初利，因热盛伤络，热壅营腐所致。若见于久利不止，则属脏气虚寒，气血不固，滑脱不禁而成；治用桃花汤温

中涩肠以固脱。方中赤石脂涩肠固脱，干姜温中暖脾，粳米养胃和中，三药合用共奏温摄固脱之效。

【讨论】

1. 桃花汤证的下利特点。为痢久反复不愈，时重时轻，下利清稀，有黏白冻，或紫暗血色，甚则滑泄不禁，无里急后重感，脱肛，伴见腹部隐隐冷痛，喜温喜按，每遇饮食不当或感受寒凉则发作加重，食少，神疲腰酸，四肢不温，面黄无华，舌质淡，苔薄白，脉细弱无力等，病属脏气虚寒，气血不固，滑脱不禁。

2. 徐彬《金匮要略论注》："下利便脓血，此由寒郁转为湿热，因而动血也。然利至侵血，是先伤中气，后伤血分，故以干姜散本寒劫标热，合粳米以调中，而以赤石脂之甘酸温涩入血分而收湿固脱也。本草谓其能养心血，亦取其入血分而调之耳。"认为"此由寒郁转为湿热"之说，仅供参考。

【应用】

1. 桃花汤常用于慢性阿米巴痢疾、慢性菌痢及肠伤寒伴肠出血、肠功能紊乱、小儿疳泻、虚寒泄泻、子宫功能性出血、慢性肾炎蛋白尿、崩漏、带下等属于虚寒证者。

2. 本方有抗菌、抗炎、镇静镇痛、止血收敛及促进碳水化合物在人体的吸收等作用。此外，据现代药理研究表明，方中赤石脂的主要成分为水化硅酸铝和铁、镁、钙的氧化物，内服能吸附消化道内的毒物，同时对发炎的胃肠黏膜有保护作用，可减少异物的刺激和吸附炎性渗出物，并且对胃肠出血亦有止血作用等。

3. 医案举例

陆渊雷先生治一三十余岁妇人，先服单方验方等不愈。往诊时，腹微痛，下溏粪及黏液，杂以鲜红血腥，舌苔非常厚腻，脉非常沉数，手足微冷，胸腹有白色小水泡，细视始见，殆所谓白㾦欤！与桃花汤加附子、阿胶、增干姜至3钱，两服血止，调治十日，杖而后起。[盛国荣. 桃花汤与白头翁汤症治辨别. 新中医药. 1954；(1)：15]

（四）湿热下利

热利下重者，白头翁汤主之。（四十三）

白頭翁湯方：

白頭翁二兩　黃連　黃柏　秦皮各三兩

上四味，以水七升，煮取二升，去滓，温服一升；不愈，更服。

【释义】

本条论述大肠湿热、气机阻滞的下利证治。热利下重是其主证，其病由湿热交结于肠，阻滞气机，肠腑传导失司，通降不利，气血壅滞，腐灼肠道，损伤肠道脂膜血络所致。治用白头翁汤清热凉血、燥湿止痢。方中白头翁清热凉血，秦皮、黄连、黄柏清热燥湿解毒。诸药合用，使湿热去，热毒解，气机调，后重除，热利可愈。

【讨论】

1. 湿热下利的辨证要点：下利热臭，或利下脓血，色泽鲜明，里急后重，滞下不爽，或赤多白少，或鲜紫相杂，腐臭较著，腹痛剧烈，肛门灼痛、下坠，口渴，壮热，烦躁不安,甚则昏迷痉厥,舌质红,苔黄腻,脉滑数等症。

2. 吴谦《医宗金鉴》:"下利脓血,里急后重,积热已深,故以白头翁汤大苦大寒;寒能胜热,苦能燥湿,湿热去,下重自除矣。"后世刘河间的"行血则便脓自愈,调气则后重自除"及唐容川的从肝肺着手,从气血论治痢疾的方法,均可视为受此方启发而来。本条亦见于《伤寒论》厥阴病篇371条。

【应用】

1. 白头翁汤适用于湿热证型的泄泻、痢疾。本方加减,尚可治疗带状疱疹、某些湿疹、痔疮、急性结膜炎、胆囊炎、胆石症、急性菌痢、慢性溃疡性结肠炎、肾炎、大叶性肺炎、频发性室性早搏、宫颈炎、产后血淋、泌尿系感染等。

2. 研究表明,本方对志贺氏、施氏等痢疾杆菌有较强的抑制作用。其中黄连、秦皮作用为强,黄柏次之,白头翁最弱。全方抗菌效果反较黄连、秦皮为弱。由于白头翁对阿米巴原虫抑制作用较强,因而以本方治疗阿米巴痢疾时,宜加大白头翁用量;而治疗细菌性感染时,则应加重黄连等剂量,减小白头翁用量。此外,本方所含药物还能促进非特异性免疫功能、抗炎、抗毒、止泻、镇静、镇痛和抑制肠运动,既能消灭引起湿热下利之病原微生物,又能抑制或缓解肠道感染时局部炎症病变及不适,还能促进抗感染免疫功能,从多方面影响感染过程,从而取得良好疗效。

3. 医案举例

居金姐,女,85岁,住院号:26906。高年患痢,曾有发热昏迷,神志不清,下痢赤白,日夜无度,腹痛口燥泛恶,苔腻带黄,症重防噤口之变。治以苦辛宣通以运中州,冀其转危为安。处方:白头翁9g,北秦皮9g,川黄柏9g,小川连3g,白芍9g,陈皮4.5g,地榆炭12g,马齿苋15g,石莲肉9g。连服三剂,腹痛缓解,痢下赤白大减,精神衰惫现象大为改善,已从危险期转入佳境。此时证见口干,舌质红,乃伤及阴液之征,法宗前意出入,续服6剂,病乃愈。(佘蔚南.略述痢疾的辨证论治与临床经验.上海中医药杂志1963,7:17)

(五)热扰胸膈

下利後更煩,按之心下濡者,爲虛煩也,栀子豉湯主之。(四十四)

栀子豉湯方:

栀子十四枚　香豉四合(綿裹)

上二味,以水四升,先煮栀子,得二升半,内豉,煮取一升半,去滓,分二服,温進一服,得吐則止。

【释义】

本条论述下利后热邪内扰、虚烦不安的证治。下利因实热所致,自当有心烦;如下利后,热从下泄,心烦当止,今反更烦,此乃无形邪热内扰心神所致,非有形实邪停滞,故谓之"虚烦"。其特点为按之心下濡软不坚,宛若空虚无物。治以栀子豉汤透邪泄热,解郁除烦。方中栀子清心除烦,豆豉宣泄胸中郁热,二药配伍,余热得除,虚烦可解。

【讨论】

1. 本条原文见于下利后，其下利的原因，注家多从实热作解，如上述之37、38条，由实热积滞，热结旁流而下利，经用承气类攻下后，若积滞已去，而余热未清，则成本条方证。结合《伤寒论》太阳病篇81条"凡用栀子汤，病人旧微溏者，不可与服之"内容，该解释应无讹误。从临床言，则应以热邪内扰为病机要点，不必拘泥于下利之后。

2. 尤怡《金匮要略心典》："下利后更烦者，热邪不从下减，而复上动也。按之心下濡，则中无阻滞可知，故曰虚烦。"另本方后有"得吐则止"之句，有注家谓本方为涌吐之剂。从临床来看，服用本方后，并非尽皆出现呕吐。

【应用】

1. 栀子豉汤可用治食道炎、咽炎、扁桃体炎、腮腺炎、心肌炎、急性胃炎、胆囊炎、牙龈出血、过敏性紫癜等而见本方证者。

2. 实验研究发现，本方具有抗菌、抗炎、抗病毒作用，及解热、保肝、利胆、镇痛等作用。

3. 医案举例

沈某，男，30岁许，小学教师。患热性病，发热三、四日不退，烦满欲吐，不食，口渴喜热饮，医初以为表寒，投辛温疏解等药无效。延先父诊之，身热不退，烦渴不宁，欲吐，自觉心胃间有说不出来的难过感，喜饮置于火炉上的热茶，且须自壶嘴中不时啜之始觉松快，小便短赤，舌苔白而滑，脉数而有力。先父诊毕语予曰：从心胃部烦满不安，按之柔软，舌苔、烦渴不眠，欲吐等证候言，乃懊憹症，……主以经方栀子豉汤。处方：生栀仁9g，淡豆豉18g。如法煮汤，分2次温服。翌日复诊，热退脉平，诸症若失，仅精神疲软，食思不振耳。以其体质素弱，改进补中益气汤，以善其后。（高德.伤寒论方医案选编.长沙：湖南科学技术出版社，1981，56）

（六）阴盛格阳

下利清谷，里寒外热，汗出而厥者，通脉四逆汤主之。（四十五）

通脉四逆汤方：

附子大者一枚（生用）　乾姜三兩（强人可四兩）　甘草二兩（炙）

上三味，以水三升，煮取一升二合，去滓，分温再服。

【释义】

本条论述下利阴盛格阳的证治。"里寒"是真寒，里阳大虚，阴寒内盛，不能腐熟，故利下清冷，完谷不化。"外热"是假热，乃阴盛于内，格阳于外所致，其与汗出而四肢厥冷并见，说明其热为阳欲外脱之故。病情危重，故急用通脉四逆汤以回阳救逆。方由四逆汤倍干姜而成，附子用量也较四逆汤为重，如此辛温大热之品，以加强其温经回阳救逆之功。

【讨论】

1. "通脉"二字的含义，《伤寒论》该方后尚有"面色赤者，加葱九茎"语。黄甫谧《针灸甲乙经》云"人常禀气于胃，脉以胃气为本"；尤怡认为"加干姜一倍，所谓进而求阳，以收散亡阳之气也"；成都中医学院的《金匮要略讲稿》同意上述观点，并进一步阐述曰:"由于卫源于胃,营源于脾,而营行脉中,卫行脉外,方中倍用干姜,大温中阳,中阳振复,即可达到脉通厥回之效,故曰通脉"。

2. 本条下利清谷,四肢厥冷与四逆汤证同,然"外热"则为本证所独具,可知本证是在四逆汤证基础上的进一步发展,常见的临床表现有:下利清谷反复发作,病程已久,腹部喜暖,或兼腹痛,身热不恶寒,面红如妆,冷汗连连,手足厥冷,脉微欲绝,平素精神倦怠,腰膝酸软,形寒畏冷。(本条亦见于《伤寒论》少阴病篇370条。)

3. 陈修园《金匮要略浅注》:"此为下利阴内盛而阳外亡者出其方治也。里不通于外而阴寒内拒,外不通于里而孤阳外越,非急用大温之剂,必不能阴阳之气于顷刻。上言里热下利者为下重,此言里寒下利而为清谷,隔一节以寒热作对子。"

【应用】

1. 本方具有抗休克、抗炎、镇静镇痛及促进肾上腺皮质功能的作用,故可用于休克、心力衰竭、急慢性肾功能衰竭、风湿性关节炎、急慢性肠炎等而见上述证机者。

2. 医案举例

患儿男性,1岁,门诊号29596。于1960年8月28日因发烧7天来诊。其母说:7天前发烧,经西医诊断为重感冒,用百尔定、青霉素、链霉素等数天后烧终不退。检查体温39.5℃,心肺正常,腹部无异常。化验白细胞19800/mm^3,中性80%,淋巴15%。望诊:眼睛无神,想睡懒睁眼,符合于少阴格阳证的但欲寐。并有四肢逆冷,诊脉浮大无根,诊断为少阴格阳症,法宜温中回阳并兼散寒,方用通脉四逆汤。处方:干姜2.4g,附子1.5g,甘草1.5g开水煎,冷服。服药后患儿熟睡4小时,醒后精神好,四肢不逆冷,眼睛大睁,不再发烧。约两小时后,检查体温37℃,化验白细胞8400/mm^3,前后六小时一切症状消失而痊愈。(许云斋. 少阴格阳症辨证治疗的初步经验. 中医杂志,1962,2:16)

(七)热毒下利

下利肺痛,紫参汤主之。(四十六)

紫参汤方:

紫参半斤　甘草三两

上二味,以水五升,先煮紫参,取二升,内甘草,煮取一升半,分温三服。

疑非仲景方

【释义】

本条论述大肠湿热郁结、下利腹痛的证治。因原文叙症较简,以药测证,本条病机当属大肠湿热,传导失司,郁结成毒。其症可见利下不爽,或便脓血,肛门灼热,里急后重,腹中疼痛,发热口渴,舌红苔黄,脉数。治用紫参汤清热祛湿解毒,安中止利。

【讨论】

1. 关于"肺痛",注家分歧较大,一认为即指肺痛。持此种看法者较多,多从肺与大肠相表里立论。如黄坤载曰:"肺与大肠表里,肠陷而利作,则肺逆痛生",赵以德曰:"大肠病而气塞于肺者痛";一认为系腹痛之误。如程云来曰:"肺痛未详,或云肺痛当是腹痛,本草云紫参治心腹积聚,寒热邪气";亦有存疑不释者。如唐容川云:"肺痛二字,不见他处，内经亦无此文，其证未明"。从临床应用看，文中"肺痛"宜作腹痛较当。

2. 关于紫参，历来注家论述不同。陆渊雷《金匮要略今释》："按此方《千金》、《外台》诸书俱无考，故林亿等疑非仲景方。紫参为通经药，能破血止血，诸书并载之，然沪上药商不识其物，市医多书丹参为紫丹参，遂有臆断紫参为丹参者；其实紫参属蓼科植物，丹参属唇形科植物，本草中二物分载，不可混也。"有认为泽漆汤中紫参，唐以后都作紫菀；陈修园在注解本方时忆及紫参即桔梗之说；近代觉铨之"紫参考"一文认为，随着时代变迁，这一古方药名也演变有牡蒙、王孙、草河车、蚤休、重楼等别称，并云在临床上常以重楼为主治疗急慢性痢疾，疗效显著；但与《本草图经》所载"茎青而细，叶似槐，根如地黄"等又不太相符；有学者考证提出，《神农本草经》中紫参即蓼科植物拳参。1995 年版《中华人民共和国药典》谓蓼科植物拳参有清热解毒、消肿止血、收敛之功，主治肠炎、痢疾、肝炎、肺热咳嗽、吐血衄血、痔疮出血，外治口腔糜烂、咽喉溃疡。若紫参果是拳参，则推测本方可主治大肠热毒下利。故紫参究属何药，尚有待进一步研究。

（八）虚寒气利

氣利①，訶梨勒散主之。（四十七）

訶梨勒散方：

訶梨勒十枚（煨）

上一味，爲散，粥飲和②，頓服。疑非仲景方。

【词解】

①气利：指下利滑脱，大便随矢气而出之证。

②粥饮和：指用米汤调和服之。

【释义】

本条论述虚寒性肠滑气利证治。久病下利，滑脱不禁，大便随矢气而出，由于久病耗伤，中气虚寒、气虚不固所致。故治用诃梨勒散温涩固脱，涩肠止利。方中诃梨勒即诃子，煨用专以敛肺涩肠固脱，并用粥饮和服，能益胃肠而健中气。

【讨论】

1. 诃梨勒散的用药，注家看法不尽一致，有学者指出最好单用，药单则力专，药量宜较大，常用量为 10 枚，相当于 50g 左右，1 次服。亦有学者认为本方仅诃梨勒一味，力量稍逊，宜与益气升提、温肾固涩之品同用。诃子对痢疾杆菌有较强的抑制作用，因富含鞣质，对痢疾形成的黏膜溃疡有收敛作用，诃子素有缓解平滑肌痉挛的作用，因而对痢疾起到一定的治疗作用。

2. 关于本条治法多有从敛肺涩肠立论者，如五版统编《金匮要略讲义》教材、成都中医学院所编全国金匮师资班《金匮要略讲稿》等。从原文本身及临床情况来看，本证不一定必是肺脾同病，推究此处用敛肺法治疗肠疾观点的由来，可能与诃子功能敛肺有关。因诃子苦酸温涩，能入肺经以敛肺止喘止嗽，但除此之外，诃子尚入大肠之经，以治久泻久痢脱肛便血等证，且此时多作煨用，故本条是取诃子的第二种用法，不一定从肺而论。然本证虽不一定是肺虚有疾，本方确可治疗久咳虚喘，久嗽失音及属于虚证的崩漏带下，遗精尿频等证。

3. 气利与下利气鉴别。本条"气利"与前31条"下利气"分属不同病证，不可混为一谈。前下利气为湿邪太盛，郁滞气机之证，偏于邪气盛，以下利时，矢气频频为特点；本条气利为中气虚寒，不能固摄之证，矢气而便出，纯为正气衰，重者利下无度，滑脱不禁。故治法前以利湿祛邪，本条重在扶正固脱。正如吴谦《医宗金鉴》所言："气利，所下之气秽臭，所利之物稠黏，则为气滞不宣，或下之，或利之皆可也。若所利之气不臭，所下之物不黏，则谓气陷肠滑，故用诃梨勒散以固肠，或用补中益气汤举陷亦可。"

【应用】

1. 诃梨勒散尚可用于治疗久咳虚喘、久嗽失音、崩漏、带下、遗精、尿频等虚证者。

2. 医案举例

气利用止涩之诃梨勒者，实因久利而气虚下陷，意与近人治晨泄用四神丸略同。予昔寓白克路，治乡人陶姓曾用之，所用为诃子壳，取其味涩能止，彼以药末味涩，不能下咽，和入粥中强吞之，日进一服，三日而止。……诃黎勒，今名诃子，味涩而苦，煨不透则研不细，入咽哽塞。（曹颖甫．金匮发微．北京：学苑出版社．2008；168～174）

【附方】

《千金翼》小承氣湯：治大便不通，噦數①讝語。方見上

【校勘】

此方载于《千金翼》，治大便不通，哕数，口谵语；无方名。药味与仲景小承气汤相同，仅分量稍有出入：厚朴二两（炙）、大黄四两、枳实五枚（炙），方后服法有"当通不通，尽服之"七字，无"得利则止"四字。

【词解】

①哕数：指呃逆较甚，频作不已。

【释义】

本条论述肠腑实热、大便秘结的证治。因阳明实热，腑气不通，故致大便秘结，腹胀腹痛；热扰神明，则谵语潮热；腑气不通，浊气上冲，则呃逆频频。故以小承气汤泄热导滞，攻阳明结热。待腑气得通，实热下泄，则诸症可除。

【讨论】

1. 该方药味组成与前小承气方同，独方中枳实用量较重，为五枚（原为三枚），知其方证病机与前大致相同，只是行气导滞之力较强。然其主治为何一为下利，一为便秘？盖小承气汤证的下利属热结旁流，热结为关键，故"通因通用"泻热止利。

2. 本方为宋·林亿等人校订本书时所附，成都中医学院著《金匮要略讲稿》认为可以此"补本篇哕而腹满，后部不利之未备"。

《外臺》黃芩湯：治乾嘔下利。

黃芩三兩　人參三兩　乾姜三兩　桂枝一兩　大棗十二枚　半夏半升

上六味，以水七升，煑取三升，溫分三服。

【释义】

本条论述脾胃阳虚、干呕下利的证治。由于脾胃虚寒，运化无权则为利；胃失和降则为呕，其利与呕的特点是：大便溏泻，反复发作，病程较长，腹胀肠鸣，或兼腹痛，纳呆，纳后脘痞不适，时有呕恶，呕吐物多清稀无异味，舌质淡，脉虚软等。治用黄芩汤益气温中，降逆止呕。

【讨论】

1. 此方原系仲景《金匮》方而阙遗，被《外台》收载于卷六疗呕吐哕门。现有将本方用于脾胃阳虚、湿热内陷之泄痢呕哕者。

2. 黄芩汤病机，有认为是寒热互结中焦，胃中虚寒，肠中湿热者。其依据一是黄芩苦寒，功能清热燥湿，泻火解毒；二是《伤寒论》也有黄芩汤（黄芩三两、芍药、炙甘草各二两、大枣12枚）清热止利，和中止痛。本条叙证简短。分析方中所载药物，仅黄芩一味性味寒凉，余皆温中补虚，温胃降逆；从药量比例来看，亦以温热药为重，若云肠中湿热与胃中虚寒并重，则显然不能解释清肠药力不够的问题。从另一角度讲，黄芩有抑肝扶脾之功，防止肝木乘侮脾土，体现了中医整体观的治疗思想。

3. 黄芩汤与黄芩加半夏生姜汤鉴别。尤怡《金匮要略心典》："此与前黄芩加半夏生姜汤治同，而无芍药、甘草、生姜，有人参、桂枝、干姜，则温里益气之意居多，凡中寒气少者，可于此取法焉。"尤氏所论对于本条理解有一定帮助。

小 结

本篇系统地阐述了呕吐、哕、下利三种病证的病因、病机、证治、治禁及预后等内容。

根据呕吐的病因病机，其证有虚寒、实热、寒热错杂及停饮致吐的不同。虚寒呕吐，证属肝胃虚寒者，以吴茱萸汤温肝散寒，和胃止呕；属脾肾阳虚，阴盛格阳者，以四逆汤回阳救逆，散寒止呕；虚寒胃反呕吐，以大半夏汤和胃降逆，补虚润燥；阳虚饮停呕吐者，以半夏干姜散散寒蠲饮，降逆止呕。实热呕吐，证属热郁少阳者，以小柴胡汤疏解少阳，和胃降逆；属胃肠实热、浊气上冲者，以大黄甘草汤泻热通便；热客胃肠、呕利并见者，以黄芩加半夏生姜汤清肠止利，和胃降逆；里热兼表者，以文蛤汤发散祛邪，清热止渴。若寒热互结中焦，脾胃升降失调呕吐者，以半夏泻心汤辛开苦降，寒热并调。寒饮内停呕吐，属胃寒停饮偏实证者，以小半夏汤散寒蠲饮，降逆止呕；属寒饮搏结胸胃者，以生姜半夏汤辛散寒饮，舒展阳气；属饮阻气逆者，以茯苓泽泻汤利水通阳，健脾和胃。停饮呕后调治，以猪苓散健脾利水，以防新饮内停。

在辨证方面，本篇提出根据呕吐和口渴出现的先后关系，判断呕吐的病机性质、病情进退。如"先呕后渴者，此为欲解"，"先渴却呕者，为水停心下"，"呕……不渴者，以心下有支饮故也"。对于这些论述，应当结合整体辨证，灵活掌握，不可拘泥，如茯苓泽泻汤证亦有饮停于胃，其症却为"吐而渴欲饮水"。此外本篇还提出了"呕家有痈脓，不可治呕"、"病人欲吐者，不可下之"的治禁，以示审证求因，治病求本，因势利导的重要性。

本篇论治呃逆内容精要。因寒邪客胃、胃气上逆者，以橘皮汤散寒理气；属胃虚挟热、胃气上逆者，以橘皮竹茹汤清热补虚，降逆止哕。临证时，应谨守病机，审症求因，审因论治，以知何部不利，"利之即愈"。为后世对该病证的辨证论治奠定了坚实基础，而且本篇所创制的诸多方剂一直指导着临床实践。

本篇下利包括泄泻和痢疾，阐述了治则、治禁、预后及证治等内容。病机责之于大肠的传导失职，主要分为实热与虚寒两类，治有温、下、消、清、涩等法。其中属虚寒下利者，以四逆汤温里散寒；属寒厥下利者，以通脉四逆汤回阳救逆；属中气虚寒、肠滑气利者，以诃梨勒散涩肠固脱；属虚寒下利脓血者，以桃花汤温涩固脱。属实热积滞而下利者，以大、小承气汤通因通用，攻下里实；属热利下重者，以白头翁汤凉血解毒；属下利后余热内扰，虚烦不安者，以栀子豉汤清心除烦；属下利肺痛者，以紫参汤清热止痛。

此外，对中焦湿困，气机被阻的下利气提出"当利其小便"的治法，通过利小便以实大便。虚寒下利兼挟表邪，以里虚为急时禁用发汗之法，以免阳气更损。在预后判断上，可分实热和虚寒两大类，实热下利如利下后脉软而静，主向愈；若脉大有力，主"未止"。虚寒下利若脏腑"气绝"者，预后不良；若趺阳脉尚有胃气，病尚可救；若在此基础上又见身微热、口渴、脉数，说明阳气来复，病将向愈。

思考题

1. 试述呕吐哕的病因病机。
2. 本篇呕吐可分为几种类型？
3. 呕吐哕如何辨证论治？
4. 病人欲吐者不可下之，为何"食已即吐"用大黄甘草汤？
5. 为什么呕家有痈脓不可治呕？
6. 试述实热下利与虚寒下利的主证与病机。
7. 下利为何还用承气汤，临床如何应用？
8. 试述下利气与气利的辨证论治。
9. 桃花汤与白头翁汤在临床应用中有何不同？

疮痈肠痈浸淫病
脉证并治第十八

本篇论述了痈肿、肠痈、金疮、浸淫疮四种疾病的辨证治疗和预后。疮，指金疮，即金刃所伤；痈，指痈肿，即发生于体表的外痈；肠痈，指发生于肠腑的内痈；浸淫疮，是一种皮肤病。因所论疾病都属外科病范围，故合为一篇讨论。

本篇对外痈、金疮以及浸淫疮的论述比较简略，对肠痈论述较为详细，其辨证论治的理论与方药至今指导着临床实践，故为本篇重点。

痈　肿

一、痈肿初起脉证

諸浮數脈，應當發熱，而反洒淅惡寒，若有痛處，當發其癰。（一）

【释义】

本条论述痈肿初起的脉证。通常浮数脉提示外感表热，可见发热、恶寒症状，但应以发热为重，或微恶风寒。今脉虽浮数，而见洒淅恶寒，是恶寒突出，脉证不尽相符。此时，应考虑有无痈肿发生的可能，若诊及身体某处有固定痛点，当是发生痈肿的脉证。痈肿局部热毒壅塞，营卫阻滞不通，以至红肿热痛，疼痛固定；邪正交争于里，卫气不能畅行，则洒淅恶寒。

【讨论】

1. 痈之初起与外感病有别。《灵枢·痈疽》谓："营卫稽留于经脉之中，则血泣而不行，不行则卫气从之而不通，壅遏而不得行，故热。"《素问·生气通天论》云："荣气不从逆于肉里，乃生痈肿。"临床上凡痈肿初起，患者脉浮数，恶寒，发热，均与外感表证十分相似，仲景一言"若有痛处"，即有局部疼痛的特征，是发痈的关键。临证时应谨防误诊为外感病。

原文用一"反"字体现了辨证的核心点，为热毒壅塞、营卫阻滞，而非单纯表证。一个"反"字，在知常之中寓于达变，既提示两证之不同，又指出两证孰为常见，此对于痈肿的早期诊断具有重要的临床实用价值。

2. "当发其痈"。注家之论有所不同,尤怡《金匮要略心典》认为是指诊断,即通过脉证分析,认为浮数并见之脉而反恶寒,局部有痛处者,判断其有发痈肿的可能;徐彬《金匮要略论注》则认为是论治法,即要发散结气,则痈自开。二者可互参。

二、痈肿辨脓法

師曰:諸癰腫,欲知有膿無膿,以手掩腫上,熱者為有膿,不熱者為無膿。(二)

【释义】

本条论述痈肿有脓无脓的辨别方法。凡见痈肿,欲知其有脓无脓,可用手轻掩痈肿上,有热感者,为毒已聚,故为有脓;无热感者,乃毒未聚,故无脓。

【讨论】

1. 脓的诊察方法。本条提出以触诊的热感与否来辨别痈肿之有无脓,这是临床常用的一种诊察方法,有一定意义。较之前条痈之初起,外邪束表,恶寒突出;本条为热毒内聚,病情加重,必振寒而发热。热毒日久遏郁不通,腐败营血肌肉则成脓。正如《灵枢·痈疽》所云:"大热不止,热胜则肉腐,肉腐则为脓。"

2. 后世医家进一步从痈肿的软与硬,陷与起,痛与不痛,颜色变与不变等各方面综合进行诊断,充实了本条内容,如《医宗金鉴·外科心法要诀》:"以手按之,坚硬者,无脓之象;按之不热者,无脓;热者,有脓;按之大软者,内脓已熟知;半软半硬者,脓未全成;按之起即复者,有脓;不复者,无脓;……深按之而速起者,内是稀黄水;深按之而缓起者,内是坏污脓;按之实而痛甚者,内必是血;按之虚而不疼者,内必是气。轻按即痛者,其脓浅;重按方痛者,其脓深;薄皮剥起者,其脓必浅;皮色不变,不高阜者,其脓必稠。"若背部皮肤较厚,不易触到有热无热,还应结合其他方法。如现代临床可用透光法、点压法、B超、结合全身症状发热口渴便干,局部红肿热痛等,查血片中性粒细胞升高。在必要时用穿刺法(即用针管抽吸),来判断成脓与否。

肠　痈

一、脓成证治

腸癰之為病,其身甲錯,腹皮急,按之濡,如腫狀,腹無積聚,身無熱,脈數,此為腸內有癰膿,薏苡附子敗醬散主之。(三)

薏苡附子敗醬散方:

薏苡仁十分　附子二分　敗醬五分

上三味,杵為末,取方寸匕,以水二升,煎減半,頓服。小便當下

【释义】

本条论述肠痈脓已成的辨证和治法。热毒内聚少腹局部，血肉腐败成脓。营血郁滞于里，肌表皮毛失之濡润，故肌肤甲错。肠痈化脓，则少腹局部腹皮拘急隆起，按之濡软，如肿状。正因热毒已聚结于肠腑局部，脓已形成，邪热不再外散，故体表不发热。肠痈化脓，阳气已虚，正不胜邪，故脉数而无力。治以薏苡附子败酱散，排脓消痈，振奋阳气。方中薏苡仁甘淡微寒，重用可清热排脓，开壅利肠；附子辛甘大热，可振奋阳气，辛热散结；败酱辛苦微寒，以清热解毒，消痈排脓，祛瘀止痛。

【讨论】

1. 本条所论肠痈，一般病势较缓，病程较长，发热恶寒不明显，甚或不热，辨证多属于阳虚者。此有别于大黄牡丹皮汤之实热证。然临床应用，亦不可拘于病势缓、病程长，须四诊合参而论治。

2. 痈脓已成而出现身无热、脉数者，亦见于狐蜮病赤小豆当归散证。可知据此脉证当辨是否成脓。

3. 方后云"小便当下"。全方令其脓排壅开，结散气行，升降得复。故服用本方后，能使污脓瘀血从大便排出，而方中重用薏苡仁，有利尿、排脓作用，气机得行，小便自然当下。也有人认为是错简。

【应用】

1. 薏苡附子败酱散临床辨证常用于治疗慢性阑尾炎脓已成者。若痈脓表现瘀热证，加丹皮、桃仁，或加冬瓜仁、红藤；若患者体虚阳气不足，可适当加大附子用量，并可加入黄芪、党参之类。腹痛甚者加白芍；发热加银花、连翘，局部化脓明显者加公英、地丁、天花粉。脘闷口黏纳差者，加藿香、砂仁、土茯苓；腹胀明显者加木香、厚朴、炒莱菔子等，大便干者加大黄。

2. 本方还用于治疗腹腔、盆腔内的多种慢性化脓性炎症，如慢性盆腔炎、结核性腹膜炎、慢性附件炎、卵巢囊肿、前列腺炎、精囊炎。也有将本方扩大用于腹部以外的痈脓，如支气管胸膜瘘、克隆氏病、胸腔脓疡、肝脓肿、疮疖等，也取得了一定的疗效。

3. 医案举例

张某，男，23岁。腹痛一天，发热呕吐，继则腹痛转入右下腹，经西医诊断为急性化脓性阑尾炎。先后用抗菌素等药物治疗，疼痛持续不解，且发热呕吐。患者不愿手术而求治于周师。证见面色青黄，神色困意，右少腹持续疼痛，阵发性加剧，有明显压痛，反跳痛及肌紧张，包块如掌大，畏寒发热，剧痛时四肢冰冷，苔黄有津，脉滑数。体温38.7℃，血中白细胞20000/mm^3。此属寒湿郁结化热，治宜温阳祛湿清热。方用薏米90g，炮附子30g（先煎），败酱草30g。嘱其浓煎频服。4剂后疼痛大减，呕吐止，体温正常，白细胞下降为13000/mm^3。继服上方6剂，白细胞总数10000/mm^3，仅右小腹小包块不消。再服上方20余剂，包块消失而愈。[唐祖宣. 老中医周连三运用温阳法的经验. 上海中医药杂志. 1982；（5）：5]

二、脓未成证治

肠癰者，少腹腫痞，按之即痛如淋，小便自調，時時發熱，自汗出，復惡寒。其脈遲緊者，膿未成，可下之，當有血。脈洪數者，膿已成，不可下也。大黄牡丹湯主之。（四）

大黄牡丹湯方：

大黄四兩　牡丹一兩　桃仁五十個　瓜子半升　芒消三合

上五味，以水六升，煮取一升，去滓，内芒消，再煎沸，頓服之，有膿當下；如無膿，當下血。

【释义】

本条论述肠痈脓未成的辨证和治法。由于热毒初入肠中，致局部气血瘀滞，经脉不通，不通则痛，故致少腹肿痞，拒按，按之疼痛如淋，"小腹弦急，痛引脐中"。因非膀胱病变，故小便自调。正邪相争于里，营卫失调于表，故时时发热、恶寒、自汗出。脉迟紧有力，为肠痈初起，热壅血瘀，气血运行迟滞，也是未成脓的象征；治须及时，迟则生变，一旦热盛肉腐，脓已成，脉见洪数，则不可攻下。

治用大黄牡丹汤清热解毒，排脓消痈。方中大黄、芒硝荡涤实热，开通壅滞，以畅下行之路；丹皮、桃仁活血凉血逐瘀；冬瓜仁化浊利湿，排脓散痈。诸药共奏泻热解毒，化瘀消痈之功，能使肠道热毒瘀血从大便而下。

【讨论】

1. 肠痈的病因。《灵枢·上膈》云："喜怒不适，食饮不节，寒温不时，则寒汁流于肠中……积聚以留，留则痈成。"可见肠痈的发生，可由情志不遂，饮食失调，或感受寒温之邪，而化热化火，聚毒成痈。

2. 丹波元坚《伤寒论述义》："按痈肿之病，不论内外诸证，其初起也，乘其未溃而夺之；其既成也，扶正气以外托。故葶苈大枣泻肺汤，肺痈逐毒之治也；桔梗汤，肺痈排脓之治也；大黄牡丹汤，肠痈逐毒之治也；薏苡附子败酱散，肠痈排脓之治也。盖莫不自此二端变化，亦即仲景之法则也。"诸方证联系认识，颇具临床指导意义。

3. 大黄牡丹汤和薏苡附子败酱散临床运用各有侧重。前者以里热实证的急性肠痈，未成脓者效果最好，攻下以泻热解毒，逐瘀散结；后者治里虚而热不盛，体虚脉弱的慢性肠痈，脓成未溃者最宜，不能妄行攻下，宜振奋阳气，排脓散结。后世临床应用，不必拘于肠痈脓未成或脓已成，也有将二方合用者，总之对肠痈当辨证论治，注意四诊合参，辨清其寒热虚实，随证加减。而勿拘泥于急、慢性之说。《金匮要略》中的排脓散、排脓汤、赤小豆当归散等方，对内痈、肠痈的治疗亦有一定的作用。

【应用】

1. 本方用于治疗急性阑尾炎，肠痈未成脓、轻度化脓，以及阑尾周围脓肿，以实热瘀滞证疗效尤佳。若腹痛明显加白芍、乳香、没药；脓成未溃加白花蛇舌草、败酱草、薏苡仁；肿块久结不散加穿山甲、皂角刺。

2. 本方具有抑菌、杀菌、消炎、镇痛、增强阑尾壁血循环、排除肠道运动障碍等药理作用。故还可用于治疗急性胆囊炎、急性肝脓疡、肺脓疡、泌尿系统疾病、妇科病等。凡以瘀热毒盛、腑气不通者，均可以本方为主治疗。

3. 医案举例

某女，11 岁。初诊距发病时间已 93 小时，脉搏 98 次/分，舌苔干黄，口臭极重，中等度脱水，麦氏压痛点周围有手掌大腹壁挛急及剧烈疼痛，其他腹部有中等度陷凹成舟状，肛门检查盲肠部剧烈压痛。诊断：急性阑尾炎，似有局部腹膜炎，但无泛发性腹膜炎。治疗用大黄牡丹汤：大黄 10g，丹皮 10g，冬瓜仁 10g，桃仁 10g，芒硝 10g，以水 250 毫升先煎大黄、冬瓜子、丹皮、桃仁四味取 120 毫升去渣，入芒硝，使之溶解。第一日上午 12 时口服 40 毫升，下午 3 时 20 毫升，下午 8 时 20 毫升，服药 5 小时后泻一次，7 小时后又泻，腹痛大减，汗出入睡（本日注射葡萄糖盐水作辅助治疗）。第二日照方服三次，每次 20 毫升，服药后压痛大减，腹壁弛缓，泻二次。第三日原方去芒硝加入薏苡仁 7g，服药后泻一次，自觉症状完全消失。第四、五两日照三日方服，第六日停药。一星期后腹诊麦氏压痛点及周围仍有鸽卵大之硬块，重压即有轻痛。两个月后再诊硬块已大部消失，不易察觉。〔邓铁涛．试论中医治疗阑尾炎．中医杂志．1956；（11）：563〕

金　疮

一、脉证

問曰：寸口脉浮微而濇，然當亡血，若汗出。設不汗者云何？答曰：若身有瘡，被刀斧所傷，亡血故也。（五）

【释义】

本条论述金疮出血的脉证。寸口脉浮微乃阳气虚，涩主阴血不足。脉浮微而涩，说明阳气失于固护，阴液不能自守，应有失血或汗出的症状。若不汗出，可能身被刀斧所伤，因金疮失血之故。

【讨论】

血汗气的关系。尤怡："血与汗阴也。阴亡则血流不行，而气亦无辅，故脉浮微而涩也。经云：夺血者无汗，夺汗者无血。兹不汗出而身有疮，则知其被刀斧所伤而亡其血，与汗出不止者，迹虽异而理则同也。"可见，其治疗当考虑止血、补血或益气。

二、证治

病金瘡，王不留行散主之。（六）

王不留行散方：

王不留行十分（八月八日採）　　蒴藋細葉十分（七月七日採）　　桑東南根

白皮十分（三月三日採）　甘草十八分　川椒三分（除目及閉口，去汗）　黄
芩二分　乾姜二分　厚朴二分　芍藥二分

上九味，桑根皮以上三味燒灰存性，勿令灰過；各別杵篩，合治之為散，
服方寸匕。小瘡即粉之，大瘡但服之，產後亦可服。如風寒，桑東根勿取之。
前三物皆陰乾百日。

【释义】

本条论金疮的治法。金疮是指刀斧等器械所伤的外科疾患。由于损伤肌肉筋骨，致血
不循经脉运行，可见出血及疼痛。故其治当恢复经脉肌肤的断伤，使营卫通行正常，金疮
自能向愈，用王不留行散主治。

方中王不留行性味苦平，主治金疮，有止血、祛瘀作用；蒴藋细叶性温味甘而酸，可
续筋脉，疗折伤，活血散瘀，《长沙药解》谓："行血通瘀，消瘀化凝"；桑东南根白皮性
味甘寒，《神农本草经》谓："主伤中，五劳六极羸瘦，崩中，脉绝，补虚益气。"前三味
阴干烧灰存性，取其黑能入血止血；黄芩、芍药清瘀热，和阴血；干姜、川椒和阳气，行
瘀血；厚朴行滞利气，以助血行；甘草调和诸药，能解百毒，生肌肤，诸药合用有消瘀、
止血、镇痛及续筋脉之效。

【讨论】

1. 活血止血法的应用。王不留行散可止创伤之出血，消气血之凝滞。本方对各种机械
创伤，瘀血兼出血者有效，体现了活血以止血的治疗特色。明代缪仲淳、清代唐宗海将活
血止血法奉为治疗血证的主要大法，所谓"宜行血不宜止血"是也。故七厘散、十灰散等
著名止血方剂皆于凉血止血中加入活血药。

2. 内外并治法。吴谦《医宗金鉴》指出："金疮，谓刀斧所伤之疮也。亡血过多，经
络血虚，风寒易得干之，故用王不留行散，一以止血出，一以防外邪也。小疮粉之，即外
敷也。"通常金疮所致病理变化有三：一者疮口出血，若血不止可致亡血；二者伤口局部出
现肿胀瘀血；三者疮口进一步可腐败化脓。故对疮口较大症状较重者，可内服王不留行散，
具有良好的镇痛抗炎作用。疮口较小且症状较轻者，可用王不留行散外敷，适当用双氧水
先清洗和消毒疮口，敷药后用纱布包扎。若辨证为寒证，当去桑白皮，以免寒凉凝滞气血。

【应用】

1. 王不留行散临床用于创伤溃烂，久不收口的伤科、疡科病证，有较好疗效。也可用
于肋间神经痛、月经不调、子宫内膜炎、产后恶露不尽等属于血瘀气滞病证。方中蒴藋细
叶可治疗各种手术后切口痛、牙痛、腹痛等（取全草粉末装胶囊，每粒装 3g，痛时服 2
粒）；并可治疗骨折（取根茎，洗净烘干研细末，按照 4:1 掺入面粉，以白酒调成糊状，
敷于骨节处）。

2. 医案举例

钟某，女，53 岁，1997 年 3 月 17 日诊。主诉：半年前因颈椎增生而行手术，有一小
伤口至今未愈合，也多次局部用药及内服药，但效果都不理想。刻诊：伤口处有渗出物，
时有流黄水，伤口颜色呈黯红，局部时有疼痛，舌苔无变化，脉细。辨证：金疮瘀毒，腐

灼血脉。治疗当化瘀敛疮，排脓托毒。处方以王不留行散加味：王不留行 30g，蒴藋细叶 30g，桑东南根白皮 30g，甘草 6g，川椒 9g，黄芩 6g，干姜 9g，厚朴 6g，芍药 6g，当归 12g，丹皮 12g，黄芪 18g，皂刺 10g。5 剂，每日 1 剂，水煎二次合并分三服。药用 10 剂后伤口黯红变为嫩红，渗出物消除，局部有轻度发痒。之后又服药 16 剂，伤口愈合。（王付，等．仲景方临床应用指导．北京：人民卫生出版社，2001：707）

排膿散方：

枳實十六枚　芍藥六分　桔梗二分

上三味，杵為散，取雞子黃一枚，以藥散與雞黃相等，揉和令相得，飲和服之，日一服。

排膿湯方：

甘草二兩　桔梗三兩　生薑一兩　大棗十枚

上四味，以水三升，煑取一升，温服五合，日再服。

【释义】

上两方未列主治证，但因方名为"排脓散、排脓汤"，故当有排脓之功。排脓散方中重用苦寒之枳实以行气散结，泻痰导滞，《神农本草经》谓其有"长肌肉"之功；桔梗开宣肺气，利气排脓；二者升降相合，开气滞散壅结；芍药养血活血；鸡子黄甘润补虚，以散中有补，祛邪扶正，气行血畅，脓液可消，正气可复。

排脓汤乃《金匮》肺痈治吐脓之桔梗汤加生姜、大枣而成。甘草伍桔梗，宣肺解毒，排脓消痈；生姜辛以散结，并化痰饮，降逆和胃，大枣安中顾正，姜枣相伍，尚有调和营卫之功。诸药合用共奏排脓解毒，降逆和胃，调和营卫之效。

【讨论】

1. 排脓散与排脓汤的区别应用。两方中均有桔梗，可知桔梗为排脓要药。但在具体应用时，两方各有侧重。排脓散主治热性痈疡证，以舌红苔黄为要点；排脓汤适用于寒性痈脓证，以舌淡苔白为要点。有医家认为，枳实、芍药偏治胃肠气分血分病变，故排脓散以治肠痈、胃痈为主；排脓汤为桔梗汤加姜枣所成，故以治肺痈为主，或咽喉肿溃化脓者。

2. 两方均有抗菌、消炎作用。国外有研究，曾对排脓散在试管内的抗菌作用和每种生物成分对 25 种革兰阳性及阴性细菌进行敏感试验，表明能使痈肿缩小，但不与试管内的抗菌作用直接相关，对由金葡菌感染引起的小鼠皮肤痈的肿痈增大具有抑制作用。方中白芍对所有革兰阳性和阴性细菌均有抑制作用，桔梗不具任何抗菌作用，从而认为生药制剂的作用，是这些生药协同和拮抗作用的结果。

【应用】

1. 此两方可用于一切化脓性病变，如阑尾周围脓肿、急慢性阑尾炎、肺脓疡、肝脓疡或手术后脓液引流不尽、体表化脓性痈、疖等。也有报道可治疗胃脓疡、糜烂性胃炎、胃溃疡等。方中加入败酱草、薏苡仁、桃仁、金银花、紫花地丁、赤小豆、丹皮等，以增强其排脓、解毒之功。

2. 医案举例

一人便脓血已 5 年，来浪华从医治 3 年。一门人虽与桂枝加术附汤及七宝丸，无效。遂请先生诊之，腹满挛急，少腹硬而底有硬物，重按之则痛。乃与排脓散，受剂而去。未几来谢曰：宿疴尽除矣。（吉益南涯医案．录自汤本求真．皇汉医学．北京：人民卫生出版社，1956：335）

一人患淋病 7 年，百治不效。其友有学医者，诊之，与汤药，兼用七宝丸或梅肉散，久服无效，于是请治于先生。先生诊之，小腹挛急，阴头含脓而疼痛，不能行步，乃作排脓汤与之，服汤数日，旧疴全瘳。（吉益南涯医案．录自汤本求真．皇汉医学．北京：人民卫生出版社，1956：356）

浸 淫 疮

一、预后

浸淫瘡，從口流向四肢者，可治；從四肢流來入口者，不可治。（七）

【释义】

本条论述浸淫疮的预后。浸淫疮是种皮肤疾病，为较顽固的小栗疮，起病时范围小，先痒后痛，分泌黄色液体浸渍皮肤，逐渐蔓延遍及全身，故称浸淫疮。若先从口部发生，然后流散于四肢，是疮毒从内向外，离心性发展，为顺证，故可治；若从四肢发生，而后流来入口部者，是疮毒从外向内，向心性发展，故为逆，难治。由此可见，病虽在肌表皮肤，不可轻视，因内外相连，病邪可由表及里，由经脉而入脏腑。

二、证治

浸淫瘡，黄連粉主之。方未見（八）

【释义】

本条论浸淫疮的治法。浸淫疮多因湿热火毒所致，《素问·至真要大论》云："诸痛痒疮，皆属于心"，故以黄连粉外敷或内服。黄连苦寒，能泻心火，解热毒，令邪祛毒消，疮即可愈。

【讨论】

1. 黄连粉，多数医家认为是黄连一味为粉；亦有以"粉"为胡粉者，因药物及制法未见，故有待考证。

2. 黄连有泻火、燥湿、解毒、杀虫功效，历代医家视黄连为阳证通用药，临床应用以偏热毒实火、湿热蕴结者为宜。黄连为粉外敷，亦可内服之。

【应用】

1. 后世临床有单用黄连一味，以治疗黄水疮以及疮疖痈肿者。黄连粉外用治疗痈疖、湿疹等炎症病变，效果良好。亦可治疗赤眼、牙疼、舌肿、痢疾等属于湿热火毒者。

2. 医案举例

制备及用法：黄连适量，粉碎后过 100 目筛，备用。患处水多者干撒药物粉；渗水少者用麻油适量调涂，日换药一次。主治症：黄水疮、旋耳疮及小面积湿疹。李某，女，6岁。1985 年 7 月 10 日诊，述其半月前耳后及后头部有十多个黄豆大红丘疹，瘙痒焮热疼痛，继则破溃流黄水，黄水所过之处又有新疹出现。经用西药（不详）外涂无效。查：后头部、两耳后及颔下均有散在红丘疹，小如黄豆，大如指头，双耳后溃烂，流黄黏水，瘙痒热痛。舌尖红，苔薄黄，脉稍数。诊为黄水疮，属湿热毒盛。用黄连粉 10g，渗水处干撒，余处用麻油调涂。次日，渗水减少，痛痒减轻。共用药三次，结痂而愈。（刘天骥 . 黄连粉治黄水疮 . 四川中医 . 1991，11：40）

小　结

本篇所论内容均属外科疾病，其中对肠痈的辨证论治和对痈肿的诊断，在理论与临床实践方面有着重要的指导意义。对于肠痈的治疗，所创制的大黄牡丹汤、薏苡附子败酱散是历代医家治疗肠痈的主方，这两首方剂用于治疗急、慢性阑尾炎取得显著疗效。本篇还论述了金疮应用王不留行散止血消瘀镇痛；浸淫疮用黄连粉泻火解毒，对后世有着深远影响。若金疮成脓者，有排脓散和排脓汤予以辨证治疗。

思考题

1. 如何辨别外感发热与发痈？
2. 肠痈如何进行辨证？
3. 大黄牡丹汤证与薏苡附子败酱散证有何异同？
4. 试分析王不留行散的方义。
5. 排脓汤与排脓散在临床如何应用，有何异同？
6. 试述浸淫疮的预后与治法。

跌蹶手指臂肿转筋阴狐疝蚘虫病脉证治第十九

本篇讨论了跌蹶、手指臂肿、转筋、阴狐疝气、蛔虫等病的辨证与治疗。仲景对蛔虫病诊断、蛔虫性腹痛发作时强调安蛔的治法颇具特色，因此掌握蛔虫性腹痛的辨证及蛔厥的证治为本篇的学习重点。所述五种病证性质各异，因不便归类，故在论述内科杂病之后将五种病证合为一篇讨论。

跌　　蹶

師曰：病跌蹶①，其人但能前，不能却，刺腨②入二寸，此太陽經傷也。（一）

【词解】

①跌蹶：跌同跗，即足背。蹶，《说文解字》"蹶，僵也"。跌蹶是因足太阳经受伤，足背强直，足跟不能着地，前行尚可，不能后退的病证。

②腨（shuàn 涮，或 chuǎi 揣）：《说文解字》：腨，腓肠也。腨即指小腿肚。

【释义】

本条论述跌蹶的病因和证治。阳明经行身之前，而太阳经则行身之后，下及腨中，贯腨内，出外踝之后，止于足小趾外侧端。故太阳经脉受伤，拘急失用，则足背僵直，屈伸不利。但能前不能却，是病不在前而在后，不能后退即足背不能外翻。治疗宜舒经气、缓拘急，用腨部取穴针刺的方法。原文未列刺何穴位，一般多取承山穴。"此太阳经伤也"一句是倒装笔法，当在"刺腨②入二寸"句之前，意在指明病因。

【讨论】

1. 对"跌蹶"之义有两种观点：一是侧重于从病位、病证作解，即足背僵直之意；一是侧重于病因、病证作解，如徐、沈注本及《医宗金鉴》俱作"跌蹶"，示本病由倾跌而致蹶。

2. 从经脉分部走向来看，其经过承山，故选此穴；从临床看，承山穴确可治疗步履艰难的病证；至于临证针刺的深度，则可依病体情况而定，不必拘泥于"二寸"。

手 指 臂 肿

病人常以手指臂腫動，此人身體瞤瞤①者，藜蘆甘草湯主之。（二）

藜蘆甘草湯方：未見

【词解】

①身體瞤瞤：（瞤，shùn 顺），此指肌肉掣动。

【释义】

本条论述手指臂肿的证治。手指臂肿动是一种手指及臂部肿胀、震颤，或身体某一部分肌肉微微跳动的病证。本病主要是风痰阻滞，流窜筋脉所致。风痰留滞局部则手指及臂部肿胀；风胜则动，故局部震颤，甚至牵及身体局部肌肉掣动。以药测证，本病可常伴有时吐浊痰、胸闷气紧、苔白腻、脉弦滑等风痰久积之证。治宜涌吐风痰，用藜芦甘草汤。方未见，但从主药藜芦及甘草的药效可揣其大略。藜芦辛寒大毒，功善涌吐风痰；甘草和药解毒。诸药合用则风痰去而诸症可愈。

【讨论】

后世治疗此种病证，有用导痰汤（半夏、陈皮、茯苓、胆星、枳实、姜、枣）或指迷茯苓丸（半夏、茯苓、风化硝、枳壳、姜汁）等方者。

据文献记载，藜芦临床上主要用于：一是内服善治风痰久积之证，属涌吐法。其炮制及服法，《素问病机保命集》用大藜芦末半钱，温水调下，以吐为度；《肘后备急方》以藜芦着灰中炮制，小变色，捣为末，水服半钱匕，小吐，不过数服。内服呕吐不止之解救，《千金方》、《本草纲目》均提出以煮葱汁，温汤服下，即止。二是藜芦研末外用治疮、疥、癣、息肉等。其用法，如《圣济总录》以之与猪脂相合调敷，可供参考。

转 筋

轉筋之為病，其人臂腳直，脉上下行，微弦。轉筋入腹①者，雞屎白散主之。（三）

雞屎白散方：

雞屎白

上一味，為散，取方寸匕，以水六合，和，溫服②。

【词解】

①转筋入腹：指两腿筋脉拘挛疼痛，牵引至少腹。

②和，温服：《肘后备急方·卷二》、《外台·卷六》均作"煮三沸，顿服之，勿令病者知之"，宜从。

【释义】

本条论述转筋入腹的证治。转筋是一种四肢筋脉拘挛，屈伸不利，甚至牵引作痛的病证。转筋一般多发生于下肢，转筋之甚者，其经脉拘挛作痛，常从两腿延至少腹部，称为转筋入腹。脉寸关尺三部均见微弦之象，与痉病的"脉紧而弦，直上下行"同理，但转筋之挛急程度较轻，病位多为局部筋脉，故称微弦。以方测证，鸡屎白性寒下气，其味苦咸，《本经》谓之"主消渴，伤寒，寒热"，具有利水泄热，祛风解毒，达木舒筋等功用。故本条当属于湿浊化热伤阴之证。以鸡屎白散祛湿除热，下气消积。

【讨论】

本条辨证当以方测证，依《神农本草经》所述，结合后世医家对鸡屎白的认识，如《名医别录》谓之：性微寒，治转筋，利小便；《本草纲目》云其：下气，通利大小便，治心腹鼓胀，消癥瘕。可知本方适用于湿浊化热伤阴之转筋。后世王孟英之蚕矢汤（蚕砂、木瓜、黄豆卷、半夏、栀子）多宗此法。本方除治转筋外，还可用以治疗臌胀、积聚、黄疸、风痹等病证属此病机者。

【应用】

1. 鸡屎白为家鸡粪便上的白色部分，其味苦咸，性微寒而无毒。具有利水泄热，祛风解毒，达木舒筋等功用。可用以治疗鼓胀、积聚、黄疸、风痹、破伤中风、筋脉挛急病证。据临床报道本方可用于肾病综合征之顽固性四肢挛急症，小儿疳积之足胫挛急症，老年抽筋症，疗效确切。鸡食五谷杂物，鸡屎白为鸡经脾胃所化生，用陈年粉化者，意在取其得土味雄厚之理。令置瓦上焙干，再用生姜、红糖煲水或单用红糖水冲服，均取健脾疏肝、达木舒筋之利，而去其性寒伤阳之弊。

2. 医案举例

陈军梅医案：应用鸡屎白散治疗老年抽筋症 86 例，取鸡笼内陈年鸡粪（色白者为佳）适量，置瓦上焙黄，研末，每服 1g，每日早、晚各 1 次，姜、红糖煲水冲服。结果：86 例患者中，7 天治愈 20 例，10 天治愈 26 例，15 天治愈 10 例。结果：治愈 56 例，显效者 22 例，好转者 8 例。总有效率 100%。结论：鸡屎白散治疗老年抽筋症疗效显著。[陈军梅. 刘世恩. 鸡屎白散治疗老年抽筋症 86 例. 四川中医. 2007，（5）：58]

阴 狐 疝 气

陰狐疝氣者，偏有小大，時時上下，蜘蛛散主之。（四）

蜘蛛散方：

蜘蛛十四枚（熬焦）　桂枝半兩

上二味，為散，取八分一匕，飲和服，日再服。蜜丸亦可。

【释义】

本条论述阴狐疝气的证治。阴狐疝气，是种一侧（或左或右）阴囊或腹股沟部出现发作性包块突起的病证。每发作时，阴囊偏大偏小，时上时下（今人称之腹股沟疝）。因其出没无定，如狐之出没无常，故名。其轻者仅有坠胀感，重者由于阴囊牵引而致少腹剧痛。本病常因久立、咳嗽、长途行走、劳作用力而诱发或加重。《灵枢·经脉》云："肝所生病者……狐疝"。结合方药性味，可知本条为寒气凝于厥阴肝经之证，治以蜘蛛散辛温通利，破郁结、散寒气。蜘蛛性微寒有小毒，熬焦令其毒减寒消，其功善破结利气；配桂枝辛温通利，入厥阴肝经以散寒气。二药相合，性温善行善破，则阴寒结气得以消散。

【讨论】

蜘蛛散证与寒疝皆因于寒，均有疼痛，但病位有异。寒疝之痛以绕脐为主，病位在腹中；本方证痛在少腹，病位在阴囊连及少腹。

蜘蛛有毒，临床运用本方，应注意蜘蛛种类不同，毒性不一。有认为宜选悬网之大黑蜘蛛者，应禁用花蜘蛛。又有认为用花蜘蛛治疗老年抽筋症疗效可靠，而大黑蜘蛛其效不显。

【应用】

1. 蜘蛛散证由阴寒之气凝结厥阴肝脉。《金匮发微》中有曹氏将此方改散为煎，治疗阴狐疝气效佳。后世医家多以疏肝理气法治疗阴狐疝，方用《杂病源流犀烛》之导气汤（川楝子、木香、小茴香、吴茱萸）加减化裁。亦可酌加香附、乌药、元胡。

2. 医案举例

患者：彭某，男，8岁。住遂宁县安居区同盟公社一大队，一九五五年上半年就诊。主诉：患阴狐疝已有六年。阴囊肿大如小鸡蛋，其色不红，肿物时而偏左，时而偏右，患儿夜卧时肿物入于少腹，至白昼活动时肿物坠入阴囊，而且肿物时有疼痛感觉，几年来曾服一般疏肝解郁、利气止痛等治疝气之药，但肿物依然出没无定，未见效果。患儿平素健康，饮食二便如常，余无所苦。舌苔不黄，舌质不红，脉象弦缓。诊断：寒气凝结肝经之阴狐疝。治则：辛温通利、破结止痛。方药：《金匮要略》蜘蛛散原方。大黑蜘蛛（宜选用屋檐上牵大蛛网之大黑蜘蛛，每枚约为大拇指头大小，去其头足，若误用花蜘蛛则恐中毒）六枚，置磁瓦上焙黄干燥为末，桂枝三钱。上两味共为散，每天用水酒一小杯一次冲服一钱，连服七天。效果：服药三天后疼痛缓解，七天后阴囊肿大及疼痛消失，阴狐疝痊愈，观察一年未见复发。（彭履祥．蜘蛛散治愈阴狐疝验案一例．成都中医学院学报，1981，2：18）

3. 临床报道以黑色大蜘蛛去头足10g焙干，桂枝尖20g，研末。0.25g/次，早晚两次白水送服，连服3周为1疗程。55例小儿腹股沟斜疝患者中，9岁以下者49例。病程：1年以内者25例，2~5年者20例，5年以上者10例。结果：治疗2~4周，痊愈52例，好转1例，无效2例。［袁宇华．蜘蛛散治疗小儿腹股沟斜疝——附55例临床小结．湖南中医杂志．1986，（2）：12］

蛔 虫 病

一、脉证

問曰：病腹痛有蟲，其脉何以别之？師曰：腹中痛，其脉當沉若弦，反洪大，故有蚘蟲。（五）

【释义】

本条论述蛔虫腹痛的脉象。腹痛是蛔虫病的主要症状，一般腹痛，脉多见沉或弦者，属里寒或气郁者多；若腹痛反见洪大而又无热象，乃是气机逆乱所致，多是虫扰气逆的结果。但临证确诊蛔虫病，还须参合其他症状，如眼白睛有蓝色斑、下唇黏膜有半透明状颗粒、面色萎黄有白斑、吐涎、鼻孔瘙痒、贪食不易消化、嗜食异物、大便不调、睡中龄齿、舌面有红点、苔剥脱等症，现代医学 X 线检查所见肠内蛔虫阴影也可做辅助诊断。蛔虫病诊断的直接证据是在患者粪便、呕吐物中找到蛔虫卵或成虫。

二、证治

蚘蟲之為病，令人吐涎，心痛，發作有時，毒藥不止，甘草粉蜜湯主之。（六）

甘草粉蜜湯方：

甘草二兩　粉一兩　蜜四兩

上三味，以水三升，先煮甘草，取二升，去滓，内粉、蜜，攪令和，煎如薄粥，温服一升，差即止。

【释义】

本条论述蛔虫病的证治。吐涎为口吐清水，心痛是指上腹部疼痛，蛔虫在胃肠窜扰，故吐涎心痛；蛔动则痛作，蛔静则痛止，故腹部疼痛发作有时；用毒药杀虫未果，可先改用安蛔缓痛之法以缓疼痛之急，然后再求根治。甘草粉蜜汤中甘草、米粉、蜜皆是甘平安胃之剂，服后蛔安痛缓。

【讨论】

1. 关于甘草粉蜜汤的组成及作用，历代医家一直争论不休，持不同观点者有二：一是认为"粉"当为米粉以安蛔者，以魏念庭、丹波元简等为代表。一是认为"粉"当为铅粉以杀虫者，有赵以德、徐忠可等代表。临床应用时需注意，虫动时宜安蛔，不宜杀蛔，用米粉为好；虫静时可杀蛔，用铅粉，但须慎用。

2. 临床用铅粉杀虫时，当注意用药总量、药物的配比及用药时间，用药不当可引起铅中毒。《中药大辞典》指出，铅粉煎汤宜用 1.5～3g；煅透研末服，每日少于 2mg；用药时间不宜超过 2 星期。张家礼认为，本方甘草、铅粉、蜜三药物比例当尊仲景意，即 2∶1∶4，或铅粉不超过总量的 0.75%，可供参考。

【应用】

1. 根据临床报道，该方可治疗蛔虫性腹痛，肠梗阻，胆道蛔虫病，十二指肠溃疡，神经衰弱之不寐等病证见上述证机者，也可治疗绦虫、蛲虫、钩虫等寄生虫病。

2. 医案举例

余曾仿《金匮要略》甘草粉蜜汤之意治愈 1 例蛔厥患儿。该患儿 3 岁，因腹痛，父亲给服"一粒丹"若干，腹痛转剧，呈阵发性，痛时呼号滚打，甚则气绝身冷，并吐出蛔虫 10 余条。住院后一面输液纠正水电解质平衡，一面中药安蛔。处方：山药 30g，甘草 60g，共研为极细末，放入白蜜 60g 中，加水适量稀释之，令频频喂服。初起随服随吐，吐出蛔虫 40 余条，此后呕吐渐止，并排便数次，所排之物，粪便无几，悉为虫团，前后经吐泻排虫达 300 余条，病好告愈。[郭霭春. 急重病治验四则. 广西中医药. 1983，(4)：6]

蛕厥者，当吐蛕，令①病者静而復時煩，此為藏寒，蛕上入膈，故煩，須臾復止，得食而嘔，又煩者，蛕聞食臭出，其人當自吐蛕。(七)

蛕厥者，烏梅丸主之。(八)

烏梅丸方：

烏梅三百枚　細辛六兩　乾姜十兩　黃連一斤　當歸四兩　附子六兩（炮）　川椒四兩（去汗）　桂枝六兩　人參六兩　黃蘗六兩

上十味，異搗篩，合治之，以苦酒漬烏梅一宿，去核，蒸之五升米下，飯熟搗成泥，和藥令相得，內臼中，與蜜杵二千下，丸如梧子大。先食飲服十丸，日三服，稍加至二十丸。禁生冷滑臭等食。

【校勘】

①令：《金匮玉函要略辑义》作"今"，结合文义，宜从。

【释义】

以上两条论述蛔厥的证治。蛔虫本寄生于肠间，性喜温而恶寒，今中气虚而寒热错杂，蛔避寒就温，故上行入膈，虫扰则烦；蛔得温则安，故须臾复止。得食而呕，又烦者，为蛔闻食香，复上而求食，因此烦闷又作，严重者蛔亦随之而吐，或致蛔厥。蛔厥是指因蛔虫扰动而剧烈腹痛，甚至因之而四肢厥冷、冷汗淋漓的病证。故治用乌梅丸以温养脏腑，寒温并用，虚实并调，安蛔止痛。方中苦酒渍乌梅安蛔止痛为主药；黄连、黄柏清热安蛔；川椒、细辛、干姜、附子、桂枝温阳散寒，安蛔止痛；人参、当归、蜜补气行血，安中扶正。

【讨论】

蛔厥之厥，当与《伤寒论》之脏厥相比较。脏厥脉微而厥，肢冷烦躁，无暂安时，为孤阳将绝之候，宜四逆、白通加猪胆汁之类急救之；蛔厥四肢虽厥冷，但冷也多不过肘膝，与阳气衰微的四逆汤证有程度的不同。蛔厥之厥较轻，故用乌梅丸温胃补虚安蛔即可。

【应用】

1. 乌梅丸主治蛔虫病和厥阴病，具有调理阴阳寒热虚实，使之归复于平和之效。该方邪正兼顾，寒热并用，不仅可以用于蛔厥和久痢，尤其对病机属正气不足、寒热错杂的各科疑难杂症，加减应用每能取得较好的疗效。根据临床报道，本方在临床应用于：①神经系统疾病，如抑郁症、神经性腹痛、神经性眩晕、偏头痛、风心病水肿。②消化系统疾病，如复发性口疮、口腔溃疡、激素依赖型哮喘（SDA）、慢性支气管炎、慢性呼吸衰竭并肺部念珠菌感染、胃炎、胃脘痛、糖尿病性胃轻瘫、十二指肠球部溃疡、消化道出血、过敏性腹痛、小肠功能紊乱、肠易激综合征（IBS）、肝肾综合征、肝硬化腹水、胆道蛔虫、胆囊炎、精神性烦渴（属中医消渴范畴者）、慢性痢疾、萎缩性胃炎合胃底贲门炎、十二指肠壅积症。③泌尿系统疾病，如尿频、尿痛、慢性前列腺炎、糖尿病神经源性膀胱炎、小便失禁、肾病综合征等。④妇科疾病，如崩漏、不孕、更年期综合征、白带、痛经等。⑤皮肤疾病，如口腔扁平苔癣、慢性荨麻疹、蛇串疮。眼科疾病，如花璐白斑（慢性角膜炎、角膜溃疡）、风火眼。⑥奔豚气、痉病、梅尼埃病等属于上热下寒，寒热错杂者。

2. 医案举例

松馆之女，已出嫁有年，忽苦胸痛，回娘家调治。愈治愈剧，甚则厥逆。痛时咬卧处厨门铜环，邀余诊之。诊其脉，乍大乍小，舌红唇红。余曰：此宜乌梅安蛔丸。松馆云：已服过数两，下咽即吐，不效多次，不必再服。彼时有蒋履炳先生在座。余曰：此非蛔厥，诸医书可废矣！履炳与松馆皆不合意。余曰：丸大而蛔小，不能吞下，故不受，且丸久而硬，一时不能化其汁，骤时浸出亦有限，不能给予多虫，故不受而痛反加也。劝其再用乌梅安蛔丸15g，捣碎研细加蜜汤调稀与之，取其味甘诱虫。松馆云：姑试之。药入口，有效，服之大半，渐倦卧。少时又继服15g，如前法与之，其痛止。不多时，吐出蛔虫二十余条，长而且大。后以此法，得以除根矣。（浙江省中医药研究所．范文甫专辑．北京：人民卫生出版社，1986：61）

小 结

本篇讨论了跌蹶、手指臂肿、转筋、阴狐疝气、蛔虫等病的辨证与治疗。

跌蹶是因足太阳经受伤，临床表现为足背强直、行动不便的病证。

手指臂肿是由风痰阻于经络所致手指和臂部时常肿胀、震颤，或身体某一局部肌肉也有跳动感为主要表现的病证。

转筋是由湿浊化热伤及筋脉所致的四肢筋脉拘挛、牵引作痛的病证，与剧烈吐泻所致转筋不同。

阴狐疝气由寒凝厥阴肝经所致，是一种阴囊发作性包块突出，偏大偏小、时上时下的病证，与《金匮》腹满寒疝宿食病篇的寒疝含义不同，相当于现代医学的腹股沟斜疝范畴。

蛔虫病是以时常发生脐腹部剧烈疼痛，甚至吐蛔、四肢厥冷的肠道寄生虫病。仲景对蛔虫病诊断、蛔虫性腹痛发作时强调安蛔的治法颇具特色，现代临床研究显示乌梅丸不仅对蛔厥证有效，对属于虚实并见、寒热错杂病机的各种疑难杂症，亦有着较高的临床价值。

思考题

1. 蛔厥有何症状表现？其病机如何？为什么选用乌梅丸治疗？

2. 阴狐疝与寒疝有何区别？

妇人妊娠病脉证并治第二十

本篇主要讨论妊娠过程中常见疾病的辨证论治，其内容有妊娠的诊断、妊娠与癥病的鉴别、妊娠恶阻、妊娠下血、妊娠腹痛、妊娠小便难、妊娠水气及妊娠养胎等。其中以妊娠腹痛和下血为重点，因为持续腹痛和下血，均能影响胎儿的发育，甚至导致流产，故本篇对此论述较为详细具体。

一、妊娠诊断与恶阻调治

（一）诊断与恶阻轻证

师曰：婦人得平脉①，陰脉②小弱，其人渴，不能食，無寒熱，名妊娠，桂枝湯主之方見下利中。於法六十日當有此證，設有醫治逆者，卻一月加吐下者，則絕之。（一）

【词解】

①平脉：平和无病之脉。

②阴脉小弱：阴脉指尺脉。小，"稍"之意。阴脉小弱，即尺脉稍显弱象。

【释义】

本条论述早期妊娠的诊断与恶阻轻证的调治。文中妊娠的诊断是根据脉象和证候。脉象表现为尺部稍弱，整体脉来和缓，至数分明，一息四到五至，症见呕吐，不能饮食，脉证合参，正可谓《素问·腹中论》所云"身有病而无邪脉"，应考虑有子，即"名妊娠"，这是生育年龄已婚妇女在初孕时的正常现象，又叫妊娠反应、妊娠恶阻。这种情况出现的时间根据条文所述为初孕60天左右，即"于法六十日当有此证"。但在临证中不应拘泥，要根据具体情况进行诊断。产生的机理是初孕之时，血聚养胎，阴血相对不足，阳气上浮，影响胃气不降所致。总为阴阳失衡，胃气上逆。治以桂枝汤调和阴阳，使阴阳和则胃气降而呕逆除。

妊娠恶阻，一般轻证可自行缓解，逐渐消失，纵有少数较重的，经过用药调治，恶阻也就很快解除。假如经过一段时间治疗，胎气上逆的恶阻不但未愈，并增加了吐、泻的症状，势必损伤胎气，从而导致流产，所以说："却一月加吐下者，则绝之"。

【讨论】

1. 妊娠初孕脉象。妊娠过程中，根据《素问·阴阳别论》"阴搏阳别，谓之有子"和《素问·平人气象论》"妇人少阴脉动甚者，妊子也"之说，临床典型妊娠脉象当是尺脉滑，但早期妊娠并非都见此脉，如本条即有尺脉不滑而稍弱的情况。是初孕之时，血聚养胎，阴血相对不足出现的阴阳暂时失调之象，一般以脉来滑利为多见，但多在孕后 3 月左右，故《千金要方》载"妊娠初时，寸微小，呼吸五至，三月而尺数也"。

2. 关于"吐下"有两说，一认为是指症状，徐彬、黄元御为代表；二认为指误吐误下的方法，以魏念庭、唐容川为代表。两字之义当结合"则绝之"的具体含义而定。

3. 对"则绝之"三字，历代注家有不同认识，有作停止误治，"绝其医药"，以免加重病情解，魏念庭执此说；有作纠正误治，以"绝其病根"解，徐忠可执此说；亦有解作"断其妊娠"，以误治已造成胎儿不健康者，唐容川执此说。若结合"设有医治逆者"所言，似当为前两种情况，若把着眼点放在误治或吐泻可能造成的后果上，则可能为第三种情况。因此理解"则绝之"，当以临床所见作为参考，灵活对待，不可偏执一说。

【应用】

1. 本条之桂枝汤证，治不在表，而在补虚调阴阳。仲景以"无寒热"明示其不是在表之证。《金匮要略心典》云"桂枝汤外证得之，能解肌去邪气，内证得之能补虚、调阴阳"。本方主治妊娠早期反应，除见不能食，渴而饮水不多外，尚可见寒热不调或低热，神疲乏力，舌淡红苔少，脉缓滑无力等证候。

2. 医案举例

王某，女，24 岁，社员。1971 年 6 月初诊。妊娠月余，呕吐频频数天，饮食甚少，2 周后，神疲体倦，在当地求治于中医数人，服中药 10 余剂，乏效。即在某地区医院接受西医治疗，住院 3 天，仍呕吐不止，故邀余诊。患者主诉"呕恶冲心难忍"，近几天来阵阵腹痛，诊其面色不华，精神不安，语声无力，舌苔舌质无明显变化，脉象弦数，小便黄，大便干。细询之，病人言：对冷热食物均无食欲，强食之则食入即吐，不食亦觉"胎气上攻心口"。余索病家所服之中药方数首视之，为小半夏加茯苓、黄连温胆汤、丁香柿蒂汤等，余思前医不效，应归咎于冲气上逆，非降逆平冲，不能止呕。遂书方：桂枝、芍药各 10g，竹茹、生姜各 9g，大枣 3 枚，炙甘草 3g，暂投 1 剂，以探消息。5 天后，病人来告：服 1 剂后，自觉心中安定，呕吐有所减轻。自照原方连用 3 剂，现呕吐已止，腹痛除，胎气安。[裴永清．桂枝汤治疗妊娠恶阻．新中医．1984，（4）：12]

（二）恶阻重证

妊娠呕吐不止，乾姜人参半夏丸主之。（六）

乾姜人参半夏丸方：

乾姜　人参各一兩　半夏二兩

上三味，末之，以生姜汁糊为丸，如梧子大，飲服十丸，日三服。

【释义】

本条论述胃虚寒饮恶阻的证治。恶阻常见于妊娠初期，一般持续时间不长，可自行缓解。若呕吐不止，持续较长时间，妊娠反应较重，则需辨治。本证据方药可知，其呕吐为胃气虚寒、水饮内停所致，其呕吐物多为清水黏液，或口内清涎上泛，或唾液津津，口不渴，喜热饮，可兼见头眩心悸等症，舌淡苔白滑，脉弦或细滑。治当温中散寒，化饮降逆。

用干姜人参半夏丸，方中人参、干姜温补中气，半夏、生姜汁散饮降逆止呕。

【讨论】

半夏有堕胎之说，被列为妊娠禁忌或慎用药，始于梁朝陶弘景之《名医别录》，从南宋陈衍的《宝庆本草折衷》起，正式被列为妊娠禁忌药。张元素《珍珠囊药性赋》中将半夏编入"妊娠服药禁忌歌"。在此后的35首妊娠禁忌药歌诀、14部本草书的妊娠禁忌药中都列有半夏。不过，《千金要方》、《妇人良方大全》、《济生方》等古籍中，治妊娠呕吐方中不乏用半夏者，朱丹溪、薛立斋等治疗恶阻验案亦常用半夏。半夏适当配伍更不乏于临床，如陈修园在《金匮要略浅注》中评价"半夏得人参，不惟不碍胎，且能固胎"。《中华人民共和国药典》1963年版开始将半夏列为孕妇慎用药，自1977年起已不再将其列为妊娠禁忌药。据此，有医家认为半夏堕胎是指单味药，复方中配伍适当则可使用。况且，以半夏治疗妊娠恶阻时，多与生姜、甘草等配伍使用，可解半夏之毒，但临床应用尚需谨慎。

【应用】

1. 本方临床不但治疗妊娠呕吐，还常用于脾虚腹泻、反胃、腹痛、痰饮眩晕等，虚寒恶阻呕吐颇剧，可以诸药为末，用舌频频舔服，使其易于受纳；或少量多次给以汤剂。

2. 医案举例

郭某，女，成人。已婚。病历号38817（301医院）。初诊日期：1959年6月18日。现妊娠一个半月，停经三十天即有泛恶呕吐，近四天加重，不能饮水进食，呕吐黄水，头晕，大便干燥，舌苔黄腻，根微黄垢，脉软滑微数。辨证：肝胃气逆，痰浊不降。治法：和肝胃，降痰浊。方药：北秫米12g，清半夏9g二剂。6月20日二诊：入院后服药仍吐，心中烦热，口干且苦，但喜热饮，胃脘作痛，少腹胀坠，舌苔淡黄腻，根微垢，脉左细弦数，右滑数，病因痰湿中阻，胃浊不克下降，治以益气温中，化痰降浊。党参3g，干姜3g，清半夏3g，三味研末，早晚各服1.5g。服前再加生姜汁4滴，调和徐服。服上药后，呕吐止，诸恙渐安，以后未再服药。（中医研究院西苑医院．钱伯煊妇科医案．北京：人民卫生出版社，1980：63-64）

二、下血及腹痛证治

（一）癥病下血

婦人宿有癥病①，經斷未及三月，而得漏下不止，胎動在臍上者，為癥痼害。妊娠六月動者，前三月經水利時，胎也。下血者，後斷三月衃②也。所以血不止者，其癥不去故也，當下其癥，桂枝茯苓丸主之。（二）

桂枝茯苓丸方：

桂枝　茯苓　牡丹（去心）　桃仁（去皮尖，熬）　芍藥　各等分

上五味，末之，煉蜜和丸，如兔屎大，每日食前服一丸。不知，加至三丸。

【词解】

①癥病：病名，指腹中有形可征的包块之病。

②衃（pēi 胚）：指色紫而暗的瘀血，又作癥痼的互辞。

【释义】

本条论述癥病和妊娠的鉴别以及癥病的治法。妇人素有癥病,现经停不到三个月,出现漏下不止,同时自觉脐上好象"胎动",这不是妊娠胎漏的迹象,因妊娠不到三个月不会出现胎动,更不会动在脐上,因此这种"漏下不止"是素有癥病为患,导致血瘀气滞,经水异常,渐至停经;瘀血内阻,血不归经,则漏下不止。所以说"为癥痼害",和"其癥不去故也"。

自"妊娠六月动者"至"后断三月衃也"句为插笔,阐常述变,进一步解释癥病证状。如果停经六个月左右出现胎动,而且在停经前三个月月经正常,此时的胎动当属正常妊娠。假如在停经前三个月就有经期不正常或漏下,而后停经未及三个月,又出现下血,加之上述"胞胎"也不按月份长大,此乃属"衃",即癥积所致。

既然漏下因癥病所致,见血止血则瘀无去路,病必不除。此时当去其癥积,瘀血去新血生,方能使漏下止,方能正常妊娠及养胎。故用桂枝茯苓丸,祛瘀消癥。方中桂枝、芍药通调血脉;桃仁、丹皮活血化瘀消癥;血不利易为水,茯苓利水以和血脉;炼蜜和丸,调和药性,起渐消缓散之功。

【讨论】

对于本条,有注家从癥胎互见释之,即素有癥病又兼受胎,妊娠因癥病而下血不止,故将桂枝茯苓丸活血消癥之治,以《内经》之"有故无殒亦无殒"作为治则依据。当代临床亦有例证,如上海复旦大学附属妇产科医院许氏报道,抗磷脂抗体(APA)所致流产,西医治疗尚无良策,如单用补肾安胎中药治疗疗效亦不佳,本院采用活血化瘀药物治疗40余例,保胎成功率达88%。认为妊娠时如确有大积大聚的病,就可以违反远寒远热的原则,使用峻烈药物,不会伤害母体,亦不会损伤胎儿。但应注意用药时当病邪减去其大半即停药,过用就能使正气受损,甚至有性命之虞。至于历代医书所载某药为安胎之圣药,某药为堕胎之灵丹,其实只不过是为初学者设置的警示而已。此观点可供参考。[许钧.曹玲仙.中华现代中西医杂志.2004,(12):18]。

【应用】

1. 历代医家善用本方治疗各种妇科疾病,如《妇人良方》以本方易芍药为赤芍,又名"夺命丸",治小产胎死腹中,或妊娠后误服草药或毒物而下血者;《济阴纲目》以本方作煎剂,名"催生汤",治候产母腹痛腰痛;《达生篇》中名"牡丹丸",专治胞衣不下。

2. 当代应用中,本方不仅治疗妇人之漏下因于癥积者,凡妇人经、胎、产之疾属瘀血阻滞胞宫者,皆可用之,如妇女月经不调、闭经、痛经、子宫内膜炎、附件炎、子宫肌瘤、卵巢囊肿等属瘀血阻滞者。应用本方的要点是:妇人小腹包块疼痛拒按,下血色晦暗而有瘀块,舌质紫暗,脉沉涩。另据临床报道,本方除治疗妇科病外,还治疗内科之术后肠粘连、甲状腺肿大、前列腺肥大、肝脾肿大等属血瘀湿阻之病证;可治疗外科血栓性静脉炎、腰肌劳损等病证。

3. 医案举例

赵某,女,47岁,1961年4月3日初诊,患者于四年前发现下腹部有一鸡蛋大肿物未予介意,但以后肿物逐渐增大,四年后腹围增加17公分,达97公分,如怀胎状。两天前突发下腹剧痛，冷汗淋漓。经某医院诊为"子宫肌瘤"，并要立即手术治疗，患者未允。乃请岳美中诊治。诊见形体瘦弱，面色萎黄，下腹肿物按之坚硬，压痛明显，舌质暗苔少，脉沉细而涩。经水二至三月一行，量少色暗，夹有血块。证属癥积瘀血，治以疏肝健脾，破瘀消癥。处方：桂枝9g，茯苓9g，牡丹9g，芍藥9g，桃仁9g，白芍9g，当归9g，泽泻21g，白术12g。服药10剂后，腹痛明显减轻，乃将原方改为散剂，每服9g，日服两次。服用两个月，下腹肿物渐变小，症状大见好转。服药半年，下腹肿物消失，经水正常，诸症悉除。七年以后，患者复因处境不顺，情志不舒。下腹肿物又起，逐渐增大，症状同前。经岳老诊治，仍继服原方散剂，三个月后，又获痊愈。[王明五．岳沛芬．岳美中验案选录．北京中医．1985，(3)：2]

（二）阳虚寒盛

婦人懷娠^①六七月，脉弦發熱，其胎愈脹，腹痛惡寒者，少腹如扇^②，所以然者，子藏^③開故也，當以附子湯溫其藏。方未見（三）

【词解】

①娠，《说文解字》"娠，女妊身动也"，段玉裁注"妊而身动曰娠，别词也。浑言之则妊娠不别"。可见，单言娠，指妊娠后有胎动者，即相当于中晚期妊娠。

②少腹如扇（shān 山）：形容少腹发凉怕冷的感觉，有冷如风吹的样子。

③子脏：即子宫。

【释义】

本条论述妊娠阳虚寒盛腹痛的证治。妊娠六七月，妇人阳虚寒盛，寒凝气滞故腹痛、脉弦而无力；"脏寒生满病"，故自觉胎愈胀大；阳虚不耐邪扰，故恶寒、少腹作冷有如阵阵被风扇动，此恶寒当为畏寒。发热之症，在一派阳虚寒盛之中，则非为外感之实热，乃阴盛格阳于外的假热，故非辨证时的必有之症。"所以然者，子脏开故也"是胞宫虚寒病机的概括。治当温阳散寒，暖宫安胎，宜用附子汤。

【讨论】

1. 关于附子汤组成，该方有方名而无药，后世有人主张用《伤寒论》附子汤，方由炮附子二枚，茯苓、芍药各三两，白术四两，人参二两组成。

2. 附子汤中的主药附子有"堕胎百药之长"称谓（张石顽），若非确属阳虚寒盛者，不可轻用。另外，有人认为，附子大辛大热，有动胎之弊，凡胎元初结者，应当慎用；但据条文中指"妇人怀娠六七月"，此时胎儿脏器、骨骼已成，若阳虚寒甚，子脏开而不固，流产之兆已现，仲景之用附子汤，当是本《素问》"有故无殒"之意，假如瞻前顾后，不敢用辛热之药以温阳散寒固胎，只能坐以待毙。妊娠期使用附子应注意：①使用的时机，如仲景特别提出"怀娠六七月"，如属妊娠早期，一般可用胶艾汤或当归生姜羊肉汤。②注意用量、配伍、煎服法。另外有人提出对妊娠阳虚寒盛腹痛者，可以附子汤煎汤后敷于局部，既温经散寒止痛又无堕胎之弊端，可供参考。

（三）冲任失固

師曰：婦人有漏下者，有半產後因續下血都不絕者，有妊娠下血者，假令

妊娠腹中痛，為胞阻，膠艾湯主之。（四）

芎歸膠艾湯方：一方加乾姜一兩。胡氏治婦人胞動，無乾姜。

芎藭　阿膠　甘草各二兩　艾葉　當歸各三兩　芍藥四兩　乾地黃①

上七味，以水五升，清酒三升，合煮取三升，去滓，內膠，令消盡，溫服一升，日三服。不差，更作。

【词解】

①干地黄：《金匮玉函经二注》本为"干地黄六两"。

【释义】

本条论述妇人三种下血的证治。妇人下血之证，常见以下三种病情：一为经水淋漓不断的漏下；二为半产后的下血不止；三为妊娠胞阻下血（又称胞漏）。"假令"以下，乃承上文所言，解释胞阻乃为妊娠下血而又腹中痛者。以上诸症虽其病证有异，但其病机相同，总由冲任虚寒、阴血不能内守所致。故均用胶艾汤，温补冲任，养血止血。胶艾汤主要以四物汤养血和血，阿胶养阴止血，艾叶温经暖宫，甘草调和诸药，清酒以行药力，诸药合用，既暖宫养血，又和血止血。

【讨论】

有关胞阻涵义，本条指妊娠下血而兼腹痛者；后世有将妊娠小腹疼痛称作胞阻；也有将妊娠下血与妊娠腹痛分为两个病证。学习时当注意分辨。

【应用】

1. 本方常用于治疗多种妇科出血病证，如崩漏、产后恶露不绝、功能性子宫出血、宫外孕、先兆流产，以及血小板减少性紫癜、胃溃疡出血等，属冲任脉虚，气血两亏，血分虚寒者。

2. 医案举例

于某，女，40 岁。1993 年 11 月 29 日初诊。患者素来月经量多，近月余淋漓不断。某医院诊为"功能性子宫出血"。经色鲜红、质稀、头晕乏力，腰酸腿沉，口渴口苦，便干，舌体胖大、边有齿痕、苔白、脉沉无力。此证属于气血两虚兼有虚热。古人云：冲为血海，任主胞胎。今冲任不固，阴血不能内守，而成漏经。治当养血止血，益气养阴调经，方用《金匮》之胶艾汤加味：阿胶珠 12g（烊化），炒艾叶炭 10g，川芎 10g，当归 15g，白芍 15g，生地 20g，麦冬 20g 太子参 18g 炙甘草 10g，服 7 剂而血量大减，仍口苦，腰酸，大便日一行，于上方中加火麻仁 12g，又服 7 剂，诸证皆安。（陈明等．刘渡舟临证验案精选．北京：学苑出版社，1996：164）

（四）肝脾不和

婦人懷妊，腹中疠①痛，當歸芍藥散主之。（五）

當歸芍藥散方：

當歸三兩　芍藥一斤　芎藭半斤—作三兩　茯苓四兩　白术四兩　澤瀉半斤

上六味，杵為散，取方寸匕，酒和，日三服。

【词解】

①疠痛：据《康熙字典》有两种音义，一读"绞"（jiǎo）时，指腹中急痛；一读"羞"（xiū）时，指绵绵作痛，或作"病"解。

【释义】

本条论述妊娠肝脾不和腹痛的证治。妊娠期间，血聚胞中以养胎，肝血常易不足，肝失条达，气血郁滞，则见腹中绵绵而痛、或拘急而痛；以药测证，当有肝病及脾，脾虚湿停之证，如体倦、浮肿、白带量多、小便不利、泄泻等。病由肝虚气郁则血滞，脾虚气弱则湿停，肝病及脾，肝脾失调。故治以养血疏肝，健脾利湿，用当归芍药散。方中重用芍药养血柔肝，缓急止痛，辅以当归养血活血，川芎行血中之气，茯苓、白术健脾除湿，泽泻用量亦重，意在渗湿于下。该方补肝血与畅肝用并举，健脾与利湿兼顾，达到血不虚而肝不郁，脾不虚而湿不停，气机调畅则腹痛可愈。

【讨论】

本方主治，有认为治疗腹中急痛，有认为治疗腹中隐痛者；关键在于"疠"字的理解；但该字读音有二，读音不同意义不同，让人难以理解。根据临床实践，妊娠腹痛，无论急痛、绵绵作痛均有较好疗效，只是病机当为肝脾失调，气郁血滞湿阻者。

【应用】

1. 此方为治疗妇女肝脾不和而腹痛的良方，体现了肝脾两调，血水共治的法则。可用于：①妇科病证，如妊娠腹痛、月经不调、痛经、经行泄泻、经行水肿、带下、不孕等病证。②内科疾病，如水肿、慢性肾炎、前列腺肥大，慢性膀胱炎、慢性肝炎、眩晕等。临床应用时应掌握两点：一是面唇少华，眩晕耳鸣，爪甲不荣，肢体麻木，腹痛绵绵或拘急而痛，或月经量少，色淡，甚则闭经，脉象弦细等肝虚血少见证；二是有纳呆食少，带下清稀，面浮肢肿，泄泻或小便不利等脾虚湿停见证。

2. 医案举例

朱某，34 岁。患痛经已年余，每次月经将来之时，腹痛腹泻，经来量少，过两天后，经行始畅，痛泻方止。平素胃纳较差，腰痛，有白带，脉象左弦右缓，此肝脾失调之候，宜调理肝脾为治。前医曾用逍遥散、归芍六君子之类，于法颇将近似，惜少利经之药，而服药又在经行之后，所以无效。改用当归芍药散：当归 10g，芍药 10g，川芎 5g，茯苓 10g，白术 10g，泽泻 10g，另加陈皮 6g，共研为末，嘱于每月经来之前服之，每日 3 次，每次 10g，白酒调下。三个月后，经行正常，白带亦止。（谭日强．金匮要略浅述．北京：人民卫生出版社，1981：374）

三、小便难证治

妊娠小便難，飲食如故，當歸貝母苦參丸主之。（七）

當歸貝母苦參丸方：男子加滑石半兩。

當歸　貝母　苦參各四兩

上三味，末之，煉蜜丸如小豆大，飲服三丸，加至十丸。

【释义】

本条论述妊娠血虚热郁小便难的证治。妊娠妇女，但见小便难而饮食如同常人，可知其病不在中焦。本证系因怀孕以后，血虚生郁，郁而生热，热与湿合，气机不畅，水道不利而小便难。本病一则湿热内蕴而标实，另有津血不足而本虚，故当养血润燥，清利湿热，标本兼治，方用当归贝母苦参丸。方中用当归养血解郁，贝母散结开郁，苦参清利湿热，更用润燥之白蜜为丸，可使血得濡养，郁热得除，湿热得清，则气机通调，小便自能畅利。另方后注"男子加滑石半两"，示本方可异病同治，根据体质特点加清利湿热之品。

【讨论】

有注家认为本条"小便难"应作"大便难"，但据原文方后注"男子加滑石半两"，似应宗原文"小便难"为是。当然，方中当归养血润肠，贝母开上焦郁结以通大肠，故此方亦可兼治大便难。

【应用】

1. 当归贝母苦参丸临床可用于治疗：淋病、肾盂肾炎、崩漏、咳嗽、心悸、血痢、前列腺炎、麦粒肿、慢性结肠炎久痢、颈痈等病证。辨证时应抓住：小便不利，当有涩痛感，尿黄而少，小腹作胀或会阴部隐痛坠胀，舌苔黄腻，脉象细数或弦。可兼见大便秘结，或下痢赤冻，或咳嗽气逆，痰黄黏稠。凡属血虚热郁，下焦湿热蕴结病机者，均可适当加味用之。

2. 医案举例

樊某，青年农妇也……体素不健，疾病时罹，迭来救治，皆数药而安，信甚笃。1944年夏伤于湿热，饮食如常，而小便不利，有涩痛感。时余客零未归，求治于李医，认为湿热所致，先服五苓散去桂加滑石不应，易服八正散亦不应，迁延半月，精神饮食减退，肢倦无力，不能再事劳作。闻吾归，邀为之治，切脉细滑，面色惨淡，气促不续，口干微咳，少腹胀痛，大便黄燥，小便不利而疼。此下焦湿热郁滞与上焦肺气不宣，上下失调，故尿闭不通。如仅着重下焦湿热，徒利何益。因师古人上通下利之旨，用宣肺开窍诸品，佐渗利清热药为引导，当可收桴鼓之效。拟用当归贝母苦参丸（改汤）加桔梗、白蔻、鸡苏散等，是以桔、贝、蔻仁开提肺窍，苦参、鸡苏散入膀胱清热利水，当归滋血，以补不足。此与头痛医头者，大相径庭。果二剂而小便通利，不咳，尿黄而多，此湿热下注之征兆。更以猪苓汤加海金砂、瞿麦滋阴利水，清除积热，数剂小便清，饮食进，略微清补即安。（赵守真．治验回忆录．北京：人民卫生出版社，1962：75－76）

四、水气证治

妊娠有水氣，身重，小便不利，洒淅恶寒，起即頭眩，葵子茯苓散主之。（八）

葵子茯苓散方：

葵子一斤　茯苓三兩

上二味，杵为散，飲服方寸匕，日三服，小便利則愈。

【释义】

本条论述妊娠水气的证治。妊娠水气即后世所称"子肿"，此证一般多因于胎气影响膀胱气化，水湿停聚所致。水盛身肿，故身重；水湿郁遏于表，影响卫阳布达，故洒渐恶寒；水阻清阳不升，故起即头眩。本病关键在于水湿停聚，气化不行，以邪实为主，故当以利水之治，达通阳化气之旨，所以方后注曰"小便利则愈"。方用葵子茯苓散，重用葵子滑利通窍以利水，辅以茯苓健脾渗湿，二药合用使小便通利，水有去路，则阳气得通，诸症可愈。此即后世叶天士所谓"通阳不在温，而在利小便"的渊源所在。

【讨论】

1. 本条病证较上条"小便难"为重，水津通利之性以及外散之力均不足，所以水湿停聚较甚，故用药亦重。方中葵子性滑利窍，但能致滑胎，故用量宜慎。本方用散，且以米饮调服，当为此意。对于"子肿"，后世《医宗金鉴》主张用茯苓导水汤，即泽泻、茯苓、桑皮、木香、木瓜、砂仁、陈皮、白术、苏叶、大腹皮、麦冬、槟榔，外散内利两解，可为参考。

2. 葵子茯苓散与《金匮》水气病篇蒲灰散，同属利水通阳之治法。

五、胎动不安证治

婦人妊娠，宜常服當歸散主之。（九）

當歸散方：

當歸　黃芩　芍藥　芎藭各一斤　白术半斤

上五味，杵為散，酒飲服方寸匕，日再服。妊娠常服即易產，胎無苦疾，產後百病悉主之。

妊娠養胎，白术散主之。（十）

白术散方：見《外臺》

白术　芎藭　蜀椒三分去汗　牡蠣[①]

上四味，杵為散，酒服一錢匕，日三服，夜一服。但苦痛，加芍藥；心下毒痛，倍加芎藭；心煩吐痛，不能食飲，加細辛一兩，半夏大者二十枚。服之後，更以醋漿水服之。若嘔，以醋漿水服之；復不解者，小麥汁服之。已後渴者，大麥粥服之，病雖愈，服之勿置。

【校勘】

①牡蛎：《外台秘要·卷三十三·胎数伤及不长方三首》引"古今录验疗妊娠养胎，白术散方"为"白术、川芎各四分蜀椒三分汗牡蛎二分……忌桃李雀肉等"，并附小注曰"裴伏张仲景方出第十一卷中"，可从。

【释义】

此两条论述血虚湿热及脾虚寒湿两种胎动不安的治法。妇人妊娠贵在肝脾，肝主藏血，血以养胎，脾主健运，乃气血生化之源。第九条即属肝血不足，脾失健运之证。肝血不足易生内热，脾失健运易生湿浊，湿热内阻，影响胎儿而致胎动不安。此外，每见面黄形瘦、神疲气怯，纳少、五心烦热、甚至低热、大便不爽等证。故用当归散，养血健脾、清化湿热。方中当归、芍药补肝养血，合川芎则补而不滞，白术健脾除湿，黄芩清热燥湿，抑肝扶脾，合用之，使血虚得补，湿热可除，而奏养胎、安胎之效。

若属脾虚寒湿者，除胎动不安外，每见脘腹时痛、呕吐清涎、不思饮食、下白带、舌淡苔白滑等症。故治以白术散健脾温中，散寒除湿以安胎。方中以白术健脾燥湿，川芎养血行血，蜀椒温中散寒，牡蛎镇逆固胎。

养胎之法，当以预防疾病为首务，有病早治，防邪伤胎气，以收安胎之效果。若孕妇素体健康，则无需服药养胎，注意起居及饮食调养即是；对于屡为半产、漏下、难产，或已见胎动不安而漏下者，需积极治疗，养胎或安胎。故原文"常服"、方后"妊娠常服即易产，胎无苦疾，"、及"妊娠养胎"之文宜活看。

方后注文，值得深入研究，可窥仲景用药之一斑。①但苦痛，加芍药以缓急止痛。②心下毒痛，倍加芎䓖：为寒凝血滞，倍加芎䓖，温行血气。③心烦吐痛，不能食饮，加细辛一两，半夏大者二十枚：为寒凝气滞，升降失常，加细辛、半夏温散寒湿，行气止痛，降逆止呕。④服之后，更以醋浆水服之，若呕，以醋浆水服之：服前药（上方加辛、夏），再以酸浆水善后和胃气、止呕。⑤复不解者，小麦汁服之，已后渴者，大麦粥服之：过度呕吐损胃气，以小麦粥汁以健脾养心除烦；呕止而渴者津伤未复，大麦粥和胃生津。⑥病虽愈，服之勿置：指本病愈后仍需大麦粥调养脾胃。

【讨论】

1. 以上两方是仲景根据不同体质之人而创立的养胎方剂，正如尤怡所说，"妊娠伤胎，有因湿热者，有因寒湿者，随人藏气之阴阳而各异也。当归散正治湿热之剂，白术散……则治寒湿之剂也，仲景并列于此，其所以昭示后人者深矣"。程云来亦认为，"瘦而多火者，宜用当归散；肥而多痰者，宜用白术散，不可混施也"。

2. 妊娠期间，无病勿药，有病治病，当归散与白术散均为去病安胎之剂。后世医家有从两方中得出白术、黄芩为安胎圣药，有待商榷，如尤怡指出："夫芩、术非能安胎者，去其湿热而胎自安耳"。

【应用】

1. 当归散、白术散适宜于习惯性流产、先兆流产属血虚湿热或脾虚寒湿的预防和治疗，以及治疗属湿热内蕴兼血虚或属寒湿病机的带下、崩漏等妇科病证。

2. 医案举例

徐某，女，21岁，农民。1978年5月29日初诊，妊娠6月，近来少腹疼痛不固定，腰部疼痛，头晕，纳食不多，脉小滑，苔薄糙。治宜养血健脾，补肾安胎，用当归散加味。方用：当归9g，炒白芍12g，川芎3g，炒白术9g，黄芩9g，炙甘草6g，山药15g，桑寄生12g，菟丝子12g，杜仲叶12g，砂仁3g（杵，后入），4剂。6月2日复诊：腹痛好转，但右侧腰仍酸痛，脉滑，苔薄黄质红，再以前法去温药可也。前方去川芎、砂仁，4剂。（何任．张志民．连建伟．金匮方百家医案评议．杭州：浙江科学技术出版社，1991：378）

孙某，女，29岁，工人。1978年3月5日初诊，妊娠4月余，3天前因饮食不慎而致上腹部隐痛不舒，泛吐清水，不思饮食，大便溏薄，日1～2次，昨起伴腰骶酸楚，小腹胀坠疼痛，虽经服西药未见好转，形体肥胖，舌淡苔薄白微腻，脉弦滑，病属胎动不安之脾虚寒湿证。治宜健脾温中，散寒除湿以安胎气。方用白术散加味：焦白术 9g，川椒 5g，牡蛎 15g，炙川芎 3g，砂仁 3g，苏梗 6g，焦六曲 12g，菟丝子 10g，制狗脊 12g，炒白芍 9g，炙甘草 5g。4 剂，水煎服。二诊：药后腹痛减，胃纳增，后继服 5 剂，诸证均除。[张秀萍，等. 浅谈《金匮要略》的安胎法及其临床应用. 浙江中医学院学报，1990，14（5）：7]

六、伤胎证治

婦人傷胎，懷身腹滿，不得小便，從腰以下重，如有水氣狀，懷身七月，太陰當養不養①，此心氣實②，當刺瀉勞宮及關元。小便微利則愈。見《玉函》（十一）

【词解】

①太阴当养：《脉经》、《诸病源候论》、《千金要方》等书均有"妊娠七月，手太阴脉养之"的记载。

②心气实：气有余便是火，此指心火亢盛。

【释义】

本条论述妊娠伤胎的证治。伤胎，是由妊妇脏腑功能失调引起胎失所养的证候。按中医逐月分经养胎之说，妊娠七月，为手太阴肺经养胎之时，若此时心火炽盛，克伐肺金，肺失治节，则精微失于敷布，胎失所养；水之上源亦失于通调，水湿泛溢，腹部胀满、小便不通、腰以下沉重，如患水气病。治当泻心火，利水道。宜针刺手厥阴心包经荥穴劳宫以清心泻火，针刺小肠募穴关元以利小便。心火不盛，水湿得除，肺气得养，胎气自安。

【讨论】

关于针刺劳宫、关元二穴，后世医家有不同看法，程云来认为"此穴（关元）不可妄用，刺之能落胎"，今人王渭川亦执此说，认为二穴均有堕胎危险。但针灸学中，劳宫并非妊娠禁用之穴，唯有孕妇慎用关元穴之训；可见非针刺手法熟练者，切莫轻试，以免引起流产。

小 结

妊娠是育龄妇女的正常生理现象，妊娠以后，胎儿的生长发育全赖母体的精血以濡养，亦赖脾肾之气摄之系之。妊娠病不仅影响孕妇的健康，而且易累及胎儿的正常发育。因此，研究妊娠病证治对母子健康有重要意义，故仲景以专篇讨论的形式，将其列为妇人病的首篇。本篇论述妇女早期妊娠诊断、癥胎鉴别以及妊娠期间常见疾病的辨证治疗。

妊娠呕吐，亦称恶阻，为妊娠常见早期反应，其多由胎气上逆、胃失和降所致。若因脾胃虚弱、阴阳气血失调，症见不能食者，用桂枝汤，调阴阳和脾胃；如属脾胃虚寒、内有停饮，症见呕吐清涎者，用干姜人参半夏丸，温中补虚、散寒蠲饮、降逆止呕。

妊娠下血及腹痛，多是流产的先兆症状，故是本篇的重点内容。妇人下血，有胎癥之分，因于癥病属瘀属实者，治当化瘀消癥以止血，宜桂枝茯苓丸；腹痛因于阳虚寒盛，症见少腹冷痛如扇者，用附子汤，温阳散寒、暖宫安胎；因于血虚肝脾失调，症见腹中疞痛者，用当归芍药散，养血调肝、健脾利湿；因于冲任虚寒，下血与腹痛并见者称胞阻，治当温经暖胞，补血摄血，方用芎归胶艾汤。

妊娠小便难，因于血虚气郁，湿热蕴结者用当归贝母苦参丸养血润燥，清热除湿。

安胎、养胎是中医诊治妊娠病的一大特色。有病才致胎动不安，去其病则胎儿自能正常发育。因于血虚湿热的，以当归散，养血健脾、清利湿热；因于脾虚寒湿的，以白术散，健脾温中、除湿安胎。总之，安胎亦当辨证论治，或适时调理逐月养胎，或施以药，或用以针，总以胎安为目的。

思考题

1. 妊娠腹痛应当如何辨治？
2. 试述桂枝茯苓丸的适应证、治疗原则。
3. 当归芍药散可以治疗何病证？试述方剂配伍特点。

妇人产后病脉证治第二十一

本篇论述了妇人产后常见病的证治。由于产后气血亏虚，腠理不固，易致外邪侵袭，故篇中首先指出新产妇人有痉病、郁冒与大便难三病，继而论述了产后腹痛，产后中风，产后下利，产后烦热呕逆等各病证治。在治法上，本篇强调勿忘于产后，不拘于产后的辨治思路，既必须时时注意顾护产后亡血伤津，气血俱虚的特点以补其不足，又要根据临床证候，因证制宜，不可拘泥。本篇内容精要，不仅为后世产后病的辨治奠定了基础，也对产后病辨证论治规律的研究具有重要的指导作用。

一、产后三病

（一）成因

問曰：新產婦人有三病，一者病痙，二者病鬱冒①，三者大便難，何謂也？師曰：新產血虛，多汗出，喜中風，故令病痙；亡血復汗，寒多，故令鬱冒；亡津液，胃燥②，故大便難。（一）

【词解】

①郁冒：郁，郁闷不舒；冒，头昏且视物不清，如有物蒙蔽。郁冒意即头昏眼花，郁闷不舒。

②胃燥："胃"泛指胃与肠，胃燥乃津液亏虚，胃肠失濡而致大便燥结。

【释义】

本条论述产后三病的形成机理。产后痉病的原因，一方面由于新产失血过多，血虚不能濡养筋脉；另一方面由于产后气虚多汗，腠理不固，感受风邪，邪阻筋脉，化燥伤津，以致筋脉拘急。郁冒也多由于产后失血多汗，气血亏虚，寒邪乘虚侵袭郁闭于里，以致阳气不能伸展外达，反逆而上冲，出现头眩目瞀，郁闷不舒之症。大便难的形成，是由于产后失血多汗，损耗津液，津枯肠燥，肠胃失润，传导失司而成。以上三病是妇人产后容易发生的病证，虽症状不同，然亡血伤津的病机则一，故在治疗上均须注意养血护津。

【讨论】

1. 产后痉病与《金匮》痉湿暍病篇所论痉病，均以项背强急，甚至角弓反张、口噤不开等为主证，但二者病因有异。前者为产后亡血伤津，复感风邪，筋脉失养所致，重在津亏血少，故当治以养血滋阴为主，方可选三甲复脉汤加减。后者乃外感误治伤津，重在邪阻筋脉，故当治以祛邪顾津，方选瓜蒌桂枝汤、葛根汤治疗。

2. 郁冒与产后血晕不同，产后血晕以突然发作的头昏眼花，不能坐起，甚则昏厥不省人事为特点，若抢救不及时可致死亡。血晕证有虚实之分，虚者因产后失血过多，气随血脱所致，伴见虚脱症状，治以益气补血，回阳固脱；实者因产后恶露不下，血瘀于内，气反上逆而晕厥，伴腹胀等症，治以行气活血逐瘀。

（二）证治

產婦鬱冒，其脉微弱，不能食，大便反堅，但頭汗出，所以然者，血虛而厥，厥而必冒。冒家欲解，必大汗出①。以血虛下厥，孤陽上出②，故頭汗出。所以產婦喜汗出者，亡陰血虛，陽氣獨盛，故當汗出，陰陽乃復。大便堅，嘔不能食，小柴胡湯主之。方見嘔吐中（二）

【词解】

①大汗出：相对"头汗出"的局部症状而言，指周身汗出津津，有阴阳相和之意，并非大汗淋漓。

②孤阳上出：指阳气独盛而上逆。

【释义】

本条论述产妇郁冒与大便坚兼见的病机及证治。如前所述，产妇郁冒由产后亡血伤津，复感邪气，邪气闭阻，阳气上逆所致，故见头昏目眩，郁闷不舒。由于津亏血少，则阳气相对偏盛，偏盛之阳上逆，并见但头汗出。邪气内阻，气机郁闭，胃失和降，故呕不能食；津亏肠燥，故大便难；气血不足，故脉微弱。

欲使郁冒病解，应当全身汗出津津，使阴阳恢复相对平衡状态，此即"冒家欲解，必大汗出"之意。而对郁冒兼见呕不能食，大便秘结，属血虚津伤，邪阻气机，胃失和降者，治用小柴胡汤和利枢机，扶正达邪，使枢机调和则郁冒诸症可解。

【讨论】

1. 小柴胡汤治疗产后郁冒机理：首先，产后郁冒的病机属亡血伤津，复感邪气，邪气内阻，气机郁闭，阳气上逆，以致头昏目眩，心胸郁闷不舒。本证与小柴胡汤证火郁邪结、正虚邪陷的病机基本一致。其次，小柴胡汤辛开苦降、清里透外、扶正达邪可使枢机调和，达到"上焦得通，津液得下，胃气因和，身濈然汗出而解"的理想效果，此亦原文"故当汗出，阴阳乃复"、"冒家欲解，必大汗出"的目的所在。

2. "汗出"在产后郁冒中的辨治。首先，"但头汗出"反映了郁冒阴血亏虚，阳气偏盛上逆的病机。其次，全身汗出津津既是产妇机体自行协调阴阳的生理现象，也是枢机调和疾病向愈的表现。其三，此处"汗出"非汗法，意在和利枢机，协调阴阳，使郁闭之邪随周身汗出而外泄，以小柴胡汤为主方即是明证。

【应用】

小柴胡汤除常用于外感热病见少阳证外，也是妇科病的常用方剂，如热入血室、妊娠恶阻、经前期紧张综合征、更年期综合征等，可以小柴胡汤为基本方随证加减。

病解能食，七八日更發熱者，此為胃實，大承氣湯主之。方見痙病中（三）

【释义】

本条承上条论述郁冒病解转为胃实的证治。产后郁冒本有呕不能食之症，服用小柴胡汤后胃气已和，转而能食，郁冒病解，进一步调理诸症可愈。但若七八日后，又出现发热，此乃未尽的余邪与未消之食滞相搏，转为胃实之证。故以大承气汤攻泻实热，荡涤实邪。

【讨论】

结合第一条、第三条可见，产后大便难当辨虚实，前者属血虚津亏，治当增液行舟，可用增液汤或麻子仁丸；后者属热邪与食滞相搏而化燥成实，故以大承气汤攻泻实热，荡涤实邪。但产后毕竟津血亏虚，大承气汤为攻下峻剂，应用宜慎。

【应用】

1. 本证应有腹满腹痛拒按，大便秘结，脉象沉滑有力，舌苔黄燥等"胃实"之状，否则不可妄加攻泻。

2. 医案举例

麦某，女，24岁。产后6日，以便秘8日，发热6日，神志不清半日为主述就诊。诊时见：发热、心烦、胸闷、颧赤，便秘，神昏谵语，舌苔黄厚而干，脉滑实有力。证属邪热内闭，阳明胃实，用大承气汤泄热攻下。处方：枳实12g，厚朴18g，大黄12g，芒硝12g。药后神渐清，谵语止，排便2次，发热、心烦、胸闷均减轻。连服3剂，各症大减，唯尚有口干，继以甘淡微凉之剂收功。处方：玄参6g，竹叶12g，白芍15g，甘草9g，麦冬12g，花旗参9g。[邓鹤芝. 医案数则. 广东中医，1962，(7)：31]

二、产后腹痛

（一）血虚里寒

產後腹中疞痛，當歸生薑羊肉湯主之；並治腹中寒疝，虛勞不足。（四）

當歸生薑羊肉湯方：見寒疝中

【释义】

本条论述产后血虚里寒的腹痛证治。腹中疞痛，可见绵绵作痛，亦可为腹中绞痛，前者属虚，后者多见于实证。以当归生姜羊肉汤方测证，本证病机当属血虚挟寒，故腹痛当具有绵绵疼痛，喜温喜按的特点。方中羊肉为血肉有情之品，可大补气血，温中散寒止痛，当归养血补虚，生姜温中散寒，全方共奏补虚养血，散寒止痛之功。

【讨论】

本证与妇人妊娠病中当归芍药散证，同为"腹中疞痛"之主证，但本证病机属血虚内寒，故具有腹中绵绵疼痛，喜温喜按的特点，治以当归生姜羊肉汤养血补虚、温中散寒。后者病机为血虚肝郁，脾虚湿滞，故症见腹中拘急，绵绵作痛，伴带下、面浮等，治用当归芍药散养血疏肝，健脾利湿。

【应用】

1. 当归生姜羊肉汤不仅可治产后血虚里寒的腹痛，也可主治血虚内寒的寒疝、虚劳腹痛、痛经、月经后期量少、不孕症及消化系统属于阳虚有寒的脘腹疼痛。本方作为膳食疗法的祖方之一，日常生活中常用于虚寒之人的食疗方。

2. 由于产后多虚多瘀的特点，故在应用本方时，必须辨清虚实。若腹部刺痛拒按，形气不衰，脉沉涩属瘀血阻滞之征，则非本方所宜。

3. 医案举例

刘某，女，27 岁。产后第五天，感腹部冷疼，得温稍舒，恶露量少色暗，舌淡苔白，脉细弱无力。系产后血虚肝寒之腹痛证。用当归生姜羊肉汤加味治之：当归 10g，羊肉 1 斤，生姜、大茴、桂皮、葱白适量，盐少许，共煮取汤，以汤煮挂面和鸡蛋，与羊肉共食之。1 剂而愈。（陈明.金匮名医验案精选·李翠萍医案，北京：学苑出版社，2000；332）

（二）气血郁滞

產後腹痛，煩滿不得臥，枳實芍藥散主之。（五）

枳實芍藥散方：

枳實（燒令黑，勿太過）　芍藥等分

上二味，杵為散，服方寸匕，日三服，并主癰膿，以麥粥下之。

【释义】

本条论述产后气血郁滞腹痛的证治。产后腹痛证有虚实，虚者如上条所述腹痛绵绵，喜温喜按，不烦不满。本条腹痛兼烦满而不得卧，属于里实。以方测证，属产后气血郁滞而成，故满痛俱见，不得安卧，病势较剧。治用行气散结，和血止痛的枳实芍药散治疗。方中枳实理气散结，炒黑入血分，能行血分之滞；芍药和血止痛，大麦粥和胃安中，三药合用使气血得以宣通，则腹痛烦满诸症可除。

【讨论】

1. 枳实芍药散并主痈脓。本方与排脓散相近，后者为本方去麦粥加鸡子黄、桔梗，故枳实芍药散也具有消痈排脓的功效，如方后所云："并主痈脓"。因脓乃血所化，气行则血行，血行则痈肿可散，故本方通过行血中之滞，可达消痈排脓之目的。

2. 仲景多以芍药治腹痛，如赵以德："仲景凡治腹痛，多用芍药何也？以其能治气血积聚，宣行府脏，通则病止也；……芍药所治，皆肝木也，虽曰治之而亦补之，木之味酸，芍药亦酸，故云补也。"（《金匮玉函经二注》）

【应用】

1. 枳实芍药散为行气和血散结之剂，对气滞血凝，恶露不尽者有良效。临床上除用于产后气血郁滞之腹痛外，凡气血郁滞，气机不畅的腹痛均可加减使用。

2. 医案举例

杨某，女，21 岁，1981 年 4 月 15 日就诊。产后 7 天，恶露已尽，小腹隐痛，前医治疗无效。现小腹疼痛剧烈，面色苍白带青，痛苦面容，烦躁满闷，不能睡卧，拒按，舌质淡紫，苔薄白，脉沉弦，此乃气血壅结。治以破气散结，和血止痛，投枳实芍药散：枳实（烧黑）、芍药各 12g，水煎服。当晚即安，1 剂而愈。（陈明.金匮名医验案精选，北京：学苑出版社，2000；555）

（三）瘀血内结

师曰：产妇腹痛，法当以枳实芍药散，假令不愈者，此为腹中有乾血着脐下，宜下瘀血汤主之；亦主经水不利。（六）

下瘀血汤方：

大黄二两　桃仁二十枚　䗪虫二十枚（熬，去足）

上三味，末之，炼蜜和为四丸，以酒一升，煎一丸，取八合顿服之。新血①下如豚肝。

【词解】

①新血：新下之瘀血。

【释义】

本条论述产后瘀血内结腹痛的证治。产后腹痛，属气血郁滞者，当用枳实芍药散行气和血。如服枳实芍药散而腹痛仍不愈者，这是因为产后恶露不尽，瘀血凝着胞宫，其症多见少腹刺痛拒按，痛处固定不移，按之有块，恶露少，舌紫暗，有瘀斑，瘀点等。此证已非枳实芍药散所能胜任，治当用下瘀血汤破血逐瘀。方中大黄荡逐瘀血，桃仁润燥活血化瘀，䗪虫破结逐瘀，三药相合，攻血之力颇猛，故用蜜为丸，调和诸药，且可缓和药性。以酒煎药，引药入血，以行药势，直达病所，顿服之，意在使其一鼓作气，祛邪务尽。以蜜为丸，以酒化丸成汤是本方制剂的突出特点，服药后所下之血，色如豚肝，是药已中病，瘀血下行的有效反应。

【讨论】

1. 本条与上条均属产后实证腹痛，然上条为气血郁滞之腹痛，胀甚于痛，脉象多弦；本条乃瘀血内结，痛甚于胀，疼痛如刺，按之痛剧，恶露极少或早停，脉多沉涩。本条的辨证关键在于"干血着脐下"，即为本证的病机，也概括了瘀血的具体证候，表明瘀血内结胞宫是病机关键。

2. 试探性治疗在临床证候较为复杂的情况下不失为安全简便的方法，根据药后的反应来辨清证候，调整治法方药。本条应用枳实芍药散作为试探，投石问路，乃因产后多虚多瘀，下瘀血汤为破血逐瘀之峻剂，产后用之，必须是阳旺体实，否则，不可贸然用之。

【应用】

1. 下瘀血汤常用于产后恶露不下、闭经、盆腔炎、宫外孕等病证，以瘀血蓄积，久病入络者为最宜。本方作为活血化瘀的基础方，适当加减还可治疗多种与瘀血有关的病证，如闭经体实者，可酌加泽兰、牛膝、当归等；宫外孕加香附、蜈蚣、川牛膝、甘草等；慢性肝炎、肝硬化，可酌加丹参、鸡血藤、姜黄、郁金、柴胡、鳖甲等；盆腔炎有包块，可配合桂枝茯苓丸。

2. 医案举例

石姓，女，37岁。产后两日，胞衣不下，腹中冷痛，形寒怕冷。脉象弦迟，舌淡苔白。一医认为瘀血内阻，用抵当汤破血泻衣，胞衣不下；一医认为气血亏虚，用八珍汤扶正下衣，少腹胀痛更重。殊不知病因乃客寒外侵，血凝瘀阻，单用破瘀或纯用扶正，都不能下其胞衣。因为寒凝瘀阻，非温阳寒不解，非下瘀胞不下。所以用四逆汤温阳祛寒，下瘀血汤活血化瘀。处方：大黄 10g，桃仁 10g，蟅虫 8g，附子 6g，干姜 3g，甘草 4g，艾叶 5g。1日服两剂，胞衣即下，诸证消失。后用生化汤调治。（张谷才．从《金匮》方来谈瘀血的证治．辽宁中医杂志，1980，8：13）

（四）瘀血内结兼阳明里实

產後七八日，無太陽證，少腹堅痛，此惡露^①不盡。不大便，煩躁發熱，切脉微實，再倍發熱，日晡時煩躁者，不食，食則譫語，至夜即愈。宜大承氣湯主之。熱在裏，結在膀胱^②也。方見痙病中（七）

【词解】

①恶露：指产后阴道流出的瘀血浊液。

②膀胱：泛指下腹部，为上条"脐下"互辞。

【释义】

本条指出产后瘀血内阻兼阳明里实证治。产后七八日，无太阳表证，排除了外感。症见少腹坚痛，当考虑瘀血浊液尚未排尽，内阻胞宫，故少腹疼痛，按之坚硬有块，此为下瘀血汤证，可用破血逐瘀的下瘀血汤治疗。但若兼有不大便、烦躁发热、日晡加剧，不食、食则谵语，脉数实等症，则为实热结于阳明之胃实。阳明胃实，旺于申酉，故发热烦躁以日晡为甚；阳明胃实腑气不通，故不欲食，勉强进食更增胃中邪热，胃络通心，胃热盛则热扰神明发为谵语；至夜阴气来复，阳明气衰，热轻症减，故曰"至夜即愈"。对此产后瘀血内阻兼阳明胃实之证，治当以大承气汤通腑泻热为宜。

【讨论】

1. 产后瘀血内阻兼阳明胃实之证，为何宜大承气汤？首先，本证病情急重而又复杂，"热在里，结在膀胱"总括归纳了本条病机为不仅血结于下，且热聚于中，即邪热结于阳明，瘀血内阻下焦胞宫，二者相比以阳明里实更急、更重。其次，本证病位涉及气分、血分，胃实病在气分相对易治，瘀血内结涉及血分难以骤去。其三，大承气汤中大黄既可荡涤实热，又可攻逐瘀血，与芒硝相配，软坚攻瘀力增，故先用大承气汤泻热通便，既治阳明实热，亦可使瘀血随大便而下，可收一攻两得之效。若服大承气汤后瘀血仍未尽除可再行破血逐瘀之法。

2. 对产后腹痛的辨证，首辨腹痛性质，次辨恶露常异，三审伴随症状。从而分清虚实、轻重、缓急，确定先后治则。对产后虚证腹痛，可以当归生姜羊肉汤养血补虚；实证腹痛，当综合判断其属气滞、血瘀、热结之病机，予以恰当治疗。

【应用】

大承气汤在《金匮》中先后见于四篇计 11 条，可治痉病、腹满痛、宿食、郁冒变证、热结下利、产后瘀血兼阳明结实等。可见病证属热属实，病邪偏下，当因势利导或釜底抽薪者，可以此方加减。

三、产后中风

（一）太阳中风

產後風續之數十日不解，頭微痛，惡寒，時時有熱，心下悶，乾嘔，汗出，

雖久，陽旦證①續在耳，可與陽旦湯。即桂枝湯，方見下利中（八）

【词解】

①阳旦证：指太阳中风表证，即桂枝汤证。成无己云："阳旦，桂枝之别名也。"

【释义】

本条指出产后中风持续不愈的证治。产后营卫俱虚，易感风邪，可致太阳中风表证。如持续数十天不愈，仍见头痛、恶寒、汗出、时发热，兼干呕、心下闷等症状，此乃产后正虚邪微，虽病程迁延数十日，但太阳中风表证仍在，故仍用挂枝汤解表祛风，调和营卫。

【讨论】

1. 后世注家对阳旦汤有不同的说法，成无己认为阳旦汤即桂枝汤；徐忠可、尤怡认为阳旦汤即桂枝汤加黄芩；魏念庭认为阳旦汤是桂枝汤加附子。根据本条所述头痛、恶寒。发热、自汗等症状来看，以桂枝汤为宜。

2. 本条的辨证关键是"产后风，续之数十日不解，……阳旦证续在耳"，说明病程虽持续数十日不解，但仍见太阳中风表证。其证虽有心下闷，表示邪有入里之势，但与其表证相比，仅居次要地位，故仍主以桂枝汤。条文"虽久，阳旦证续在耳"，示人治病不能拘于病程日期，应以证候为主。

【应用】

桂枝汤证乃外感风邪或营卫自病而致营卫不和首选方。女子以血为本，产时、乳中最易耗气伤血，致气血相对不足而影响营卫充实。故在妇人病的辨治中，要侧重养阴和营，可以桂枝汤随证加减应用。

（二）阳虚中风

產後中風，發熱，面正赤，喘而頭痛，竹葉湯主之。（九）

竹葉湯方：

竹葉一把　葛根三兩　防風　桔梗　桂枝　人參　甘草各一兩　附子一枚（炮）　大棗十五枚　生姜五兩

上十味，以水一斗，煮取二升半，分溫三服，溫覆使汗出。頸項強，用大附子一枚，破之如豆大，煎藥揚去沫，嘔者，加半夏半升洗。

【释义】

本条指出产后中风兼阳虚的证治。产后气血多虚，卫外不固，易感外邪，从而形成发热、头痛之表证，以及面赤、气喘之虚阳上越的正虚邪实证。此时若单纯解表祛邪，易致虚阳外脱；但扶正补虚，又易助邪碍表，故选用扶正祛邪，标本兼顾的竹叶汤。方中竹叶甘淡轻清为君，辅以葛根、桂枝、防风、桔梗疏风解表，人参、附子温阳益气，甘草、生姜、大枣以调和营卫。诸药合用，有扶正祛邪，表里兼顾之功。方后注："温覆使汗出"，说明本证外有风邪，服用本方要注意加衣被温覆，使之汗出方能有效。至于颈项强急者重用附子以扶阳祛风，呕者加半夏以降逆止呕，是根据病情发展，随证治之。

【讨论】

"面正赤"高学山《高注金匮要略》认为"胃腑受阳邪而化虚热，面为阳明之应，故正赤"。《金匮要略论注》认为"此非小可淡红，所谓面若妆朱，乃真阳上浮也"。解释角度不同，但面赤属虚这点是一致的。

【应用】

1. 竹叶汤配伍严密，邪正兼顾，为后世扶正祛邪法之祖，是产后发热常用方，加益母草效更佳。临证时可用于产后外感、妊娠发热、虚人外感、产后缺乳等病。

2. 医案举例

邓某，女，40岁。分娩四、五日，忽然恶寒发热头痛，其夫以产后不比常人，恐生恶变，急邀余治。患者面赤如妆，大汗淋漓，恶风发热，头痛气喘，语言迟钝，脉象虚浮而弦，舌淡苔白而润、询得口不渴，腹不痛，饮食二便均无变化，已产数胎，皆无病难，向无喘痰，而素体欠强。仔细思量，其发热，恶风头痛，是风邪在表之候；面赤大汗气喘，为虚阳上浮之征；话自迟钝，乃气液两虚，明系产后中风，虚阳上浮之证。幸发病未久，尚可施治，若稍迁延，法难图也。观其脉象虚浮而弦，已伏痉病之机矣。当温阳益气以固其内，搜风散邪以解其外，偏执一面，证必生变，《金匮》云：产后中风，发热，面正赤，喘而头痛，竹叶汤主之。师其旨书竹叶汤原方一剂与之。竹叶9g，葛根9g，桂枝5g，防风5g，桔梗5g，西党参9g，附片6g，甘草5g，生姜3片，大枣5枚。1剂。翌日复诊，喘汗俱减，热亦渐退，仍以原方再进1剂。三诊病已全痊矣。（陈明. 金匮名医验案精选，北京：学苑出版社，2000；565）

四、产后烦呕

婦人乳中①虛，煩亂嘔逆，安中益氣，竹皮大丸主之。（十）

竹皮大丸方：

生竹茹二分　石膏二分　桂枝一分　甘草七分　白薇一分

上五味，末之，棗肉和丸彈子大，以飲服一丸，日三夜二服。有熱者，倍白薇；煩喘者，加柏實一分。

【词解】

①乳中：指妇人在产后哺乳期间。产后本已虚于前，又乳汁去多，阴血更虚，故曰"乳中虚"。

【释义】

本条指出产后虚热烦呕的证治。妇人产后耗气伤血，复因哺乳使阴血更亏。阴血虚而生内热，热扰于中则胃气失和故呕逆；虚热内扰心神，则心烦意乱。用竹皮大丸清热降逆，安中益气。方中竹茹味甘微寒，清虚热止呕逆；石膏辛甘寒，清热除烦；白薇苦咸寒，善清阴分虚热，此三味共用，胃中、心中、阴中之邪热皆可清除。桂枝虽辛温，似于本证不合，但用量极轻，少佐之以防清热药伤阳，又能与甘味药合用而扶阳建中，更能助竹茹降逆止呕，佐寒凉之品从阴引阳；甘草、大枣可安中补益脾胃之气，为丸缓调，使气旺津血自生。若虚热甚可加重白薇用量以增强其清虚热之力；虚热烦喘加柏子仁宁心润肺。

【讨论】

竹皮大丸主要功用在于清热除烦，和胃止呕，而仲景提出"安中益气"有其深意。所谓"安中"即甘寒清热，方中石膏、竹茹、白薇是也，胃热去，烦乱除，则中自安；因脾胃乃水谷之海，气血之源，产妇之根本。所谓"益气"即辛甘化气，方中桂枝、甘草、大枣是也；气旺则血生，气旺则乳化；且方中甘草用量重达七分，而余药相合仅六分，复以枣肉和丸，意在使脾气复，胃气和，达到益气安中之目的。

【应用】

1. 本方除用于产后气阴两虚心烦呕逆外，还可用于妊娠呕吐、神经性呕吐等属阴虚有热者。近年有用本方治疗更年期综合征、癔病、失眠、小儿夏季热而见本证者。

2. 医案举例

王某，女，50岁。1994年8月29日初诊。近半年来感觉周身不适，心中烦乱，遇事情绪易激动，常常多愁善感，悲恸欲哭。胸闷心悸气短，呕恶不食，头面烘热而燥，口干喜饮，失眠多梦，颜面潮红，但头汗出。月经周期不定，时有时无。某医院诊断为"更年期综合征"，服"更年康"及"维生素"等药物，未见效果。舌苔薄白，脉来滑大，按之则软。刘老辨为妇女50岁乳中虚，阳明之气阴不足，虚热内扰之证，治宜养阴益气，清热除烦，为疏《金匮要略》"竹皮大丸"加减。白薇10g，生石膏30g，玉竹20g，丹皮10g，竹茹30g，炙甘草10g，桂枝6g，大枣5枚。服药5剂，但觉周身轻松，烦乱呕逆之症减轻，又续服七剂，其病已去大半，情绪安宁，睡眠转佳，病有向愈之势。守方化裁，共服20余剂而病瘳。（刘渡舟著，杨维杰整理.刘渡舟医学全集.台北：启业书局，1998：948—949）

五、热利伤阴

產後下利虛極，白頭翁加甘草阿膠湯主之。（十一）

白頭翁加甘草阿膠湯方：

白頭翁　甘草　阿膠各二兩　秦皮　黃連　蘗皮各三兩

上六味，以水七升，煮取二升半，內膠令消盡，分溫三服。

【释义】

本条指出产后热利伤阴的证治。产后阴血不足，下利后更伤阴，故曰"虚极"。白头翁汤为治疗热利下重的主方。以方测证，本条当有发热腹痛、里急后重、下利脓血等湿热壅滞肠道症状，故用白头翁汤清热解毒，凉血止利。加阿胶、甘草养血缓中，因病在产后，可见身倦，虚烦不眠，唇口干燥，脉数无力等，故以阿胶养血益阴，甘草补虚和中，并能缓解白头翁汤之苦寒，使清热不伤阴，养阴不恋邪，是治疗产后热利下重或热利伤阴的特效名方。

【讨论】

在临床实践中，对于产后病人，既勿忘于产后，也不可拘泥于产后；既要照顾到产后多虚的特点，又不可因此而失去治疗时机。所以临证一定要观其脉证，因人、因时、因地而制宜。

【应用】

1. 本方清热利湿，凉血解毒，养血益阴，为清中兼补之方。除可用于产后热利下重外，对于久利伤阴或阴虚血弱而病热利下重者，均可使用。

2. 医案举例

阎氏妇，年24岁，住宿城。病名：产后伏暑痢，夏月感受暑湿，至秋分娩时，恶露太多，膜原伏暑，又从下泄而变痢。证候：痢下红白，里急后重，日夜四十余次，腹痛甚则发厥，口极苦而喜饮，按其胸腹灼手。诊断：脉息细数，细为阴虚，数则为热。此张仲景所谓"热痢下重，白头翁汤主之"是也。然此症在产后，本妇又每日厥十余次，症已棘手，严装待毙，偃卧如尸。余遂晓之曰：病势危险极矣，然诊右脉尚有神，或可挽救，姑仿张仲景经方以消息之。疗法：亟命脱去重棉，用湿布敷心部，干则易之，方用大剂白头翁汤加味，苦寒坚阴以清热为君，甘咸增液以润燥为臣，佐以酸苦泄肝，使以清芬透暑，力图挽回于万一。处方：白头翁12g，北秦皮6g，炒黄柏6g，金银花18g，川雅连3g（盐炒），生炒杭芍各9g，益元散9g，陈阿胶3g（烊冲），淡条芩6g，鲜荷叶1张。效果：次日复诊，痛厥已除，痢亦减轻，遂以甘凉濡润，如鲜石斛、鲜生地、鲜藕肉、鲜莲子、甘蔗等味，连服5剂，悻收全功。然此症虽幸治愈，同业者谤声纷起，皆谓产后不当用凉药。噫，是何言欤？皆不读《金匮要略》之妇人方，故执俗见以发此诽议。甚矣，古医学之不讲久矣。（雷仲权医案，录自何廉臣编．重印全国名医验案类编．上海：上海科学技术出版社，1982：129－130）

【附方】

《千金》三物黄芩湯：治婦人在草蓐①，自發露得風②，四肢苦煩熱，頭痛者，與小柴胡湯；頭不痛但煩者，此湯主之。

黄芩一兩　苦參二兩　乾地黄四兩

上三味，以水八升，煮取二升，溫服一升，多吐下蟲。

【词解】

①在草蓐：即在产床。古代有把草铺在床上，在草上分娩的习俗，故称。

②发露得风：是指产妇分娩时，因产床不洁或保养不慎而感受病邪。

【释义】

此证属于产后中风的范畴。本病在得病之初，邪在表里之间，证见四肢烦热、头痛等症，可用小柴胡汤和解清热；若但烦热，是邪已入里，陷于血分，故以《千金》三物黄芩汤清热凉血。方中黄芩清热，地黄凉血，苦参燥湿清热杀虫。

《千金》內補當歸建中湯：治婦人產後虛羸不足，腹中刺痛不止，吸吸①少氣，或苦少腹中急摩痛②引腰背，不能食飲；產後一月，日得服四、五劑為善，令人強壯宜。

當歸四兩　桂枝三兩　芍藥六兩　生姜三兩　甘草二兩　大棗十二枚

上六味，以水一斗，煮取三升，分温三服，一日令尽。若大虚，加饴糖六两，汤成内之，于火上煨令饴消。若去血过多，崩伤内衄③不止，加地黄六两，阿胶二两，合八味，汤成内阿胶。若无当归，以芎䓖代之。若无生姜，以干姜代之。

【词解】

①吸吸：即吸气之声，一般在忍痛吸气时发出。

②少腹中急摩痛：即少腹拘急挛痛。

③内衄：内出血。

【释义】

此方即小建中汤加当归，功能补血和血，散寒止痛。不仅可用于治疗产妇之虚寒腹痛，血虚有寒引起的诸般疼痛，也可应用。另外还可作为产妇的调补之剂。方中当归和血养血，小建中汤辛甘化阳，酸甘敛阴，合而用之，可调阴阳，建中气，并养血补虚，和营止痛。为产后气血不足、脾胃虚弱之代表方，在临床上广为应用。

小　结

本篇主要论述妇人产后常见疾病的证治。妇人产后病机有三大特点：一为产时耗气伤血，故多见气血不足；二是产后调摄不当易致恶露排出不畅留滞为瘀；三是产后正气不足，腠理空虚，易感外邪。

篇中首先提出产后痉病、郁冒和大便难三大病。三者虽主证不同，病因各异，治法也不尽相同，但滋阴养血，顾护津液的总则是一致的。

产后腹痛是产后常见的疾病，也是本篇的重点。病机上有寒热虚实不同，治疗有温凉补泻之异。对于血虚里寒之腹痛，治以当归生姜羊肉汤养血补虚，散寒止痛；气血郁滞之烦满胀痛，用枳实芍药散行气活血止痛；瘀血内结，少腹坚痛，用下瘀血汤活血逐瘀止痛；瘀血内阻兼阳明里实之腹满痛，便秘谵语，则用大承气汤泄热攻瘀以救其急。

对于产后郁冒、中风、热利、烦呕等病证，治疗方剂有小柴胡汤、桂枝汤、竹叶汤、白头翁加甘草阿胶汤、竹皮大丸等，其辨证用药均反映了产后病的辨治特点。

总之，对于产后病的治疗，一方面须时刻照顾气血两虚的特点，同时也应根据临床证候，以辨证为主，既不拘泥于产后禁忌，又勿忘产后的特点。

思考题

1. 产后腹痛如何分证论治？它和妊娠腹痛在辨治思路上有无不同？

2. 小柴胡汤、桂枝汤、竹叶汤、白头翁加甘草阿胶汤运用于产后，其适应的病机、证候如何？

3. 何谓新产三病？其病因病机如何？治疗时应注意什么？

4. 试述竹皮大丸的证治特点。

妇人杂病脉证并治第二十二

本篇论述了妇人杂病的病因病机及证治。在病因病机方面，突出了因"虚"、"积冷"、"结气"；病证方面，论述了热入血室、梅核气、脏躁、转胞、腹痛、阴吹、月经病、带下病及前阴疾患等；提出审阴阳、分虚实、行针药之治疗总则，治法和剂型也较为丰富，包括了汤、散、丸、酒、膏等内服剂型及洗剂、坐药等外治剂型。总之，本篇的内容涉及广泛，为后世妇科杂病辨证论治奠定了良好基础。

一、成因、证候与治则

婦人之病，因虛、積冷、結氣，為諸經水斷絕，至有歷年，血寒積結，胞門①寒傷，經絡凝堅。

在上嘔吐涎唾，久成肺癰，形體損分②。在中盤結，繞臍寒疝；或兩脅疼痛，與藏相連；或結熱中，痛在關元，脉數無瘡，肌若魚鱗，時着男子，非止女身。在下未多，經候不勻，令陰掣痛，少腹惡寒；或引腰脊，下根氣街，氣衝急痛，膝脛疼煩。奄忽眩冒③，狀如厥癲④；或有憂慘，悲傷多嗔⑤，此皆帶下⑥，非有鬼神。

久則羸瘦，脉虛多寒。三十六病，千變萬端；審脉陰陽，虛實緊弦；行其針藥，治危得安；其雖同病，脉各異源；子當辨記，勿謂不然。（八）

【词解】

①胞门：即子宫，意同《金匮》妊娠病篇之"子脏"。

②形体损分：指形体消瘦，与未病前判若两人。

③奄忽眩冒：奄忽，突然之意。奄忽眩冒，指突然发生晕厥。

④厥癲：指昏厥、癫狂一类疾病。

⑤多嗔（chēn 抻）：指时常发怒。

⑥带下：这里泛指妇人经带诸病。

【释义】

本条概论了妇人杂病的总纲，对妇人杂病的病因病机、证候及其变化、论治原则都作了纲领性的论述。

条文第一段指出，引起妇女杂病的原因虽多，但概括起来，不外虚、积冷、结气三个方面，"虚"指气血虚少，气虚则不能生血摄血，血少则不足以营养冲任，这是导致妇人杂病的原因之一。"积冷"指寒冷久积，多因阳气虚衰，温煦功能减弱，寒邪凝结不散，此为妇人杂病原因之二。"结气"指气机郁结，多由情志刺激所致，是妇人杂病的原因之三。在生理条件下，妇人应气血充盈，气机通畅，血脉温通，则月事应时而下。若三者之中一有所异，即能导致经水不调，甚则经水断绝。妇人经血调畅则少病，经血不调则百病杂生，因此将"虚、积冷、结气"统称为妇人杂病的三大病因。"至有历年，血寒积结，胞门寒伤，经络凝坚"说明月经不调的时间越久，寒凝瘀滞就越重，病证就越复杂。

第二段指出，虚、积冷、结气往往可涉及上、中、下三焦，引起多种疾病，且三焦病证不是恒定不变的，可相互影响。在上焦多影响于肺，咳吐涎沫，损伤肺络，实者形成肺痈，日久不愈损伤正气，则形体消瘦，转为虚证。在中焦则肝脾受病，并因个体差异又有寒化和热化的不同。病从寒化，症见两胁疼痛和绕脐疝痛；如病从热化，可见脐下关元穴处疼痛，此为热灼血瘀，不通则痛所致。内有瘀血，新血不生，则肌肤失养，故见肌肤状如鳞甲、干燥等证候。以上的病变男女均可出现，故有"时着男子，非止女身"之说。病在下焦则妇女多见经带等杂病，如月经失调，前阴掣痛，或少腹恶寒，甚至牵及腰背；或下连气街，冲气急痛，同时伴有两腿膝胫疼烦等症。此外，妇人情志不遂，气机失调可导致如眩冒、昏厥、忧伤、恼怒等症。以上诸疾，均属妇人杂病范畴，并非鬼神作祟。

最后一段说明妇人杂病的论治方法和原则。妇人杂病，如果延久失治，必见身体羸瘦，其证虽然变化多端，然在辨证时，应详细审察脉之阴阳，以辨证候之寒热虚实，予以针对性治疗。或施针灸或用汤药，切中病机，达到转危为安的目的。同时，对病同脉异之证，更应详加审察，辨明发病的根源和病机，以免误治。故原文最后强调"子当辨记，勿谓不然"，其总的精神示人治疗杂病要掌握辨证论治的原则，凭脉辨证，脉证合参。

二、证治

（一）热入血室

婦人中風，七八日續來寒熱，發作有時，經水適斷，此為熱入血室①，其血必結，故使如瘧狀，發作有時，小柴胡湯主之。方見嘔吐中（一）

【词解】
①血室：血室，狭义指胞宫，广义则总括胞宫、肝、冲任脉。

【释义】
本条论述热入血室的证治。妇人中风，当发热恶寒，若七八日后，发热恶寒转化为发作有时的往来寒热，当是表邪已去，太阳转属少阳。若适值经期，经行中断，则为外邪乘行经血室之虚而内陷，致邪热与经血互结。血室内属肝胆，其热循经上扰，胆气失和，枢机不利，故见往来寒热如疟。治当以小柴胡汤和解少阳，兼散血室热结。

婦人傷寒發熱，經水適來，晝日明了，暮則讝語，如見鬼狀者，此為熱入血室，治之無犯胃氣及上二焦①，必自愈。（二）

【词解】

①上二焦：指上焦与中焦。

【释义】

本条论述了热入血室发为谵语的特点。妇人外感发热，适值经期，邪热乘虚侵入血室。血室属阴，夜暮亦为阴，血热互结于血室，故症见昼日明了，暮则谵语，如见鬼状之症。此症不同于阳明腑实证之谵语，又非邪犯心包、热扰心神之谵语，故治疗上不可用汗、吐、下之法攻伐胃气及上焦肺气；"必自愈"，并非不药而待其自愈，而是因热虽入血室，而尚未与血相结，经水不断，血仍下行，则邪热可随经血而外泄，邪有出路，故有向愈之机。

【讨论】

谵语是热入血室的证候之一，当注意与阳明谵语、热扰心神之谵语区别。热入血室之谵语以昼日明了，暮则谵语为特点，其热多往来寒热；阳明谵语，热在阳明气分，其证发热谵语而不恶寒，日晡剧，至夜轻；热扰心神谵语每见于高热重病危证中，常伴昏迷，甚至循衣摸床，撮空理线，直视喘促等动风、精竭、气脱之象，临证时当注意辨证。

"必自愈"有学者认为，前有省文；因"治之"有勿犯及中上二焦之戒，自当调理下焦，可为参考。

婦人中風，發熱惡寒，經水適來，得之七八日，熱除脉遲，身涼和，胸脅滿，如結胸狀①，讝語者，此為熱入血室也。當刺期門②，隨其實而取之。（三）

【词解】

①结胸：指邪气结于胸中出现胸闷、胸痛一类病证。参见《伤寒论》。

②穴位名。期门为足厥阴肝经之募穴，位于乳头下二肋，当第六肋间隙取之。

【释义】

本条论述热入血室表热已罢的证治。妇人患太阳中风，在发热恶寒的同时，适逢行经，经过七八日，症由发热而转至热除身凉，脉由浮数而转至迟缓涩滞，脉症相参，当属表热已罢，邪衰病愈之象。然又出现胸胁满如结胸状及谵语诸症，可知非热除邪衰病愈，而是表热乘经水下行，血室空虚之际而内陷，从而形成热入血室证。血室为肝所主，肝脉络胁布胸，瘀热循经上干胸胁，经脉不利，故胸胁满如结胸状；热扰血分，神明不安故谵语。治疗上当取肝之募穴期门以泄肝经之实邪，清血室之瘀热，则病可获愈。

陽明病，下血讝語者，此為熱入血室，但頭汗出，當刺期門，隨其實而瀉之。濈然①汗出者愈。（四）

【词解】

①濈然汗出：形容周身汗出。

【释义】

本条论述阳明病热入血室的证治。妇女患阳明病时，虽不逢经期，但阳明里热太盛，邪热可循经入侵血室，迫血下行，致前阴下血；胞宫之热，循经上扰，血分热盛，神不内守，故见谵语。热不外透，郁蒸于上，迫津外泄，故见但头汗出。从病理机转而言，热邪虽从阳明而来，但已转入血室，当以血室为重，治疗上仍刺肝之募穴期门以泻其热，刺后，经络疏通，正胜邪却，汗出病愈。

【讨论】

以上 4 条文，皆论热入血室之证，或经水适断；或经水适来；或表证已罢、邪热内陷；或阳明热盛迫血下行。虽其病情各不相同，但邪热内陷血室的病机则一，故在治疗上不论针刺或用药，都必须以泻热为主。但要注意的是，不论热迫血行，或邪热瘀阻胞宫，都不能妄用破血之品或单纯清热凉血之药。因破血之品，虽能入血活血逐瘀，但可伤正；单纯清热凉血亦不能达到透邪外出，故对于热入血室的治疗，不论针刺或用药，都必须以和利枢机，扶正达邪，清透兼施为主，针刺期门或用小柴胡汤加减均可应用。

【应用】

1. 对于热入血室的治疗应以泻热为主，针刺期门或用小柴胡汤均是泻热的具体应用。同时还应根据热入血室的不同证候、症情轻重，分别而治。血未结者兼以清热凉血，加用生地黄、栀子、丹皮；血已结者予以清热行瘀，加用丹参、赤芍、桃仁等药。

2. 医案举例

宋某之妻，37 岁，农妇。1970 年 12 月 9 日诊。患者于两天前在地里劳动时汗出受凉，遂感全身恶寒。一天后适逢月经来潮，恶寒加重，呈阵发性，至夜出现神志不清，胡言乱语，自称眼前有异人怪物。白天仍阵发性恶寒，有时稍觉发热，头晕，食欲不振，恶心呕吐数次，口干，但饮水不多，心烦甚，舌正常，脉浮弦数。诊为外感风寒，表热随经下行陷于血室。予以小柴胡汤原方一剂。处方：柴胡 12g，法夏 10g，党参 10g，黄芩 10g，甘草 10g，生姜 10g，大枣三枚（劈）水煎服。12 月 10 日下午复诊：服头煎后，谵语渐停，至夜 11 点许又服次煎，后渐入睡，一夜安眠。次日上午略感恶寒，仍心烦口干，舌质舌苔正常，脉浮弦细数，体温 37.7℃，仍予上方一剂。12 月 11 日上午三诊，服第二剂后，至夜未再谵语，入睡好，现恶寒止，不恶心，精神尚佳，月经行将终止，体温已正常。又予上方一剂后病愈。（谷越涛，王桂枝. 热入血室证. 山东中医学院学报，1980，1：52－53）

（二）梅核气

婦人咽中如有炙臠①，半夏厚樸湯主之。（五）

半夏厚樸湯方：《千金》作胸滿，心下堅，咽中帖帖，如有炙肉，吐之不出，吞之不下。

半夏一升　厚樸三兩　茯苓四兩　生姜五兩　乾蘇葉二兩

上五味，以水七升，煮取四升，分溫四服，日三夜一服。

【词解】

①臠：肉切成块名臠，炙臠即烤肉块。

【释义】

本条论述气郁痰凝于咽的证治。本证以自觉咽中阻塞不适，如有异物感，吞之不下，咯之不出，但于饮食无碍，亦无疼痛为特点，后世俗称"梅核气"。本病由于气滞痰凝阻于咽喉所致，治以半夏厚朴汤开结化痰，顺气降逆，方中半夏、厚朴、生姜辛以散结，苦以降逆，佐茯苓渗利下气化痰；苏叶芳香入肺，以宣气解郁，合而用之，使气顺痰消，则咽中炙脔感可除。

【讨论】

对于本证的形成机理，后世认为多与情志不遂，气机不畅，气郁则肺不布津，聚而为痰；或情志抑郁不舒，偶感寒邪，依痰凝聚，上逆于咽喉，气与痰搏结而成。所以治疗过程中，在开结化痰，顺气降逆的同时，应注意心理治疗，二者兼顾，方可获得较满意疗效。

【应用】

1. 梅核气多见于妇女，男子亦可见，临床上患者常伴有精神抑郁、胸闷叹息等肝郁气滞见症，故多以半夏厚朴汤合逍遥散加减；或酌加舒肝理气之香附、陈皮、郁金；或伍以栝楼仁、杏仁等化痰药，有助于提高疗效。本方药性偏温，对痰气互结而无热者较为适宜。该方除治疗梅核气外，还可用以治疗因痰凝气滞而致的精神病、咳喘、食道炎、更年期综合征、小儿厌食症及胸痹等病。

2. 医案举例

文某，女，27 岁，1978 年 1 月 14 日诊。数年来，因家事不睦，患者多愁善郁。近年余觉胸脘痞闷，气急痰多，叹息不止。八日前，偶谈起邻村某妇被扼死事，患者颇为之痛怜。是夜如神鬼所凭大作。始则神情忿郁而迷惘，自称"扼死妇"，仿其语，泣诉其被害经过，继之，做被扼死状而面青目突，伸颈吐舌，喘促声粗，痰声漉漉，顷刻，憋闷昏绝。呼醒后，大叫"胸闷喉紧"，以指探吐，吐出痰涎盏许方安。不发如常人，惟胸闷气急痰多而已，如是，入暮辄作。曾诊为脏躁服甘麦大枣汤罔效。诊之，肤胖，面滑多垢，目光呆凝而惶惑，舌质红，苔白浊腻，脉沉滑，诊为气郁痰阻。与半夏厚朴汤加郁金20g，菖蒲、远志各15g，琥珀6g，并作劝解工作。服 3 剂，如神鬼所凭之发作得止；继服 12 剂，愁闷痰多等症亦释。后又予六君子汤以巩固之。随访至 1990 年 10 月 31 日，未再发作，精神状况良好。（丁德正. 半夏厚朴汤治疗癔症痰郁型 104 例临床观察. 河南中医，1991，3：21）

（三）脏躁

婦人藏躁，喜悲傷欲哭，象如神靈所作，數欠伸，甘麥大棗湯主之。（六）

甘麥大棗湯方：

甘草三兩　小麥一升　大棗十枚

上三味，以水六升，煮取三升，溫分三服。亦補脾氣。

【释义】

本条论述脏躁证治。脏躁主要表现为精神失常，其症如条文所述"喜悲伤欲哭"，即无故悲伤欲哭，不能自制，频作伸欠，神疲乏力等症；由于发作无常，且无故而作，故曰"象如神灵所作"。以方测证，当是脏阴不足，虚热躁扰所致；治以甘麦大枣汤补益心脾、宁心安神。方中小麦养心安神，甘草、大枣甘润补中。三味均性平而甘，甘平以补脾气，甘润以滋脾精，使脾精充沛，能灌注四旁，以滋其余四脏之阴精，阴精裕则虚火熄，脏不躁而心神得主，诸证自平。

【讨论】

1. 脏躁的辨证要点：本证属情志疾病，以无故悲伤哭泣的精神失常为主证，常伴有心烦失眠，神疲乏力，数欠伸等症。多由于情志抑郁，思虑过多，五志化火，一方面热扰心神，心神无主，故见哭笑无常、喜怒无制、语言不能自持等一系列精神病变；另一方面，伤阴耗气，心脾两虚，故频作伸欠，神疲乏力等症。

2. 本证当注意与梅核气、百合病鉴别。三者均可表现为精神抑郁等情志症状，但脏躁以情志病变为主，兼心脾两虚证候，治以补益心脾为主，方选甘麦大枣汤加减；梅核气以咽中如有物梗突出，兼痰湿阻滞诸症，治宜解郁化痰，顺气降逆，方用半夏厚朴汤加减；百合病以心神不安及饮食行为失调为主证，兼阴虚内热所致的口苦、小便赤、脉微数等症，治宜养心润肺、滋阴清热，方选百合地黄汤加味。

【应用】

1. 脏躁病多见于妇女，亦可见于男子。以甘麦大枣汤原方或适当加味治疗脏躁，疗效显著，不可因此为平淡之剂而忽视之。本方被广泛用于治疗神经精神疾患，如神经衰弱、癔病、精神分裂症、更年期综合征、癫痫等病；还可治疗小儿盗汗、夜啼、厌食等多种儿科疾病。本方用量用法，医家或用大剂，或用小剂，以临证为依据，多为水煎。临床上本方常与小柴胡汤、百合地黄汤、六味地黄汤、半夏厚朴汤、温胆汤、酸枣仁汤等方合用，或酌加养血、安神、解郁之药，以增强疗效。

2. 医案举例

1936年于山东菏泽县医院诊一男子，年约30余，中等身材，黄白面色，因患精神病，曾两次去济南精神病院治疗无效而来求诊。查其具有典型的悲伤欲哭，喜笑无常，不时欠伸，状似"巫婆拟神灵"的脏躁症。遂投以甘麦大枣汤：甘草9g，整小麦9g，大枣6枚，药尽7剂而愈，追踪3年未发。（中医研究院．岳美中医案集．北京：人民卫生出版社，1978：96）

（四）误下后的先后治法

婦人吐涎沫，醫反下之，心下即痞，當先治其吐涎沫，小青龍湯主之。涎沫止，乃治痞，瀉心湯主之。（七）

小青龍湯方：見痰飲中

瀉心湯方：見驚悸中

【校勘】

赵本小青龙汤方原注"见肺痈中"，误，今改为"见痰饮中"。

【释义】

本条论述妇人上焦寒饮误下成痞的先后治疗。吐涎沫者，乃上焦有寒饮所致，结合《金匮》水气病篇第2条"上焦有寒，其口多涎"治当温阳化饮，以散寒邪。而医生不知，误用下法，以致损伤中阳，运化失职，而成心下痞证。此与《伤寒论》下早成痞系同一机理。虽经误下，若仍吐涎沫，或兼见咳喘、恶寒、舌苔薄白而润，脉滑等症者，说明上焦寒饮仍在，故仍可用温散寒饮之小青龙汤主之。待寒饮得解，或咳喘、吐涎沫得止后，再根据病情，选用泻心汤以治其心下痞满证，这又与《伤寒论》"表解乃可攻痞"同一旨意。

（五）月经病

问曰：婦人年五十所，病下利數十日不止，暮即發熱，少腹裏急，腹滿，手掌煩熱，唇口乾燥，何也？師曰：此病屬帶下。何以故？曾經半產，瘀血在少腹不去。何以知之？其證唇口乾燥，故知之，當以溫經湯主之。（九）

溫經湯方：

吳茱萸三兩　當歸二兩　芎藭二兩　芍藥二兩　人參二兩　桂枝二兩　阿膠二兩　生姜二兩　牡丹皮二兩（去心）　甘草二兩　半夏半升　麥門冬一升（去心）

上十二味，以水一斗，煮取三升，分溫三服。亦主婦人少腹寒，久不受胎；兼取崩中去血，或月水來過多，及至期不來。

【校勘】

下利：程云来与吴谦俱谓当为"下血"，可从。

【释义】

本条论述妇人冲任虚寒夹有瘀血而致崩漏的证治。程云来《金匮要略直解》与吴谦《医宗金鉴》认为"下利"当是"下血"，与理更甚，当从。妇人年五十所，七七之期任脉虚，太冲脉衰，经水当止。今下血数十日不止，乃属崩漏之疾。据条文"曾经半产，瘀血在少腹不去"结合年龄可知，证属冲任虚寒瘀血内阻。由于冲任虚损，气血运行不畅，瘀血阻滞，胞宫失养，故致崩漏下血，而见少腹里急，腹满，或伴有刺痛、拒按等症。下血数十日不止，耗损阴血，阴血不足，虚热内生，则见暮即发热、手掌烦热等症。瘀血不去则新血不生，津液失于上润，故见唇口干燥。证属下元已亏，冲任虚寒，瘀血内停，故当用温经汤温养血脉，使虚寒得补，瘀血得行。方中吴茱萸、生姜、桂枝温经散寒，通利血脉；阿胶、川芎、当归、芍药、丹皮养血和血行瘀；人参、甘草益气补虚；半夏降逆和中，麦冬养阴以制半夏辛燥而清虚热。诸药合用，具有温补冲任、养血行瘀、扶正祛邪的作用；使经脉得温，虚寒得散，气血得补，瘀血得行，则新血自生。本方亦可主治妇人少腹寒、久不受孕，或月经不调属冲任虚寒者。

本条"病下利数十日不止"一句，尤怡认为："此为瘀血作利，不必治利，但去其瘀而利自止。"可供参考。

【讨论】

1. 温经汤证的辨证要点。以少腹里急，腹满或疼痛拒按，崩漏不止或月经后期、量少甚或闭经，经期腹痛等，并兼有气血不足的症状，证属冲任虚寒瘀血内停。

2. 本证既有瘀血内停，为何不用破血逐瘀方治疗，而用温经汤？因破血逐瘀方，用于瘀血不去的实证，而温经汤证是以冲任虚寒为本，瘀血内停为标之虚中夹实之证，若单用破血逐瘀方治疗，更伤阴血，则病不愈。故用温经汤温养气血，兼以消瘀，使温经散寒而不留瘀、活血化瘀而不伤正，血得温则行，瘀去则崩漏自止。

【应用】

1. 温经汤是妇科调经的名方祖方，集温、润药物于一炉，阴阳兼顾，既能温经散寒，又能滋养阴血，使寒者温而燥者润，瘀血行而下血止，经少能增，经多能减，达到经血和调的目的，使子宫虚寒者能受孕。故临床上温经汤常用于月经不调，痛经、赤白带下、崩漏、胎动不安、不孕等病证属瘀血内阻、冲任气血不足者。温经汤也可用于男子精室虚寒、精少、精子活动率差所致的不育症，以及睾丸冷痛、疝气等，可适当加用益气养血滋补肝肾之品以增强疗效。对于年老妇人因瘀血而致下利日久不愈的，用之颇为有效。

2. 医案举例

周某，女，51岁，河北滦县人，1960年5月7日初诊。患者已停经三年，于半年前偶见漏下，未予治疗，一月后病情加重，经水淋漓不断，色浅夹血块，时见少腹疼痛。经唐山市某医院诊为"功能性子宫出血"，经注射止血针，服用止血药。虽止血数日，但少腹胀满时痛，且停药后复漏下不止。又服中药数十剂，亦罔效，身体日渐消瘦，遂来京诊治。诊见面色㿠白，五心烦热，午后潮热，口干咽燥，大便秘结。七年前曾小产一次，舌质淡红，苔薄白，脉细涩。证属冲任虚损，瘀血内停。治以温补冲任，养血祛瘀，投以温经汤：吴茱萸9g，当归9g，川芎6g，白芍12g党，参9g，桂枝6g，阿胶9g（烊化），生姜6g，丹皮6g，炙甘草6g，半夏6g，麦冬9g。服药7剂，漏下及午后潮热减轻，继服上方，随证稍有加减。服20剂后，漏下忽见加重，挟有黑紫血块，血色深浅不一，腹满时轻时重。病家甚感忧虑。岳老诊其脉象转为沉缓，五心烦热、口干咽燥等症大为减轻，即告病家，脉症均有好转，下血忽见增多，乃为佳兆，系服药之后，体质增强，正气渐充而带血行之故。此瘀血不去，则新血不生，病亦难愈，并嘱继服原方6剂，隔日1剂。药后连续下血块五日，之后下血渐少，血块已无。腹胀痛基本消失。又服原方5剂，隔日服。药后下血停止，惟尚有便秘，但亦较前好转，以麻仁润肠丸调理两周而愈。追访十年，未见复发。（陈明．金匮名医验案精选·岳美中医案，北京：学苑出版社，2000；591）

带下经水不利①，少腹满痛，经一月再见②者，土瓜根散主之。（十）

土瓜根散方：阴㿉肿③亦主之。

土瓜根　芍药　桂枝　䗪虫各三两

上四味，杵为散，酒服方寸匕，日三服。

【词解】

①经水不利：指月经行而不畅。

②经一月再见：指月经一月两潮。

③阴㿉肿：指外阴部有较硬的卵状肿块。《本草纲目·鲮鲤》引《摘玄方》："妇人阴颓，硬如卵状"。

【释义】

本条论述因瘀血而致经水不利的证治。妇人经行不畅，证有虚实，若腹部既满且痛，多见于气滞血瘀。月经一月二至，或因气虚、或因血热、或因血瘀。因瘀血所致者，多伴有少腹按之有硬块，月经量少，色紫有块，舌紫暗，脉涩等。治当用土瓜根散行气通瘀，方中土瓜根性苦寒，清热行瘀；芍药和阴止痛；桂枝温经行血；䗪虫破血通瘀，加酒以行药势，瘀去则经水自调。阴颓肿，多属瘀积为患，故土瓜根散亦可治疗。

【讨论】

本证与温经汤证均可见经行量少不畅、少腹满痛拒按等症，但本证瘀血内阻，属实；温经汤证为冲任虚寒，瘀血内停，属虚实夹杂，故尚见崩漏不止，兼气血不足的症状。本证还当与胶姜汤证相鉴别，二者均见下血色紫暗而腹痛，然本证为经行不畅量少有血块，少腹满痛拒按或按之有硬块之实证；胶姜汤证以月经淋漓漏下不止，色紫暗，腹痛喜温喜按为主，属冲任虚寒之虚证。故土瓜根散治以活血祛瘀以调经祛邪；温经汤证治以温经散寒，养血行瘀，虚实兼顾；胶姜汤证治以温经养血，调补冲任，乃补虚为主。

【应用】

1. 本方以月经行而不畅或一月两潮，月经量少，色紫有块，少腹满痛拒按或按之有硬块，舌质紫暗，脉涩为辨证要点。适用于瘀血内阻的月经不调、经少不能通畅、月经一月两潮，瘀去则月经可恢复正常。

2. 方中土瓜根即葫芦科植物王瓜的块根，目前临床很少用，常用丹参、桃仁或用桂枝茯苓丸加䗪虫等代之。临床上常以本方治疗中枢性痛经、闭经、月经不调、输卵管不全梗塞、附件炎、盆腔炎等病证而见瘀血所致者。

3. 医案举例

魏某，女，26 岁，1999 年 4 月 23 日诊。主诉：自月经来潮至今，月经量少而疼痛，几经治疗，从未得到改善。今经朋友介绍，前来诊治。刻诊：月经点滴量少而疼痛，瘀血得下则疼痛缓解，月经持续时间 2～3 天，手足不温，心烦，头汗出，舌略红，苔薄略黄，脉沉。辨证：血瘀阳郁，经气不和，脉络不畅。治疗当活血化瘀，通阳通经。处方以土瓜根散加味：土瓜根 9g，白芍 12g，桂枝 12g，䗪虫 10g，水蛭 10g，虻虫 10g，细辛 6g，丹皮 10g，通草 9g，桃仁 9g，当归 12g。6 剂，每日 1 剂，水煎二次合并分三服。并嘱其在下次月经来前 1 周诊治。基本按前方加减治疗，连续 5 个月，每月 6 剂。5 个月后，月经量较原来增多，小腹不再疼痛，其他病证也随之解除。随访一年，月经量正常，余无不适。（王付. 仲景方临床应用指导. 北京：人民卫生出版社，2001；727）

寸口脉弦而大，弦则为减，大则为芤，减则为寒，芤则为虚，寒虚相搏，此名曰革，妇人则半產漏下，旋覆花湯主之。（十一）

旋覆花湯方：見五臟風寒積聚篇

【释义】

本条论述半产漏下的脉象和治法。本条原文已见于《金匮》血痹虚劳病篇，相比之下，句首多"寸口"，句末多"旋覆花汤主之"，少"男子亡血失精"句，可见本条复列于此，是专为妇人病而设。由于本条之脉理，已详见于前，旋覆花汤功效作用请参见《金匮》五脏风寒积聚病篇。

【讨论】

革脉主半产漏下的机理在于精血亏损，而旋覆花汤乃疏肝散结、理血通络之剂，用于本证，历代注家看法不一。如：《医宗金鉴》认为本条为"错简"；尤怡《金匮要略心典》认为"是以虚不可补，解其郁聚，即所以补；寒不可温，行其血气，即所以温"；徐忠可认为本方可达"结开而漏止，其血自生"之功效，这些见解均有一定的参考价值。

婦人陷經①，漏下黑不解，膠姜湯主之。臣億等校諸本無膠姜湯方，想是前妊娠中膠艾湯。（十二）

【词解】

①陷经：意指经气下陷，下血不止。

【释义】

本条论述陷经的证治。所谓陷经，指经气下陷，阴血漏下不止，乃因冲任虚寒，气虚不摄，阴血失统所致。可见，此条之"陷经"，既是病名，又概括了病机，其"漏下黑不解"是其主要症状，治以胶姜汤温经散寒，养血止血，固护冲任。

【讨论】

胶姜汤证与温经汤证在病机、证候上均有相似之处，当注意鉴别。前者经水淋漓不断，色紫暗，并兼有相应的虚寒证候，证属冲任虚寒，以虚为主，治以温经养血、调补冲任；后者崩漏不止，或月经后期、量少甚或闭经，经期腹痛，少腹里急，腹满或疼痛拒按，并见唇口干燥，暮即发热等瘀血征，证属冲任虚寒，瘀血内停，虚实夹杂，治宜温经散寒，养血行瘀。

【应用】

1. 胶姜汤临床常用治月经不调、崩漏等证。若症见神疲乏力，中气不足者，可加人参、黄芪、白术补气摄血；若伴少腹冷而隐痛者，可加艾叶、鹿角霜等。由于胶姜汤药物组成不详，后世多数医家认为系胶艾汤加干姜，林亿等人认为恐是胶艾汤。

2. 医案举例

刘某，女，32岁。农民。素体健，因怀孕2个多月时，自服茜草煎剂一大碗加黄酒一杯堕胎，上午服药，至晚9时左右腹痛阵阵，继之阴道流出大量血液，夹有瘀块，随即昏迷不省人事，乃急邀往诊。见患者仰卧，面色口唇苍白，出冷汗，气息微弱，呼之不答，四肢逆冷，脉微似有似无，阴道仍有少许血水外流。此乃失血过多，阴损及阳，阳无所附而欲亡脱，应速急救回阳及止血。限于当时条件，乃即灸百会以回阳醒神，灸大敦以止血，渐有呻吟，出血亦止。同时静脉注射5%葡萄糖100ml，并急煎中药：附片15g，潞党参15g，熟地15g，当归12g，阿胶12g，姜炭6g。频频灌服，至凌晨前患者可开目视人。勉强能言语，手足转温，脉细。继进上方一剂，后以归脾汤化裁，调治月余而康复。（杜雨茂.金匮要略阐释.西安：陕西科学技术出版社，1987；627）

婦人少腹滿如敦①狀，小便微難而不渴，生後②者，此為水與血俱結在血室

也，大黄甘遂湯主之。（十三）

大黄甘遂湯方：

大黄四兩　甘遂二兩　阿膠二兩

上三味，以水三升，煮取一升，頓服之，其血當下。

【词解】

①敦（duì 对）：是古代盛食物的器具，上下稍锐，中部肥大。

②生后：即产后。

【释义】

本条论述妇人水血并结血室的证治。"妇人少腹满如敦状"多见于有形实邪凝结于下焦，兼小便微难而口不渴，当分蓄水与蓄血；若少腹满而小便自利，为蓄血；满而小便不利，口渴，为蓄水。今少腹胀满，形如敦状，小便微难而口不渴，而且发生在产后，可知证属水血并结于血室。治当水血兼攻，故用大黄甘遂汤破血逐水，方中大黄攻瘀，甘遂逐水，因病见于产后，故有阿胶滋阴养血以扶正，使邪去而正不伤；诸药合用，水泻瘀除，则少腹满如敦状可解。但由于本方之大黄、甘遂药性峻猛，虽有阿胶养血扶正，但仍不可过用，故方后云："顿服之"。

【讨论】

妇人少腹胀满，应注意鉴别蓄水、蓄血及水与血俱结于血室的不同。若腹满而小便自利，其人如狂，口不渴，说明膀胱气化正常，多为蓄血所致，属血热互结下焦；若腹满而小便不利，口渴者，是水与热结，膀胱气化不行，为蓄水证；若少腹胀满，小便微难，口不渴，且见于产后多虚多瘀之体，或见于经闭不行者，多属水血俱结于血室。

【应用】

1. 本方可用于产后恶露不下、肝硬化腹水、月经不调、癥闭、臌胀、附睾瘀积等病证，病机属水血互结者。

2. 医案举例

谭秋香，三旬孀妇也。子女绕膝，日忙于生计，操劳过度，悒悒于心，以致气血内耗，身体渐羸，月经不行，少腹肿胀，行动则喘促，数月于兹。昨随其叔婶来治。切脉细数而涩，口干不渴，大便燥结，两三日一行，小便黄短，少腹不仅肿胀，有时乍痛，虽闭经已久，尚无块状。窃思本病关键，首须明悉经闭与肿胀之先后，如肿胀由经闭起，则以通经为先；如经闭由肿胀所引发，则以利水为宜。细询之下，其为经闭先而肿胀后，乃属于瘀血郁积，而小便不利，则不仅血结，亦且水结矣。况其先由思虑伤脾，忧郁伤肝，肝伤则气滞血瘀，脾伤则运化失常，久则累及于肾，水不宣泄而停蓄其中，故水与血互结而为病。至于治法，前贤亦有明确之指示，谓先病水而后经闭者，当先治水，水去则经行；先病经闭而后水肿者，先行其瘀，瘀去则肿消。本症瘀水胶结，同属严重，如逐瘀而不行水，则瘀未必去；祛水而不行瘀，则水未必可行，法当标本兼治，行水与逐瘀并举，因选用《金匮》中之大黄甘遂汤、桂苓丸合剂：大黄、阿胶各9g，甘遂1.5g（另冲），桂枝、丹皮各6g，茯苓12g，桃仁9g，加丹参15g，土鳖虫4.5g。服后便水甚多，杂有血块。又3剂，水多而血少，腰腹胀减，已不肿，诸证消失。改用归芍异功散调理，无何经行痛解。又进归脾汤善后，时经一月，遂得康复。（赵守真．治验回忆录．北京：人民卫生出版，1964：51—52）

　　婦人經水不利下，抵當湯主之。亦治男子膀胱滿急有瘀血者。（十四）
　　抵當湯方：
　　水蛭三十個（熬）　　蝱蟲三十枚（熬，去翅足）　　桃仁二十個（去皮尖）
　　大黃三兩（酒浸）
　　上四味，為末，以水五升，煮取三升，去滓，溫服一升。

【释义】

本条论述经水不利属瘀结实证的治法。妇人"经水不利下"，即由经水不利进而经水不下，是因瘀血内结成实所致；原文叙述简略，以方测证，应有少腹硬满结痛拒按，或腹不满，病人自诉腹满，大便色黑易解，小便自利，脉象沉涩等症。故用抵挡汤破血攻瘀，方中水蛭、虻虫破血攻瘀，大黄、桃仁活血祛瘀，瘀血去而新血生，则月经可应时而潮。

【讨论】

1. 抵当汤证当与土瓜根散证相鉴别。二者病机属瘀血内结，均有少腹满痛拒按或按之有硬块，以及瘀血舌脉。然土瓜根散证经行不畅利或月经一月两潮，为瘀血内结之初；本证经水闭阻不通，为瘀血内结之重。故前者以土瓜根散活血行瘀调经，后者以抵当汤攻瘀破血通经。

2. 闭经证有虚实之分。虚者多由气血不足，冲任虚损所致，经量多为逐渐减少色淡至闭经，治当益气养血。实者多见气滞血瘀，月经量少色暗并伴有气滞血瘀诸症，以理气和血行瘀之品可治。今用抵当汤逐瘀峻剂，说明瘀结较重。学习本条可参考《伤寒论》太阳篇有关蓄血条文。

3. 大黄甘遂汤与抵当汤皆治瘀血实证，但两者病机同中有异。抵当汤治疗血热瘀结下焦，症见经闭不行，少腹硬满但小便自利，治以抵当汤攻瘀破血通经，为攻逐瘀血之峻剂。大黄甘遂汤主治血水并结血室，症见少腹满如敦状而小便不利，经闭不行或产后恶露量少，治宜大黄甘遂汤破血逐水，标本兼顾。

【应用】

1. 本方适用于瘀血内结、形气俱实的闭经；还可用于治疗子宫肌瘤、急性盆腔炎、急性附件炎、胎盘滞留、急性尿潴留、前列腺肥大、偏头痛、静脉血栓形成、顽固性痛经、精神分裂症等属瘀血内结较重者。本方为破血逐瘀峻剂，应用时当依据具体情况而定，如中病即止，或"不下，更服"；对于年老，体弱，孕妇有瘀血者应用宜慎。

2. 医案举例

常熟鹿苑钱钦伯之妻，经停9月，腹中有块攻痛，自知非孕。医予三棱、莪术多剂，未应。当延陈葆厚先生诊。先生曰：三棱、莪术仅能治血结之初起者，及其已结，则力不胜矣。吾有药能治之。顾药有反响，受者幸勿骂我也。主人诺。当予抵当丸三钱，开水送下。入夜，病者在床上反复爬行，腹痛不堪，果大骂医者不已。天将旦，随大便，下污物甚多。其色黄白红夹杂不一，痛乃大除。次日复诊，陈先生诘曰：昨夜骂我否？主人不能隐，具以情告。乃予加味四物汤，调理而瘥。（曹颖甫. 经方实验录. 福州：福建科学技术出版社，2004；186）

婦人經水閉不利，藏堅癖不止①，中有乾血，下白物②，礬石丸主之。（十五）

礬石丸方：

礬石三分（燒）　杏仁一分

上二味，末之，煉蜜和丸，棗核大，內藏中③，劇者再內之。

【词解】

①脏坚癖不止：指胞宫内有干血坚结不散。

②白物：指白带。

③内脏中：脏指阴道，指将药物置入阴道中。

【释义】

本条论述瘀血内阻，经闭不利，湿热带下的外治法。引起妇人带下的原因很多，如湿热、寒湿、肾虚、脾虚等。本条云"脏坚癖不止，中有干血"，由于经闭或经行不畅，干血内着，郁为湿热，湿热下注，热腐肉败，而成带下。可见带下病始自瘀血，但标急于本，关键在于湿热，湿热得除，经脉方能畅通，故用矾石丸为坐药，纳入阴中，取其除湿热以止带下。方中矾石燥湿清热、收敛生肌，杏仁苦润宣利，白蜜滋补润燥，涩润相伍，则带下止而津常润。但由于本证属瘀血内阻，本方仅为带下的外治法，乃治标之剂，不能去其干血，故应用时还需配以消瘀通经之剂内服，以治其本，使得经行带止。

【讨论】

从现存文献看，以药末"炼蜜和丸枣核大，纳脏中，剧者再纳之"这种妇科栓剂的应用，可谓仲景首创，这对中医方剂学的发展起着重要的推动作用，也为中药剂型的发展奠定了坚实基础。

【应用】

1. 矾石丸用作湿热带下的外治方，应用时应先将药物以砂布包好，经高温消毒后，方可纳入阴中。如有阴道或宫颈糜烂者，则宜先治其糜烂，本方就不宜使用。

2. 矾石丸外用主要治疗生殖系统炎症。如宫颈炎，霉菌性、滴虫性阴道炎，凡带下病属于瘀积兼湿热内蕴者，皆可应用。但矾石有毒，内服尤当慎重，剂量大刺激性亦大，可引起口腔、喉头烧伤，呕吐，腹泻等毒副反应，甚至虚脱、死亡。中毒后可用牛奶洗胃，并用镁盐作为抗酸剂。外用枯矾的稀薄液，能收到消炎、收敛、防腐的作用。

3. 医案举例

李某，女，22岁，1998年3月22日诊。主诉：因多次人工流产后并发宫颈糜烂，多次治疗，效果不佳。经妇科检查：宫颈炎Ⅲ糜烂。刻诊：带下量多，色黄而黏稠，有明显异味，内外阴均痒，时有疼痛，小腹有轻微下坠，阴部潮湿，舌质无变化。苔腻，脉沉。辨证：胞中瘀湿阻结证。治疗当活血化瘀燥湿，通畅气机。处方以矾石丸加味：矾石10g，杏仁10g，蛇床子15g，地肤子15g，苦参6g。6剂水煎外洗，每日冲洗器冲洗两次，连续用30天后，病证悉除，经妇科检查：宫颈光滑，糜烂愈合，表面轻微充血。（王付．仲景方临床应用指导．北京：人民卫生出版社，2001；733）

（六）腹痛

婦人六十二種風，及腹中血氣刺痛，紅藍花酒主之。（十六）

紅藍花酒方：疑非仲景方

紅藍花一兩

上一味，以酒一大升，煎減半，頓服一半，未止，再服。

【释义】

本条论述风血相搏血凝气滞的腹痛治法。妇人六十二种风，泛指一切风邪。风为六淫之首，百病之长，有善行数变、无处不到的特性。妇女在经期或产后若一时不慎，风邪最易乘其气血之虚而入侵，与血气相搏，致瘀滞不行，经脉不畅，故见腹中刺痛，治用红蓝花酒活血行瘀，利气止痛。方中红蓝花辛温活血止痛，酒能行血，血行风自灭。本方虽然药物简单，但属瘀血腹痛者，皆可运用。

【讨论】

本条重点在于"腹中刺痛"，此乃瘀血疼痛特点之一。本证虽风邪为因，而瘀血为主，故本方用血药而不用风药，取"治风先治血，血行风自灭"之意。

【应用】

1. 红蓝花酒临床上可用治瘀血内阻伴有寒象的痛经，也可治疗瘀血内停的产后腹痛以及恶露不尽，阴虚有热者不宜用。后世用红花泡酒服，或用红花酒浸后再煎，皆从本方发展而来。

2. 医案举例

韩某，28岁，1981年5月10日就诊。患者产后27天，腹痛当脐左右，窜痛不定，甚则如刺难忍，口渴不喜饮，胃呆纳滞，大便秘结，面色无华。病届半月，经医服药未能奏效。诊其脉沉细弦，舌淡苔腻而润。证属产后血虚，风邪侵入，阻滞经脉，用红花10g，以米酒1碗，煎减半，分2次温服。次日腹痛减半，纳增神振，大便得行，药已中病，效不更方。再予2剂，腹痛痊愈，诸证平息。唯感肢体倦怠，给当归芍药散加减2剂调理，得收全功。经8个月随访，末见复发。（陈明．金匮名医验案精选·陈振智医案，北京：学苑出版社，2000；608）

婦人腹中諸疾痛，當歸芍藥散主之。（十七）

當歸芍藥散方：見前妊娠中

【释义】

本条论述妇人肝脾不调腹中诸痛的治疗。当归芍药散见于妊娠病篇，在此说明妇人腹痛的原因虽多，但以肝脾失调，气滞血凝为多见。若肝脾不调，气机失畅，气血不和，则可致诸种腹痛。以方测症，尚有小便不利，腹微胀满，四肢头面微肿，带下清稀等症，用当归芍药散，调肝养血，健脾利湿，使肝脾和、水湿去、气血调、则痛自止。

【讨论】

条文中"诸疾痛"当活看。并非本方可治疗各种妇人腹痛，属于肝脾不和，湿停血滞者方可应用。不过妇人腹痛属于肝脾不调者居多，逍遥散即从此方化裁而来。

【应用】

1. 当归芍药散既治妊娠腹痛，又治妇人杂病腹痛，因均属肝脾失调，血水阻滞，故均可以之调肝养血，健脾利湿，体现了仲景异病同治的原则。临床上治妇人腹痛多按此方随证化裁，效果较佳，并非本方可主治一切腹痛。

2. 医案举例

朱某，女，34 岁。患痛经已年余，每次月经将来之时，腹痛腹泻，经来量少，过两天后，经行始畅，痛泻才止。平日胃纳较差，腰痛，有白带，脉象左弦右缓，此肝脾失调之候，治宜调理肝脾。前医曾用逍遥散、归芍六君之类，于法颇相近似，惜少利经之药，而服药又在经行之后，所以无效。乃用当归芍药散。处方：当归、白芍、白术各 10g，川芎5g，茯苓、泽泻各 10g，陈皮 6g，共研为末，嘱于每月行经之前服之，每日 3 次，每次10g，白酒调下。方中当归、川芎调肝和血，芍药敛肝和营以止痛，更配以茯苓、白术、泽泻健脾利湿，诸药合用，共奏调和肝脾，理气血，利水湿之功。方加陈皮，以增行气之力。经前服用，可促进活血利水，其效佳。3 个月后，经行正常，白带亦止。（谭日强．金匮要略浅述．北京：人民卫生出版社，1981：374）

婦人腹中痛，小建中湯主之。（十八）

小建中湯方：見前虛勞中

【释义】

本条论述妇人中焦虚损腹痛的证治。妇人腹痛，属中焦阳虚，气血不足者，当腹中拘急而痛，喜温喜按，面色无华，虚烦心悸，神疲食少，大便溏薄，肢痛烦热，口干咽燥，舌淡脉细等症，故用甘温建中的小建中汤。本方酸甘化阴，补虚养血；辛甘化阳，补益脾气，意在建中培土，补气生血，调和阴阳，使脾胃健运，气血流畅，则腹痛自愈。

【讨论】

1. 小建中汤在本书凡三见，首见于《金匮》血痹虚劳病篇 13 条："虚劳里急，悸、衄、腹中痛，梦失精，四肢酸痛，手足烦热，咽干口燥，小建中汤主之"，治疗中焦阴阳两虚之虚劳腹痛；次见于《金匮》黄疸篇"男子黄、小便自利、当与虚劳小建中汤"，其证为脾虚萎黄，故用小建中汤以建中气，补后天生化之本；后见于《金匮》妇人杂病篇，本条属妇人中虚腹痛证。三见病虽不同，然阴阳失调，中焦虚损之病机则一，故均可用小建中汤甘温建中，化气以调阴阳。

2. 妇人腹痛，多与气血失和有关，且证有寒热虚实之不同，故治法各异。如红蓝花酒活血行气，治气滞血凝之腹中刺痛；当归芍药散养血柔肝，健脾除湿治疗肝脾失调，血滞湿阻之腹中诸疾痛；小建中汤培补脾胃，缓急止痛，以治疗阴阳失调，中焦虚损之腹痛。

（七）转胞

问曰：婦人病飲食如故，煩熱不得臥，而反倚息者，何也？師曰：此名轉胞^①不得溺也，以胞系了戾^②，故致此病，但利小便則愈，宜腎氣丸主之。（十九）

腎氣丸方：

乾地黃八兩　薯蕷四兩　山茱萸四兩　澤瀉三兩　茯苓三兩　牡丹皮三兩　桂枝一兩　附子一兩（炮）

上八味，末之，煉蜜和丸梧子大，酒下十五丸，加至二十五丸，日再服。

【词解】

①转胞：胞同"脬"，即膀胱。转胞为病证名，症见小便不通，脐下急痛。

②胞系了戾："了"通"缭"，指缭绕不顺；戾，指扭曲，了戾即纠缠扭曲。胞系了戾指膀胱之系缭绕不顺。

【释义】

本条论述妇人转胞的证治。转胞以小便不通，脐下急痛为主证。其发病机理较为复杂。本证是因肾气虚弱，膀胱气化不行所致。由于病在下焦，中焦无病，故饮食如故；膀胱气化不行，故少腹胀满而不得溺；小便不利，水气不行，浊阴上逆，肺失清肃，虚阳上扰，故烦热不得卧而反倚息，方用肾气丸温补肾气。该方补阴之虚可以生气，助阳之弱可以化水，阴阳并调，则肾气自充，膀胱气化得行，小便不利诸症可愈。

【讨论】

1. 转胞证男女皆可罹患，但以妇女多见，尤多见于妊娠妇女。其病因病机较为复杂，而肾气虚弱、膀胱气化不行仅是其中一种。此外还可见于脾虚中气下陷、肺虚通调失职、妊娠胎气上迫、下焦湿热阻滞、忍尿入房等，以上原因均能导致胞系了戾而小便不通，故应审证求因，审因论治。

2. 肾气丸在《金匮要略》五见：首见于《金匮》中风历节病篇"治脚气上入、少腹不仁"；次见于《金匮》血痹虚劳病篇："虚劳腰痛，少腹拘急，小便不利"；三见于《金匮》消渴小便不利淋病篇："男子消渴，小便反多，以饮一斗，小便一斗"；四见于《金匮》痰饮咳嗽病篇"夫短气有微饮"；五见于《金匮》妇人杂病篇之转胞。以上五病，虽症状不同，但病机皆属于肾虚失职，气化功能减退，故均可用肾气丸治疗，体现了异病同治的原则。

【应用】

1. 肾气丸作为治肾虚之祖方，通过调补肾阴肾阳达到化生肾气之效。故元·罗天益《卫生宝鉴》曰："八味丸，补肾气不足"。但在临床上，肾气丸经过适当加减，或增量附子，改桂枝为肉桂等，用于治疗肾阳虚诸证，疗效显著。

2. 医案举例

陈某，女，26岁。产后3日，小便不通，经妇产科导尿，小便涓滴难下，伴少腹胀满、面色㿠白、腰痛如折、恶露较少，舌淡胖，脉迟。辨为肾气虚，气化不利。投肾气丸加味：熟地黄 30g，山药 30g，党参 30g，白茯苓 10g，泽泻 10g，乌药 10g，肉桂 5g，熟附片 10g。2 剂后小便畅通。复诊时加当归、黄芪，5 剂病愈。（陈明．金匮名医验案精选·朱士伏医案，北京：学苑出版社，2000；172）

（八）阴冷带下

蛇床子散方，温陰中坐藥[①]。（二十）

蛇床子散方：

蛇床子仁

上一味，末之，以白粉[②]少許，和令相得，如棗大，綿裹内之，自然温。

【词解】

①坐药：指纳药阴道或肛门中，即现今栓剂。此处指纳药阴道中。

②白粉：一说为铅粉，燥湿除秽而杀虫；一说为米粉，作为外用药的赋形剂。

【释义】

本条论述阴冷寒湿带下的外治法。从原文"温阴中"及方后云"绵裹内之，自然温"可知，病人自觉阴中寒冷甚至连及后阴；且蛇床子性味苦温，有暖宫除湿，止痒杀虫的作用。从方药看，此由阴寒湿浊之邪凝着下焦所致，当有带下清稀，腰酸困重，少腹寒冷，阴痒、阴冷等症状。用蛇床子散温散寒湿，杀虫止痒。该方由蛇床子与白粉组成，蛇床子芳香化湿除痒，白粉若为铅粉，可燥湿除秽而杀虫；若用米粉，可作为外用药的赋形剂，在本方中二者皆可用之。取坐药，使药物直达病所。然蛇床子散仍为寒湿带下治标的外治方，临床若配合健脾温肾药内服，效果更佳。

【讨论】

1. 湿热带下与寒湿带下鉴别。前者带下量多，色黄浑浊或黏稠，有秽臭气，兼小便短赤，舌红苔黄脉滑数。后者带下清稀、色白，绵绵不断，腰酸困重，倦怠便溏，少腹寒冷，甚或阴中寒冷连及后阴，尿频阴痒，舌淡苔白脉沉迟。

2. 蛇床子散与矾石丸同治带下，均有杀虫止痒作用，皆为外用方，如何区别使用？前者苦温燥湿，主治下焦寒湿证；后者清热燥湿，主治下焦湿热证。由此可知，带下因湿而生，其证当分寒热。这对带下病内服、外用等方剂的创制及辨证论治都具有重要的临床指导意义。

【应用】

1. 蛇床子散可用于治疗宫颈糜烂，滴虫性、霉菌性阴道炎，湿疹，外阴瘙痒症，包皮、龟头念珠菌病等属下焦寒湿证者。但因其有毒，即使为寒湿带下的外治方，用量宜小，时间宜短，若连续使用，容易中毒，如需久用，须去铅粉，而用艾叶暖宫散寒，较安全可靠。本方对于滴虫性阴道炎阴中冷而兼痒者，疗效较佳。研究认为，本方还具有性激素作用，可促进内生殖器官的发育，常与温肾壮阳之品配伍，治疗阳痿或宫寒不孕等病。

2. 医案举例

女某，年三十余，凡交感则觉阴中隐痛，甚则出血，按其脉两尺沉迟而涩，用补血散寒之剂不愈，因思药与病对，服而不效，恐未适至其所也。偶检《千金方》，用蛇床子散，棉裹纳其中，二次遂愈。（吕元膺医案，录自江瓘．名医类案．北京：人民卫生出版社，1982：232－233）

（九）阴疮

少陰脈滑而數者，陰中即生瘡，陰中蝕瘡爛者，狼牙湯洗之。（二十一）

狼牙湯方：

狼牙三兩

上一味，以水四升，煮取半升，以綿纏筯如繭，浸湯瀝陰中，日四遍。

【释义】

本条论述妇人阴中蚀疮烂的外治法。少阴脉以候肾，肾主前后二阴，少阴脉滑主湿，脉数主热，故"少阴脉滑数"乃湿热下注，蕴结不散，聚于前阴，热盛血腐故令阴中生疮；若湿热蕴结过盛，日久可致热毒腐蚀而糜烂，此即"阴中蚀疮烂者"，出现前阴痒痛，浊带淋漓。治疗上用狼牙汤洗涤阴部，目的在于清热燥湿，杀虫止痒。狼牙草味苦辛性寒，有毒，取其苦能清热燥湿，辛能散结，以毒攻毒而杀虫，煎汤外用，冲洗阴部，疗效确切。

【讨论】

矾石丸、蛇床子散、狼牙汤三方均为除湿止带、杀虫止痒之外用方剂，主治妇人带下、前阴疾患，但三者同中有异。如矾石丸与狼牙汤均为清热燥湿之剂，主治下焦湿热、妇人湿热带下；蛇床子散为苦温燥湿之剂，主治下焦寒湿之证，对于下焦阳虚寒滞之阴寒及下焦寒湿之阴痒带下均有效。此外，由于狼牙汤证有疮痛，其症局部湿热，阴痒成疮或溃烂，故在用法上作洗剂，以利清疮排毒；而矾石丸、蛇床子散证均无阴中糜烂的疮痛，故作坐药，纳入阴中，专以杀虫止痒。

【应用】

1. 狼牙汤中狼牙草市售多缺，后世医家多以狼毒或龙牙草带幼苗的根芽代之。临床也可以蛇床子、苦参、龙胆草、黄柏、地肤子、明矾等煎汤外洗治疗阴道炎。

2. 医案举例

王某，女，36岁。外阴瘙痒，变白8年余，间断治疗6年多，其效果不佳。现感外阴干痒，入夜加剧，阴中灼热疼痛，头晕，口干，杂色带下。妇检：外阴皮肤粗糙有大量的抓痕，大小阴唇、阴蒂、会阴部变白，阴道分泌物减少。舌红苔少，脉弦细。证属下焦湿热，治宜清热燥湿，杀虫止痒。方用狼牙汤加味：狼牙草30g，蛇床子15g，烟草20g，茯苓10g，白鲜皮10g，炒白术10g，地骨皮10g。水煎先熏后洗外阴30分钟左右，日1剂，如法熏洗3次。经期停药。患者半月后复诊，外阴瘙痒干痛明显减轻，其外阴皮色恢复正常，不粗糙，小阴唇两侧白色减少，药已中病，继用上方5剂。1个月后，会阴白斑、阴痒消失，外阴皮肤光滑而告愈。（高庆超．狼牙汤加味外治女阴硬化苔藓15例［J］．中医外治杂志，1996，2：43）

（十）阴吹

胃氣下泄，陰吹①而正喧②，此穀氣之實也，膏髮煎導之。（二十二）

膏髪煎方：見黃疸中

【词解】

①阴吹：指前阴出气，犹如后阴矢气一样。

②正喧：意指前阴出气频繁，以致声响连续不断。

【释义】

本条论述阴吹的成因和证治。"胃气下泄"，即胃肠中的浊气下泄。在正常情况下，胃肠中浊气当从后阴排出为矢气，而本条之浊气却从前阴排泄连续不断，故曰"阴吹而正喧"。究其原因，乃"谷气实也"，即胃肠燥结，腑气不畅所致。从方药看，本证除阴吹频繁外，当有大便燥结，小便不利之症，证属胃肠燥结兼瘀，故治用猪膏发煎化瘀润肠通便。方中猪膏利血脉、解风热、润燥结、补虚劳，乱发活血化瘀通淋。燥润腑畅，瘀结得消，浊气下归肠道而泄，其病可愈。

【讨论】

临床上阴吹病证并不少见，以生育后的妇女较为多见，主要由于体质虚弱，气血不足所致。轻者多隐忍不言，重者阴吹连续不已；其病因不一，临床上当注意辨证论治。对于胃肠燥结而兼瘀之阴吹，用猪膏发煎化瘀润肠通便，使浊气下泄归于肠道，则阴吹可愈；若属气虚下陷者，多用补中益气汤加减；若因痰饮所致，可用《温病条辨》橘半桂苓枳姜汤主治。

【应用】

1. 本方除用于治疗阴吹证外，还可治疗胃肠燥结的萎黄证、老年性便秘、慢性附件炎等而见肠燥便秘，面色萎黄，小便不利等证候者。

2. 医案举例

陈妇，42 岁。得一隐疾，不敢告人，在家亦不敢外出，偶有客至，则间避于房中，半年不愈，不得已而就诊于予。问其每天有十余次发作，每发则连续不断吹气四五十次，持续一二分钟，响声很大。按其脉沉细带数，饮食动作皆如常，余无所苦，唯大便干结，三五日方解一次。《金匮》谓："此谷气之实也，以猪膏发煎导之"。遂照方服用，进服 1 剂，大便连泻数次，斯证顿愈，信古方之不谬也。（陈明. 金匮名医验案精选·刘天鉴医案，北京：学苑出版社，2000；429）

（十一）䘌虫蚀齿

小兒䘌蟲蝕齒方：疑非仲景方（二十三）

雄黃　葶藶

上二味，末之，取臘日豬脂鎔，以槐枝綿裹頭四五枚，點藥烙之。

【释义】

本条林亿等疑非仲景方，但《金匮玉函要略辑义》曰："玉函经第八卷末亦载小儿药三方，盖另有幼科书而亡佚者，此类岂其遗方耶"；程云来也认为此方可能是仲景《口齿论》错简于此，二说均有参考价值。临床上此方可治疗小儿䘌热生虫，牙龈糜烂，或牙齿蚀蚀之口齿疾患，方中雄黄杀虫解毒；葶藶泻肺排毒；猪脂凉血润燥解毒；槐枝凉血散邪、通络止痛，诸药相伍，行气活血，消肿杀虫；用油脂初溶，乘热烙其局部，有杀虫去腐之功。

小　结

本篇概论了妇人杂病的病因证治，同时论述了妇人常见的月经病、带下病、梅核气、脏躁、热入血室、转胞、腹痛、阴疮及阴吹等证治。

篇中提出妇人之病"因虚、积冷、结气"为妇科杂病的病因，并指出上、中、下三焦的不同证治，归纳了脉证合参，既病早治，针药结合的论治原则。

本篇对妇女经带诸疾作了较为详尽及重点的讨论，指出对于月经病的治疗，如属冲任虚寒兼瘀之崩漏，用温经汤；气陷者，用胶姜汤。因瘀致经水不利的，用土瓜根散；因瘀而经闭不行，宜抵当汤。水血互结血室者，宜大黄甘遂汤。对于带下病的治疗，本篇主要介绍了外治法，如湿热带下与寒湿带下，分别用矾石丸和蛇床子散纳药阴中作为坐药；若因湿热下注带下兼有阴中生疮溃烂者，用狼牙汤外洗。

热入血室的治疗，均以泄热为主，小柴胡汤或针刺期门可随证应用。其他如梅核气、脏躁等与情志有关疾病，治疗上前者为痰气郁结，宜半夏厚朴汤，后者为脏阴不足，心脾两虚，宜甘麦大枣汤。妇人腹痛多涉及肝脾，气滞血凝者，治以红兰花酒；肝脾不调，血滞湿阻者，治以当归芍药散；中焦脾胃虚损者，治以小建中汤。

本篇在治疗方法上丰富多样，内治法中有汤剂、丸剂、散剂和酒剂。外治法中洗剂、纳入阴中的坐药等，均给后人以很大的启发。

总之，本篇虽然论述胎产以外的疾患，但杂病不愈又能影响胎产，且胎产诸疾也能导致妇人多种杂病。因此，我们在学习本篇时应与妊娠病、产后病篇以及《伤寒论》的有关条文相互参应，并结合后世的有关论述全面理解和掌握，做到融会贯通。

思考题

1. 妇人杂病的致病因素有哪些？如何理解？
2. 何谓热入血室，应该如何治疗？
3. 《金匮要略》月经病如何分证论治？
4. 试分析温经汤的证治机理。
5. 妇人杂病腹痛如何辨治？其重点何在？
6. 何谓脏躁？何谓梅核气？其病因、主证、治法及主方是什么？
7. 妇人杂病的外治法有哪些？如何应用？
8. 何谓转胞？其病机如何？肾气丸主治什么证候的转胞？
9. 带下病如何辨治？

杂疗方第二十三

退五藏虛熱　四時加減柴胡飲子方（一）

冬三月加柴胡八分　白术八分　大腹檳榔四枚　并皮子用　陳皮五分　生姜五分　桔梗七分

春三月加枳實　減白术　共六味

夏三月加生姜三分　枳實五分　甘草三分　共八味

秋三月加陳皮三分　共六味

上各㕮咀，分為三貼，一貼以水三升，煮取二升，分溫三服。如人行四五里進一服。如四體壅，添甘草少許，每貼分作三小貼，每小貼以水一升，煮取七合，溫服，再合滓為一服，重煮，都成四服。疑非仲景方

長服訶梨勒丸方疑非仲景方（二）

訶梨勒煨　陳皮　厚朴各三兩

上三味，末之，煉蜜丸如梧子大，酒飲服二十丸，加至三十丸。

三物備急丸方見《千金》司空裴秀為散用亦可。先和成汁，乃傾口中，令從齒間得入，至良驗。（三）

大黃一兩　乾姜一兩　巴豆一兩，去皮、心，熬，外研如脂

上藥各須精新，先搗大黃、乾姜為末，研巴豆內中，合治一千杵，用為散，蜜和丸亦佳，密器中貯之，莫令歇。主心腹諸卒暴百病。若中惡客忤，心腹脹滿，卒痛如錐刺，氣急口噤，停尸卒死者，以暖水若酒，服大豆許三四丸，或不下，捧頭起，灌令下咽，須臾當差，如未差，更與三丸，當腹中鳴，即吐下，便差。若口噤，亦須折齒灌之。

治傷寒，令愈，不復，紫石寒食散方。見《千金翼》（四）

紫石英　白石英　赤石脂鐘乳碓煉　栝樓根　防風　桔梗　文蛤　鬼臼各十分　太一餘糧十分，燒　乾姜　附子炮去皮　桂枝去皮，各四分

上十三味，杵為散，酒服方寸匕。

救卒死方（五）

薤搗汁，灌鼻中。

又方：

雄雞冠割取血，管吹內鼻中。

猪脂如雞子大，苦酒一升，煮沸，灌喉中。

雞肝及血塗面上，以灰圍四旁，立起。

大豆二七粒，以雞子白并酒和，盡以吞之。

救卒死而壯熱者方（六）

礬石半斤，以水一斗半，煮消，以漬脚，令沒踝。

救卒死而目閉者方（七）

騎牛臨面，搗薤汁灌耳中，吹皂莢末鼻中，立效。

救卒死而張口反折者方（八）

灸手足兩爪後十四壯了，飲以五毒諸膏散有巴豆者。

救卒死而四肢不收失便者方（九）

馬屎一升，水三斗，煮取二斗以洗之；又取牛洞稀糞也一升，溫酒灌口中，灸心下一寸，臍上三寸，臍下四寸，各一百壯，差。

救小兒卒死而吐利，不知是何病方（十）

狗屎一丸，絞取汁以灌之。無濕者，水煮乾者取汁。

治屍蹶方

屍蹶脉動而無氣，氣閉不通，故靜而死也，治方脉證見上卷（十一）

菖蒲屑，內鼻兩孔中吹之，令人以桂屑着舌下。

又方：

剔取左角髮方寸，燒末，酒和，灌令入喉，立起。

救卒死，客忤死，還魂湯主之方

《千金方》云：主卒忤鬼擊飛屍，諸奄忽氣絕無復覺，或已無脉，口噤拗不開，去齒下湯。湯下口不下者，分病人髮左右，捉搦肩引之。藥下，復增取一升，須臾立甦。（十二）

麻黃三兩，去節。一方四兩　杏仁去皮尖，七十個　甘草一兩，炙，《千金》用桂心二兩

上三味，以水八升，煮取三升，去滓，分令咽之。通治諸感忤。

又方：

韭根一把　烏梅二七枚　吳茱萸半升，炒

上三味，以水一斗煮之，以病人櫛內中，三沸，櫛浮者生，沉者死。煮取三升，去滓，分飲之。

救自縊死方

救自縊死，旦至暮，雖已冷，必可治；暮至旦，小難也。恐此當言陰氣盛故也。然夏時夜短於晝，又熱，猶應可治。又云：心下若微溫者，一日以上，

猶可治之。方（十三）

徐徐抱解，不得截繩，上下安被臥之。一人以脚踏其兩肩，手少挽其髮，常弦弦勿縱之。一人以手按據胸上，數動之；一人摩捋臂脛，屈伸之。若已僵，但漸漸强屈之，并按其腹。如此一炊頃，氣從口出，呼吸眼開而猶引按莫置，亦勿苦勞之，須臾，可少桂湯及粥清含與之，令濡喉，漸漸能咽，及稍止。若向令兩人以管吹其兩耳，罙好。此法最善，無不活也。

療中暍方

凡中暍死，不可使得冷，得冷便死，療之方（十四）

屈草帶，繞暍人臍，使三兩人溺其中，令溫。亦可用熱泥和屈草，亦可扣瓦椀底按及車缸以着暍人，取令溺，須得流去。此謂道路窮卒無湯，當令溺其中，欲使多人溺，取令溫。若有湯便可與之，不可泥及車缸，恐此物冷。暍既在夏月，得熱泥土，暖車缸，亦可用也。

救溺死方（十五）

取竈中灰兩石餘，以埋人，從頭至足，水出七孔，即活。

上療自縊、溺、暍之法，並出自張仲景為之。其意殊絕，殆非常情所及，本草所能關，實救人之大術矣。傷寒家數有暍病，非此遇熱之暍。見《外台》、《肘後》目

治馬墜及一切筋骨損方見《肘後方》（十六）

大黄一兩，切，浸，湯成下　緋帛如手大，燒灰　亂髮如雞子大，燒灰用　久用炊單布一尺，燒灰　敗蒲一握，三寸　桃仁四十九枚，去皮尖，熬　甘草如中指節，炙，剉

上七味，以童子小便量多少，煎湯成，内酒一大盞，次下大黄，去滓，分溫三服。先剉敗蒲席半領，煎湯浴，衣被蓋覆，斯須通利數行，痛楚立差，利及浴水赤，勿怪，即瘀血也。

禽兽鱼虫禁忌并治第二十四

凡飲食滋味，以養於生，食之有妨，反能為害。自非服藥煉液，焉能不飲食乎。切見時人，不閑調攝，疾疢競起，若不因食而生，苟全其生，須知切忌者矣。所食之味，有與病相宜，有與身為害，若得宜則益體，害則成疾，以此致危，例皆難療。凡煮藥飲汁以解毒者，雖云救急，不可熱飲，諸毒病得熱更甚，宜冷飲之。（一）

肝病禁辛，心病禁鹹，脾病禁酸，肺病禁苦，腎病禁甘。春不食肝，夏不食心，秋不食肺，冬不食腎，四季不食脾。辯曰：春不食肝者，為肝氣王，脾氣敗，若食肝，則又補肝，脾氣敗尤甚，不可救。又肝王之時，不可以死氣入肝，恐傷魂也。若非王時，即虛，以肝補之佳，餘藏准此。（二）

凡肝臟，自不可輕噉，自死者彌甚。（三）

凡心皆為神識所舍，勿食之，使人來生復其報對矣。（四）

凡肉及肝，落地不着塵土者，不可食之。豬肉落水浮者，不可食。（五）

諸肉及魚，若狗不食，鳥不啄者，不可食。（六）

諸肉不乾，火炙不動，見水自動者，不可食之。（七）

肉中有如朱點者，不可食之。六畜肉，熱血不斷者，不可食之。（八）

父母及身本命肉，食之令人神魂不安。（九）

食肥肉及熱羹，不得飲冷水。（十）

諸五臟及魚，投地塵土不污者，不可食之。（十一）

穢飯餒肉臭魚，食之皆傷人。（十二）

自死肉，口閉者，不可食之。（十三）

六畜自死，皆疫死，則有毒，不可食之。（十四）

獸自死，北首及伏地者，食之殺人。（十五）

食生肉，飽飲乳，變成白蟲一作血蟲。（十六）

疫死牛肉，食之令病洞下，亦致堅積，宜利藥下之。（十七）

脯藏米甕中，有毒，及經夏食之，發腎病。（十八）

治自死六畜肉中毒方（十九）

黄蘗屑，捣服方寸匕。

治食鬰肉漏脯中毒方 鬰肉，密器盖之隔宿者是也。漏脯，茅屋漏下沾着者是也。（二十）

燒犬屎，酒服方寸匕，每服人乳汁亦良。

飲生韭汁三升，亦得。

治黍米中藏乾脯食之中毒方（二十一）

大豆濃煮汁，飲數升即解。亦治狸肉漏脯等毒。

治食生肉中毒方（二十二）

掘地深三尺，取其下土三升，以水五升，煮數沸，澄清汁，飲一升，即愈。

治六畜鳥獸肝中毒方（二十三）

水浸豆豉，絞取汁，服數升愈。

馬脚無夜眼者，不可食之。（二十四）

食酸馬肉，不飲酒，則殺人。（二十五）

馬肉不可熱食，傷人心。（二十六）

馬鞍下肉，食之殺人。（二十七）

白馬黑頭者，不可食之。（二十八）

白馬青蹄者，不可食之。（二十九）

馬肉狪肉共食，飽醉臥，大忌。（三十）

驢馬肉合豬肉食之，成霍亂。（三十一）

馬肝及毛，不可妄食，中毒害人。（三十二）

治馬肝毒中人未死方（三十三）

雄鼠屎二七粒，末之，水和服，日再服。屎尖者是。

又方：

人垢，取方寸匕，服之佳。

治食馬肉中毒欲死方（三十四）

香豉二兩　杏仁三兩

上二味，蒸一食頃，熟杵之服，日再服。

又方：

煮蘆根汁，飲之良。

疫死牛，或目赤，或黃，食之大忌。（三十五）

牛肉共豬肉食之，必作寸白蟲。（三十六）

青牛腸，不可合犬肉食之。（三十七）

牛肺，從三月至五月，其中有蟲如馬尾，割去勿食，食則損人。（三十八）

牛羊豬肉，皆不得以楮木桑木蒸炙，食之，令人腹內生蟲。（三十九）

噉蛇牛肉殺人，何以知之？噉蛇者，毛髮向後順者，是也。（四十）

治噉蛇牛肉食之欲死方（四十一）

飲人乳汁一升，立愈。

又方：

以泔洗頭，飲一升，愈。

牛肚細切，以水一斗，煮取一升，暖飲之，大汗出者愈。

治食牛肉中毒方（四十二）

甘草煮汁飲之，即解。

羊肉，其有宿熱者，不可食之。（四十三）

羊肉不可共生魚、酪食之，害人。（四十四）

羊蹄甲中有珠子白者，名羊懸筋，食之令人癲。（四十五）

白羊黑頭，食其腦，作腸癰。（四十六）

羊肝共生椒食之，破人五臟。（四十七）

豬肉共羊肝和食之，令人心悶。（四十八）

豬肉以生胡荽同食，爛人臍。（四十九）

豬脂不可合梅子食之。（五十）

豬肉和葵食之，少氣。（五十一）

鹿肉不可和蒲白作羹，食之發惡瘡。（五十二）

麋脂及梅、李子，若妊婦食之，令子青盲，男子傷精。（五十三）

麋肉不可合蝦及生菜、梅、李果食之，皆病人。（五十四）

痼疾人不可食熊肉，令終身不愈。（五十五）

白犬自死，不出舌者，食之害人。（五十六）

食狗鼠餘，令人發瘻瘡。（五十七）

治食犬肉不消成病方

治食犬肉不消，心下堅或腹脹，口乾大渴，心急發熱，妄語如狂，或洞下方（五十八）

杏仁一升，合皮，熟，研用

上一味，以沸湯三升和，取汁分三服，利下肉片，大驗。

婦人妊娠，不可食兔肉、山羊肉及鱉、雞、鴨，令子無聲音。（五十九）

兔肉不可合白雞肉食之，令人面發黃。（六十）

兔肉着乾姜食之，成霍亂。（六十一）

凡鳥自死，口不閉，翅不合者，不可食之。（六十二）

諸禽肉，肝青者，食之殺人。（六十三）

雞有六翮四距者，不可食之。（六十四）

烏雞白首者，不可食之。（六十五）

雞不可共葫蒜食之，滯氣。一云雞子（六十六）

山雞不可合鳥獸肉食之。（六十七）

雉肉久食之，令人瘦。（六十八）

鴨卵不可合鱉肉食之。（六十九）

婦人妊娠，食雀肉，令子淫亂無恥。（七十）

雀肉不可合李子食之。（七十一）

燕肉勿食，入水為蛟龍所噉。（七十二）

治食鳥獸中箭肉毒方

鳥獸有中毒箭死者，其肉有毒。解之方（七十三）

大豆煮汁及鹽汁服之，解。

魚頭正白如連珠至脊上，食之殺人。（七十四）

魚頭中無腮者，不可食之，殺人。（七十五）

魚無腸膽者，不可食之，三年陰不起，女子絕生。（七十六）

魚頭似有角者，不可食之。魚目合者，不可食之。（七十七）

六甲日，勿食鱗甲之物。（七十八）

魚不可合雞肉食之。（七十九）

魚不得合鸕鷀肉食之。（八十）

鯉魚鮓，不可合小豆藿食之，其子不可合豬肝食之，害人。（八十一）

鯉魚不可合犬肉食之。（八十二）

鯽魚不可合猴、雉肉食之。一云：不可合豬肝食。（八十三）

鯷魚合鹿肉生食，令人筋甲縮。（八十四）

青魚鮓，不可合生葫荽及生葵并麥中食之。（八十五）

鰌、鱔不可合白犬血食之。（八十六）

龜肉不可合酒、果子食之。（八十七）

鱉目凹陷者及厭下有王字形者，不可食之。（八十八）

又其肉不得合雞鴨子食之。（八十九）

龜、鱉肉不可合莧菜食之。（九十）

鰕無須及腹下通黑，煮之反白者，不可食之。（九十一）

食膾，飲乳酪，令人腹中生蟲，為瘕。（九十二）

治食鱠不化成癥病方

鱠食之，在心胸間不化，吐復不出，速下除之，久成癥病，治之方（九十

三）

　　橘皮一兩　　大黃二兩　　朴硝二兩

　　上三味，以水一大升，煮至小升，頓服即消。

　　食鱠多不消，結為癥病，治之方（九十四）

　　馬鞭草

　　上一味，搗汁飲之。或以姜葉汁，飲之一升，亦消。又可服吐藥吐之。

　　食魚後中毒，兩腫煩亂，治之方（九十五）

　　橘皮濃煎汁，服之即解。

　　食鯸鮧魚中毒方（九十六）

　　蘆根煮汁，服之即解。

　　蟹目相向，足斑目赤者，不可食之。（九十七）

　　食蟹中毒，治之方（九十八）

　　紫蘇煮汁，飲之三升。紫蘇子搗汁飲之，亦良。

　　又方：

　　冬瓜汁飲二升。食冬瓜亦可。

　　凡蟹未遇霜，多毒，其熟者，乃可食之。（九十九）

　　蜘蛛落食中，有毒，勿食之。（一〇〇）

　　凡蜂、蠅、蟲、蟻等多集食上，食之致瘻。（一〇一）

果实菜谷禁忌并治第二十五

果子生食，生瘡。（一）

果子落地經宿，蟲蟻食之者，人大忌食之。（二）

生米停留多日，有損處，食之傷人。（三）

桃子多食，令人熱，仍不得入水浴，令人病淋瀝寒熱病。（四）

杏酪不熟傷人。（五）

梅多食，壞人齒。（六）

李不可多食，令人臚脹。（七）

林檎不可多食，令人百脉弱。（八）

橘柚多食，令人口爽，不知五味。（九）

梨不可多食，令人寒中，金瘡、產婦亦不宜食。（十）

櫻桃、杏多食，傷筋骨。（十一）

安石榴不可多食，損人肺。（十二）

胡桃不可多食，令人動痰飲。（十三）

生棗多食，令人熱渴氣脹，寒熱羸瘦者，彌不可食，傷人。（十四）

食諸果中毒治之方（十五）

豬骨_{燒灰}

上一味，末之，水服方寸匕。亦治馬肝漏脯等毒。

木耳赤色及仰生者，勿食。菌仰卷及赤色者，不可食。（十六）

食諸菌中毒，悶亂欲死，治之方（十七）

人糞汁，飲一升，土漿飲一二升，大豆濃煮汁，飲之。服諸吐利藥，并解。

食楓柱菌而哭不止，治之以前方。（十八）

誤食野芋，煩毒欲死，治之以前方。其野芋根，山東人名魁芋。人種芋，三年不收，亦成野芋，並殺人。（十九）

蜀椒閉口者，有毒，誤食之，戟人咽喉，氣病欲絕，或吐下白沫，身體痹冷，急治之方（二十）

肉桂煎汁飲之。飲冷水一二升，或食蒜，或飲地漿，或濃煮豉汁飲之，並解。

正月勿食生蔥，令人面生遊風。（二十一）

二月勿食蓼，傷人腎。（二十二）

三月勿食小蒜，傷人志性。（二十三）

四月八月勿食胡荽，傷人神。（二十四）

五月勿食韭，令人乏氣力。（二十五）

五月五日勿食一切生菜，發百病。（二十六）

六月七月勿食茱萸，傷神氣。（二十七）

八月九月勿食姜，傷人神。（二十八）

十月勿食椒，損人心，傷心脉。（二十九）

十一月、十二月勿食薤，令人涕唾。（三十）

四季勿食生葵，令人飲食不化，發百病，非但食中，藥中皆不可用，深宜慎之。（三十一）

時病差未健，食生菜，手足必腫。（三十二）

夜食生菜，不利人。（三十三）

十月勿食被霜生菜，令人面無光，目澀，心痛，腰疼，或發心瘧，瘧發時，手足十指爪皆青，困委。（三十四）

蔥、韭初生芽者，食之傷人心氣。（三十五）

飲白酒食生韭，令人病增。（三十六）

生蔥不可共蜜食之，殺人。獨顆蒜彌忌。（三十七）

棗和生蔥食之，令人病。（三十八）

生蔥和雄雞、雉、白犬肉食之，令人七竅經年流血。（三十九）

食糖、蜜後四日內，食生蔥、蒜，令人心痛。（四十）

夜食諸姜、蒜、蔥等，傷人心。（四十一）

蕪菁根多食，令人氣脹。（四十二）

薤不可共牛肉作羹食之，成瘕病。韭亦然。（四十三）

蓴多病，動痔疾。（四十四）

野苣不可同蜜食之，作內痔。（四十五）

白苣不可共酪同食，作（上匿下虫）蟲。（四十六）

黃瓜食之，發熱病。（四十七）

葵心不可食，傷人，葉尤冷，黃背赤莖者，勿食之。（四十八）

胡荽久食之，令人多忘。（四十九）

病人不可食胡荽及黃花菜。（五十）

芋不可多食，動病。（五十一）

妊婦食姜，令子餘指。（五十二）

蓼多食，發心痛。（五十三）

蓼和生魚食之，令人奪氣，陰咳疼痛。（五十四）

芥菜不可共兔肉食之，成惡邪病。（五十五）

小蒜多食，傷人心力。（五十六）

食躁式躁方（五十七）

豉濃煮汁飲之

誤食鉤吻殺人解之方

鉤吻與芹菜相似，誤食之，殺人，解之方《肘後》云：與茱萸食芹相似（五十八）

薺苨八兩

上一味，水六升，煮取二升，分溫二服。鉤吻生地傍無他草，其莖有毛者，以此別之。

治誤食水莨菪中毒方

菜中有水莨菪，葉圓而光，有毒。誤食之，令人狂亂，狀如中風，或吐血，治之方（五十九）

甘草煮汁，服之即解。

治芹菜中龍精毒方

春秋二時，龍帶精入芹菜中，人偶食之為病。發時手青腹滿，痛不可忍，名蛟龍病，治之方（六十）

硬糖二三升

上一味，日兩度服之，吐出如蜥蜴三五枚，差。

食苦瓠中毒治之方（六十一）

黎穰煮汁，數服之解。

扁豆，寒熱者不可食之。（六十二）

久食小豆，令人枯燥。（六十三）

食大豆屑，忌噉豬肉。（六十四）

大麥久食，令人作癬。（六十五）

白黍米不可同飴、蜜食，亦不可合葵食之。（六十六）

荍麥麵多食之，令人髮落。（六十七）

鹽多食，傷人肺。（六十八）

食冷物，冰人齒。食熱物，勿飲冷水。（六十九）

飲酒食生蒼耳，令人心痛。（七十）

夏月大醉汗流，不得冷水洗着身，及使扇，即成病。（七十一）

飲酒，大忌灸腹背，令人腸結。（七十二）

醉後勿飽食，發寒熱。（七十三）

飲酒食豬肉，臥秫稻穰中，則發黃。（七十四）

食飴，多飲酒，大忌。（七十五）

凡水及酒，照見人影動者，不可飲之。（七十六）

醋合酪食之，令人血瘕。（七十七）

食白米粥，勿食生蒼耳，成走疰。（七十八）

食甜粥已，食鹽即吐。（七十九）

犀角筯攪飲食，沫出及澆地墳起者，食之殺人。（八十）

飲食中毒，煩滿，治之方（八十一）

苦參三兩　苦酒一升半

上二味，煮三沸，三上三下，服之，吐食出即差。或以水煮亦得。

又方：

犀角湯亦佳。

貪食，食多不消，心腹堅滿痛，治之方（八十二）

鹽一升　水三升

上二味，煮令鹽消，分三服，當吐出食，便差。

礬石，生入腹，破人心肝。亦禁水。（八十三）

商陸，以水服，殺人。（八十四）

葶藶子傅頭瘡，藥成入腦，殺人。（八十五）

水銀入人耳，及六畜等，皆死。以金銀着耳邊，水銀則吐。（八十六）

苦練（楝）無子者，殺人。（八十七）

凡諸毒，多是假毒，以投元知時，宜煮甘草薺苨汁飲之，通除諸毒藥。（八十八）

方剂索引（第二十三至第二十五篇除外）

四　画

五　画

六 画

九　画

十　画

十一画

十二画